全国中医药行业高等职业教育"十二五"规划教材

药用植物栽培技术

（供中药学、中草药栽培与加工、中药生产与加工等专业用）

主　编　张建海（重庆三峡医药高等专科学校）

副主编　朱继孝（江西中医药大学）

　　　　陈桂玉（山东中医药高等专科学校）

　　　　童巧珍（湖南中医药大学）

　　　　詹立平（辽宁医药职业学院）

编　委　（以姓氏笔画为序）

　　　　王化东（四川中医药高等专科学校）

　　　　孙　靓（山西药科职业学院）

　　　　刘　杨（江苏联合职业技术学院连云港中医药分院）

　　　　陈洪源（重庆三峡医药高等专科学校）

　　　　赵永军（安阳职业技术学院医药卫生学院）

　　　　梁利香（信阳农林学院）

U0346623

中国中医药出版社

·北　京·

图书在版编目（CIP）数据

药用植物栽培技术 / 张建海主编 .—北京：中国中医药出版社，2016.9（2022.1重印）

全国中医药行业高等职业教育"十二五"规划教材

ISBN 978 – 7 – 5132 – 2602 – 8

Ⅰ . ①药… Ⅱ . ①张… Ⅲ . ①药用植物—栽培技术—高等职业教育—教材

Ⅳ . ① S567

中国版本图书馆 CIP 数据核字（2015）第 128519 号

中 国 中 医 药 出 版 社 出 版

北京经济技术开发区科创十三街 31 号院二区 8 号楼

邮政编码 100176

传真 010 64405721

三河市同力彩印有限公司印刷

各地新华书店经销

*

开本 787 × 1092 1/16 印张 21 字数 468 千字

2016 年 9 月第 1 版 2022 年 1 月第 7 次印刷

书号 ISBN 978 – 7 – 5132 – 2602 – 8

*

定价 59.00 元

网址 www.cptcm.com

全国中医药职业教育教学指导委员会

张美林（成都中医药大学附属医院针灸学校党委书记、副校长）

张登山（邢台医学高等专科学校教授）

张震云（山西药科职业学院副院长）

陈　燕（湖南中医药大学护理学院院长）

陈玉奇（沈阳市中医药学校校长）

陈令轩（国家中医药管理局人事教育司综合协调处副主任科员）

周忠民（渭南职业技术学院党委副书记）

胡志方（江西中医药高等专科学校校长）

徐家正（海口市中医药学校校长）

凌　娅（江苏康缘药业股份有限公司副董事长）

郭争鸣（湖南中医药高等专科学校校长）

郭桂明（北京中医医院药学部主任）

唐家奇（湛江中医学校校长、党委书记）

曹世奎（长春中医药大学职业技术学院院长）

龚晋文（山西职工医学院/山西省中医学校党委副书记）

董维春（北京卫生职业学院党委书记、副院长）

谭　工（重庆三峡医药高等专科学校副校长）

潘年松（遵义医药高等专科学校副校长）

秘　书　长　周景玉（国家中医药管理局人事教育司综合协调处副处长）

前　言

中医药职业教育是我国现代职业教育体系的重要组成部分，肩负着培养中医药多样化人才、传承中医药技术技能、促进中医药就业创业的重要职责。教育要发展，教材是根本，在人才培养上具有举足轻重的作用。为贯彻落实习近平总书记关于加快发展现代职业教育的重要指示精神和《国家中长期教育改革和发展规划纲要（2010—2020 年)》，国家中医药管理局教材办公室、全国中医药职业教育教学指导委员会紧密结合中医药职业教育特点，充分发挥中医药高等职业教育的引领作用，满足中医药事业发展对于高素质技术技能中医药人才的需求，突出中医药高等职业教育的特色，组织完成了"全国中医药行业高等职业教育'十二五'规划教材"建设工作。

作为全国唯一的中医药行业高等职业教育规划教材，本版教材按照"政府指导、学会主办、院校联办、出版社协办"的运作机制，于 2013 年启动了教材建设工作。通过广泛调研、全国范围遴选主编，又先后经过主编会议、编委会议、定稿会议等研究论证，在千余位编者的共同努力下，历时一年半时间，完成了 84 种规划教材的编写工作。

"全国中医药行业高等职业教育'十二五'规划教材"，由 70 余所开展中医药高等职业教育的院校及相关医院、医药企业等单位联合编写，中国中医药出版社出版，供高等职业教育院校中医学、针灸推拿、中医骨伤、临床医学、护理、药学、中药学、药品质量与安全、药品生产技术、中草药栽培与加工、中药生产与加工、药品经营与管理、药品服务与管理、中医康复技术、中医养生保健、康复治疗技术、医学美容技术等 17 个专业使用。

本套教材具有以下特点：

1. 坚持以学生为中心，强调以就业为导向、以能力为本位、以岗位需求为标准的原则，按照高素质技术技能人才的培养目标进行编写，体现"工学结合""知行合一"的人才培养模式。

2. 注重体现中医药高等职业教育的特点，以教育部新的教学指导意见为纲领，注重针对性、适用性及实用性，贴近学生、贴近岗位、贴近社会，符合中医药高等职业教育教学实际。

3. 注重强化质量意识、精品意识，从教材内容结构、知识点、规范化、标准化、编写技巧、语言文字等方面加以改革，具备"精品教材"特质。

4. 注重教材内容与教学大纲的统一，教材内容涵盖资格考试全部内容及所有考试要求的知识点，满足学生获得"双证书"及相关工作岗位需求，有利于促进学生就业。

5. 注重创新教材呈现形式，版式设计新颖、活泼，图文并茂，配有网络教学大纲指导教与学（相关内容可在中国中医药出版社网站 www.cptcm.com 下载），符合职业院校学生认知规律及特点，以利于增强学生的学习兴趣。

在"全国中医药行业高等职业教育'十二五'规划教材"的组织编写过程中，得到了国家中医药管理局的精心指导，全国高等中医药职业教育院校的大力支持，相关专家和各门教材主编、副主编及参编人员的辛勤努力，保证了教材质量，在此表示诚挚的谢意！

我们衷心希望本套规划教材能在相关课程的教学中发挥积极的作用，通过教学实践的检验不断改进和完善。敬请各教学单位、教学人员及广大学生多提宝贵意见，以便再版时予以修正，提升教材质量。

国家中医药管理局教材办公室

全国中医药职业教育教学指导委员会

中国中医药出版社

2015 年 5 月

编写说明

《药用植物栽培技术》是"全国中医药行业高等职业教育'十二五'规划教材"之一。本教材是依据习近平总书记关于加快发展现代职业教育的重要指示和《国家中长期教育改革和发展规划纲要（2010—2020 年）》精神，充分发挥中医药高等职业教育的引领作用，满足中医药事业发展对于高素质技术技能人才的需求，由全国中医药职业教育教学指导委员会、国家中医药管理局教材办公室统一规划、宏观指导，中国中医药出版社具体组织，全国中医药高等职业教育院校联合编写，供中医药高等职业教育教学使用的教材。

本教材力求职业教育专业设置与产业需求、课程内容与职业标准、教学过程与生产过程"三对接"，"崇尚一技之长"，提升人才培养质量，做到学以致用。教材编写强化质量意识、精品意识，以学生为中心，以"三对接"为宗旨，突出思想性、科学性、实用性、启发性、教学适用性，在教材内容结构、知识点、规范化、标准化、编写技巧、语言文字等方面加以改革，从整体上提高教材质量，力求编写出"精品教材"。

基于药用植物栽培技术措施以达到稳产、优质、高效的目的，培养适应中药材栽培生产第一线需要的高等技术应用型人才，本教材定位于高等职业教育，紧扣任职岗位要求，强化生产目的、产品的质量要求、栽培技术及经营方式的特殊性，紧密结合职业技能考核，及时融进新观念、新理论、新技术，呈现课程的职业性、实用性和开放性。本教材在编写过程中，根据高职高专教学模式和特色，理论以必需、够用为度，由浅入深，力求通俗易懂，突出综合性、适用性、可读性和示范性，并邀请企业一线管理技术人员共同参与。

本教材的绪论、第一章、第十一章、第十二章由张建海老师撰写；第二章由陈桂玉老师撰写；第三章由詹立平老师撰写；第四章由赵永军老师撰写；第五章由童巧珍老师撰写；第六章由朱继孝老师撰写；第七章中的珊瑚菜、孩儿参、菘蓝、地黄和第八章中的薯蓣由孙靓老师撰写；第七章中的人参、三七、当归、乌头、丹参、黄芪和十三章、第十四章由梁利香老师撰写；第八章中的白术、浙贝母、天麻、玉竹及百合由刘杨老师撰写；第八章中的黄连、泽泻、川芎及第十章由陈洪源老师撰写；第九章由王化东老师撰写。

本教材编写过程中借鉴了前人众多成果，在此一并表示感谢！由于编者学识水平和编写能力有限，书中若有不妥之处，敬请读者提出宝贵意见，以便再版时修订提高。

《药用植物栽培技术》编委会

2016 年 6 月

目 录

绪　论

1. 能熟练掌握药用植物栽培技术的学科性质、任务、特点。
2. 能说出中药材 GAP 的概念和内容。
3. 能说出药用植物栽培的现状及发展方向，了解药用植物的种类及分布。

第一节　药用植物栽培概述

一、药用植物栽培的含义

药用植物是指野生或人工栽培的能直接或经加工可以入药使用的植物。药用植物种类多，涉及范围广，许多农作物也是重要的传统中药材。

药用植物栽培技术是根据药用植物的生物学特性，选择或创造与之适应的栽培环境条件，采取有效的栽培管理措施，使所栽培的药用植物正常生长发育的一门技术，也就是药用植物在选地、整地、播种、育苗、移栽、田间管理、病虫害防治、采收及加工等过程中有指导推广价值的实用技术。

药用植物栽培的研究任务是根据药用植物不同种类和品种要求，提供适宜的环境条件，采取与之相配套的栽培技术措施，充分发挥其遗传潜力，探讨并建立药用植物稳产、优质、高效栽培的基本理论和技术体系，实现中药材质量"安全、有效、稳定、可控"的生产目标。

二、药用植物栽培的特点

药用植物栽培以传统经验为基础，在其发展过程中逐渐融入现代科学理论和技术，主要涉及保证"植物—环境—措施"这一农业生态系统协调发展的各项农艺措施，具有其特殊的栽培特点。

（一）栽培种类和栽培技术多样化

药用植物种类繁多，植物学和生物学特征各异，据全国中药材资源普查结果表明，我国可供药用的中药材资源有 12807 种，其中药用植物 11146 种。目前已经人工种植成功的药用植物有 250 种，这其中既有木本植物也有草本植物，既有温带植物也有亚热带植物；药用部位既有营养器官也有繁殖器官，既有地上部分也有地下部分。因此，物种之间生长发育规律对环境的需求差异很大，栽培技术复杂，栽培难度大。

（二）药用植物栽培的道地性

道地药材是指中药材具有特定的种质、特定的产区，或以特定栽培技术及加工方法生产的中药材，多具有鲜明的区域性分布特性。如云南三七、吉林人参、宁夏枸杞、浙八味等。它们的道地性受地理环境、气候条件等多种生态因素的影响，这些因素不仅限定药用植物的生长发育，更重要的是影响药材的品质。道地药材产品质量好，形成了商品化的专业生产。

应当指出，并不是所有种类药材都有很强的道地性，有的品种引种后生长发育、质量与原产地一致，均可药用，如山药、芍药、忍冬、菊花等。有的品种受环境条件或用药习惯改变的影响，道地性会发生一定的变迁，如地黄、泽泻及人参等。随着科学研究水平的不断提高，在尊重传统道地药材的基础上，对中药材质量的评价将会更加规范、科学。

（三）注重产量更重视质量

药用植物产品是用来治病防病的，其中所含有效成分的高低是药用植物产品质量优劣乃至临床疗效的主要决定因素，而有效成分受药用植物品种、栽培技术、采收加工方法及贮藏等多种因素影响。因此，在药用植物栽培过程中不应忽视对其产品质量的重视。

（四）药材市场的前瞻性

药材市场与一般农产品市场不同，服务对象受到严格限制。中药各单味药功效、性味归经各不相同，不能相互替代。药用植物栽培过程中，要强调品种全，种类、面积比例适当，才能满足中医用药要求。因此，常用中药必须有一定规模的栽培面积，以保证供应。但栽培面积又不能过大，以免造成积压、损失和浪费。药用植物栽培应以市场为导向，具有较强的前瞻性，随时调整栽培种类和面积的比例，以最大限度地满足医疗、制药工业和国际市场对中药材的需求，创造最大的经济效益和社会效益。

三、我国药用植物栽培的历史发展

我国药用植物栽培历史悠久。几千年来，劳动人民在生产、生活及与疾病做斗争的过程中，对药物的认识和需求不断提高，药用植物逐渐从采挖野生植物转为人工栽培。大约在公元前 11 世纪，人们在生产和生活实践中，逐渐接触并了解到某些动植物对人体可以产生影响，进而逐步创造了原始医药。"神农尝百草，一日而七十毒"（《淮南子·修务训》）的传说，充分反映出我们祖先在十分遥远的年代，便开始在实践中认识药物、应用药物。我国古籍中有关药用植物及其栽培的记载可追溯到 2600 多年以前。《诗经》（前 11—前 6 世纪中期）记述了蒿、芩、葛、芍药等 100 多种药用植物，对枣、桃、梅等已有栽培，既供食用，又可入药。秦汉时期，《神农本草经》载有 252 种植物类药材，并概括地论述了药材的生境、采集时间及贮藏等。北魏贾思勰著《齐民要术》（6 世纪 40 年代），记述了地黄、红花、吴茱萸、竹、姜、栀子、桑、胡麻、蒜等 20 余种药用植物栽培法。唐宋时代（7—13 世纪），医学、本草学均有长足进步。如苏敬等编著的《新修本草》（657—659）共载药 850 种，为我国历史上第一部药典，也是世界上最早的一部药典。宋代《千金翼方》收载了枸杞、牛膝、萱草、地黄等药物的栽培方法，详述了选种、耕地、灌溉、施肥、除草等一整套栽培技术。明清时期（14—19 世纪），有关本草学和农学名著如明代王象晋的《群芳谱》（1621）、徐光启的《农政全书》（1639）、清代吴其濬的《植物名实图考》（1848）等对多种药用植物的栽培法做了详细论述，特别是明代李时珍在《本草纲目》（1578）这部医药巨著中，仅“草部”就明确记述了荆芥、麦冬等 62 种药用植物为人工栽培，为世界各国研究药用植物栽培提供了极其宝贵的科学资料。

新中国成立以来，药用植物栽培事业得到了迅速发展。1958 年 10 月国务院发表了《关于发展中药材生产问题的指示》，将中药材生产纳入国家计划指导，使中药材生产开始有计划、有组织地进行。1999 年以来，国家推动中药现代化进程，随后颁布的《中药现代化发展纲要》（2002—2010 年）和《中药材生产质量管理规范（试行）》（Good Agricultural Practice for Chinese Crude Drugs），使我国中药现代化和产业化得到前所未有的发展。

第二节　药用植物规范化生产与发展方向

一、中药材 GAP

（一）中药材 GAP 的概念

中药材 GAP 是《中药材生产质量管理规范（试行）》（Good Agricultural Practice for Chinese Crude Drugs）的简称，是从保证中药材质量出发，控制影响药材生产质量的各种因子，规范药材生产各环节乃至全过程，以保证中药材的真实、安全、有效和质量稳定。中药材 GAP 的制定虽然是针对中药材生产质量管理的，但由于药材来源于药用动植物，因此 GAP 的大部分内容是针对药用植物、药用动物及其赖以生存的环境而制订的，其中包括引种、驯化、栽培、饲养、野生药用动植物的抚育等。中药材 GAP 既适用于栽培、饲养的物种，也包括野生种和外来种。所谓中药材生产的全过程，以植物药来说，就是从播种，经过植物的不同生长、发育阶段到收获，及至药材的初加工为止，一般不包括饮片炮制。但根据中药材生产企业发展的趋势和就地加工饮片的有利因素，国家鼓励中药材生产企业按相关法规要求，在产地发展加工中药饮片。

（二）中药材 GAP 的主要内容

中药材 GAP 是对中药材生产中各主要环节提出的要求。在 GAP 中，对条文执行严格程度的用词是："宜"或"不宜"，"应"或"不应"，"不得""必须"或"严禁"等字样。GAP 在国际上已有先例，如 1997 年欧共体的《药用植物和芳香植物生产管理规范》和 1992 年日本组织编撰的《药用植物栽培与品质评价》。《中药材生产质量管理规范（试行）》是国家药品监督管理局（现国家食品药品监督管理总局）2002 年 4 月 17 日颁布，并于 2002 年 6 月 1 日起施行的。本规范共分 10 章 57 条（附录 1），其主要内容见表 1–1。

表 1–1　中药材 GAP 的主要内容

章数	项目	条款（编号）	主要内容
第一章	总则	3（1～3）	目的意义
第二章	产地生态环境	3（4～6）	对大气、水质、土壤环境条件要求
第三章	种质和繁殖材料	4（7～10）	正确鉴定物种，保证种质资源质量
第四章	栽培与养殖管理	植物栽培：6（11～16） 动物养殖：9（17～25）	制定植物栽培和动物养殖的 SOP，对肥、土、水、病虫害的防治等提出要求
第五章	采收与初加工	8（26～33）	确定适宜采收时期，对采收、初加工、干燥等提出了具体要求
第六章	包装、运输与贮藏	6（34～39）	每批有包装记录，运输容器洁净，贮藏通风、干燥、避光等条件
第七章	质量管理	5（40～44）	质量管理及检测项目：性状鉴别、杂质、水分、灰分、浸出物等提出了具体要求
第八章	人员和设备	7（45～51）	受过一定培训的人员及对产地、设施、仪器设备的要求说明
第九章	文件管理	3（52～54）	生产全过程应详细记录，有关资料至少保存 5 年

为了推进中药材 GAP 的顺利实施，国家食品药品监督管理局于 2003 年 9 月 19 日颁布了《中药材生产质量管理规范认证管理办法（试行）》和《中药材 GAP 认证检查评定标准（试行）》（附录 2 和附录 3），并于 2003 年 11 月 1 日起开始正式受理中药材 GAP 的认证申请工作。中药材 GAP 认证检查项目共 104 项，其中关键项目 19 项、一般项目 85 项。其中，涉及植物类药材的检查项目 78 项，关键项目 15 项、一般项目 63 项。

（三）中药材 GAP 的标准操作规程

为中药材生产提出应当遵循的准则，各生产基地应根据各自的生产品种、环境特点、技术状态、经济实力和科研实力，制定出切实可行的、达到 GAP 要求的方法和措施，这就是标准操作规程（SOP）。

SOP 制定是企业行为，是企业的研究成果和财富。SOP 是检查和认证及自我质量审评的基本依据，是一个可靠的追溯系统，也是研究人员、管理人员及生产人员的培训教材之一，因此，必须认真研究制定。SOP 的制定是在总结前人经验的基础上，通过科学研究、技术实验，并经过生产实践证明操作的可行性，具有科学性、完备性、实用性和严密性。

根据 GAP 的规定，各生产企业遵循科学性、完整性、严密性和可操作性原则，结合本企业生产的品种，制定切实可行的操作技术规程。该操作规程主要涉及以下内容：农业环境质量现状、评价及动态变化；药用动物、植物的生物学特性及良种选育与复壮等；物种鉴定及种子、种苗标准；栽培技术经验总结及优化组合；病虫害种类、发生规律及综合防治方法研究；农药使用规范及安全使用标准；农药最高残留及安全间隔期的确定；肥料的合理使用及农家肥的无害化处理；药用植物专用肥的研制；活性成分和指标成分的积累动态及最佳采收期的确定；药材采收、产地加工方法的研究与改进；药材质量的检测与认证（国家标准与企业标准）；药材的包装、运输与贮藏；文件档案的建立与管理等。

二、药用植物规范化栽培的发展

药材生产的规模化、规范化和产业化经营水平明显提高，形成了中药农业的先进生产力方向，药材生产呈现健康、快速的发展势头；中药材 GAP 的提出，使规范化成为我国药材生产基地建设的主流方向。据初步统计，吉林、四川、陕西、云南、河南、安徽、广东等省市已建成的规范化药材生产基地有数十个。大中型制药企业开始介入原料药材基地的建设，迅速带动了中药材生产的产业化，有效地将分散的农户生产通过市场机制组织起来，真正地将"公司＋基地（科研）＋农户"的现代农业生产模式应用到药材生产当中，较好地促进了我国中药材生产集约化和规模化，逐步形成了中药农业发展的先进方向。

同时，中药材 GAP 工作促进了中药材生产的全面发展。近年来，全国各地特别是各级政府高度重视中药材生产。在农业产业结构调整中，中药材已成为老百姓和地方政府的重要选择之一。虽然缺乏药材生产发展的准确统计数据，但近几年我国市场上大部分药材供应充足，基本满足了中医药发展的需求。特别是一批原来依靠野生资源的药材，如天麻、半夏、柴胡、龙胆、防风、五味子、赶黄草、沉香、雷公藤、葛根、甘草、麻黄等的野生变家种或野生抚育技术及基地建设快速发展，基本实现了大面积的人工生产。

第三节　我国药用植物基本分布

我国药用植物资源极为丰富，主要包括藻类、菌类、地衣类、蕨类和种子植物等类群。按照我国气候特点、土壤和植被类型，以及药用植物的自然地理分布特点，大致可分为八大药用植物区。

一、东北药用植物区

东北药用植物区包括大兴安岭地区、长白山地区和松辽平原地区三个小区，是我国"关药"的主产区，拥有许多优质的药材，代表的有人参、关黄柏、刺五加、五味子、桔梗、地榆、黄芪、关龙胆等，是我国种植人参的主要产地。

二、华北药用植物区

华北药用植物区有辽东、山东低地丘陵地区，黄淮海平原及辽河下游平原地区，黄土高原三个主要产地区，有"怀药"和"北药"之称。有较多药用植物的分布，代表的药用植物有地黄、杏仁、金银花、黄芪、党参、山药、怀牛膝、山楂、菊花、北沙参、远志、知母、黄芩、连翘、北苍术、玉竹等。

三、华中药用植物区

华中药用植物区本区是我国道地药材"浙药""淮药""南药"的主产区，包括长江中下游平原地区，江南山地丘陵地区和南岭山地地区三小区。代表的药用植物有浙贝母、姜黄、栀子、白芍、茯苓、延胡索、菊花、葛根、牡丹皮、白术、乌药、半夏等。

四、西南药用植物区

西南药用植物区本区药用植物资源种类多、数量大、质量优，是道地药材"川药""云药""贵药"产区，主要的植物区有秦巴山地区、四川盆地地区、贵州高原地区、云南高原地区。盛产的药用植物有茯苓、厚朴、猪苓、天麻、半夏、川续断、天冬、门冬等。而"川药"代表有川麦冬、川附子、黄连、川乌、川独活、川党参、川麻黄、厚朴、黄柏等；"贵药"代表有半夏、天麻、天冬、黄精、杜仲、吴茱萸、通草等；"云药"代表有云木香、云苓、雪莲花、雪灵芝、红景天、云黄连、金鸡纳、重楼、云天麻、三七等。

五、华南药用植物区

华南药用植物区是"广药"主产区，主要药用植物有檀香、沉香、儿茶、阳春砂、安息香、槟榔、益智仁、肉桂、广藿香等。

六、内蒙古药用植物区

内蒙古药用植物区本区药用植物资源分布广，产量大。主产黄芪、防风、赤芍、黄芩、麻黄、知母、甘草、远志、桔梗、郁李仁、苍术、柴胡等，是"蒙药"主产地。

七、西北药用植物区

西北药用植物区由于位于干旱地区，药用植物资源较少。重要的药用植物有甘草、麻黄、锁阳、伊贝母、新疆紫草、枸杞、红花、罗布麻、大叶白麻、大黄、姜活等。

八、青藏高原药用植物区

青藏高原药用植物区本区是高原药材主产区，是道地"藏药"主产区。名贵的药用植物较多，野生种类多，蕴藏量丰富。有川贝母、冬虫夏草、天麻、羌活等，所特有的高原药材有藏茵陈、塔黄、雪灵芝等。

在我国八大行政区域中，西南和中南地区药用种类最丰富，占全国总数的50%～60%，各省、市（区）的中药资源种类为3000～4000种，最多达5000多种。华东和西北地区药用植物约占全国的30%，东北和华北地区占10%左右。高原和山地分布多于丘陵区，丘陵区又多于平原区。

目标检测

一、选择题

1. 下列被认为是我国历史上第一部药典，也是世界上最早的一部药典是（　　　）

　　A.《神农本草经》　　　B.《新修本草》　　　C.《本草纲目》　　　D.《农政全书》

2. 中药材生产质量的生产目标不包含（　　　）

　　A. 安全　　　　　　　B. 有效　　　　　　　C. 稳定　　　　　　　D. 色正

3. 下列哪部书是在唐朝编著的（　　　）

　　A.《黄帝内经》　　　B.《齐民要术》　　　C.《新修本草》　　　D.《本草纲目》

二、简答题

1. 药用植物栽培的特点是什么？

2. 中药材 GAP 的主要内容是什么？

第一章　药用植物栽培基础理论

1. 能熟练掌握药用植物生长和发育的概念；影响药用植物生长发育的环境条件。

2. 能说出药用植物各器官的生长及发育过程；药用植物的对等效应。

3. 能说出药用植物环境条件及其相互作用。

第一节　药用植物生长和发育

在植物的一生中，有两种基本的生命现象，即生长和发育。生长是指植物在体积和重量上的增加，是一个不可逆的量变过程，是通过细胞分裂、伸长来体现的。发育是指植物的形态、结构和机能上发生的质的变化过程，表现为细胞、组织和器官的分化形成。由于药用植物种类的不同，它们的生长发育类型及对外界环境的要求也不同。对于花、果类药用植物，如果营养生长没有及时地发育——开花结果，就会徒长。对于根、根茎类药用植物，如果没有适当的营养生长——形成根或根茎，而很快发育，就会成为先期抽薹、早花，达不到栽培的目的。

一、药用植物营养器官分化发育

药用植物的营养生长主要指的是植物的根、茎、叶的生长。生长的好坏，与植物体内及外界环境条件有关，同时植物的各个营养器官间的生长具有相关性，是紧密联系、不可分割的。

植物的主根由胚根发育而来。根的主要生理功能是固定植株，并从土壤中吸收水分和溶解于水中的无机盐类，供植物生长所用。生长和吸收功能良好的根系是药材高产、稳产的基本保障。常见的根类药材有人参、丹参、党参、三七、龙胆、何首乌等。

茎由胚芽发育而成，胚芽顶端的细胞分裂和生长，长成茎，是植物体的营养器官，是绝大多数植物体地上部分的躯干。具有背地性，有输导、支持、贮藏和繁殖的功能。植物的的茎有地上和地下之分。地下茎是茎的变态，药用植物地下茎的常见变态有根茎、块茎、球茎、鳞茎等；地上茎的常见变态有叶状茎、叶状枝、刺状茎、茎卷须等。

叶同样也是胚芽发育而成，胚芽顶端的部分细胞分化成幼叶，幼叶生长成植物的叶。叶是植物的重要营养器官，一般为绿色扁平体，具有向光性，主要的生理功能是进行光合作用、气体交换和蒸腾作用。常见的叶类药材有大青叶、艾叶、枇杷叶等。

二、药用植物的生殖分化发育

当植物生长到一定时期，植物体受到外界条件的刺激（主要是日照和温度的季节性变化），引起生长锥发生花芽分化，然后现蕾、开花、结实形成种子。因此，花芽分化是营养生长到生殖生长的转折点。

（一）花的形成

大多数植物的花芽分化都是从生长锥伸长开始的，只有伞形科植物在花芽分化时，生长锥不是伸长而是变为扁平状。无论哪种情况，花芽分化时，生长锥的表面积都变大。但生长锥的形态变化是在成花诱导之后才发生的，逐渐分化形成若干轮突起，在原来叶原基的位置，分化形成花被原基、雄蕊原基和雌蕊原基。顶端分生组织在花芽分化的过程中，同时进行性别分化。大多数植物在花芽分化中逐渐在同一朵花内形成雌蕊和雄蕊，称为两性花，这一类植物称为雌雄同花植物。而有一些植物，在同一植株上有两种花，一种是雄花，另一种是雌花，这类植物称为雌雄同株植物。雌花和雄花分别生于不同植株上的植物，称雌雄异株植物，如杜仲、银杏等。

花在花枝或花轴上的排列方式或开放的次序称为花序。根据花轴的生长和分枝的方式、开花的次序及花梗长短，花序可分为无限花序（总状花序、圆锥花序、伞房花序、伞形花序、穗状花序、葇荑花序、头状花序、隐头花序）、有限花序。在自然界中，花序的类型比较复杂，有些植物是有限花序和无限花序混生的。如薤白是伞形花序，但中间的花先开，又有聚伞花序的特点。

（二）药用植物开花和传粉

药用植物不同，其开花的龄期、开花的季节、花期和长短也不同。1~2年生草本药用植物一生只开一次花，多年生药用植物生长到一定时期才能开花。少数药用植物开花后死亡，多数药用植物一旦开花，便每年都开花，直到枯萎死亡为止。具有分枝（蘖）习性的药用植物通常主茎先开花，然后第一、二级分枝（蘖）渐次开放。同一花序上的花开放的顺序也随花序的不同而异。

花开后，花粉粒成熟，借外力的作用，从雄蕊的花药传到雌蕊柱头上的过程，称为传粉。传粉的方式分为以下三种。

1. 自花传粉　指成熟的花粉粒落到同一朵花的柱头上的过程，如半枝莲、茴香等。

2. 异花传粉　指不同花朵之间的传粉，在栽培学上常指不同植株间的传粉，如薏苡、益母草、丝瓜等。

3. 常异花传粉　指异花传粉介于5%~50%的传粉方式，以这种形式传粉的植物称常异花传粉植物。

（三）果实和种子的生长发育

果实是由子房或与子房相连的附属花器官（花托、花萼、雄蕊、雌蕊等）发育而来。多数果实是子房通过授粉、受精发育而来。果实的生长可分为三个时期：第一期是迅速生长期，受精后子房壁、胚及胚乳的细胞分裂，使果实迅速增大；第二期是缓慢生长期，这时由茎叶运输至果实的营养物质主要供给胚、胚乳和果核的迅速生长，所以从外表看，果实的体积增长较为缓慢；第三期是迅速生长期，这时不但体积增大，更主要是重量的增加。

果实在生长末期发生一系列特殊的质变，称为成熟。肉质果成熟时呼吸作用和代谢发生变化，色、香、味也都发生变化，果肉也由脆变软。但有些植物的果实，特别是非肉质果，成熟时没有显著变化。

种子由子房内的胚珠发育而成。在自然成熟情况下，种子和果实的成熟过程同时进行。种子和果实在成熟时各有其独立的生理生化变化规律，当然互相之间有影响。在种子形成初期，呼吸作用旺盛，因而有足够的能量供给种子的生长并满足有机物的转化和运输。随着种子的成熟，呼吸作用逐渐降低，代谢过程也逐渐减弱。多数药用植物的果实和种子的生长，时间较短，速度较快，此时若营养不足或环境条件不适宜，都会影响其正常生长和发育。因此，用果实、种子入药或用种子繁殖的药用植物必须保证适宜的营养条件和环境条件，以利于果实和种子的正常发育。

三、药用植物的生育期和生育时期

（一）药用植物的生育期

药用植物从播种出苗到成熟收获的整个生长发育过程，称为药用植物的生育期。根据生育期的长短不同可把药用植物分成以下三类。

1. 一年生药用植物　生育期在一年内完成的药用植物，如薏苡等。

2. 两年生药用植物　生育期需要跨越两年完成的药用植物，如当归、菘蓝等。

3. 多年生药用植物　生育期需要三年或三年以上的时间。大部分多年生草本药用植物的地上部分每年在开花结实之后枯萎而死，而地下部分的根和根状茎、鳞状茎、块茎则可存活多年。如人参、贝母、延胡索等。其中有一部分多年生草本药用植物能保持四季常青，该类药用植物每年通过枝端和根尖生长维持形成层生长而连续增大体积。多年生药用植物大多数一生中可多次开花结实，少数药用植物一生只开花结实一次，如天麻等；也有个别药用植物一年多次开花，如忍冬等。

（二）药用植物的生育时期

受药用植物自身遗传及外界环境条件的影响，药用植物的生长发育过程会在外部特征和内部生理特性上发生一系列的变化，特别是植物形态上的变化，根据这些变化所经历的时间段不同，可将药用植物的整个生育期划分为若干个生育时期，不同的药用植物生育时期的分化也不同。

四、药用植物生长发育的相关性

药用植物的生长发育是一个统一的整体。药用植物的生长区域在体内有一定的布局，器官的出现有主次、依从关系，各器官具有特殊的生理机能，彼此之间存在着相互联系。任何一个器官在生长过程中都受其他器官的影响。植株体内不同器官之间相互依存、相互依赖、相互制约的这种关系称为生长的相关性。在药用植物生产上常用肥水管理、合理密植及修剪、摘心、整形等措施调整各部分间生长上的相互关系，达到丰产、高产的目的。

（一）地上部分与地下部分的相关性

药用植物的地上部分与地下部分存在相互促进、相互制约的相关性，"根深叶茂"就是地上部分和地下部分相互促进、协调生长的典型现象。一般情况下，根系生长旺盛的植物，地上部分枝叶也多；地上部分生长良好又会促进根系生长。一般情况下用植物根冠比来表示两者的相关性，即地下部分重量和地上部重量（鲜重或干重）之比。这一比例关系称为根冠比（R/T）。

地上部分与地下部分相互制约的一面，主要表现在它们对水分和营养的竞争上，可以通过根冠比反映出来。它受土壤水分、营养状况、温度、光照等因子的影响。

植物地上部分生长消耗大量水分，主要依靠根系供应，因此增加土壤有效水的措施，必然有利于地上部分生长；而地上部分生长旺盛，消耗大量光合产物，使输入根系的光合产物减少，又会削弱根系生长，从而使根冠比减小。干旱时，由于根系的水分环境比地上好，所以根仍能较好地生长，而地上部分则由于缺水生长受阻，光合产物就可能输入根系，有利于根的生长，使根冠比变大。所谓"旱长根，湿长苗"就是这个道理。

凡能增加糖类含量的措施，就有利于根的生长，使根冠比增大。如果增加光强，则光合产物增加，晚上输出也多，有利于根部生长，使根冠比变大。

薯蓣、白芷、地黄等以收获地下器官为主的药用植物，在栽培过程中，根冠比对产量的影响关系很大。以薯蓣为例，在生长前期，以茎叶生长为主，需要大量叶片进行光合作用，故需充足的氮肥，以促进地上部分生长，根冠比较低；当薯蓣生长进入生长中期以后，应使茎叶生长缓慢或停止，让地下根茎迅速长大，根冠比提高；到后期，则以薯蓣中的淀粉积累为主，此时如果茎叶生长旺盛，会消耗大量光合产物，不利于生长。因此，应减少氮肥供应，增加磷、钾肥（磷肥有利于光合产物运输，钾肥有利于淀粉积累），以促进地下根茎膨大，使根冠比达到最大值。

总之，地上部分和地下部分生长的相互影响，主要是通过物质的分配实现的，而这种物质的相互调剂有时受环境条件的影响。在药用植物的生产中，适当调整和控制根和地下茎类药物的根冠比，对药用植物产量的提高有很大关系。在生长前期，以茎叶生长为主，根冠比达到较低值。所以，根和地下茎类药物在生产前期要求较高的温度，充足的土壤水分和适量的氮肥；而到了生长后期，就应适当降低土壤温度，施足磷肥，使根冠比增大，从而提高产量。

（二）营养生长与生殖生长的相关性

药用植物的营养生长是指根、茎、叶等营养器官的生长；生殖生长是指花、果实、种子等生殖器官的形成与生长。药用植物的营养生长与生殖生长既是互相依赖的，又是互相对立的。

开花结实是药用植物生活周期的重要阶段，只有当营养生长长到一定的大小，积累了充足的光合产物，生理上达到一定的成熟度，药用植物才进入开花结实阶段。所以营养生长是生殖生长的基础。按照药用植物开花结实的情况，可将药用植物分为一次开花植物与多次开花植物。

一次开花植物一生中只开花结实一次，一旦开花，全部营养运到生殖体，营养生长就会衰老死亡，如菘蓝、决明、薏苡等。

多次开花植物的一生中，年复一年开花结实，如药用植物果实类药材（枳实等）。它们经常出现大小年，如果今年开花结实太多，形成大年，则消耗了过多的养分，削弱了枝叶的生长并影响来年花芽的形成，另外幼果和种子中产生的大量 GA 运出一部分抑制花芽的分化，所以大年必须接着一个小年。为了使产量稳定，质量好，维持结果年代长，应适当疏花疏果，避免大小年。

（三）顶芽与侧芽、主根与侧根的相关性

药用植物的顶芽和侧芽在生长发育过程中有着相互制约的关系，药用植物主茎顶端在生长上占有优势的地位，影响侧芽的生长，这种植物主茎的顶芽制约侧芽或侧枝生长的现象叫作顶端优势。如果剪去顶芽，侧芽就可萌发生长。由于顶端优势的存在，决定了侧芽是否萌发生长、侧芽萌发生长的快慢及侧枝生长的角度。很多植物的根也有顶端优势。主根与侧根的关系也和茎相似，主根生长旺盛，使侧根生长受到抑制。一般侧根在距主根根尖一定距离处斜向生长，当主根生长受到抑制时，侧根数量增多。去掉主根，侧根生长速度则加快。育苗移栽时，主根受伤或被截断，可使侧根生长加快，肥水吸收更多，有利于地上部分生长，对培育壮苗是很重要的。

在生产上，有时需要利用和保持顶端优势。例如，玄参打顶使侧枝大量萌发而耗费营养，增产不明显。有时则需要消除顶端优势，以促进分枝生长。例如，菊花摘心可增加分枝数，以提高花的产量。

（四）极性与再生

极性是指植物体器官、组织或细胞的形态学两端在生理上具有的差异性（即异质性）。极性产生的原因与生长素的极性运输有关。由于生长素在茎中极性运输，集中在形态学的下端，使形态学下端的生长素/细胞分裂素的比值较大，从而促使下端发根，

上端发芽。另外，由于不同器官生长素的极性运输强弱不同，茎＞根＞叶，因此使不同器官的极性强弱也相应不同。由于茎的极性强，所以扦插繁殖时，应注意将形态学下端插入土中，而不可倒插。

再生能力就是指植物体离体的部分具有恢复植物体其他部分的能力。不仅是植物的器官具有再生能力，而且利用组织培养技术，也可使植物的单个细胞或一小块组织再生出完整的植株（或先诱导出愈伤组织，再由愈伤组织诱导出植株）；甚至分化程度很高的生殖细胞（花粉）也能诱导出完整植株。生产上的扦插、分根等无性繁殖，就是植物再生能力的实践应用。

第二节　药用植物生长发育与环境的关系

药用植物生长发育与环境条件是辩证的统一。环境条件又是经常变化的。不同的环境，同种药用植物其形态结构、生理、生化等特征不一样；相同环境，不同药用植物的特征也不相同。因此掌握药用植物栽培与环境条件的关系，对获得高产、稳产、优质、高效的中药材是极其重要的。

环境条件是指药用植物生存空间的一切因素的总和。从环境条件分析出来的因素称为环境因子。环境因子中对药用植物起作用的因子称为生态因子，主要包含温度、光照、水分、土壤等，诸多生态因子对药用植物生长发育的作用程度并不等同。药用植物各生态因子之间是相互联系，相互制约的，它们共同组成了药用植物生长发育所必需的生态环境。若某些因子发生了改变，其他因子和生态作用也会随之而变化。每一个因子对药用植物的生长都有一最佳适应范围，以及忍耐的上限和下限，超过了这个范围，药用植物就会表现出异常，造成药材减产，品质下降，甚至绝收。因此，只有采取科学的"应变"措施，处理好药用植物与环境条件的相互关系，既要让植物适应当地的环境条件，又要使环境条件满足植物的要求，达到优质、高产、稳产、高效的目标。

一、温度与药用植物生长发育

温度是药用植物生存和进行各种生理活动的必要条件，与药用植物的生命活动密切相关，是重要的生态因子之一。因此，温度的变化对药用植物的各个生长发育和分布具有极其重要的作用。药用植物的生长和发育都要求一定的温度范围，而且在这个范围内，各种温度对药用植物是不同的。通常所讲的温度三基点指某一个生长发育过程所需要的最低温度、最适温度和最高温度。在最适温度范围内，药用植物各种生理活动进行旺盛，药用植物生长发育最好。随着温度的升高或降低，药用植物的生命活动减弱，生长发育减慢；超过药用植物所能忍受的最低和最高温度点，药用植物的生命活动将遭到破坏，引起药用植物生长不良，甚至死亡。

（一）春化作用

春化作用是指由低温诱导而促使药用植物开花的现象。需要春化的药用植物有冬性的一年生植物（如冬性禾本科药用植物）、大多数二年生植物（当归、白芷）和有些多年生植物（菊）。

药用植物春化作用有效温度因药用植物种类或品种的不同而有所不同。另外，不同药用植物对春化作用的低温所要求持续的时间也不一样，一定范围内，冬性越强，要求的春化温度越低，春化天数也越长。药用植物春化的方式有两种：一种是萌动种子的低温春化，如芥菜、大叶藜等；另一种是营养体的低温春化，如当归、白芷、牛蒡、菊花等。萌动种子春化处理掌握好萌动期是关键，控制水分法是控制萌动状态的一个有效方法。营养体春化处理需在植株或器官长到一定大小时进行，没有一定的生长量，即使遇到低温，也不进行春化作用。在药用植物栽培生产中，应根据栽培目的合理控制春化的温度及时期。例如，在当归栽培中，若要采收药材，则要防止"早期抽薹"现象，可通过控制温度和水分，避免春化；若要采种，则需进行低温春化处理，促使其开花结实。

（二）药用植物的温度生态类型

药用植物对温度的要求及其生长发育的生理关系，是获得高产优质的重要依据，依据药用植物对温度的要求不同，一般可分为四类：

1. 耐寒药用植物 一般能耐 -2℃ ~ -1℃ 的低温，短期内可以忍耐 -10℃ ~ -5℃ 低温，最适生长发育温度为 15℃ ~ 20℃。如人参、细辛、百合、平贝母、大黄、羌活、五味子等。特别是根茎类药用植物在冬季地上部分枯死，地下部分越冬仍能耐 0℃ 以下，甚至 -10℃ 的低温。

2. 半耐寒药用植物 通常能耐短时间 -1℃ ~ 2℃ 的低温，最适生长发育温度为 17℃ ~ 23℃。如菘蓝、黄连、枸杞、知母等。在长江以南可以露地越冬，在华南各地冬季可以露地生长。

3. 喜温药用植物 对温度的要求较高，从种子萌发、幼苗生长、开花结果都要求较适合的温度，生长发育最适温度为 20℃ ~ 30℃，花期气温低于 10℃ ~ 15℃ 则不宜授粉或落花落果。如枳壳、川芎、金银花等。

4. 耐热药用植物 对温度的要求最高，药用植物生长发育最适温度多在 30℃ 左右，个别药用植物可在 40℃ 下正常生长。如槟榔、砂仁、苏木、丝瓜、罗汉果、刀豆等。

温度对药用植物的影响主要是气温和地温两方面。一般气温影响药用植物的地上部分，而地温主要影响地下根部。气温在一天当中变化较大，夜晚温度较低，白天温度逐渐升高。地温变化较小，距地面越深温度变化愈小。根及根茎类药用植物地下部分的生长，受温度影响很大，一般根系在 20℃ 左右生长较快，地温低于 15℃，生长速度减慢。

（三）极端温度对植物生长发育的影响

极端高低温差、升降温速度和高低温持续时间等非节律性变温，对药用植物有极大的影响。

1. 低温对药用植物生长发育的影响 温度低于一定数值，药用植物便会因低温而受害，这个数值便称为临界温度。在临界温度以下，温度越低，药用植物受害越重。低温对植物的伤害，主要是指冷害和冻害。

冷害是指温度在零度以上仍能使喜温药用植物受害甚至死亡，即零度以上的低温对药用植物的伤害。冷害是喜温药用植物北移的主要障碍，是喜温药用植物优质高产的主要限制因子。冻害是指冰点以下的低温使药用植物体内形成冰晶而造成的损害。

2. 高温对药用植物生长发育的影响　当温度超过药用植物适宜温度上限后，会对药用植物产生伤害作用，使药用植物生长发育受阻，特别是在开花结实期最易受高温的伤害，并且温度越高，对药用植物的伤害作用越大。高温可减弱光合作用，增强呼吸作用，使药用植物的这两个重要过程失调，药用植物因长期饥饿而死亡。高温还可破坏药用植物的水分平衡，加速生长发育，促使蛋白质凝固和导致有害代谢产物在体内的积累。因此，高温不仅降低生长速度，妨碍花粉的正常发育，还会损伤茎叶功能，引起落花落果等。

二、光照与药用植物生长发育

药用植物的生长发育是通过光合作用储存有机物来实现的，因此光照强度对药用植物的生长发育影响很大，它直接影响到药用植物光合作用的强弱。药用植物的生长发育就是靠光合作用提供所需的有机物质。另外，光可以抑制药用植物细胞的纵向伸长，使药用植株生长健壮。依靠光来控制药用植物的生长、发育和分化，称为光的形态建成。光质、光照度及光照时间都与药用植物生长发育密切相关，对药材品质和产量产生影响。

（一）光照强度对药用植物生长发育的影响

药用植物的光合速率随光照强度的增加而加快，但超过范围后，光合速率随着光照强度的增加转慢；当达到某一光照强度时，药用植物的光合速率就不再增加了，这种现象称光饱和现象强，此时的光照强度称为光饱和点。在光照较强时，光合速率比呼吸速率大几倍，但随着光照强度的减弱，光合速率逐渐接近呼吸速率，最后达到一点，即光合速率等于呼吸速率，此时的光照强度称光补偿点。不同的植物，其光饱和点与光补偿点各不一样，根据各种植物对光照强度的需求不同，通常分为阳生植物、阴生植物和中间型植物。

1. 阳生植物（喜光植物）　阳生植物生长在阳光充足的地方。若缺乏阳光时，药用植株生长不良，产量低，品质差。例如地黄、红花、北沙参、菊花、芍药、山药、枸杞、薏苡及知母等。

2. 阴生植物（喜阴植物）　阴生植物生长在阴湿的环境或树林下，如果光照充足，药用植物的植株生长缓慢，甚至死亡。例如人参、三七、西洋参、黄连、石斛、细辛及淫羊藿等。

3. 中间型植物　处于喜阳和喜阴之间的植物，在日光照射良好的环境能生长，在微荫蔽情况下也能较好地生长。例如麦冬、天冬、豆蔻、紫花地丁及大叶柴胡等。

在自然界，药用植物各部位受光照强度是不同的，一般情况下植物体外围茎叶受光照强度大，植株内部茎叶受光照强度小。群体条件下受光照强度问题比较复杂，在同一田间内，药用植物群体光照强度的变化因种植密度等不同条件而发生变化。光照强度的不同，直接影响到光合作用的强度，此外，也影响叶片的大小、多少、厚薄及茎的节间长短、粗细等。这些因素都关系到药用植株的生长及产量的形成。因此，群体条件下，种植密度必须适宜。某些茎皮类入药的药材，种植时可稍密些，使株间枝叶相互遮蔽，就可减少分枝，使茎秆挺直粗大，从而获得产量高、质量好的茎皮。

同一种植物在不同生长发育阶段对光照强度的要求不同。例如厚朴幼苗期或移栽初期忌强烈阳光，要尽量做到短期遮阴，而长大后，则不怕强烈阳光。黄连虽为阴生植物，但生长各阶段耐阴程度不同，幼苗期最耐阴，但栽后第四年则可除去遮阴棚，使之在强光下生长，以利于根部生长。一般情况下，植物在开花结实阶段或块茎贮藏器官形成阶段，需要的养分较多，对光照的要求也更高。

（二）光周期的作用

光周期是指昼夜周期中光照期和暗期长短的交替变化。光周期现象是生物对昼夜光暗循环格局的反应。大多数一年生药用植物的开花决定于每日日照时间的长短。除开花外，块根、块茎的形成，叶的脱落和芽的休眠等也受到光周期（指一天中白昼与黑夜的相对长度）的控制。某些药用植物要求经历一定的光周期才能形成花芽的现象，但其他生理活动也受光周期影响。

按照药用植物对光周期的反应，可将药用植物大致分为三类。

1. 长日照药用植物　日照长度必须大于一定时数（一般 12～14 小时及以上），或者暗期必须短于一定时数才能成花的植物。对这些药用植物延长光照可促进或提早开花，相反，如延长黑暗则推迟开花或不能成花。例如当归、牛蒡、萝卜、紫菀等。

2. 短日照药用植物　日照长度短于一定时数（一般 12～14 小时及以下），或者暗期必须超过一定时数才开花的植物。对这些药用植物适当延长黑暗或缩短光照可促进或提早开花，相反，如延长日照则推迟开花或不能成花。例如紫苏、菊花、穿心莲、苍耳、大麻及龙胆等。

3. 日中性药用植物　对日照长短不敏感，任何日照长度下都能开花的药用植物。例如地黄、蒲公英及千里光等。

许多药用植物成花有明确的极限日照长度，即临界日长。长日药用植物的开花，需要长于某一临界日长；而短日药用植物则要求短于某一临界日长，这些药用植物称绝对长日药用植物或绝对短日药用植物。但是，还有许多药用植物的开花对日照长度的反应并不十分严格，它们在不适宜的光周期条件下，经过相当长的时间，也能或多或少地开花，这些药用植物称为相对长日药用植物或相对短日药用植物。可以看出，长日药用植物的临界日长不一定都长于短日药用植物；而短日药用植物的临界日长也不一定短于长日药用植物。因此，重要的不是它们所受光照时数的绝对值，而是在于超过还是短于其临界日长。

药用植物的光周期反应要在有一定温度、植株的生长状态和营养条件等环境下才能进行正常发育。在影响光周期效应中，温度是个重要因素。例如，萝卜、芥菜等长日照植物，将其播种在高温长日照环境中，它们仍不能开花。这是因为高温足以抑制长日照对发育的影响。因此从事生产时，必须把光周期与温度结合起来。同理，还要与植株生长状态、营养环境等因素结合起来。

我国南北各地由于纬度相差很大，同一生育季节里的温度、湿度、每天的日照时数等也不尽相同，因此同一药用植物的生长发育进程也不一致，也就是说，同一药用植物在各地进入光周期的早晚或通过光周期时间长短也不相同。一般短日照药用植物在低纬度时进入光周期早，通过的时间也稍短；而长日照药用植物在高纬度下，进入光周期早，通过时间也快。另外，短日照药用植物，从北向南引种时，营养生长期缩短，开花结实提前。在药用植物栽培中，常利用这一特性将北方短日照品种送到南方夏种秋收，争得一茬收成。

我们的祖先在药用植物栽培上，很早就懂得通过改变播期，调整药用植物生长发育时期的日照条件和温度条件，达到抑制或促进生长发育的目的。如春播萝卜（中药莱菔子）采籽，秋播萝卜收肉质根。光周期不仅影响药用植物花芽的分化与开花，同时也影响药用植物营养器官的形成。如慈菇、荸荠球茎的形成，都要求较短的日照条件，而洋葱、大蒜鳞茎的形成要求有较长的光照条件。

认识和了解药用植物的光周期反应，在药用植物栽培中具有重要的作用。在引种过程中，必须首先考虑所要引进的药用植物是否在当地的光周期诱导下能够及时地生长发育、开花结实；栽培中应根据植物对光周期的反应确定适宜的播种期；通过人工控制光周期，促进或延迟开花，这在药用植物育种工作中可以发挥作用。

三、水分与药用植物生长发育

在药用植物的生长发育过程中，水分是不可缺少的因子之一。在光照和温度等条件满足的情况下，水分便是农业发展和产量水平的限制因子。药用植物对水分的要求，可分为地下部分的土壤水分和地上部分的空气湿度。大气降水和人工灌溉把水分贮存于土壤中，供药用植物根系吸收，保证药用植物的生活要求。因此，降水多少、降水时间的分配及灌溉条件的优劣等，都直接影响着药用植物生长发育所需要的土壤水分。降水及灌溉的适时适量是药用植物稳产、高产、优质的重要条件。

（一）药用植物的需水量和需水临界期

1. 需水量 药用植物在一生的生长发育期间，由于蒸腾作用要消耗大量的水分，所蒸腾的水量约占总耗水量的80%，蒸腾耗水量称为植物的生理需水量，以蒸腾系数来表示。蒸腾系数是指每形成1g干物质所消耗的水分克数。植物种类不同，需水量也不一样，一般野生药用植物的蒸腾系数是125~1000g，而大部分种植的药用植物蒸腾系数是100~500g。同一种药用植物的蒸腾系数也因品种和环境条件的变化而变化。药用植物在不同的生长发育阶段对水分的需求也不同。总的来说前期需水量少，中期需水量多，后期需水量居中。

药用植物需水量的大小还受其他外界条件和栽培措施的影响。低温、多雨、大气湿度大，蒸腾作用减弱，则需水量减少；反之，高温、干旱、大气湿度低、风速大，作物蒸腾作用增强，则需水量增大。密植程度与施肥状况也使耗水量发生变化。密植后，单位土地面积上个体总数增多，叶面积大，蒸腾量大，需水量随之增加，但地面蒸发量相应减少。

2. 需水临界期 需水临界期是指药用植物一生中对水分最敏感的时期。该期水分亏缺，造成药材产量的损失和质量的下降，后期不能弥补。

药用植物从种子萌发到出苗期虽然需水量不大，但对水分很敏感，这一时期若缺水，则会导致出苗不齐，缺苗；水分过多又会发生烂种、烂芽。因此，此期就是一个需水临界期。多数药用植物在生育中期因生长旺盛，需水较多，其需水临界期多在开花前后阶段。例如，薏苡的需水临界期在拔节至抽穗期，而有些药用植物如黄芪、龙胆等的需水临界期在幼苗期。

（二）药用植物的水分生态类型

根据药用植物对水分的要求及适应能力不同，大致分为以下几类。

1. 水生药用植物 该类药用植物易生活在水中，根系不发达，根的吸收能力很弱，输导组织简单，但通气组织发达。常见的有泽泻、莲、芡实等，该类药用植物挺立于水中，又称为挺水药用植物；浮萍、眼子菜、满江红等，该类药用植物漂浮于水面，又称为浮水药用植物；金鱼藻等，该类药用植物沉入水中，又称沉水植物。

2. 湿生药用植物 生长在过度潮湿的环境中，根系通常不发达，蒸腾作用弱，抗旱能力极差，水分不足就会影响生长发育，以致萎蔫，甚至死亡。如水菖蒲、毛茛、半边莲等药用植物。

3. 中生药用植物 此类药用植物对水的适应性没有特殊要求，一般情况下指介于旱生药用植物和湿生药用植物之间，绝大多数陆生的药用植物均属此类，其抗旱与抗涝能力都不强。

4. 旱生药用植物 这类药用植物能在较为干旱的气候和土壤环境中维持正常的生长发育，具有高度的抗旱能力。常见的药用植物有芦荟、仙人掌、麻黄、凹叶景天等。

除了水生药用植物要求有一定的水层外，其他药用植物主要靠根系从土壤中吸收水分。当土壤处在适宜的含水量条件下，根系入土较深，构型合理，生长良好；在潮湿的土壤中，根系不发达，多分布于浅层土壤中，易倒伏，生长缓慢，而且容易导致根系呼吸受阻，滋生病害，造成损失；在干旱条件下，植物根系将下扎，入土较深，直至土壤深层。因此，在药用植物栽培过程中，要加强田间水分管理，保证根系的正常生长发育，从而获得优质、高产药材。

（三）极端的水分条件对药用植物的影响

1. 干旱对药用植物生长发育的影响 旱害是指药用植物体内水分亏缺而受害的现象。其影响因素主要有：一是土壤干旱，即土壤中缺乏有效水分，致使药用植物生长受阻或完全停止；二是大气干旱，即空气过度干燥（相对湿度低于 20%）或是大气干旱伴随高温，引起药用植物强烈蒸腾失水。结果导致药用植物体内水分收支不平衡，缺水受害。

药用植物对干旱的反应主要表现在两个方面，即暂时性萎蔫和永久性萎蔫。暂时性萎蔫是指短时间内，由于药用植物叶片蒸腾大于根系吸水而使叶片缺水萎蔫的现象。当蒸腾降低时，药用植物很快恢复正常。例如在夏季中午前后，药用植物叶片由于高温而引起的暂时萎蔫。永久性萎蔫指药用植物较长时间处于水分收支不平衡状态或土壤缺乏有效水分，药用植物难以吸到足够的水分而引起萎蔫的现象。这种萎蔫经过夜晚仍不能恢复正常，只有及时灌水或降雨，经数天后长出新根后才能逐渐恢复正常。永久性萎蔫与暂时萎蔫的根本区别是：永久性萎蔫已造成药用植物细胞原生质脱水，茎尖或根尖生长点已程度不同地受到伤害。如果永久性萎蔫保持过久，药用植物的生理机能和结构就会受到严重伤害，甚至死亡。

药用植物对干旱有一定的适应能力，这种适应能力称为抗旱性。例如知母、甘草、红花、黄芪等抗旱的药用植物在一定的干旱条件下，仍有一定产量，如果在雨量充沛的年份或灌溉条件下，其产量可以大幅度地增长。

2. 涝害对药用植物生长发育的影响 涝害是指药用植物在低洼、沼泽或洪水积聚的情况下，由于土壤积水或土壤过湿造成的伤害。受害原因是多方面的，包括土壤渍水使药用植物根部氧气不足而阻碍根的代谢；土壤厌气化引起养分有效化改变和导致 CO_2、有机酸、硫化氢、亚铁化合物等有害物质积累等。

药用植物规范化栽培过程中应根据药用植物不同生长发育时期的需水规律及气候条件、土壤水分状况，适时、合理地灌溉和排水，保持土壤的良好通气条件，以确保中药材产量稳定、品质优良。

四、土壤与药用植物生长发育

土壤是药用植物栽培的基础，是药用植物生长发育所必需的水、肥、气、热的供给者。因此，创造良好的土壤结构，改良土壤性状，不断提高土壤肥力，提供适合药用植物生长发育的土壤条件，是搞好药用植物栽培的基础。

（一）土壤的组成与土壤质地

1. 土壤的组成 药用植物生长发育的土壤是一个复杂的整体，由固体、液体、气体三部分物质组成，这三部分不是孤立存在的，也不是机械地混合，而是相互联系、相互制约的统一体。固体部分是土壤的"骨架"，是土壤最主要、最基本的部分，主要包括矿物质颗粒、有机质、微生物等。土壤矿物质占据土壤固体部分的绝大部分，支撑着整个土壤。土壤有机质为植物残体、枯枝、落叶、残根等，能调节土壤的水、肥、气、热，满足植物生长发育需要。土壤微生物主要包括细菌、真菌等，能够对有机质和矿物质营养元素进行分解，为植物生长发育提供营养。液体部分主要指可溶性养分的土壤溶液，是植物生长发育所需要的营养物质的载体。气体部分主要指土壤中的空气，能为种子发芽、根系的生命活动及好气性细菌的分解活动提供所需要的氧气。

2. 土壤质地 根据土壤的特点，按质地可分为砂土、黏土和壤土。

（1）砂土 指土壤颗粒直径在 0.01～0.03mm 之间，并且占据 50%～90% 的土壤。这种土壤通气透水性良好，耕作阻力小，土温变化快，保水保肥能力差，易发生干旱。适于在这种土壤种植的药用植物有仙人掌、北沙参、甘草和麻黄等。

（2）黏土 指土壤颗粒直径小于 0.01mm，并且占据 80% 以上的土壤。这种土壤通气透水能力差，土壤结构致密，耕作阻力大，但保水保肥能力强，供肥慢，肥效持久、稳定。适宜在这种土壤中栽种的药用植物不多，如泽泻等。

（3）壤土 介于砂土与黏土之间的一种土壤，是最优良的土质。这种土壤质地疏松，容易耕作，透水良好，又有相当强的保水保肥能力，适宜种植多种药用植物，特别是根及根茎类中药材更宜在壤土中栽培，如人参、黄连、地黄、山药、当归和丹参等。

（二）土壤酸碱度

土壤酸碱度（pH）对药用植物的生长发育非常重要，影响到药用植物的产量和质量。大多数药用植物适合在中性或弱酸性土壤中生长，但也有一些药用植物例外，如荞麦、肉桂、黄连、槟榔、白木香和萝芙木等比较耐酸，枸杞、土荆芥、红花和甘草等比较耐盐碱。土壤 pH 可以改变土壤原有养分状态，并影响植物对养分的吸收。土壤 pH 值在 5.5～7.0 之间时，植物吸收 N、P、K 最容易；土壤 pH 偏高时，会减弱植物对 Fe、K、Ca 的吸收量，也会减少土壤中可溶态铁的数量；在强酸（pH<5）或强碱（pH>9）条件下，土壤中铝的溶解度增大，易引起植物中毒，也不利土壤中有益微生物的活动。总之，选择或创造适宜于药用植物生长发育的土壤 pH，是获取优质高产的重要条件。

（三）药用植物与土壤养分

土壤养分是药用植物生长和产量形成重要的营养保证。药用植物生长发育所需的营养元素有 C、H、O、N、P、K、Ca、Mg、S、Fe、Cl、Mn、Zn、Cu、Mo、B 等。这些营养元素除了空气中能供给一部分 C、H、O 外，其他元素均由土壤提供。其中 N、P、K 的需要量很大，通常土壤中 N、P、K 的含量不足以满足植物生长发育的需要，必须通过施肥补足，而微量元素并非十分缺乏。不同药用植物对土壤养分组成的要求不同，同一种药用植物不同生育期对营养元素的种类、数量和比例的要求也不同。根及根茎类入药的药用植物，幼苗期需较多的氮、适量的磷及少量的钾；根茎器官形成期，则需要钾增加、适量的磷及少量的氮。花、果实及种子入药的药用植物，幼苗期需较多的氮、较少的磷钾，而生殖生长期需磷较多，需氮较少。因此，在药用植物生产过程中，应根据药用植物的生长发育特点和土壤本身的供肥能力，进行测土配方，确定施肥重量、数量和时间。

目标检测

一、选择题

1. 植物生长发育的相关性不包括什么（　　　）

    A. 顶芽与侧芽   B. 主根与侧根

    C. 地上部分与地下部分   D. 吸收和消化

2. 依据药用植物对温度的不同要求，把药用植物分为四类，下列哪项不是四类中的一种（　　　）

    A. 耐寒药用植物   B. 半耐寒药用植物

    C. 喜温药用植物   D. 半耐热药用植物

3. 依据药用植物对水分的适应能力和适应方式，可将药用植物分为四类，下列哪项不是四类中的一种（　　　）

    A. 半旱生植物   B. 旱生植物   C. 湿生植物   D. 中生植物

4. 春花作用是指由（　　　）诱导而促使植物开花的现象。

    A. 光照   B. 低温   C. 高温   D. 水分

二、简答题

1. 药用植物的器官是如何发育的？

2. 如何理解药用植物生长发育的相关性？

3. 生态环境条件对药用植物的生长发育有哪些影响？

第二章 药用植物繁殖技术

■ 学习目标

1. 能熟练说出药用植物播种育苗技术及操作规程。
2. 能进行药用植物种子繁殖的操作过程。
3. 熟悉营养繁殖中分株繁殖、压条繁殖、扦插繁殖、嫁接繁殖的方法。

药用植物产生同自己相似的新个体，称为药用植物的繁殖。这是药用植物繁衍后代和延续物种的一种自然现象，也是药用植物生命的基本特征之一。传统的繁殖方法主要有有性繁殖和无性繁殖两种。近年来，由于药用植物栽培研究的不断深入，药用植物还采用组织培养、无土栽培等方法来繁殖新个体。

第一节 种子繁殖技术

种子繁殖也称有性繁殖，因为种子是经雌雄胚子结合形成的，并由其胚发育成新个体。药用植物用种子繁殖最为普遍，因为种子利于运输、贮藏。种子繁殖技术简便，繁殖系数大，利于引种驯化和新品种培育。但是，种子繁殖的后代容易产生变异，开花结实较迟，尤其是木本的药用植物用种子繁殖所需年限很长。

一、种子的采收和休眠

（一）种子的采收

掌握适宜时间采收十分重要，药用植物因种类、生态环境、花的着生部位等不同，种子成熟很不一致。成熟的种子应具备以下几个特点：①内部贮藏有机物质已达高峰；②养分运输已基本停止；③水分含量减少，硬度增加，对环境抵抗能力增强；④皮呈固有色泽；⑤具有发芽能力。种子成熟期间，必须注意观察，一经成熟应及时采收。但有时也有例外，如当归、白芷等，应采适度成熟的种子作种，因老熟种子播种后容易提早抽薹，使根失去药用价值。凡成熟后种子不及时脱落者，可缓采，待种子完全成熟后一次采收，否则需分批及时采收，如黄芩不分批采，则早成熟的种子都散落地上。种子脱粒过程中要尽量避免损伤种子，否则易染病。有时带果皮比脱粒贮藏种子寿命长，质量好。如栝楼、枸杞等应带果皮贮藏，播前才脱粒。

（二）种子的休眠

种子休眠是药用植物在其长期演化过程中对不良环境条件的一种适应性。如高寒或干旱地区多以休眠渡过不良环境，休眠原因大致可分为三种类型。

1. 种皮障碍　种皮阻碍了水分的透过，降低了气体交换的速度，阻止了种子的吸胀而引起的休眠。莲的种子因特别不透水，能保持寿命达千年之久；杜仲种子果皮外含有橡胶，去掉果皮后可显著提高发芽率；泽泻果皮有果胶和半纤维素，破伤果皮后 23 小时种子吸水增重 180%，对照为 50%。

2. 种胚休眠　这类种子除去种皮，在适宜温湿度条件下也不萌发，可分两种类型。

（1）胚后熟休眠类型　种子收获时，胚尚未形成或处于原胚阶段，尚未分化，需收获后继续发育，形成一个完整的胚，种子才能萌发。如人参、西洋参等。

（2）生理后熟休眠类型　种胚在种子收时已发育完好，但要求一定条件完成其生理后熟，才能萌发，又分三种情况：一是要求经历干藏期，如黄花秋葵、野茄（红颠茄）等；二是要求低温才能通过生理后熟，如龙胆、金银花、紫草等；三是要求光照或变温，这类种子在光照变温箱或树荫下比在恒温箱发芽好，如朱砂根、三分三、土牛膝等。

3. 综合休眠　即兼有种皮和种胚休眠的种子，打破这类种子的休眠，既要克服种皮障碍又要克服胚休眠的障碍。如山茱萸种子经干湿处理 10 次以后，再在 15℃～25℃变温下 104 日及 3℃～7℃低温下 40 日，发芽率达 47.8%。

二、种子的寿命、贮藏和处理

（一）种子的寿命

影响种子寿命的因素主要有以下 4 种。

1. 种子内含物　一般情况下，含淀粉的种子比含油脂的种子耐贮藏，许多休眠种子内含抑制物，寿命较长。

2. 种子成熟度　充分成熟的种子比未成熟的种子寿命长。

3. 种子水分　种子含水量高不易保存，过分干燥种子易破裂，也不易保存。一般原产寒温带的药用植物种子，宜贮藏于干燥冷凉条件下。综合许多试验结果，种子水分 5%～14% 的范围内每降低 1%，可使种子贮藏寿命延长一倍。但有少部分种子如细辛、黄连、孩儿参等不耐干藏，宜湿藏。属于湿藏型的种子还有槟榔、肉豆蔻、肉桂、丁香、沉香等南药。

4. 温度　一般为 1℃～35℃，代谢强度愈大，种子衰老愈快。在 0℃以上，温度每增加 5℃，种子寿命减少一半。

（二）种子的贮藏

1. 低温干藏型　要求贮藏在 −20℃～10℃低温，含水量 6%～12% 的干燥条件下，盛麻袋或开口的容器内即可。如果气候潮湿，则必须把干种子放罐、坛、瓶等密闭容器中保存，放置地方必须通风凉爽。有冰箱冷库更好。

2. 湿藏型 湿藏的种子可用沙、腐殖质土、蛭石、珍珠岩、苔藓等保湿材料层积放阴凉通风处，经常检查翻动，控制保湿材料的水分，以不干不湿为好。

（三）种子的处理

播种前进行种子处理，对防病虫害，打破休眠提高发芽率、发芽势，使之苗全苗壮具，处理种子方法如下。

1. 晒种 晒种能促进种子的成熟，增强种子酶的活性，降低种子含水量，提高发芽率和发芽势；同时还可以杀死种子携带的病虫害。晒种时应选晴天，所晒种子要勤翻动，使其受热均匀，加速干燥。

2. 温汤浸种 可使种皮软化，增强种皮透性，促进种子萌发，并杀死种子表面所带病菌。不同的种子，浸种时间和水温有所不同。如颠茄种子在 50℃ 水温中浸 12 小时，才能提高种子发芽率和整齐度。

3. 机械损伤种皮 对于皮厚，坚硬不易透水、透气的种子，利用擦伤种皮的方法，可以增强透性，促进种子萌发，如甘草、火炬树种子等。杜仲可剪破翅果，取出种仁播种，但要保持土壤适宜的湿度。黄芪、穿心莲等种皮有蜡质的种子，先用细沙摩擦，使其略受损伤，再用 35℃ ~ 40℃ 温水浸种 24 小时，可使发芽率显著提高。

4. 层积处理（又称沙藏处理） 选择高燥、不积水的地方，挖一个 20 ~ 30cm 深的坑，坑的四周挖好排水沟，防止雨水流入，把调好湿度的沙或腐殖土或干净的沙土，与种子按 3∶1 的比例拌好，放入坑内，覆土 2cm 左右，上面盖草，再用防雨材料搭荫棚，半个月左右检查 1 次，保持土壤湿润，2 ~ 3 个月种子裂口，即可播种。如人参、西洋参、黄柏、黄连、芍药、牡丹等都可采用此法处理。

5. 药剂处理 用化学药剂处理种子，应根据种子的特性，选择适宜的药剂和适当的浓度，严格掌握处理时间，才能收到良好的效果。如颠茄种子用浓硫酸浸渍 1 分钟，再用清水洗净后播种，可提高种子发芽率和整齐度。明党参种子在 0.1% 小苏打、0.1% 溴化钾溶液中浸 30 分钟，捞起立即播种，可提早发芽 10 ~ 20 日，发芽率提高 10% 左右。

6. 射线处理 应用 α、β、γ、X 射线等低剂量（100 ~ 1000 伦琴）处理种子，有促进种子发芽、生长旺盛、早熟增产等作用。如党参种子利用 32P 作为 β 射线源，以 6μCi/mL 浸种处理 24 小时，发芽率提高 7.4%。延胡索种茎用 ^{60}Co 处理后，产量能显著提高。

7. 超声波处理 超声波是频率高达 20000Hz 以上的声波，用它对种子进行短暂处理（15 秒至 5 分钟），有促进发芽、加速幼苗生长、提早成熟、增加产量等作用。如桔梗种子用功率 250W、频率 20000Hz/s 的超声波处理 13 分钟，发芽率提高 2 倍，并增强植株的抗旱、耐热性能。

8. 生长激素处理 生长激素常用的有 2,4-D、吲哚乙酸、α - 萘乙酸、赤霉素等。在药用植物种子处理上应用较多的是用赤霉素溶液浸种。如用赤霉素 10 ~ 20mg/L 分别处理牛膝、白芷、桔梗等种子，均能提早 1~2 日发芽。番红花种茎放在 25mg/L 赤霉素溶液中浸 30 分钟，翌年球茎产量提高 3.72%。金莲花采用 500mg/L 赤霉素溶液浸种 12 小时，可代替低温沙藏，可使种子提早发芽和提高发芽率。

三、种子的萌发

种子萌发是指从种子开始吸水起，到幼根出现为止的复杂生理变化过程。

（一）种子萌发的三个阶段

1. 吸胀阶段　种子吸水后种皮吸胀软化，与外界气体交换开始进行，原生质由凝胶状态变为溶胶状态。

2. 停顿期　吸水到一定程度后不再膨胀，表面上看种子表面静止，但内部生理活动极其活跃，包括信息传递、酶系统由钝化转为活跃、新蛋白质合成、物质和能量的转化等。

3. 幼根突破种皮　由于营养物质的供应，根和茎生长，鲜重再次增加，幼苗出土生长。

（二）种子萌发的条件

种子的萌发，除了本身必需具备生活力这一内在因素外，还要求一定的外界条件，主要是水分、温度和氧气。

1. 充足的水分　种子萌发时需要吸足水，才能进行各种生物化学变化和生理活动。不同的药用植物，种子萌发时的吸水量是不同的。一般来说，脂肪类种子吸水少，含蛋白质高的种子吸水多，淀粉种子吸水量居中。如药用植物种子的吸水量，豆科的比禾本科的大，这是因为豆类种子蛋白质丰富、亲水性大的缘故。

2. 适宜的温度　种子萌发需要适宜的温度，由于药用植物种类和原产地不同，种子萌发时要求的温度亦不同。原产热带、亚热带的药用植物，一般需要较高的温度。如穿心莲的种子发芽最适温度为 28℃~30℃；原产温带、寒温带的药用植物，种子发芽时可适应较低的温度，如大黄种子在 0℃~1℃就能发芽，15℃~20℃发芽最快，低于 0℃或超过 35℃发芽就会受到抑制。所以，在生产中必须根据药用植物种子发芽温度范围和当地的气候条件确定适宜播种时期。部分药用植物发芽温度条件见表 2-1。

表 2-1　部分药用植物发芽温度条件

药用植物名称	温度范围（℃）	最适温度（℃）	药用植物名称	温度范围（℃）	最适温度（℃）
丹参		18~22	黄芪	5~35	14~15
白术	15~35	25~28	红花	4~35	25
党参		18~20	射干	10~35	10~14

药用植物名称	温度范围（℃）	最适温度（℃）	药用植物名称	温度范围（℃）	最适温度（℃）
菘蓝		16 ~ 21	大黄	0 ~ 25	18 ~ 21
龙胆	5 ~ 30	20	牛膝	10 ~ 35	25
防风		17 ~ 20	穿心莲	10 ~ 35	28
薏苡	10 ~ 40	25 ~ 30	平贝母	0 ~ 20	5 ~ 10

3. 足够的氧气　种子萌发时，呼吸作用强烈，需要消耗很多氧气。一般药用植物的种子需要 10% 以上的氧气浓度，才能正常发芽，尤其是含脂肪较高的种子，萌发时需要的氧气更多。如果在播种时种植过深，土壤水分过多，表土板结，土壤中空气流通不畅，氧气缺乏，就会妨碍种子萌发。

四、种子的品质检验

为了鉴别种子的质量，就要对种子进行鉴定，通常采用以下方法。

（一）种子净度的测定

一批种子中，除去各种混杂物及废种子后，剩下的洁净种子占检验样品总重量的相对百分数，称为种子净度。

检验方法：要从测定种子中取平均样品，称重（试样重量），记数后倒在台上，进行精选，分好种子、废种子、杂质，并分别称重，用以下公式求得种子净度，应重复测 2 次以上，取其结果平均值。

种子净度（%）=［试样重量−杂质重量（废种子＋杂质）］/ 试样重量 ×100%
　　　　　　=清洁种子重量 / 试样重量 ×100%

杂质系指除本种以外的其他所有种子、虫蛹、土块、小石子、碎茎秆及本种植物中已失去发芽能力的种子等。

种子净度低、混杂物多对贮藏和播种后的产量与质量都有不良影响。因此，在贮藏与播种前应加以精选。

（二）种子千粒重的测定

千粒重是种子活力的重要指标，凡种子颗粒饱满、充实，其内营养物质就相对较多，相应的发芽率高，发芽整齐，植株生命力旺盛。而种子的大小、颗粒饱满程度用什么来鉴定呢？用千粒重来判定一类种子的大小即饱满程度是一种很简便的方法。而千粒重的测定需要借助种子数粒仪和一定精度的天平。

种子千粒重是指在一定的环境条件下，1000 粒纯净种子的重量。其测定方法是从经净度分析后的净种子中随机数取 1000 粒，称重，重复 2 次以上，取其平均值，即可。部分药用植物种子千粒重见表 2-2。

表 2-2　部分药用植物种子千粒重

药用植物名称	千粒重（g）	药用植物名称	千粒重（g）	药用植物名称	千粒重（g）
人参	23 ~ 35	西洋参	28 ~ 38	黄连	0.9 ~ 1.3
党参	0.35 ~ 0.43	桔梗	0.97 ~ 1.4	红花	26 ~ 40
决明	28 ~ 29	紫菀	2 ~ 2.2	杭白芷	3.1 ~ 3.2
牛膝	2.4 ~ 2.5	紫苏	2.0 ~ 2.1	地榆	3.4 ~ 3.5
菘蓝	8.0 ~ 8.2	仙鹤草	11.8 ~ 12.0	穿心莲	1.2 ~ 1.3
太子参	2.8 ~ 3.2	薏苡	77 ~ 80	藿香	0.42 ~ 0.43
王不留行	3.0 ~ 3.2	枸杞	0.8 ~ 1.0	细辛	14 ~ 20
曼陀罗	10 ~ 11	知母	8 ~ 8.4	地黄	0.14 ~ 0.16
黄芩	1.3 ~ 1.4	小茴香	5.2 ~ 5.3	黄柏	16 ~ 17
五味子	30 ~ 31	酸枣	198 ~ 250	甘草	7.0 ~ 12.1
北柴胡	1.4	大黄	13.5 ~ 14	黄芪	5.8 ~ 6.3
北沙参	22.5 ~ 23.5	南天仙子	0.34 ~ 0.36	三七	95 ~ 105
瞿麦	0.7 ~ 0.8	丹参	1.4 ~ 1.6	白术	23 ~ 40
荆芥	0.36	防风	4.1 ~ 4.2	独活	2.8 ~ 3.2

　　根据种子千粒重可求出 1000g 种子的粒数。如人参种子千粒重为 48g，则 1kg 种子粒数应为：

$$种子 /kg = 1000/48 \times 1000 = 20833（粒）$$

　　根据药用植物种子千粒重和单位面积要求的株数，即可求出播种量。如人参穴播，行株距为 5cm×5cm，每平米有 400 穴，每穴播种 1 粒，则每平米播种 400 粒（种子净度及发芽率暂不考虑）。那么每平米播种量为：

$$人参每平米播种量 =（48/1000）\times 400 = 19.2（g）$$

（三）种子发芽率及发芽势的测定

　　种子发芽率，是指在最适宜的发芽条件下，发芽种子占所测种子的百分比。种子发芽势是指在规定的时间内，发芽种子的数量占全部种子的百分比。计算公式如下：

　　发芽率（%）=（全部发芽种子粒数 / 试验种子总粒数）×100

　　发芽势（%）=（规定天数内发芽种子粒数 / 试验种子总粒数）×100

　　种子发芽率的高低关系到种子是否适宜播种及播种量的多少。一般种子在播种前需进行发芽试验。

　　试验方法：先在所用容器内（碟子或陶瓷浅盘或培养皿）放一小块玻璃，或铺一层经洗涤干净最好经过消毒的粗沙，上面放一层滤纸或纱布，作为发芽床。将试验种子分成四组，根据种子大小，每组50~100粒，分别放入4个发芽床内。粒与粒要保持一定距离，通常不能小于种子本身大小，以防带病种子发霉感染，发芽床放在发芽箱内或温度适宜的地方。每一发芽床要注明种子名称、开始试验日期、种子粒数等，定期观察、登记发芽情况。

种子发芽率及发芽势的计算应取供做发芽试验4组样品的平均值。如白芷种子的发芽率及发芽势测定分4组试验，每组种子100粒。

第1次统计4组发芽种子数为360粒，第2次4组共增加20粒，2次数为380粒，其发芽率与发芽势分别为：

$$发芽率（\%）= 380/400 \times 100 = 95\%$$
$$发芽势（\%）= 360/400 \times 100 = 90\%$$

（四）种子适用率的测定

在生产上种子实际可被利用的百分率称为适用率。用适用率可计算出实际播种所需种子量。适用率用种子的发芽率和种子的净度计算。例如净度为95%、发芽率为90%的种子，其适用率为：

适用率（%）=（发芽率 × 净度 / 100）× 100 =（90% × 95% / 100）× 100 = 85.5%

已知种子适用率，便可推算出实际播种量。例如种子适用率为85.5%，原定播种量每公顷45kg，那么实际播种量为：

实际播种量=原定播种量 / 种子适用率 = 45 / 85.5% = 45 × 100 / 85.5=52.6（kg）

五、播种

大多数药用植物的种子可以直接播于田间，有的幼苗比较柔弱，需先在苗床育苗。在北方种热带、亚热带药用植物则需在保持一定温度的地方育苗，因此，播种方法可大致分为露地直播和保护地育苗。

（一）露地直播

露地直播是药用植物最常见的播种方法。

1. 播种期　一年生草本植物大部分春季播种；多年生草本植物适宜春播或秋播；核果类的木本植物，如银杏、核桃等，则适宜冬播；有些短命种子宜采后即播，如细辛、肉桂等；有些特殊种类如芍药、牡丹等，则宜于夏播。播种期又因气候不同而有差异，南方热带、亚热带地区，多采用早春或雨季前后播种。北方寒冷地区多采用春播或夏播。温带多采用秋播和春播。春播在3~4月，秋播在9~10月。

2. 播种的土壤条件　以土壤水分适度，天气晴朗为宜，这影响到种子周围的水分、氧气的供应，太干种子不能吸胀，太湿氧气不足，影响种子萌发，尤其小粒种子更应谨慎。土壤以富含有机质、疏松肥沃的砂壤土为好。

3.播种方法 有条播、点播、撒播三种。

（1）条播 按一定距离在畦面开小沟，把种子均匀地播在沟里，盖上细土。条播易于中耕、施肥等管理，在药材栽培上多被采用。

（2）点播 是按一定的株行距在畦面上挖穴，每穴播种2粒至数粒，然后盖细土。这种方法适用于种子较大或种子量少、需精细管理的种类，如丁香、栝楼等。

（3）撒播 是把种子均匀地撒在畦面上，再盖一层细土。此法多在苗床育苗时应用，大田播种较少采用。缺点是管理不便。

4.播种深度 播种深度，对种子发芽、出苗和生长都有很大关系。播种深度常以下列几种情况决定：在寒冷、干燥、土质疏松（如砂质壤土）的地带，覆土应稍厚些；在气候温暖、雨季充沛、土质黏重的地带，覆土应薄些。种子千粒重较大，发芽率高的可播深些；粒小，发芽率低的宜浅播。一般覆土厚度可为种子直径的2~3倍，在不影响种子发芽的原则上，以浅播为宜。

5.播种后管理 主要是掌握适当水分，尤其是浸种催芽的种子不耐干旱，浇水时要避免土壤板结。出苗后适当控制水分，让根系下扎。

（二）保护地育苗

有些药用植物，为了延长生长期，提高产量和质量，往往提前在保护地育苗。保护地育苗就是在气候条件不适宜药用植物生长的时期，创造适宜的环境来培育适龄的壮苗。常用的保护性设施有温室、塑料大棚、阳畦等。

第二节　营养繁殖技术

营养繁殖就是利用植物营养器官的一部分来繁殖新个体的一种繁殖方法。它是利用高等植物的一部分器官脱离母体后能重新分化发育成一个完整植株的再生能力来繁殖新个体的。因此营养繁殖较种子繁殖所产生的植株开花结果早，并能保持母体优良性状和特性；但是其繁殖系数较低，连续多代采用营养繁殖时会出现退化现象，品种的优良性状逐渐变劣。常用的营养繁殖方法有以下四种。

一、分离繁殖

分离繁殖是将植物的萌蘖、球茎、鳞茎、块茎、根茎、珠芽等营养器官从母体上分离下来，培育成独立的新个体的繁殖方法（图2-1）。此法简便，成活率高。分离时间随中药品种而异，一般在春季3~4月或秋季10~11月植株休眠期内进行。分离繁殖大致可分为以下几种类型（表2-3）。

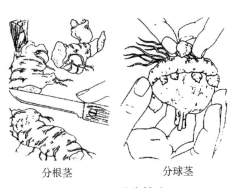

分根茎　　　　分球茎

图2-1　分离繁殖

表 2-3 分离繁殖培育新个体的方法

类别	方法	举例	注意事项
分球茎	用球茎四周的小球茎种栽	唐菖蒲、番红花、慈菇	需芽头向上
分鳞茎	用鳞茎四周的小鳞茎种栽	百合、贝母	需芽头向上
分块茎	按芽和芽眼的位置分割成若干小块，做种栽	半夏、延胡索、白及	分割后先晾 1～2 日，或拌草木灰，减少腐烂
分根茎	将根茎按一定长度分成若干有 3～5 个芽的小段，做种栽	甘草、玉竹、黄精、射干	
分珠芽	将珠芽采摘后留用，做种栽	山药、卷丹、百合	
分株	将多年生植物在早春萌芽前将宿根挖出，分割成若干小块，做种栽	牡丹、芍药、金银花、玄参	栽种时要求根部舒展

二、扦插繁殖

扦插繁殖亦称插条繁殖，即从植株上剪取营养器官如根、茎、叶等的一部分插入土中，生根萌芽长成新植株的繁殖方法。扦插繁殖简便经济，在中药繁殖上已广泛应用。扦插繁殖是利用植物营养器官的分生机能和再生能力，发生不定根或不定芽，长成新植株。从外部形态来看，一般以节部最易生根。

（一）影响扦插生根成活的因素

1. 内在因素

（1）植物种类 插条生根成活首先取决于植物的种类或品种。如连翘、金银花等枝插最易生根，玉兰等次之，山楂、薯蓣根插则易成活，枝插不易生根。

（2）插条的年龄及部位 插条的年龄，以 1 年生枝的再生能力最强。选择母株的萌蘖作为插条最好，因其发育阶段最年幼，再生能力强，易生根成活。而树冠部位的枝条，由于阶段发育较老，扦插成活者少，即使成活生长也差。

（3）插条的发育状况 凡发育充实、营养物质丰富的插条，容易成活，生长也较好。此外，插条的粗细与长短对于成活率和苗木的生长也有影响，年龄相同的插条，越粗越好，而且要有一定的长度。在生产实践中，根据需要和可能，遵循"粗枝短截，细枝长留"的原则。

（4）极性 在扦插的再生作用中，器官的生长发育均有一定的极性现象。无论枝条还是根段，都总是下端发生新根，而在上端发出新梢，因此在扦插时注意不要倒插。

2. 外界因素

（1）温度 春季扦插时，气温比地温上升快。气温高，枝条易于发芽；合适的土壤温度则有利于插条生根成活。一般白天气温达 20℃～25℃，土温为 15℃～20℃ 就可以满足生根需要。

（2）湿度　扦插后，插条需保持适当的湿度。要注意灌水，使土壤水分含量不低于田间持水量的 50% ~ 70%，大气湿度以 80% ~ 90% 为宜，以避免插条水分散失过多而枯萎。

（3）扦插基质　扦插地宜选择结构疏松、通气良好、能保持稳定土壤水分的沙质壤土。生产上采用蛭石、砻糠灰、泥炭等作扦插基质，就是为了既通气又保湿。

（二）扦插时期

露地扦插的时期，因植物种类、特性和气候而异。草本植物适应性较强，扦插时间要求不严，除严寒酷暑外，均可进行。木本植物一般以休眠期为宜；常绿植物则宜在温度较高、湿度大的雨季扦插。如果有温室设备，一年四季均可插条育苗。

（三）扦插方法

根据插条选取部位和生长发育时期的不同，扦插方法可分为枝插法、根插法、叶插法。生产上应用最多的是枝插法。

1. 枝插法　枝插法分为硬枝扦插和嫩枝扦插（图 2-2）。

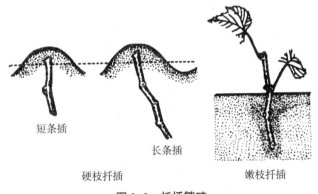

短条插

长条插

硬枝扦插　　　　　嫩枝扦插

图 2-2　扦插繁殖

（1）硬枝扦插　插条为已木质化的枝条，选择生长健壮且无病虫害的 1 ~ 2 年生枝条，剪成 10 ~ 20cm 的小段，每段保留 2 ~ 3 个芽，有些生长健壮的也可以保留 1 个芽。一般树种的接穗上切口为平口，离最上面一个芽 1 ~ 2cm 为宜。如果距离太短，则插穗上部易干枯，影响发芽。下切口切成斜面，增加愈伤组织的面积，上下切口一定要平滑。常绿树种应保留部分叶片。接穗截好后，以直插或斜插的方式插入已准备好的插床上。其方法是：先在插床上开横沟，将插条按一定株距斜倚沟壁，上端露出土面 1/4 ~ 1/3，覆土压紧，使插条与土壤紧密结合。插好后要保持土壤湿润，以利于生根，可覆盖草帘或薄膜增温保湿。一般在休眠期进行。

（2）嫩枝扦插　插条为尚未木质化或半木质化的新梢，随采随插的扦插就是嫩枝扦插。草本和木本药用植物均适用，前者使用较多。插条最好选自生长健壮的幼年母树，并以开始木质化的嫩枝为最好，因为其内含充分的营养物质，生命活动力强，容易愈合生根，但过嫩或已完全木质化的枝条则不宜采用。

嫩枝扦插的方法与硬枝扦插相似，但嫩枝扦插一般每一插条保留叶片 1～2 枚，大叶片可剪去部分，以减少蒸腾。扦插时间一般选择 5～7 月。

2. 根插法 是切取植物的根插入或埋入土中，使之成为新个体的繁殖方法。凡根上能形成不定芽的药用植物都可以进行根插繁殖，如杜仲、厚朴、山楂、酸枣、丹参、防风等植物的根具有萌发不定芽的特点。根插的根条可从母树周围挖取，也可在苗木出圃时，收取修剪下来或残留在土中的根段作材料，一般随采随插。扦插时一定要注意不要上下颠倒。

3. 叶插法 是利用一些叶脉或叶柄易形成不定根的植物的叶片进行扦插，扦插时将整个叶片或叶片切片直插、斜插或平放在基质上，平放时也要向叶片基部覆少量的基质，加强温度和湿度管理，会很快从叶脉或叶柄处长根发芽，形成新植株。有些种类如茉莉及扶桑等，其叶柄虽能长出不定根，但不能发出不定芽，所以不能长成新的个体。因此要用基部带一个芽的叶片或顶芽进行扦插，才能形成新的植株。

（四）促进插条生根的方法

1. 机械处理 对于扦插不易成活的木本药用植物，可在插条剪取前对预选枝条进行刻伤、剥皮、环剥、缢伤等处理，通过在伤口处富集养分，可以提高插条的生根发芽能力。

（1）纵刻伤 用手锯在插条基部第 1～2 节的节间刻划 5～6 道伤口，刻伤深达韧皮部，对刺激生根有一定效果。

（2）剥皮 对枝条木栓组织比较发达，较难发根植物，插前先将表皮木栓层剥去，对发根有良好的促进作用。剥皮后能加强插条吸水能力，幼根也容易长出。

（3）环剥 剪枝条前 10～15 日，对将作插条的枝梢环剥，宽 2～3mm。在环剥伤口长出愈伤组织而未完全愈合时，剪下枝条进行扦插。

（4）缢伤 剪枝条前 1～2 周，对将作插穗的枝梢用铁丝或其他材料绞缢。

2. 黄化处理 扦插前选取枝条用黑布、泥土等封裹，遮阳，3 周后剪下扦插，易于生根。原理是黑暗促进根组织的生长，解除或降低植物体内一些物质如色素、油脂、樟脑、松脂等对细胞生长的抑制，阻碍愈伤组织的形成和根的发生。

3. 生长调节剂处理 生产上常用的生长调节剂有萘乙酸、ABT 生根粉、吲哚乙酸、吲哚丁酸等。处理方法有液剂浸渍、粉剂蘸粘。应用该方法时注意：生长调节剂浓度过大时，其刺激作用会转变为抑制作用，使有机体内的生理过程遭到破坏，甚至引起中毒死亡。

（1）液剂浸渍 硬枝扦插时一般用 5～10mg/L，浸 12～24 小时；嫩枝扦插一般用 5～25mg/L，浸 12～24 小时。此外，用 50% 酒精作溶剂，将生长激素配成高浓度溶液，将枝条基部浸数秒钟，对易生根树种有较好作用。

（2）粉剂蘸粘 一般用滑石粉作稀释填充剂。配合量为 500～2000mg/L，混合

2 ~ 3 小时后即可使用。将插条基部用清水浸湿、蘸粉后扦插。用 ABT 生根粉溶液处理半木质化枝条，生根率达 80%，对照组无成活。

4. 温水处理 有些植物枝条中含有树脂，常妨碍插条切口愈伤组织的形成且抑制生根。可将插条浸入 30℃ ~ 35℃的温水中 2 小时，使树脂溶解，促进生根。

5. 化学药剂处理 对于生根缓慢或生根困难的植物，可通过药剂处理增强插条生根能力。常用的化学药剂有高锰酸钾、氧化锰、醋酸、二氧化碳、硫酸镁、磷酸等，一般采用的浓度为 0.03% ~ 0.1%，对嫩枝插条用 0.06% 左右的浓度处理为宜。如高锰酸钾溶液处理插条，可以促进氧化，使插条内部的营养物质转变为可溶状态，增强插条的吸收能力，加速根的发生。

三、压条繁殖

压条繁殖是将枝条或茎压入土中，生根后与母体分离而成为新植株的繁殖方法。这是营养繁殖中成活率最高、方法最简便的繁殖方法。

（一）压条时期

压条时期应视植物种类和当地气候条件而定，一般常绿植物多在温度高、湿度大的梅雨季节，因此时容易生根，又有充分的生长时间。落叶植物多在秋季，因此时枝条充分成熟，积累了丰富的养分，生根快，新个体健壮。

（二）压条方法

1. 空中压条法 多用于高大乔木或木质化较强的灌木，利用扦插繁殖不易生根成活、不易发生根蘖的植株，如辛夷、龙眼、酸橙、佛手等。具体做法是：在母株上选 1 ~ 2 年生枝条将其压处刻伤或环割，将松软细土和苔藓混合后裹上，外用薄膜包扎，上下两头捆紧，或用从中部剖开的竹筒套住，其内填充细土。要经常给压条处浇水保持泥土湿润，待长出新株后，便与母株分离栽植，见图 2-3。

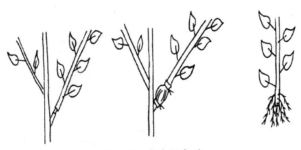

图 2-3 空中压条法

2. 曲枝压条法 多用于枝条离地面较近，枝条柔软不易折断的植物。常用以下三种方法。

（1）波状压条 选择近地面的 1 ~ 2 年生枝条，将枝条缩成波浪形屈曲于长沟中，而使各露出地面部分的芽抽生新枝，埋于地下的部分产生不定根成为新植株。此法适用于枝条长而柔软或为蔓性的植物，如连翘、忍冬、蔓荆子等。一般于秋冬间进行压条，次年秋季即可分离母体，见图2-4。

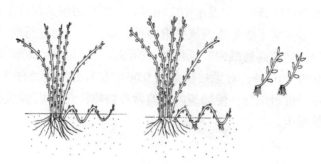

图 2-4　波状压条法

（2）单枝压条　将母株上近地面的1~2年生枝条弯曲压入土中生根。先将欲压的枝条弯曲至地面，再挖一深7~8cm、宽10cm的浅沟，距母株近的一端挖成斜面，沟的另一端挖成垂直面，以引导枝梢垂直向上，沟内最好加入松软肥沃的土壤并稍踏实，在枝条入沟和沟上弯曲处予以固定，露出地面的枝条，需用支柱扶直。生根后与母体分离栽植，此法适用于杜仲、玉兰等，见图2-5。

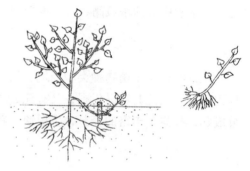

图 2-5　单枝压条法

（3）水平压条　适用于枝条较长而且生长较易的植物，如忍冬、连翘等。此法的优点是能在同一枝条上得到多数植株，其缺点是各枝条的生长力往往不一致，而且易使母体趋于衰弱。通常仅在早春进行，一次压条可得2~3株苗木，见图2-6。

3. 堆土压条法　适用于根部萌蘖多，分枝较硬不易弯曲入土的植物。待各分枝基部长出新根后，在晚秋或早春从生根处与母体分离，

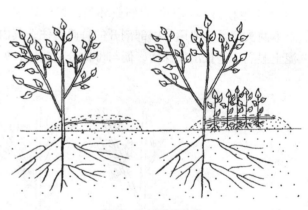

图 2-6　连续压条法

另行栽植，如郁李、木瓜等。堆土压条可在早春发芽前对母株进行平茬截干，截干高度距地面越短越好。如是乔木可于树干基部留5~6个芽处剪断，灌木可自地际处抹头，使其萌发新枝，见图2-7。

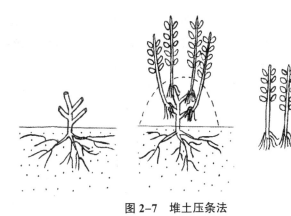

图 2-7 堆土压条法

四、嫁接繁殖

嫁接繁殖是将一株植物上的枝条或芽接到另一株长有根系的植物上，使它们愈合生长在一起而形成新个体的繁殖方法。嫁接用的枝或芽称为接穗或接芽，承受接穗的枝或干称砧木。由于接穗采自遗传性状比较稳定的母本树上，因此嫁接后长成的苗木变异性较小，能保持母本的优良特性。通过嫁接，可利用砧木对接穗的生理影响，提高嫁接苗对环境的适应能力，如提高抗寒、抗旱、抗病虫害等能力。用乔化砧，能使树冠高大，防止早衰；用矮化砧，可使树冠矮化，提早结果。嫁接苗能促进苗木的生长发育，提早开花结果和进入盛果期。如山茱萸实生苗需 8~10 年才开始开花结果，20 年后方进入盛果期，但嫁接苗只需 2~3 年即可结果，10 年后便进入盛果期。

（一）嫁接愈合原理

植物嫁接能愈合成活，主要因为接穗和砧木结合部形成层具有再生能力，其形成层和薄壁组织细胞进行分裂，形成愈伤组织，与接穗和砧木的轴导组织相沟通，保证水分和养分的输导供给，使两个异质部分结合在一起，形成一个新植株。故形成层的活性对嫁接愈合成活有重要意义。

（二）嫁接方法

药用植物的嫁接常用枝接和芽接两种。枝接包括切接、劈接、腹接、插皮接等；芽接包括"T"形芽接、嵌芽接等。

1. 枝接　是用一定长度的 1 年生枝条作接穗，插嵌在砧木断面上，使两者形成层紧接为一体的嫁接方法。在生产上广泛应用的枝接法是切接和劈接。

（1）切接　是枝接中常用的方法。砧木宜选用直径 1~2cm 的幼苗，在距地面 5cm 左右处截断，削平切面后，在砧木一侧垂直下刀，深达 3~4cm。再选取具有 2~3 个芽，长 5~10cm 的接穗，顶端剪去梢部，下部与顶端芽同侧，削成长 2~3cm 的斜面，此斜面的对侧，则削成不足 1cm 长的短斜面。斜面均需平滑，以利于和砧木接合。接合时，把削好的接穗直插入砧木切口中，使形成层相互密接。如果接穗较细，至少要使一侧密接。接好后，用塑料条或麻皮等捆扎物捆紧，必要时可在接口处涂上石蜡或用疏松湿润的土壤埋盖，以减少水分蒸发，利于成活，见图2-8。

　　（2）劈接　此法适用于砧木较粗大的嫁接。从距地5cm左右处削去砧木上部，并把切口削成平滑面之后，用劈接刀在砧木断面中心垂直劈开，深度5cm左右，然后选取长约10cm、带芽3～4个的接穗，将基部两侧削成楔形切面，使有顶芽的一侧稍厚。接合时，粗的砧木可接2个接穗。接合后，需用捆扎物捆扎，并用黄泥浆封好接口，最后培土，防止干燥，见图2-9。

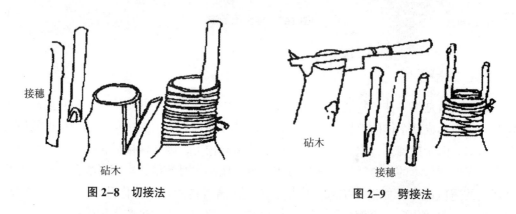

图2-8　切接法　　　　　　　　　　图2-9　劈接法

　　（3）腹接　是不剪断砧木，选适当部位，用刀向下斜切，切口与砧木成45°角左右，深达木质部，然后将剪截好的接穗下端一侧削成与砧木切口深度等长的斜楔形削面，将接穗削面向内插入砧木切口中，然后包严绑紧即可，见图2-10。

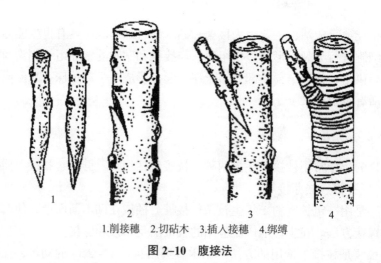

1.削接穗　2.切砧木　3.插入接穗　4.绑缚

图2-10　腹接法

　　（4）插皮接　适用于砧木较粗，皮层较厚，树皮易剥离的树种。嫁接时间多在易剥皮时期进行。一般将砧木要接的枝条剪断，断面要平滑。接穗一般要有2～3个芽，在顶芽的同侧削成单面马耳形削面，长 2~3cm，在长削面的对面消去 0.3~0.5cm 的皮层，将砧木光滑的一层皮层撬开，使皮层与形成层分离，将长削面向内插入，然后包严绑紧，见图 2-11。

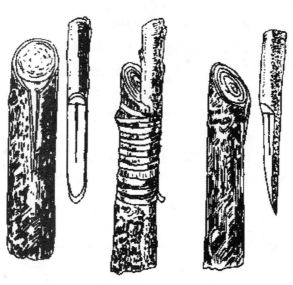

图 2-11　插皮接

2. 芽接　芽接是从用作接穗的枝条上切取一个芽，嫁接在砧木上，成活后萌发形成新植株。在当前生产上应用最多的芽接法是"T"形芽接。"T"形芽接时，砧木一般选用 1~2 年生茎粗 0.5cm 的实生苗。砧木过大，不仅因皮层过厚不便操作，且接后不易成活。方法是在离地面 5cm 左右处选光滑无节部位，横切一刀，再从上往下纵切一刀，长 2cm 左右，呈一个"T"形切口。切口深度要切穿皮层，不伤或微伤木质部。随后，将当年新鲜枝作接穗的枝条除去叶片，留有叶柄，用芽接刀削取芽片，芽片要削成盾形，稍带木质部，长 2~3cm，宽 1cm 左右，由上而下将芽片插入砧木切口内，使芽片和砧木皮层紧贴，用麻皮或塑料条绑扎，见图 2-12。

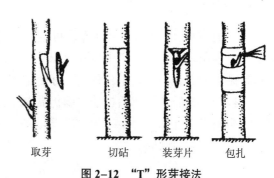

取芽　　切砧　　装芽片　　包扎

图 2-12　"T"形芽接法

（三）影响稼接愈合成活的因素

影响嫁接成活的因素较复杂，既有接穗和砧木的内在因素，也有一些外界因素。

1. 内在因素　内在因素包括砧木和接穗之间的亲和力、两者的营养状况及其他内含物状况等。

（1）亲和力　是指接穗和砧木嫁接后愈合生长的能力，它是影响嫁接成活的主要因素。亲和力强的植株间的嫁接容易成活，生长发育正常。反之，不亲和的植物或亲和力差的植物间嫁接不易成活，即使成活但生长发育不良，易从接口处劈断或过早衰亡。亲和力越高，嫁接成活率越高。所以，嫁接时要选择近缘植物作为接穗与砧木。

（2）砧木与接穗的生活特性 一般植物生长健壮，接穗和砧木贮有较多养分，就比较容易成活。在形成层活跃生长期间，砧木与接穗两者木质化程度越高，在适宜的温度、湿度条件下嫁接越易成活。接穗的含水量也会影响形成层细胞的活动，如接穗的含水量过少，形成层细胞停止活动，甚至死亡。通常接穗含水量在50%左右时为好。砧木和接穗的树液流动期和发芽期越是相近或相同，成活率也就越高，反之成活率就低。一般于砧木已开始萌动，接穗将要萌动时进行嫁接为宜。否则，接穗已萌发，抽枝发叶，砧木供应不上养分，影响嫁接成活。

2. 外界因素 主要指的是外界环境条件及嫁接技术等。

（1）环境条件 环境条件主要指温度和湿度。形成层薄壁细胞的分生组织活动产生愈伤组织，要求一定的温度和湿度，并且是在一定的养分和水分条件之下进行的。温度过高，蒸发量大，切口水分消失快，不能在愈伤组织表面保持一层水膜，不易成活。春季雨天，气温低、湿度大，形成层分生组织活动力弱，愈合时间过长，往往造成接口腐烂。不同植物形成层活动要求温度不同，一般以20℃～25℃为宜。嫁接前要对砧木充分灌水，接穗随采随接，保证接穗和砧木有足够的含水量，提高嫁接的成活率。

（2）嫁接技术 嫁接成活的关键是接穗和砧木两者形成层的紧密结合，产生愈伤组织。所以接穗的削面一定要平，接入时才能与砧木紧密结合，两者的形成层对准，有利于愈合。嫁接时，动作要准确快捷，捆扎松紧适度。

（四）嫁接后的管理

一般枝接在接后20～30日便可进行成活率检查。成活的接穗上的芽新鲜、饱满，甚至已经萌动，接口处产生愈伤组织。未成活的接穗则干枯，或变黑发霉。对未成活的可待砧木萌发新枝后，于夏秋采用芽接法进行补接。对已成活的则应将绑扎物解除或放松。扒开检查后，对成活植株基部仍需覆盖土，以防止因突然暴晒或被风吹而死亡。待接穗自行长出土面时，结合中耕除草，去掉覆土。当嫁接苗长出新梢时，应及时立支柱，防止其被风吹断。

一般芽接在接后7～10日进行成活率检查。成活的芽下的叶柄一触即掉，芽片皮色鲜绿。反之，没接活的，应重接。接芽成活半个月之内应解除绑扎物。接芽抽枝后，可在芽接处上方将砧木的枝条剪除，以促进接穗的生长。苗长大后，注意整形修剪。

知识链接

植物组织培养是指植物的离体器官、组织或细胞在人工控制的环境下培养发育再生成完整植株的技术。常见的组织培养方法有以下几种。

1. 器官培养　包括根、茎、叶、花器官及其原基的培养，其中茎尖培养具有快速繁殖和去除病毒的优点。

2. 花药和花粉培养　花药培养属器官培养，花粉培养与单细胞培养相似，两者都可以在培养过程中诱导单倍体细胞系和单倍体植株。单倍体植株经过染色体加倍就成为纯合二倍体植株，可缩短育种周期，获得纯系。

3. 组织培养　包括分生组织、形成层组织、愈伤组织和其他组织的培养。愈伤组织培养是最常见的培养形式，因为除了一部分器官，如茎尖分生组织、原球茎外，其他各种培养形式往往都要经过愈伤组织培养与诱导后才产生植株。

4. 胚胎培养　可用于研究胚胎发生及影响胚生长的因素；用试管受精或幼胚培养可获得种间或属间远缘杂种；胚乳培养可获得三倍体植株。

5. 细胞培养　包括单细胞、多细胞和细胞的遗传转化体的培养。单细胞培养是培养单离的细胞，可诱导再分化，用于取得单细胞无性系，进行突变体的选育。

6. 原生质体培养　包括原生质体、原生质融合体和原生质体的遗传转化体的培养。将去壁后裸露的原生质体进行培养，它易于摄取外来的遗传物质、细胞器及病毒、细菌等，常应用于体细胞杂交的研究。

目标检测

一、选择题

1. 在嫁接繁殖过程中，需要将砧木和接穗紧密结合在一起的部位是（　　　）

　　A. 韧皮部　　　　　　B. 形成层　　　　　　C. 木质部　　　　　　D. 皮层

2. 将一株植物上的枝条或芽接到另一株植物上，使其愈合形成新个体的方法称为（　　　）

　　A. 种子繁殖　　　　　B. 嫁接繁殖　　　　　C. 压条繁殖　　　　　D. 扦插繁殖

3. "无心插柳柳成荫" 一句中说明了柳树是采用（　　　）的繁殖方式

　　A. 种子繁殖　　　　　B. 嫁接繁殖　　　　　C. 压条繁殖　　　　　D. 扦插繁殖

二、简答题

1. 简述促进插条生根的方法。

2. 造成种子生理休眠的原因是什么？

3. 简述种子萌发的条件。

第三章　药用植物栽培技术

📚 学习目标

1. 记住药用植物的栽培制度。

2. 熟悉药用植物对土壤的要求及耕作任务、时间和方法，以及药用植物播种方式与繁殖方式。

3. 熟悉药用植物的播种、育苗、移栽、田间管理技术和病虫害防治技术。

第一节　药用植物栽培制度

栽培制度也称为种植制度，是指一个地区或生产单位的植物布局和种植方式。植物布局是栽培制度的基础，它决定种什么作物、种多少及种在哪里，以及复种或休闲等。植物布局应遵循满足需求、生态适应、高效可行、生态平衡的原则，因地制宜，统筹兼顾，合理安排。种植方式包括轮作、连作、间作、套作、混作和单作等。

一、复种

（一）复种及相关概念

复种是指在同一田地上一年内接连种植两季或两季以上作物的种植方式。在有限的土地上，复种能够实现时间和空间上的集约化，充分利用自然资源，提高土地利用效率。耕地复种程度的高低，通常用复种指数来表示，即全年总收获面积占耕地面积的百分比。公式为：

$$耕地复种指数 = （全年种植植物总收获面积 \div 耕地面积）\times 100\%$$

熟制是对耕地利用程度的另一种表示方法，它以年为单位表示种植的季数。一年三熟、一年两熟、两年三熟、一年一熟、五年四熟等都称为熟制。休闲是复种的反义词。休闲是指耕地在可种植植物的季节只耕不种或不耕不种。农业生产中，对耕地进行休闲是一种恢复地力的技术措施，可使耕地短暂休息，减少水分、养分的消耗，促进土壤潜在养分的转化，为后续种植作物创造良好的土壤条件。

（二）复种的条件

一个地区能否复种受热量条件、水分条件及地力与肥料条件等多种因素的影响。

1.热量条件 一个地区能否实行复种或提供复种指数，热量条件是不可缺少的首要条件。复种所要求的积温，不仅是复种方式中各种作物本身所需积温的相加，而是在此基础上有所增减。一般情况下，积温在2500℃～3600℃，只能复种早熟植物，或套种早熟植物；积温在3600℃～4000℃，则可一年两熟，但要选择生育期短的早熟植物或者采用套种或移栽的方法；积温在4000℃～5000℃，可进行多种植物的一年两熟；积温在5000℃～6500℃，可一年三熟；积温大于6500℃可三熟至四熟。

2.水分条件 水分是复种可行性的关键条件，在热量条件能满足复种的地区，水分受到限制，则复种同样受到限制。例如热带非洲地区热量充足，可以一年三熟或四熟，但是一些地区由于干旱，在没有灌溉设施的条件下，不能进行复种，只能一年一熟。因此，降水量、降水分配规律、地上地下水资源等因素都会影响一个地区的复种指数。

3.地力与肥料条件 土壤肥力条件是影响复种产量高低的主要条件。土壤肥力高，有利于复种高产。地力不足，肥料少，往往出现两季不如一季的现象。

4.劳力、畜力和机械化条件 复种主要是从时间上充分利用光热和地力，需要在作物收获、播种的大忙季节，保质保量地完成上季作物的收获、下季作物的播种及田间管理工作。因此，劳力、畜力和机械化条件至关重要。

5.技术条件 除了上述自然、经济条件外，还必须有一套相适应的耕作栽培技术，以克服季节与劳力的矛盾，平衡各作物间热能、水分、肥料等的关系，如作物品种的组合、前后茬的搭配、种植方式等。

二、间（混）作、套作

（一）基本概念

1.间作 指同一生长期内，在同一田地上分行或分带相间种植两种或两种以上生育季节相近的植物的种植方式。如在玉米、高粱地里，间作穿心莲、菘蓝、半夏等。间作使不同种植物在田间构成人工复合群体，可集约利用种植空间。

2.混作 指在同一块田地上，同时或同季节将两种或两种以上生育季节相近的植物，按一定比例混合撒播或同行混播种植的方式。混作与间作都是由两种或两种以上生育季节相近的植物在田间构成复合群体，从而提高田间密度，增加光能和土地利用率。两者在配置形式上存在差异，间作利用行间，而混作则利用株间。

3.套作 指在前季植物生长后期的株行间播种或移栽后季植物的种植方式。如甘蔗地上套种丹参、沙参、玉竹等。与单作相比，套种不仅能阶段性地充分利用空间，更重要的是能延长后季植物对生长季节的利用，提高复种指数和年总产量。

4. 立体种植　指在同一农田上，两种或两种以上的作物从平面、时间上多层次地利用空间的种植方式。如上层种植橡胶树，中层种植肉桂和罗芙木，下层种植砂仁。立体种植使能量、物质转化效率及生物产量均比单一纯林显著提高。

（二）间（混）作、套作的技术要点

在农业生产实际中，并不是粮药或林药随意间作就能提高药用植物产量，还应该掌握相应的技术要点。

1. 品种搭配和植物种类选择合理　间（混）作、套作时，要从本地自然条件和生产条件出发，根据药用植物和其他农作物的形态特征、生长习性进行选择。要注意通风透光及对水肥的不同需要，选择适宜的植物种类搭配。考虑品种搭配时，在株型方面要选择高秆与矮秆、垂直叶与水平叶、深根与浅根植物搭配；在适应性方面，要选择喜光与耐阴，喜温与喜凉，耗氮与固氮等植物搭配；在品种熟期上，间作、套作中的主栽植物生育期可长些，副作物生育期要短些；在混作中生育期要求要一致。此外，要注意植株间的他感作用及根系分泌物的影响。

2. 采用适宜的种植方式　在确定种植方式和密度时，要从间套作的类型出发，考虑水肥条件，植物主次，不同植物对间、混、套作的反应及田间管理和机械化的要求等。间（混）、套作时，其植物要有主副之分，通常情况下主栽植物应占较大的比例，其密度可接近单作时密度，副栽植物占较小比例，密度小于单作，总的密度要适当，既要保证良好的通风透光条件，又要尽可能提高叶面积指数。

3. 运用配套的栽培管理措施　在间、混、套作情况下，虽然合理安排了田间结构，但仍有争光、争肥、争水的矛盾。为确保稳产增产，必须提供充足的水分和养分，使间、套作植物平衡生长。通常情况下，必须实行精耕细作，根据植物、地块增施肥料和合理灌溉，根据栽培植物品种特性和种植方式调整好播种期，加强间苗定苗、中耕除草等伴生期的田间管理，保证间、套作植物都能获得丰收。

（三）间（混）作、套作模式

1. 粮药、菜药间（混）作、套作模式　常见的有杜仲＋油菜（花生、玉米、大豆）；玉米＋麦冬（桔梗、山药、细辛、贝母、川乌）；芍药（牡丹、山茱萸、枸杞）＋豌豆（大豆、小豆、大蒜、菠菜、莴苣、芝麻）；巴戟天＋山芋（山姜、花生、木薯）等。

2. 果（林）药间（混）作、套作模式　如人工营造林幼树阶段可间、混种龙胆、桔梗、柴胡、防风、穿心莲、苍术、地黄、当归、北沙参、藿香等；幼龄果树行间可间种红花、菘蓝、地黄、防风、苍术、穿心莲、知母、百合等；成龄果树内可间种喜阴矮秆药用植物，如辛夷等。

3. 药材间间（混）作、套作模式　中药材种类较多，生长期株型各异，因此，可根据每种中药材的生长特点，进行合理的间（混）作、套作。如芍药间作延胡索、贝母；白芷间套紫菀、菊花、板蓝根等。

三、轮作换茬

（一）轮作换茬的概念

轮作是在同一田地上有顺序地轮换种植不同植物的种植方式，按照一定顺序，周而复始地进行轮换种植。一般用"→"表示。如一年一熟条件下的丹参→玉米→土豆三年轮作，南方的绿肥—莲子—泽泻→油菜—水稻—泽泻→小麦—莲子—水稻轮作，这种轮作由不同的复种方式组成，因此，也称为复种轮作。

（二）轮作换茬的作用

在药用植物栽培过程中，存在突出的连作问题，而绝大多数根类药材忌连作。连作的结果使药材品质和产量均大幅度降低。因此在药用植物栽培过程中，实行轮作换茬，其主要作用如下。

1. 减轻药用植物病虫害及杂草危害 药用植物的病原菌有一定的寄主，害虫有一定的专食性，有些杂草有其相应的伴生者或寄生者，在一块田地上连续种植同种作物，会导致病菌害虫侵染源增多，发病率、受害率加重。生产中利用抗病植物和非寄主植物与容易感染这些病虫害的植物实行定期轮作，可收到消灭或减少这些病虫害发生危害的效果。药用植物中如大蒜、黄连等的根系分泌物有一定抑菌作用，而细辛、续随子等有驱虫作用，把这些作物作为易感病、易遭虫害的药用植物的前作，可以减少甚至避免病虫害发生。

2. 改善土壤理化性状，调节土壤肥力 禾本科药用植物残留于土壤中的有机碳较多，而豆科、十字花科等药用植物落叶量大，氮、磷含量较多，因此禾本科、豆科药用植物轮作有利于调节土壤肥力平衡。此外，水旱轮作对改善药用植物田的土壤理化性状、提高地力和肥效有特殊的意义。

3. 用养结合，减轻地力消耗 不同药用植物从土壤中吸收养分的种类、时期、数量和利用率不同。叶及全草入药的药用植物，需氮、磷较多，而豆类及十字花科植物利用土壤中难溶性磷的能力较强。因此，将吸收、利用营养元素能力不同而又具有互补作用的不同作物进行合理的轮作，可以协调不同作物对水分及养分的需求，维持土壤肥力均衡，充分发挥土壤潜力。

第二节 药用植物土壤耕作技术

土壤耕作是在农业生产过程中，利用农业机械等器具，改善土壤地面状况和耕层构造等采取的一系列技术措施。土壤耕作对于改善土壤环境，消灭杂草和害虫，充分发挥土地的增产潜力起着主要作用。

一、土壤耕翻

耕翻的主要作用是变换耕作层的上下层次，调整养分分布，增强土壤通气性等。但同时也会带来人力物力的消耗，加剧土壤的流失；干旱地区土壤的耕翻使水分容易流失；在不适宜耕翻的时期进行耕翻还会使土壤板结，影响种子出苗。

（一）耕翻的深度

耕翻的深度根据药用植物种类、气候特点和土壤特性而定，一般以药用植物根系集中分布的范围为度。

大多数药用植物根量的 80% 都集中在 0～50cm 的土层范围内。深根性的药用植物如黄芪、甘草等的耕翻深度要比浅根性植物如黄连、贝母等要深一些。干旱地区，不宜进行深耕，否则加剧水分流失，出现旱情；多雨地区，宜深耕，以改善耕层土壤的通气性。

从土壤特性来看，黏土的质地细密，通透性差，土壤潜在肥力较高，深耕增产的效果较显著；砂土质地疏松，通透性好，根系容易下扎，深耕效果则不如黏土显著。若上下层土壤质地不同，耕地的深度也应当有区别。若土层为上黏下砂，则不宜过分深耕，以免砂层上翻造成漏水、漏肥；反之，上砂下黏的土层，可以根据条件适当深耕，以改善耕层土壤质地，增强保水保肥能力。若为肥沃深厚的土壤，耕地深度不受土壤质地限制。对于肥力较差的灰化土、白浆土等则采取逐年加深耕层的办法，以提高地力。如果土层浅薄，下层石砾多，不宜进行深耕，应采取客土的办法来加深耕作层。对地下水位高的地段，耕地深度应控制，保持与地下水层的距离，以利根系生长和微生物活动，也可先开好排水沟，降低地下水位后，再适度深耕。

（二）耕翻的时期

耕翻的时期可根据各地的气候特点和耕作制度合理安排。我国南方深耕多在秋冬季进行，北方多在春秋两季进行。一般春耕宜提早，主要由于早耕温度低，湿度大，利于保墒。秋耕大多在植物收获后、土壤冻结前进行，既能消灭过冬虫源和病源，又能提高春季土壤温度。此外，播种前的耕翻宜浅耕，以利整地播种。

二、表土耕作

表土耕作是利用农机具改善 10cm 以内的耕层土壤状况的措施，主要包括耙地、旋耕、镇压、开沟、作畦、起垄、中耕、培土等作业。表土耕作作为基本耕作的辅助作业，一般在基本耕作的基础上进行。

（一）耙地

耙地多用圆盘耙、钉齿耙、刀耙、滚耙等农具，一般在作物收获后进行。耙地具有疏松表土，破除板结，透气保墒，平整地面，混拌肥料，清除杂草及覆盖种子等作用。在我国北方地区，耙地后还常用轻型农具耢子进行耢地操作，以形成干土覆盖层，减少土表水分的蒸发，同时还具有轻度镇压作用。耙地要适时适度，耙地次数过多，不仅消耗人力和畜力，还会压实土壤，破坏土壤结构。在干旱地区和干旱季节，耙地会损失土壤水分，不利于种子发芽。

（二）旋耕

我国南方地区近年来常用旋耕机进行整地，一次能完成耕、耙、平、压等作业。旋耕之后耕层松碎平整，土肥相融，提高肥效。旋耕机的耕作深度一般较浅，单用旋耕机进行耕作，往往会使耕层变浅。

（三）镇压

镇压可以压实土壤，压碎土块，平整地面。播种前适当镇压，可使种子与土壤密切接触，利于种子吸水萌芽，出苗整齐粗壮。盐碱地进行土壤耕作时不宜镇压，以免引起返盐。

（四）开沟

开沟可在药用植物播种前或植物的整个生育期中进行。开沟可以方便排灌，提高排灌质量；防渍排涝，利于降低地下水位。

（五）作畦

土壤翻耕之后，为了管理上的方便和植物生长的需要，整地后应随即作畦。畦的形式可分为高畦、平畦和低畦三种 。高畦畦面比畦间步道高 10~20cm，具有提高土温、加厚耕层、便于排水等作用。适于栽培根及根茎入药的药用植物。一般雨水较多、地下水位高、地势低洼地区多采用高畦。平畦畦面与畦间步道相平，保水性好，一般在地下水位低、风势较强、土层深厚、排水良好的地区采用。低畦畦面比畦间步道低10~15cm，保水力强。一般在降雨量少、易干旱地区或种植喜湿性的药用植物时多采用此方式。

（六）起垄

块根、块茎药用植物常用起垄栽培。起垄可加厚耕作层，提高土温，有利于地下器官的生长发育，也有利于排水和防止风蚀。起垄一般用犁和锄头进行操作。

（七）中耕

中耕是在药用植物生长期间常用的表土耕作措施。中耕具有疏松表土，增加土壤通气性，铲除杂草及促进好气微生物活动和根系伸展的作用。中耕时间和次数根据药用植物种类、播期、杂草与土壤状况而定，一般中耕3~4次。对于生育期长、封行迟的植物则需增加中耕次数。中耕深度视药用植物种类、行距而定。在作物苗期，根系入土较浅，中耕宜浅，深则易伤苗、压苗。在生育中期，根系已下伸，加深中耕有促进根系发育的效果。到接近封行时，根系已大量发生，中耕又要浅。若中耕不当，也会产生不良后果。中耕次数过多，土壤结构易受破坏。在风砂地区和坡地上易造成风蚀或水蚀。同时，工作量大，成本增高。中耕常用的工具有手锄、中耕犁等。

（八）培土

培土常与中耕结合进行，将行间的土培向植株基部，逐步培高成垄，多运用于块茎、块根和高秆药用植物。培土可以固定植株、防止倒伏，利于块根、块茎的发育，同时还可以防止表土板结，改善土壤通气性，压埋杂草等。在干旱地区和干旱季节不适宜培土，否则，翻动土壤过多，会引起土壤水分大量蒸发。培土一般使用锄头、铲、犁等农具。

第三节　药用植物播种、育苗与移栽

药用植物种子大多数可直播于大田，但有的种类种子极小，幼苗出土后较柔弱，需要特殊管理，应先在苗床育苗，培育成壮苗后再进行移栽。

一、播种

（一）播种前种子处理

播种之前对种子进行处理，可促进种子及时萌发，苗齐苗壮。种子前处理包括精选、消毒和催芽。

1. 精选　播种前对种子进行精选主要是清除混杂在种子中的空、瘪、病虫粒及杂草种子、泥沙等杂物，确保种子的纯净度。常用的方法包括风选、水选、盐水选等。

2. 消毒　播种前对种子进行消毒可以预防一些通过种子传播的病虫害。一般采用药剂消毒和温汤浸种的方法。药剂消毒方法简单易行，多使用代森锰锌（0.2%～0.3%）、多菌灵（0.2%～1.0%）及敌百虫可湿性粉剂（0.2%～0.3%）等消毒药剂。温汤浸种常用于种皮较厚的硬实种子。具体的操作是将种子先浸泡于冷水中，再用80℃～90℃的热水边倒边搅拌，水温达到70℃～75℃后保持2分钟，之后加冷水逐渐降温，再继续浸种。此种方法可以使花叶病毒致死，同时还具有一定的杀菌作用。

3. 催芽　一些药用植物的种子出芽缓慢，可在播种之前对其进行催芽处理。催芽可使用浸种、机械损伤和超声波处理等方法，均可在一定程度上促进种子的萌发。

此外，目前在农业生产中利用防病剂、防虫剂等成分对种子进行包衣处理，可提高种子的发芽率。

（二）播种期

根据不同药用植物种子发芽所需湿度条件及其生长习性，结合当地气候条件，确定各种药用植物的播种期。一般以当地气温或地温能满足发芽要求时，作为最早播种期。多数一年生药用植物为春播，如红花、决明、荆芥、紫苏、薏苡等；核果类木本药用植物种子如银杏、山茱萸等多秋播或冬播；多年生草本药用植物有的春播如黄芪、甘草、党参、桔梗、砂仁等，有的夏播如天麻、细辛等，有的秋播，如番红花、紫草等；有些生命力短的种子须随采随播，如细辛、肉桂等。实际生产中，春播宜早不宜迟。早播则种子早出土，延长幼苗的生长期，提高幼苗的生长量。秋播，则不宜过早，早播种子发芽早，易遭冻害。

（三）播种方式

药用植物的播种方式，应根据种子特性、幼苗生长习性、苗床土质及环境条件而定。一般分为撒播、条播、穴播三种方式。

1. 撒播法 将种子均匀地撒于苗床畦面上，多适用于细粒种子。撒播操作简便，能节省劳力，但不便于管理。

2. 条播法 按一定行距在畦面横向开小沟，将种子均匀播于沟内。条播法出苗整齐，植株分布均匀，通风透光条件较好，便于施肥和田间管理，生产中应用较为广泛。

3. 穴播法 按一定的株行距挖穴，直接将种子播入穴内，又称点播。此法幼苗生长最健壮，且管理方便。适于播种大粒或贵重的中药材，如厚朴、三七、檀香、丁香、安息香、槟榔等。

（四）播种量

播种量是指单位面积上播种所需的种子重量。在确定单位面积播种量时，必须考虑气候条件、土地肥力、品种类型和种子质量等因素的影响，应根据种子千（百）粒重、发芽率、播种方式、种植密度等而定。一般而言，种子千（百）粒重大、发芽率低、净度差、种植密度较大者播种量则较大，反之则较小。播种量小时，单株生产力高，但单位面积上株数少，群体总产量低；如果播种量大，虽然群体的总株数增多，但因单株产量低下，群体总产量也低。只有密度适宜，单株和群体生产力都得到发挥，单位面积产量才会提高。因此应科学地计算播种量。计算播种量主要根据播种方法、密度、种子千粒重、种子净度、发芽率等条件来确定。播种量计算公式如下：

$$播种量（g \cdot 亩^{-1}）= \frac{每亩需育苗的株数 \times 种子千粒重（g）}{种子净度（\%）\times 种子发芽率（\%）\times 1000}$$

用上式计算出的数字是理论数值，是较理想的播种量。但在生产实践中，由于气候、土壤条件、自然灾害、地下害虫、播种方法与技术条件等因素的影响，不能保证每粒种子都能发芽成苗。因此实际播种量需将上式求得的播种量乘上损耗系数。种粒愈小，耗损愈大。通常，耗损系数在 1～20 之间。

（五）播种深度

播种深度应依据药用植物种类和种子大小而定。凡种子发芽时子叶出土的应浅播，如决明、大黄等；子叶不出土的应深播，如人参、三七等。种子千粒重大的可播深些，小粒种子可播浅些。种子盖土厚度一般为种子大小的 2～3 倍。另外，在寒冷、干燥、土壤疏松的地方，覆土要厚；在气候温暖、雨量充沛、土质黏重的地方，覆土宜薄。

二、育苗移栽

许多药用植物如人参、细辛、颠茄、黄柏、龙胆、黄连、山茱萸等都以育苗移栽为主。育苗移栽便于精细管理，有利于培育壮苗，集约经营，节省种子、肥料、农药等生产投入；保证单位面积上的合理密度和苗全苗壮。但育苗移栽根系易受损伤，入土浅，不利于粗大直根的形成，对深层养分利用差，移栽时耗费工时。常用保护地育苗设施有温室、地膜覆盖、塑料棚等，地膜覆盖应用最广泛。

育苗所用的苗床土壤应含有丰富的有机质，且应具有较好的透气性和保水性。苗床土壤以塘泥、厩肥、草炭土或腐殖土为主，配合禽粪、草木灰、过磷酸钙等配置而成。为防治苗期病害，育苗时可在苗床土壤中加入一些杀菌剂。育苗时期一般比定植期早30～70日。播期过晚，移栽时秧苗偏小，抗逆性较差，成活率低。

无性繁殖的扦插法一般是在苗床扦插育苗，达到要求后，进行移栽。草本药用植物移栽时先按一定行株距挖穴或沟，然后栽苗。一般多直立或倾斜栽苗。覆土要细，并且要压实。定植后应立即浇定根水，以消除根际的空隙，增加土壤毛细管的供水作用。木本定植都采用穴栽，一般每穴只栽1株，穴要挖深、挖大，穴底土要疏松细碎。穴的大小和深度，原则上深度应略超过植株原入土部分，穴径应超过根系自然伸展的宽度，才能有利于根系的伸展。穴挖好后，直立放入幼苗，去掉包扎物，使根系伸展开。先覆细土，约为穴深的1/2时，压实后用手握住主干基部轻轻向上提一提，使土壤能填实根部的空隙。然后浇水使土壤湿透，再覆土填满，压实，最后培土稍高出地面。

移栽后幼苗会有一段缓苗时间，此时可适当遮阴，遇降霜还要防寒保苗，及时浇水保湿。栽后及时查苗补苗。

第四节　药用植物田间管理

俗语说"三分种，七分管"，药用植物的田间管理直接影响药用植物的产量与品质。药用植物栽培从播种到收获的整个生产过程中，在田间所进行的一系列管理措施总称为田间管理。田间管理是根据药用植物不同生育期的特点，采取相应的措施，满足药用植物生长发育过程中所需的各种环境条件，以达到优质高产的目的。

一、间苗、定苗与补苗

间苗是田间管理中一项调控植株密度的技术措施。对于利用种子直播繁殖的药用植物，在生产上为了防止缺苗，播种量一般大于所需植株数量，出苗后可根据适宜的密度拔除部分过密、瘦弱及染病虫的幼苗，以使幼苗之间空气流通，光照充足，生长健壮，减少病虫害。间苗一般宜早不宜迟，避免幼苗由于植株过密，生长纤弱，发生倒伏和死亡。间苗次数视不同品种而定。一般小粒种子的幼苗可进行2～3次间苗，大粒种子的幼苗，可进行1～2次间苗。最后一次间苗称为定苗。定苗后必须加强管理，以达到苗齐、苗壮的目的。但不论直播或育苗移栽，都可能因病虫或管理不当等因素造成幼苗死亡，应及时补苗。补栽幼苗可选用间出的幼苗。补苗可选在阴天或晴天傍晚进行，带土补苗可提高成活率。

二、中耕除草与培土

中耕是在药用植物生长发育期间，借助畜力、机械力等对土壤进行的表土耕作。中耕能够疏松土壤，增加土壤通透性，促进土壤有机质分解，增强土壤的肥力。同时，中耕还能清除杂草，减少病虫的危害。

杂草一般出苗早，生长速度也较快，争水争肥，影响药材的产量。药用植物生产中一般是以人工除草为主，目前常常使用除草剂除草。中耕深度视药用植株的高矮及地下部分生长情况而定，根群主要分布在土壤表层的可适当浅耕，如延胡索、天冬、薄荷、射干等；深根植物中耕可深一些，如桔梗、白芷、党参、怀牛膝等。

有些药用植物在中耕除草过程中还需进行培土。培土可保护植物越冬过夏，提高产量和质量，具有防止倒伏、避免根部外露、保护芽头、促进珠芽生长及减少土壤水分蒸发等作用。培土的时间因药用植物的种类不同而存在差异，一般一、二年生药用植物在生长的中、后期进行；而多年生和木本药用植物多在入冬前结合防冻进行。

三、追肥

俗语说"庄稼一枝花，全靠肥当家"。土壤的自然肥力不能完全满足药用植物生长发育的要求，在定苗之后，可根据植株生长情况，适时追肥。追肥是对基肥的补充，一般在萌芽前、开花前、果实采收后及植株进入休眠之前进行。追肥一般使用速效性肥料。在植物生长早期多使用人粪尿、尿素、硫酸铵等含氮较高的肥料，以促进植株茎叶的生长，而在植株生长的中后期则多使用草木灰、过磷酸钙、钾肥等。

为了提高肥效，在生产中经常采用根外施肥、深层施肥等操作技术。根外施肥是经济用肥的方式之一，但要特别注意把握肥料的浓度、喷洒时间及方法等。深层施肥是将肥料施于药用植物根系附近土层的 5~10cm 深处。由于肥料深施，挥发较少，供肥持久，增产效果显著。追肥的同时也要配合灌溉，提高肥效。

四、灌溉与排水

灌溉与排水是调节植物在生长发育过程中对水分不同需求的重要措施。药用植物的种类不同，对水分的需求不同，而同一种药用植物的不同发育阶段对水分的需求也存在差异。耐旱植物如甘草、黄芪等一般不需要灌溉，而喜湿的药用植物如薏苡、半支莲等则需水分较多，需保证土壤的含水量。田间管理中控制土壤水分的原则为土壤含水少而药用植物需水多时，应注意灌水；土壤含水多而药用植物需水量少时则应注意排水。

目前我国采用的灌溉方式主要包括地面灌溉、地下灌溉、喷灌和滴灌四大类。地面灌溉是传统的灌溉技术，适用于按畦田种植的草本药用植物。地下灌溉是利用埋设在地下的管道，将水引到植物根系部位，借毛细管的吸水作用湿润土壤。喷灌是将水喷到空中成为细小水滴再落到地面，如同降雨一样湿润土壤的灌溉方法；此法能够节约用水，减少田间沟渠，提高土地利用率，但设备投资较大。滴灌是利用低压管道系统，把水或无机肥料的水溶液以点滴方式缓慢地滴到植株根部的灌溉方式。滴灌可连续供水，使土壤的水分状况保持稳定，省水、省工。

地下水位高或土壤水分过多，田间有积水时，应及时排水，以改善土壤的通气条件，防止涝害。我国目前使用的排水方式以明沟排水为主，暗管排水和井排技术也在逐步的发展之中。

五、摘蕾与打顶

摘蕾与打顶是利用药用植物生长的相关性，人为地调节植物体内养分的分配，从而促进药用部位生长发育的一项重要增产措施。在田间管理过程中，以栽培目的为依据，及时控制药用植物体某一部分的无益徒长，而有意识地诱导或促进药用部分生长发育，减少养分消耗，从而提高药用植物的产量和质量。

摘蕾措施多用于根及根茎类药用植物，以抑制药用植物的生殖生长，促进光合产物向根或根茎部运输贮藏，从而提高根茎类药用植物的品质及产量。由于药用植物发育特性不同，摘蕾要求与时间也不尽相同。一般来说，摘蕾时间与次数取决于花芽萌发现蕾时间延续的长短，宜早不宜迟，迟摘则效果不显著。留种植株不宜摘蕾，但可以适当摘除过密的花蕾，因为疏花、疏果可促果实发育，增加种子的饱满度和千粒重，提高产量和品质。

打顶可以破坏顶端优势，抑制药用植物主茎生长，促进侧芽发育，也可抑制地上部分生长，促进地下部分的发育，多用于花、全草类及一些根类药材。打顶通常采用摘除顶芽的方式，时间视药用植物种类和栽培目的而定，一般宜早不宜迟。如红花、菊花等花类或薄荷、穿心莲等叶及全草类药材常采用打顶的措施来促进多分枝，以增加产量；又如附子为了抑制地上部分生长，促进地下块根迅速生长膨大，不仅打顶，还要不断除去侧芽，促进地下块根生长以优质增产。

摘蕾与打顶要注意保护植株，不能损伤茎叶及根部。选择晴天进行操作，不宜在雨露时进行，以免引起伤口腐烂，感染病害。

六、整枝修剪

整枝修剪是在药用植物生长期内，人为地控制其生长发育，对植株进行修饰整理的各种技术措施。整枝修剪主要用于以果实入药的药用植物，但有的草本或藤本药用植物也需要进行整枝修剪。

整枝是通过人工修剪枝条以控制幼树生长，合理配置和培育骨干枝条，便于形成良好树体与冠幅；修剪则是在土、肥、水管理的基础上，根据自然条件、植物生长习性和生产要求，对药用植物体养分分配及枝条的生长势进行合理调整的一种管理措施。整枝修剪可改善通风透光条件，加强同化作用，增强药用植物的抵抗力，减少病虫害，合理调节养分和水分运转，减少养分无益消耗，协调植物体各部分、各器官之间的平衡，促使植株按栽培所需方向发展，不断提高产品的品质和产量。

　　木本药材的修剪包括修枝与修根，但有的草本植物也要进行修枝，如栝楼主蔓开花结果迟，侧蔓则开花结果较早，因而要摘除主蔓保留侧蔓。对于木本植物的修剪主要包括短截、缩减、疏剪、长放等技术。修根只在少数中药材的生产过程中进行，如乌头（附子）修去过多的侧生块根，使保留的块根生长肥大，以利加工。

　　整枝修剪一般在冬夏两季进行，冬季主要修剪主枝和侧枝，剪除病虫枝、枯枝、纤弱枝等；夏季则主要修剪徒长枝。

七、覆盖、遮阴与支架

　　覆盖是利用稻草、落叶、谷壳、草木灰或塑料薄膜等覆盖地面，调节土温、湿度，防止杂草滋生和表土板结。冬季覆盖可以防寒，夏季覆盖能够降温，有利于药用植物生长，促进优质高产。覆盖的时期应根据不同药用植物品种、生长发育阶段及其对环境条件的要求而定。如三七在生长期间应在畦面上用稻草和草木灰等进行覆盖。

　　对于许多阴生药用植物，如人参、三七、黄连等，在栽培过程中必须采用遮阴技术，保证荫蔽条件才能生长良好。一些苗期喜阴的药用植物如肉桂、五味子等，为避免高温和阳光直射，也需要搭棚遮阴。遮阴棚的高度、方向、棚内透光度等应根据不同药用植物的生长习性、地形、气候等环境条件而定。搭棚可采用遮阳网或就地取材，选择经济耐用材料。目前，生产上还常用间作、套作、混作、林下栽培等方法来为阴生药用植物创造良好的荫蔽环境，既省时省工，又能够充分利用种植空间。

　　栽培的药用藤本植物需要设立支架，以便牵引藤蔓上架，扩大叶片的受光面积，增加光合产量，保证株间空气流通，降低湿度，减少病虫害的发生。对于株型较大的药用藤本植物，如栝楼、绞股蓝等应搭设棚架，使藤蔓在棚架上生长，利于开花结果；而对于株型较小的药用植物，如天冬、党参、山药等，一般只需在株旁立竿作为支柱即可。设立支架可因地制宜，就地取材，也可在药用植物栽培地块上间种高粱、玉米、向日葵等高秆作物作为支架。

第五节　药用植物病虫害防治

　　药用植物在生长过程中，受环境因素的影响较大，而且会受到各种病虫害的影响，导致生长不良、产量和质量下降。在药用植物病虫害的防治过程中，如果不依照科学的防治方法，滥用农药，还会造成农药残留和重金属的超标，直接影响药材的品质。因此，病虫害的防治对药用植物栽培具有重要意义，运用科学的方法对药用植物病虫害进行有效防治，是保证药用植物优质、稳产、高效的关键。

一、药用植物病害

　　病害是在药用植物生长发育过程中，受到病原生物的侵染或不良环境条件的影响，正常的新陈代谢遭到破坏和干扰，生理机能和形态结构等方面发生一系列反常的变化，从而出现枯萎、斑点等病变现象。

（一）药用植物病害的症状

药用植物染病后表现出来的病态称为症状，症状包括病状和病症。药用植物染病后所表现出的反常状态称为病状，病原物在药用植物发病部位所形成的特征性结构称为病症。药用植物病害的主要病状包括变色、斑点、腐烂、萎蔫、畸形等。

1. 变色　变色是药用植物染病部位细胞内色素发生变化，表现出植物体全部或局部褪绿、变黄等。变色主要是由于某些营养元素缺乏或某些病原物侵染所致。

2. 斑点　斑点是药用植物染病后局部细胞组织坏死，形成具有一定颜色及形状的病斑，多发生在茎、叶、果实或种子等器官的染病部位，有些病斑到后期坏死脱落，形成穿孔。

3. 腐烂　腐烂是由细菌或真菌引起的药用植物各器官发生腐烂坏死的现象。腐烂可分为干腐、湿腐、软腐、根腐等。干腐通常无异味，湿腐则通常在病变部位产生特殊的酸臭味。茎基干腐可造成"立枯病"，茎基四周腐烂缢缩可造成"猝倒"。如白术的立枯病导致幼苗茎基部出现水渍状暗褐色病斑，茎基部坏死收缩，致使幼苗倒伏死亡。

4. 萎蔫　萎蔫由真菌、细菌或线虫寄生所致，典型的萎蔫是由于植物根或茎的维管束受病害侵染后输导组织被大量菌体所堵塞，使植株的地上部分缺水而表现出全株或局部不可恢复的永久性萎蔫。如红花的枯萎病等。

5. 畸形　畸形是药用植物受病原物寄生的刺激，局部生长异常的现象。其中使细胞异常分裂、生长过度者称为增生型，表现为病部出现肿瘤、疮痂等，如地黄根结线虫病；使病株生长发育受到抑制则称为矮缩型或抑制型，表现为植株矮缩、卷叶、扭曲等，如百合病毒病。

（二）药用植物病害类型及主要病原

1. 生理性病害　生理性病害又称非侵染性病害，由生理性因素如干旱、洪涝、低温等不利环境因素或营养失调所致。药用植物的生理性病害较少且不具有传染性。引起生理性病害的因素主要包括以下方面。

（1）温度　药用植物生长和发育过程中，超出了药用植物适宜的温度范围，就有可能造成不同程度的损害。温度过高会发生高温灼伤，温度过低会引起冷害及冻害。因此，温度是药用植物栽培过程中必须考虑的重要因素。

（2）湿度　土壤水分不足，植株生长发育受到抑制，甚至导致枯萎和死亡，如枸杞在结果期遇干旱，果实明显瘦小，产量和品质下降。土壤湿度过大则会引起涝害，土壤中氧气供应不足，根部得不到正常生理活动所需要的氧气而容易烂根。同时，由于土壤缺氧促进了厌氧性微生物的生长，产生一些对根部有害的物质。

（3）光照　光照的影响主要包括光照强度和光照时间两个因素。光照强度过弱常引起药用植物黄化，植株生长不良，干物质积累较少，极易遭受病原物的侵染。光照过强与高温结合则易导致药用植物灼伤。

（4）土壤和空气中的成分　药用植物的生长发育需从土壤当中吸收多种营养元素，

若土壤中的营养条件不适宜或存在有害物质，可使药用植物表现各种病态。如果土壤中缺少某些元素，就会引起缺素症。如土壤中缺少氮、磷、钾、镁等元素会引起药用植物生长不良及变色；缺硼则会引起幼芽枯死或造成器官矮化或畸形。土壤中某些元素含量过多也能引起病害，微量元素超过一定限度就会危害药用植物，尤其是硼、锰、铜对植物有毒。空气中的有害成分如二氧化硫、氟化氢、二氧化氮等也常造成对药用植物的危害。

（5）药害　杀虫剂、除草剂、植物生长素及化肥等使用不当，也会造成药用植物的各种药害。这些药害引起药用植物叶片表面出现斑点或灼伤，干扰药用植物正常的生理活动，导致产量和质量受到影响。

此外，遗传因素或栽培措施不当也会使药用植物出现各种病态。

2.侵染性病害　由真菌、细菌、病毒、寄生性线虫及寄生性种子植物等病原生物侵入药用植物体而引起的病害称为侵染性病害。侵染性病害具有传染性，引起侵染性病害的病原生物主要有以下几类。

（1）真菌　目前已知的药用植物病害绝大部分是由真菌引起的。致病真菌的种类繁多，在药用植物栽培中，能引起多种严重病害，真菌病害的症状多为枯萎、坏死、斑点、腐烂、畸形及瘤肿等。

（2）细菌　细菌性病害种类较少，多为急性坏死病，呈现腐烂、斑点、枯焦、萎蔫等症状。在潮湿情况下常从病部溢出黏液，细菌性腐烂常散发出特殊的腐败臭味。如浙贝母、人参、天麻等的软腐病，严重影响药材产量与品质。

（3）病毒　药用植物病毒病的发生相当普遍，致病力大，传染性强。病毒性病害的常见症状有花叶、黄化、卷叶、畸形等。人参、牛膝、天南星、玉竹、地黄、洋地黄等药用植物栽培过程中都较易感染病毒病。

（4）寄生性线虫　线虫危害药用植物所表现的症状与病害相似，故习惯上将线虫作为病原物对待。目前在国内已发现药用植物的线虫有危害根部、形成根结的根结线虫；危害根部、形成丛根、地上部黄化的地黄胞囊线虫病；危害地下根茎、鳞茎等的茎线虫等。

（5）寄生性种子植物　桑寄生科、旋花科和列当科的一些种子植物，由于本身缺少足够的叶绿素，或某些器官退化不能自养，必须寄生在其他植物上，从而导致对其他植物的危害。寄生性种子植物的影响主要是抑制寄主的生长，草本植物受害后生长矮小、黄化、开花减少、落果或不结果，严重时全株枯死。危害药用植物的寄生性种子植物主要有全寄生性的菟丝子和列当，前者主要危害多种豆科、菊科、茄科、旋花科的药用植物，后者主要危害黄连；半寄生性种子植物有桑寄生和槲寄生等。

二、药用植物虫害

药用植物虫害种类很多，主要为昆虫，其次为螨类、蜗牛、鼠类等。昆虫中虽有许多种类危害药用植物，但也有对人类有益的。因此，研究昆虫的生活习性，掌握昆虫发生和消长规律，对于防治害虫，保护有益昆虫，保证中药材生产，具有重要意义。

（一）昆虫的生活习性

危害药用植物的昆虫种类不同，生活习性也各有不同。掌握昆虫的生活习性，可作为制定防治措施的重要依据。

1.趋性 某些外来的刺激使昆虫发生一种不可抑制的行为，称为趋性。昆虫受到刺激后，向刺激来源运动，称为正趋性，反之，称为负趋性。引起昆虫趋性活动的主要刺激有光、温度及化学物质等。这些趋性可在防治害虫中充分利用。例如，对于有正趋光性的害虫，如蛾类、金龟子、蝼蛄等可以设诱蛾灯进行诱杀；对喜食甜、酸或喜闻化学物质气味的害虫，如地老虎等可用含毒糖醋液或毒饵进行诱杀。

2.食性 昆虫食性复杂，按采食种类可分为植食性、肉食性、腐食性。大多数药用植物害虫为植食性，按昆虫取食种类的多少，又可分为：①单食性，只危害一种植物，如白术术籽虫；②寡食性，能危害同科或其近缘的多种植物，如黄凤蝶幼虫危害伞形科植物；③多食性，能危害不同科的多种植物，如小地老虎、蝼蛄等。

3.假死性 有些害虫，当受到外界震动或惊扰时，立即从植株掉落至地面，暂时不动，这种现象叫作假死性。如金龟子、大灰象甲、银纹夜蛾幼虫等都有假死性，在防治上可利用这一习性将昆虫震落后进行捕杀。

4.休眠 昆虫在发育过程中，由于低温、酷热或食料不足等多种原因，虫体暂时停止发育而不食不动的现象称为休眠。昆虫的卵、幼虫、蛹、成虫都能休眠。昆虫以休眠状态渡过冬季或夏季，分别称为越冬或越夏，许多害虫还具有集中越冬现象。因而，利用害虫休眠的习性，调查越冬害虫的分布范围、潜藏场所等，开展冬季防治害虫，是一种有效的防治方法。

此外，害虫还有迁移、群集等习性，研究昆虫的这些习性也有助于获得较好的防治效果。

（二）虫害的发生与环境因子

虫害的发生与环境条件关系密切。环境条件影响害虫种群数量在时间和空间方面的变化。环境错综复杂，各种生态因子相互作用，影响虫害的发生。揭示虫害与环境条件的相关性，找出害虫发生的主导因子，对防治虫害具有十分重要的意义。虫害的发生与环境条件的关系，主要包括以下几个方面。

1.气候因子

（1）温度 昆虫是变温动物，没有稳定的体温，其新陈代谢与活动都受外界温度的影响。当温度过高或过低时，害虫就要进入休眠，甚至死亡。害虫种类不同，对温度的反应和适应性不同，同种害虫的不同发育阶段对温度的反应也不相同。研究虫害的发生与温度之间的关系，可对虫害的危害区域进行预测，提早防治。

（2）湿度 害虫在适宜的湿度下，才能完成正常的生长发育和繁殖。害虫种类不同，对湿度的要求也不同，有的喜干燥，如蚜虫、叶蝉等；有的喜潮湿，如黏虫在16℃～30℃范围内，湿度越大，则产卵越多。因此，在潮湿多雨的季节易爆发大面积的虫害。

除此之外，光、风等气候因子对虫害的发生也有一定的影响。

2.土壤因子　大部分害虫都和土壤有着密切关系，有些种类终生生活在土壤中，如蝼蛄；有的则是一个或几个虫期生活在土壤中，如地老虎、金龟子等。土壤的物理结构、酸碱度、通气性、温湿度等，对害虫的生长发育、繁殖和分布都有一定的影响。如在砂质壤土中蝼蛄多，危害重；而黏土壤则不利其活动，危害较轻。又如蛴螬喜在腐殖质多的土壤中活动；而小地老虎则多分布在湿度较大的壤土中。

3.生物因子　生物因子包括食物和天敌两个方面。害虫一方面需要取食其他动植物，另一方面它本身又是其他动物的取食对象。单食性害虫的分布受食料的影响较大。如白术术籽虫只以白术为食料，没有白术分布的地方就没有白术术籽虫。多食性害虫，食料对其分布的影响较小。在自然界中，凡是能抑制病、虫的生物通称为该种病、虫的天敌。天敌的种类和数量是影响害虫消长的重要因素之一。害虫的天敌主要有捕食性和寄生性两种。在虫害的防治过程中，充分利用害虫的天敌既可减少农药的用量，保护环境，又可以提高药材的品质，在实际应用中效果显著。

4.人为因子　人类的生产活动对于害虫的繁殖和活动有很大的影响。人类有目的地进行生产活动，兴修水利、采伐森林等改变了一些地区的自然面貌，同时也改变了害虫的生活环境，有些害虫因找不到食物和不能适应新的环境条件而逐渐衰亡，但也有一些害虫种类因适应新的环境条件而迅速繁殖，种群数量不断扩大。这就必须不断地进行调查研究，掌握害虫发生和消长的规律，有效地进行防治。

三、药用植物病虫害的综合防治

（一）药用植物病虫害的发生特点

1.道地产区病虫害多　道地药材是在特定的生态条件和人们的栽培方式等综合因素作用下所形成的，如东北的人参、云南的三七、宁夏的枸杞等。由于长期的自然选择，病原、虫源逐年累积，往往严重危害道地药材，如人参锈腐病、云南三七的根腐病、宁夏枸杞的蚜虫病等。

2.害虫种类复杂，单食性和寡食性害虫相对较多　药用植物害虫种类繁多且单食性和寡食性害虫相对较多。例如射干钻心虫、栝楼透翅蛾、白术术籽虫、金银花尺蠖等，它们只食一种或几种近缘植物。在药用植物上常常发现新的虫种，因此加强药用植物害虫种类的调查研究，对于保证药材的优质和高产具有重要意义。

3.药用植物地下部病虫害危害严重　许多药用植物都以根、块根或鳞茎等地下部分作为药用部位，这些地下部分极易遭受土壤中的病原菌及害虫的危害，导致减产和药材品质下降。由于地下部病虫害防治难度大，往往经济损失惨重，历来是植物病虫害防治中的难题。其中药用植物地下部病害尤为突出，如人参锈腐病、贝母腐烂病、地黄线虫病等。药用植物地下害虫种类很多，如蝼蛄、金针虫等分布广泛。

4.无性繁殖材料是病虫害传播的来源　利用无性繁殖材料繁殖新个体，在药用植物栽培中占有很重要的地位。由于这些繁殖材料基本都是药用植物的根、块根、鳞茎等地下部分，常携带病菌、虫卵，是病虫害传播的一个重要途径。种子和种苗的频繁调运更加速了病虫传播与蔓延。因此，在生产中建立无病留种田，精选健壮种苗及严格进行区域间检疫工作对于控制药用植物病虫害的传播十分必要。

（二）药用植物病虫害的防治方法

药用植物病虫害的防治应采取综合防治的策略，从生物与环境的整体观点出发，本着预防为主的指导思想和安全、有效、经济、简便的原则，因地制宜，合理运用农业、生物、化学、物理的方法及其他有效的生态手段，把病虫害危害控制在经济阈值以下，以达到提高经济效益、生态效益和社会效益的目的。

1. 药用植物检疫　药用植物检疫是依据国家法规，对药用植物及其产品进行检验和防治，防止人为进行传播的一种植物保护措施。根据国务院发布的《植物检疫条例》和农业部发布的《植物检疫条例实施细则（农业部分）》规定，设立植物检疫机构，对植物检疫对象进行病虫害的检验，以防止威胁性病虫害检疫对象传入和带出。《中华人民共和国种子法》规定：从事品种选育和种子生产的单位和个人应当遵守有关植物检疫法律的规定，防止植物危险性病、虫、杂草及其他有害生物传入境内或传出境外。在引种、种苗调运过程中，应进行必要的检查。对危险性病虫害的种苗，严禁输出或调入。植物检疫是防治病虫害的一项重要预防性和保护性措施。

2. 农业防治　农业防治是利用和改进耕作栽培技术，创造有利于作物生长、不利于病虫害发生的环境条件，以达到控制病虫害发生发展的目的。

（1）清除药用植物栽培区杂草　田间杂草和药用植物收获后的残枝落叶常常是病虫隐蔽及越冬的场所，同时也成为下一年的重要病虫来源。因此，除草、修剪病虫枝叶和清洁田园，可大大减少病原菌和害虫越冬基数。

（2）适宜轮作　进行合理轮作和间作对防治病虫害和充分利用土壤肥力十分重要。特别对那些病虫在土中寄居或休眠的药用植物而言，实行轮作更为重要。如土传病害发生多的人参、西洋参绝不能连作，老参地也不能再种参，否则病害严重。合理选择轮作对象很重要，同科、属植物或同为某些病虫害寄主的植物不能选为轮作植物。

（3）调节播种期　有些药用植物生长发育阶段与病虫害有密切的关系，调节药用植物播种期，使其易感病虫的发育阶段错开病虫危害的危险期，可避免或减轻病虫害的危害程度。如红花适期早播，可以避过炭疽病和红花实蝇的危害；黄芪夏播，可以避免春季苗期害虫的危害。

（4）深耕细作　深耕细作是农业防止病虫害的一项重要措施。它能促进根系的发育，增强吸肥能力，使药用植物生长健壮，同时也有直接杀灭病虫的作用。如对土传病害发生严重的人参、西洋参等，播前除必须休闲地外，还要耕翻晒土几次，以改善土壤物理性状，减少土中病原菌数量，达到防治病虫害的目的。

（5）选育抗病虫品种　药用植物不同类型或品种对病虫害的抵抗能力有显著差异。由于植物对病虫的抗性是一种可遗传的生物学特性，因此可以充分利用植物这些抗病虫的特性，选育出理想的抗病虫的优质高产品种，如地黄农家品种金状元对地黄斑枯病比较敏感，而小黑英比较抗病；有刺型红花比无刺型红花抗炭疽病和红花实蝇。同一品种内，单株之间抗病虫能力也有差异。为了提高品种的抗性，可在病虫害发生盛期，在田间选择比较抗病抗虫的单株进行留种，并通过连年不断的选择和培育，选育出抗病虫能力较强的新品种。

（5）合理施肥　合理施肥能促进药用植物的生长发育，增强其抗病虫害的能力。一般来说，增施磷肥、钾肥，特别是钾肥可以增强植物的抗病性。如白术施足有机肥，适当增施磷肥、钾肥，可减轻花叶病的危害。施肥中使用的厩肥或堆肥，一定要腐熟，否则肥中的残存病菌及地下害虫的虫卵未被杀灭，易使地下害虫和某些病害加重。

3. 生物防治　是指利用自然界中某些有益生物来消灭或抑制某种病虫害的方法。一般指利用有害生物的寄生性、捕食性和病原性天敌来消灭有害生物。目前，生物防治主要是采用以虫治虫、微生物治虫、以菌治虫、抗生素和交叉保护及性引诱剂防治害虫等方法进行。

（1）以虫治虫　利用天敌昆虫防治害虫，包括利用捕食性和寄生性两类天敌昆虫。捕食性昆虫主要有螳螂、步行虫、食蚜蝇及食蚜虻等。寄生性昆虫主要有各种卵寄生蜂、幼虫和蛹的寄生蜂。如寄生在金银花咖啡虎天牛中的肿腿蜂、寄生在马兜铃凤蝶蛹中的凤蝶金小蜂、寄生在木通枯叶蛾卵中的赤眼蜂等。

（2）以菌治虫　主要利用细菌、真菌、病毒等昆虫病原微生物防治害虫。病原细菌主要是苏云金杆菌类，它可使昆虫得败血病死亡。病原真菌主要有白僵菌、绿僵菌、虫霉菌等，目前应用较多的是白僵菌。昆虫的病原病毒包括核多角体病毒和细胞质多角体病毒。感病 1 周后死亡。一般一种病毒只能寄生一种昆虫，有较强的专一性。

（3）农用抗菌素保护作用　抗菌素，又称抗生素，是微生物的代谢产物，能抑制或杀死其他微生物。用抗菌素防治药用植物病害已获得显著成绩。如用哈茨木霉防治甜菊白绢病均有良好效果。

（4）性引诱剂防治害虫　性引诱剂在药用植物虫害研究方面的应用目前尚处于起步阶段。性引诱剂防治害虫主要有两种方法：诱捕法和迷向法。诱捕法是用性外激素或性引诱剂直接防治害虫的一种方法。在防治区设置适当数量的性引诱剂诱捕器，把田间出现的求偶交配的雄虫尽可能及时诱杀，降低交配率，降低子代幼虫密度，以此达到防治的效果。迷向法又称干扰交配，通过干扰破坏雄、雌昆虫间的性外激素联系，使害虫不能进行交配和繁殖后代，以达到防治的效果。

4. 物理防治　根据害虫的生活习性和病虫的发生规律，利用物理因子（光、电、声、温度等）或机械作用对有害生物生长、发育、繁殖等进行干扰，以防治植物病虫害的方法，称为物理防治。如对有趋光性的鳞翅目、鞘翅目及某些地下害虫，利用扰火、诱蛾灯或黑光灯等诱杀，均属物理防治法。

5. 化学防治　应用化学农药防治虫害的方法，称为化学防治法。其优点是作用快，效果好，能在短期内消灭或控制大量发生的虫害，是防治虫害常用的一种方法。化学防治法若长期使用，害虫易产生抗药性，且易造成农药残毒问题。中药材 GAP 对农药的使用有严格的要求，禁止使用剧毒、高毒、高残留或者具有三致（致癌、致畸、致突变）的农药，只允许限量使用低毒、低残留化学农药。

知识链接

　　生态农业是按照生态学原理和经济学原理，运用现代科学技术成果和现代管理手段，结合传统农业的有效经验建立起来的，能获得较高的经济效益、生态效益和社会效益的现代化农业。生态农业要求把发展粮食与多种经济作物生产，发展大田种植与林、牧、副、渔业，发展大农业与第二、三产业结合起来，利用传统农业精华和现代科技成果，形成生态与经济上的良性循环，兼顾经济、生态、社会三大效益的统一。生态农业强调发挥农业生态系统的整体功能，使农、林、牧、副、渔各产业之间互相支持，相得益彰，提高综合生产能力。

目标检测

一、选择题

1.同一生长期内，在同一田地上分行或分带相间种植两种或两种以上生育季节相近的植物的种植方式属于（　　　）

　　A.间作　　　　　　B.混作　　　　　　C.套作　　　　　　D.轮作

2.在前季植物生长后期的株行间播种或移栽后季植物的种植方式属于（　　　）

　　A.间作　　　　　　B.混作　　　　　　C.套作　　　　　　D.轮作

3.最后一次间苗称为（　　　）

　　A.补苗　　　　　　B.定苗　　　　　　C.中耕　　　　　　D.摘蕾

二、简答题

1.轮作的必要性是什么？

2.药用植物病虫害的防治方法主要有哪些？

3.药用植物如何进行田间管理？

4.药用植物有哪些耕作技术？

第四章 药用植物引种栽培与良种繁殖

■ 学习目标

1.识记药用植物引种栽培和良种繁育的的基本方法。
2.熟悉药用植物引种栽培的操作步骤。

药用植物的引种栽培是研究野生药用植物通过人工培育，使野生变为家种，以及研究将药用植物引种到自然分布区以外新的环境条件下生长发育、遗传、变异规律的科学。良种繁育是品种选育工作的继续，是种子工作的一个重要组成部分，也是保证育种成果和长期发挥优良品种的重要措施。合理有效地开发药用植物资源，可以更好地为中医药事业服务。

第一节 药用植物引种栽培

一、药用植物引种栽培的概念

药用植物引种栽培，实际上就是一个植物的人工迁移过程，即从外地或外国引入本地区所没有的药用植物，使它们在新地区生长发育，以增加本地区的药用植物资源。广义地讲，植物引种包括野生植物家化栽培，农业、林业生产中从各地广泛征集的各类农作物、经济特产、速生林木等种质资源，植物引种是有目的的人类生产活动。药用植物的引种栽培是研究野生药用植物通过人工培育，使野生变为家种，以及研究将药用植物引种到自然分布区以外新的环境条件下生长发育、遗传、变异规律的科学。这门科学不同于植物生态学、植物生理学和植物遗传学，也不同于一般的栽培学。它是以这些学科的理论为依据，通过引种栽培，更合理有效地开发药用植物资源，从而可以更好地为中医药事业服务。

根据药用植物引入新地区后出现的不同适应能力及采取的相应人为措施，药用植物引种可以分为简单引种和栽培引种。药用植物原分布区与引种地自然环境差异较小，或其本身的适应性强，不需要特殊处理及选育过程，只要通过一定的栽培措施就能正常生长发育，开花结实，繁衍后代，即不改变药用植物原来的遗传性，就能适应新环境的引种就是"简单引种"，亦称"归化"。而药用植物原分布区与引种地之间自然环境差异较大，或其本身的适应性弱，需要通过各种技术处理、定向选择和培育，使之适应新环境，叫"栽培引种"。栽培引种强调以气候、土壤、生物等生态因子及人为对药用植物本性的改造作用使药用植物获得对新环境的适应能力。因此，引种是初级阶段，栽培是在引种基础上的深化和改造，两者统一在一个过程之中。通常将两者联系在一起，叫"引种栽培"。

二、药用植物引种栽培的意义

植物是自然界重要组成之一，如果没有植物，也就没有动物，没有人类的存在。人类的活动离不开植物，栽培植物的出现是千万年以来劳动人民引种驯化的结果，今天世界上多种多样的作物包括谷物、果品、蔬菜、药用植物及许多奇花异木等，都渊源于引种栽培。

首先，通过药用植物的引种栽培工作，丰富本地区药用植物资源。如西洋参 1948 年从北美始于引种，1975 年开始有计划大规模的引种工作；有"植物青霉素"之称的穿心莲是从斯里兰卡引进的；价格昂贵的番红花是于 1965 年和 1980 年两度引种后在我国推广栽培的。这些举措大大丰富了我国药用资源。

其次，通过药用植物的引种栽培工作，可以提高药材的产量和质量。我国植物药资源非常丰富，目前有记载的药用植物已达 12000 多种。据统计，新中国成立以来我国野生变家种成功的药用植物有 2000 余种，主要有天麻、阳春砂、罗汉果、防风、杜仲、巴戟天等品种。通过引种栽培使原来的野生资源变为人工栽培，保证了药用资源和药物产量，保证了中医临床用药。

此外，通过药用植物的引种驯化工作，可以保护药用植物资源。随着医药卫生事业的发展，一些药用植物的野生资源日益减少，甚至濒临灭绝，而需求量又日益增大，因此对这些种类的野生变家种就尤为重要。江苏省 1982 年将茅苍术野生变家种；濒危珍稀药用植物肉苁蓉于 20 世纪 80 年代栽培成功，同属的管花肉苁蓉近年也已引种成功等。

三、药用植物引种栽培的主要任务

药用植物引种栽培的主要任务：第一，大面积推广种植常用的，特别是对常见病及多发病有疗效的药用植物。如甜叶菊、番红花、西洋参、罗汉果、川贝母，以及胖大海、血竭、白豆蔻等。第二，积极引种需求量大的野生药用植物，如肉苁蓉、金莲花等。尤其对珍稀濒危药用植物，如金钗石斛、冬虫夏草等，更应积极采取有效的保护措施。第三，引种需进口的紧缺药用植物，如乳香、没药、肉豆蔻、胖大海等。第四，引种对临床确有疗效的新药资源，如金荞麦、水飞蓟、绞股蓝、三尖杉等。

四、药用植物引种栽培的基本方法

利用科学的实验方法来研究外界环境条件对药用植物生长繁殖、次生代谢过程的影响，辩证地理解药用植物和环境的相互关系，进而就可以引种药用植物，提高其产量和质量。

引种的方法，主要有简单引种法和复杂引种法两种。

（一）简单引种法

在相同的气候带内，或差异不大的条件下，进行相互引种，这种方法称简单引种法或直接引种法。例如新疆和北京，两地从地理位置来看，一东一西相距很远，但从气候带来看都属温带，前者属暖温带干旱地区，后者属暖温带半湿润地区，两地温度条件相差不大，只是湿度条件不同。如把北京生长的药用植物引种到新疆伊犁地区，只要满足它的湿度条件就可以生长，从新疆向北京地区引种，可采用直接引种法，如甘草、伊贝等。又如从越南、印度尼西亚、加纳等热带地区向我国海南岛、台湾地区引种南药，也可以通过简单引种方法，如胖大海等。一般说来，相同气候带内相互引种，可以不通过植物的驯化阶段，所以又称为简单移植。

1. 不需特殊处理，给药用植物创造一定的条件，就可以采用直接引种法 如各地区引种商陆、洋地黄、玄参、牛膝、牡丹等，冬季经过简单包扎或用土覆盖防寒即可过冬；另一些药用植物如苦楝等，第一、二年可于室内或地窖内假植防寒，第三、四年即可露地栽培。

2. 控制植物生长、发育 穿心莲调整光照时数，使其在北方结实；番红花控制芽的数目，使球茎增大，增加开花数等。

3. 南种北引和北种南引 把南方高山和亚高山地区的药用植物，向北方低海拔地区引种；相反地，从北方低海拔地区向南方高山或亚高山地区引种，都可以采用直接引种法。例如云木香在云南维西3000m的高山地区栽培，已直接引种到北京低海拔地区；三七从广西、云南海拔1500m引种到江西海拔500～600m地区；人参从吉林省海拔300～500m处，引种到云南丽江海拔2000m左右的山区等都获得了成功。

4. 不同气候引种 不同气候带如亚热带、热带某些药用植物向北方温带地区引种，采用变多年生植物为一年生栽培，也可以用直接引种法，如穿心莲、姜黄、蓖麻等，已在我国温带广大地区普遍栽培。某些根茎类的药用植物向北方温带地区引种，采用深种的办法，也可以引种成功。如引种三角薯蓣、纤细薯蓣等，通过将根茎深栽于冻土层下面，使其在我国北方安全越冬。同样，热带向亚热带地区引种也可以采用此法。此外，黑龙江从甘肃引种当归，播种后，当年生长良好，但不能越冬，采用冬季窖藏的方法，第二年春季栽出，秋季可采挖入药。这也属于简单引种法。

5. 采用栽培技术调整播种期 如红花属于长日照植物，短日照有利于营养生长，长日照则有利于生殖生长，要获得丰产，可以通过调整适当的播种期来实现。在生产上就有在南方"秋播宜晚"，而在北方"春播宜早"的经验，即在南方引种红花，宜采用秋播，但又不宜早播种，否则大苗越冬易受冻害；北方宜春播，应抓住土壤开始解冻、墒情好的有利时机播种，且越早越好，以尽可能地增加其营养生长期。

6. 组织培养方法 该法可加速种苗繁殖，是药用植物野生变家种引种工作的一个重要新途径，如铁皮石斛采用组织培养方法，通过工厂化生产途径使野生变为人工栽培。

7. 遮蔽和施肥 采用秋季遮蔽植物体的方法，使植株提早做好越冬准备。此外，还有秋季增施P肥、K肥，以增强植物抗寒能力的方法等。

事实上，在引种实践中，很多种药用植物引种到一个新的地区，植物从生理和形态上有时候会发生一些变化。例如东莨菪（*Scopolia japonica* Maxim.）从青海高原或从西藏高山地区引种到河北，其地上部分几乎变为匍匐状。

（二）复杂引种法

对气候差异较大地区的药用植物，在不同气候带之间进行相互引种，称复杂引种法。如把热带和南亚热带地区的萝芙木通过海南、广东北部逐渐驯化移至浙江、福建安家落户；槟榔从热带地区逐渐引种驯化到广东栽培等。

1.进行实生苗多世代选择　在两地条件差别不大或差别稍超出植物适应范围的地区，通过在引种地区进行连续播种，选育出抗寒性强的植株进行引种繁殖。如洋地黄、苦楝等。

2.逐步驯化　把要引种的药用植物，分阶段逐步移到所要引种的地区，称逐步驯化法。多在南药北移时采用，但是时间较长，一般较少采用。

在引种某些重点南药时，可以开展大协作，利用相邻地区对该药用植物引种试种的成功经验和所得到的种子，进行引种，同样可以达到驯化北移的目的。通过群众性广泛引种和交流经验，可以达到多、快、好、省的目的。例如三七，过去局限在广西、云南少数地区栽培（或野生）。现在江西、四川等引种三七成功，扩大了三七的种植面积。

此外，还可以通过杂交法，改变植物习性进行引种驯化，目前在药用植物上做的较少。

五、药用植物引种技术

药用植物引种技术包括引种植物的材料处理、繁殖、幼苗锻炼与定向培育等。

（一）材料的处理与繁殖

1.繁殖材料的处理　从外地引进的新鲜种子、插条、球茎、鳞茎、块茎等繁殖材料，都必须经过检疫、消毒等处理，然后进行育苗繁殖。

繁殖材料从原分布地到达目的地过程中要保持材料的成活率，同时要对繁殖材料进行检疫和消毒，防治病原物及害虫的侵入。

2.播种育苗　播种育苗是引种的重要手段，也是增强药用植物适应性的措施之一。播种期可以秋播，也可以春播。珍贵稀有的药用植物种子宜用盆播容器育苗，以便精细管理。为保持苗床水分，播种后应加一层覆盖物，如稻草、麦秆等，但不宜过厚，否则会降低地温，延缓发芽。出苗期及出苗后的管理是育苗的关键时刻，阳性植物一般只要保持床土湿润就能正常出苗生长；阴性植物及向高海拔地区引种的植物，往往经不起日晒（如竹柏、南方红豆杉等），必须从出苗之日起遮阴。待苗木长到一定高度时，应加强管理，包括除草、松土、施肥及病虫害的防治。移植时间宜选择阴雨天进行，移植后浇足定根水，成活后及时施肥管理。

3.扦插繁殖　扦插繁殖是药用植物引种过程中普遍采用的方法。通过扦插首先可以保持药用植物个体的原来性状；其次能提早开花结果；并且扦插繁殖时发生的变异（一般属芽变）只要符合人们需要，可以成为独立品系。

根据扦插生根类型可以确定引种时剪取枝条的季节及枝条的处理方法。属于插穗基部直接生根的类型，除了秋冬季节的低温气候外，其余时间均可剪取插穗扦插。由愈伤组织分化发根的类型，引种繁殖时要采取促进愈伤组织形成与分化生根的方法。

4. 嫁接　嫁接在药用植物引种中亦是常用的方法。嫁接有利于保持品种的优良特性，提早结实年龄，增加药用植物对环境的适应性。此外，嫁接还可以增加产量，改进品质。

嫁接的方法分为枝接与芽接两大类。枝接法中通常有切接、劈接、腹接等。芽接有块状芽接与环状芽接之分。草本植物的嫁接均应在生长前期进行，春播植物一般在 4 ~ 5 月间进行，秋播植物则在 10 ~ 11 月间进行。多年生的地下茎类植物则于休眠期间进行。

（二）幼苗锻炼与培育

通过育苗繁殖之后，就要对幼苗进行锻炼与定向培育。

1. 幼苗锻炼　幼苗，尤其是实生苗，容易适应改变了的新环境。当原分布地与引种地的生态环境差异较大时，苗木一时难以适应，必须给以锻炼，使其逐步地适应。锻炼的方法随植物种类、迁移方向、引种目的不同而异。

（1）萌动种子与幼苗的低温处理　在南种北移时，主要的限制条件是冬季低温，如通过萌芽种子的低温处理可提高植株耐寒力。处理时应注意，在种子萌动刚开始时进行处理，效果较佳。

（2）直播育苗，循序渐进　直播育苗目的是保护根系不受损伤，假如移栽苗木时尽量保持根系完整，移栽后加以管理，保持土壤水肥充足，促进早发根、多发根，寒冷时加强保护，使早日恢复生机，亦能达到同样目的，有了强大的根系，才能增强对新环境的适应能力。原分布区与引种区间环境无悬殊，可引入幼苗进行逐步锻炼。

幼苗在锻炼过程中还要按"顺应自然、改造本性"的原则，给以适当的顺应性培育，使锻炼与顺应相结合，既使苗木能基本生长又能得到锻炼。

2. 逐步迁移与多代连续培育　药用植物的定向培育往往不是在一个短期内或一两个世代中所能完成的，而是需要多地点、多世代才能达到。逐步迁移在我国的引种史上常见于南种北移或北种南植的过程中。南种北移时，可在分布区的最北地方引种；北种南植时，可在分布区的最南端引种，容易获得成功。通过植物的定向培育仅完成了一个世代，仍然得不到足够的适应类型，需要连续多代培育。

（三）引种的设施

药用植物引种工作者为了使新引入的植物能逐步适应于新环境，先给其创造一些保护性设施，然后慢慢锻炼，使植物在顺应与改造的驯化过程中发挥良好作用。

1. 温床与温室栽培　温床与温室是植物引种必备的设施。

温床主要用于喜温植物南种北引时，防止幼苗冻害，是提早播种育苗的临时性保护措施。它也可作为不耐寒植物幼苗越冬抗寒锻炼的场所。在夏季可在上面搭一个蔽阴棚，亦可引种栽植一些喜阴植物。温床的设备简单，省钱省料，使用方便，但不经久。

温室是人工创造的生态环境，可对引入的药用植物种子进行播种育苗、枝条扦插繁殖，以及开展生物学特性、杂交育种、小型栽培等研究。温室里的药用植物多种多样，形态和习性各异，所以在种植管理、驯化锻炼时，必须对光照、温度、水分、湿度随时调节控制，加强施肥管理和病虫害防治。

2. 塑料棚 塑料棚是用于引种药用植物的保护性栽培设施，能打破自然条件的限制，人工控制并创造适于作物生长发育的栽培环境。塑料薄膜透光性好，大棚内增温快，保温性较好，一般可提高棚温 $1℃ \sim 4℃$，能提早定植或延缓栽培，达到提前与延后收获。大棚内湿度也高，一般为 $70\% \sim 80\%$，高者达 $90\% \sim 100\%$，棚内气流稳定，所以栽培条件优越，有利于植物引种工作的开展。

3. 荫棚 荫棚一般用于引种药用植物的扦插繁殖和苗木的越夏蔽荫，特别是北种南植、高海拔植物向低海拔迁移，在夏季需要凉爽或阴凉湿润的条件，则宜于置放于荫棚内，用不同层次芦帘（或竹帘）控制光照强度，以喷雾调节湿度进行保护性栽培与必要的锻炼。

另外还可以通过无土栽培、生物技术来完成药用植物的引种。

六、药用植物引种成功的标准

对于药用植物来说，应从以下几个方面来衡量引种是否成功。

1. 与原产地比较，植株不需要采取特殊保护措施，能正常生长发育，并获得一定产量。

2. 没有改变原有的药效成分和含量及医疗效果。

3. 能够以原有的或常规可行的繁殖方式进行正常生产。

4. 引种后有较好的经济效益、社会效益及生态效益。

第二节　药用植物良种繁育

一、良种繁育的意义及任务

选育和推广良种是提高药用植物产量和质量的重要措施，也是发展药用植物生产的一项基本建设，但是单有新品种的选育，而无大量高质量的良种种子供推广应用，新品种就不可能在生产上发挥应有的作用。故可说良种繁育是品种选育工作的继续，是种子工作的一个重要组成部分，也是保证育种成果和长期发挥优良品种的重要措施。因此在良种繁育的工作中，必须有严格的要求、先进的技术和健全的制度，保证优良品种在生产中发挥应有的作用。

良种繁育的任务主要是以下两个方面。

（一）大量繁殖和推广良种

良种繁育的首要任务就是要迅速、大量地繁殖新选育出的优良品种种子，使新品种能在生产上迅速推广，取代生产上使用的旧品种，同时也要据生产需要，繁殖现有推广良种的种子。

（二）保持品种的纯度和种性

优良品种在大量繁殖和栽培过程中往往由于从播种到贮运等一系列过程中某一或多个环节所造成的机械混杂，或天然杂交引起的生物学混杂，以及由于自然突变等原因，使品种纯度降低。为此要防止品种退化变劣、保证种子的高质量，必须进行品种更新，对于已退化混杂的要进行提纯复壮工作。

二、品种混杂退化的原因及防止方法

（一）品种混杂退化的原因

优良品种投入生产使用后，经过一段时间往往会发生混入同种植物的其他品种种子，或失掉原有的优良遗传性状，即为品种混杂、退化现象。品种混杂、退化后，不仅丧失了原品种的特征、特性，而且产量降低，品质变质。品种混杂退化的根本原因便是缺乏完善的良种繁育制度，如未采取防止混杂退化的有效措施，对已发生的混杂退化不注意去杂去劣，以及未进行正确的选择和合理的栽培等，具体来说有以下几方面的原因。

1. 机械混杂　在生产的一些作业过程中，如种苗处理、播种、收获、运输、脱粒、贮藏等，由于不严格遵守操作，人为地造成机械混杂。此外，不同品种连作时，前茬自然落地的种子又萌发，或使用未充分腐熟的肥料中带有的种子又萌发，都可以造成机械混杂。机械混杂后，还容易造成生物学混杂。

2. 生物学混杂　有性繁殖植物在开花期间，由于不同品种间或种间发生天然杂交而造成的混杂，称为生物学混杂。生物学混杂使别的品种基因混杂到该品种中，即常说的"串花"。生物学混杂使得品种变异，品种种性改变，造成品种退化。各种植物都能发生生物学混杂，但异花授粉植物最为普遍。

3. 自然突变和品种遗传性变异　在自然条件下，各种植物都会发生自然突变，包括选择性细胞突变和体细胞突变。自然突变中多数是不利的，从而造成品种退化。另外，一个品种，尤其是杂交育成的品种，其基因型不可能是绝对纯合的，这样的后代也会发生基因重组产生变异。品种自身遗传基础贫乏或品种已衰老，这些也都是品种发生变异和退化的一个原因。

4. 长期的无性繁殖和近亲繁殖　长期的无性繁殖，后代始终是前代营养体的继续，植株得不到复壮的机会，得不到新的基因，致使品种生活力下降。一些植物长期近亲繁殖，基因贫乏，不利隐性基因纯化，也会造成品种退化。

5. 不科学的留种　一些生产单位在选择留种时，由于不了解选择方向和不掌握被选择品种的特点，进行了不正确的选择，不能严格去杂去劣。还有很多药用植物产品收获部位与繁殖器官是相同的，如地黄的根茎、贝母的鳞茎等，一些单位只顾出售产品，而忽视留种，往往将大的、好的作产品出售，剩下次的、小的作种；或有籽就留，留了就种，随便留种，不知选种，从而造成种性降低，品种退化。

6. 病毒感染　一些无性繁殖植物常受到病毒的感染，破坏了生理上的协调性，甚至会引起某些遗传物质的变异。如果留种时不严格选择，用带有病毒的材料进行繁殖，也会引起品种退化。

（二）防止品种退化、提高种性的技术措施

根据品种混杂退化的原因，在栽培技术措施和管理方面，要做好以下几个方面的工作。

1. 严防机械混杂　造成机械混杂主要是在种子生产过程中，各项作业不认真。为此，要建立严格的规章制度，做到专人负责，长期坚持，杜绝人为造成的机械混杂。具体操作要注意：合理安排轮作，一般不重茬；接受发放手续登记；进行选种、浸种、拌种等预处理时应保证容器干净，以防其他品种种子残留；播种时按品种分区进行，设好隔离区；不同品种要单收、单晒、单放，并均应附上标签。

2. 防止生物学混杂　主要是设好隔离区，利用隔离方法防止自然杂交。虽然药用植物种植比较分散，容易施行空间隔离。但是，对于一些虫媒植物和风媒植物还是比较困难的。因此，隔离区的设置，既要考虑植物传粉的特点，又要研究昆虫、风向等自然因子。对于比较珍贵的种子和原原种种子，可以施行人工套袋隔离、温室隔离和网罩隔离。当品种比较多的时候，还可以采用时间隔离，即将不易发生自然杂交的几个品种，同年或同月采种；易发生自然杂交的几个品种，则不同年或不同月采种。

3. 加强人工选择，施行科学留种　对种子田除应加强田间管理外，还要经常去杂去劣，选择具有该品种典型特征、特性的植株留种。对收获的种子还应再精选一次，以保证种子质量。去杂主要是针对遗传变异而言，拔除非本品种特性的植株。去劣主要是拔除那些发育不良、有病的退化植株。为保持种性，可以进行选优良单株然后混合收种，即混合选择，进而起到提纯复壮作用。

4. 改变生育条件和栽培条件，以提高种性　改变生长发育条件和栽培条件，使品种在最佳条件下生长，使其优良性状充分表现出来；此外，由于长期在同一地区生长，会受到一些不利因素的限制，如土壤肥力、类型、病虫害等。如改变或调节播种期，一季变两季，改变土壤条件都能提高种性。

5. 建立完善的良种繁育制度　为保证药用植物优良品种在生产上充分发挥作用，当前急需建立良种繁育制度。良种繁育单位应根据所繁育的药用植物良种制订出具体的实施方案，以保证良种繁育工作顺利进行。

三、良种繁育的主要程序

为保证优良品种的种性不变，并源源不断地供应生产，要有科学的繁育程序，这包括原种生产、原种繁殖和种子田繁殖大田用种等。

（一）原种生产

原种是指育成品种的原始种子或由生产原种的单位生产出来的与该品种原有性状一致的种子。其标准为：①性状典型一致，主要特征、特性符合原品种的典型性，株间整齐一致，纯度高，一般纯度不小于99%。②与原有品种比较，由原种生长成的植株其

生长势、抗逆性和生产力等都不降低，或略有提高。③种子质量好，籽粒发育好，成熟充分，饱满一致，发芽率高，无杂草及霉烂种子，不带检疫病虫害。

由于原种是繁殖良种的基础材料，故对其纯度、典型性、生活力等方面均有严格的要求。目前常用下列两种方法生产原种。

1. 原原种 指由育种者育出的种子，是育种单位向生产单位提供的纯度、质量最高的种子。

2. 采用"三圃法"生产原种 在无原原种情况下，由生产单位自己生产原种。这个方法的一般程序是在大田中选优良单株；在株行圃对优良株行进行比较鉴定；在株系圃选择优良株系进行比较试验；在原种圃进行优系混合生产原种（图4-1）。

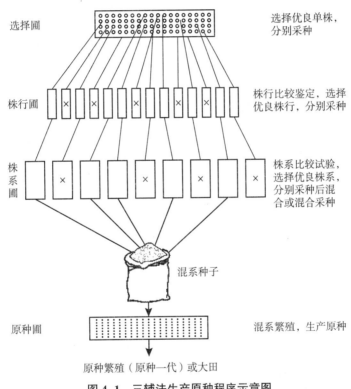

图 4-1 三辅法生产原种程序示意图

（二）原种繁殖

由于生产的原种往往不够种子田用种，就需要进一步繁殖，以扩大原种种子数量，此时一定要设置隔离区，以防混杂。据繁殖次数不同相应可得到原种一代、原种二代。

（三）种子田繁殖大田用种

种子田繁殖大田用种即在种子田将原种进一步扩大繁殖，以供大田生产用种。由于种子田生产大田用种要进行多年繁殖，故每年都留适当的优良植株以供下一年种子田用种，以免每年需要原种，而大部分种子经去杂去劣后就用于大田生产（图 4-2）。

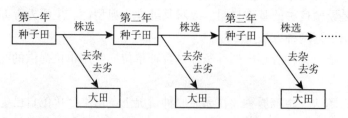

图 4-2　一级种子田良种繁殖法示意图

如种子数量还不够，则可采用二级种子田良种繁殖法，如图 4-3 所示，但用此法生产的种子质量相对较差。

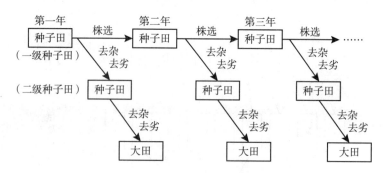

图 4-3　二级种子田良种繁殖法示意图

四、建立良种繁育制度和扩大良种的数量

（一）建立完整的良种繁育制度

在我国，药用植物的种子生产迄今尚无专门的良种繁育单位和良种繁育体系，多处在自选、自繁、自留、自用，辅之以互相调节的"四自一辅"的落后状态。由于缺乏必要的规章制度，种子生产普遍存在多、乱、杂和放任自流的现象。因此，当务之急是建立一套良种繁育制度，并逐步向品种布局区域化、种子生产专业化、加工机械化和质量标准化，以县为单位组织统一供种"四化一供"方向发展。

1. 品种审定制度　育成或引进某一新品种，必须经一定的权威机构组织的品种审定委员会的审定，根据品种区域试验、生产试验结果，确定该品种能否推广和推广地区。

2. 良种繁育制度　良种繁育要有明确的单位，同时需建立种子圃（良种母本园）。根据品种的繁殖系数和需要的数量，可分级生产，即设立原原种种子田和原种种子田。这一任务一般由选育单位、研究机构和农业院校来完成。种子田可由生产单位建立，但要与一般生产田分开，由有专业知识的人员负责，要建立种子生产档案，加强田间管理，加强选择工作，以确保种子质量。

3. 种子检验和种子检疫制度　在种子生产出来以后，还必须通过检验这一环节，以保证种子质量。从外地引进、调进的种子或寄出的种子必须进行植物检疫工作，这样既促进种子生产，又保护种子生产，是一项利国利民的措施。

（二）加速良种繁殖的方法

为了使品种尽快地在生产上发挥作用，必须加速繁殖过程，特别是品种刚刚育成的最初阶段，种子数量尚少时，要充分利用现有繁殖材料，尽量提高繁殖系数。

1. 苗移栽法　新品种刚育成时，种苗很少，要珍惜每粒种子，可采用育苗移栽法，尤其是小粒种子，不要直播，以保证一粒一苗。

2. 稀播稀植法　稀播稀植不仅可以扩大植物营养面积，植株生长健壮，而且可以提高繁殖系数，获得质量高的种子。

3. 有性繁殖和无性繁殖相结合　对既可有性生殖又可无性繁殖的植物，一定要挖掘它的所有潜力。除了一般的扦插和分蘖移栽外，有的植物还可用育芽扦插，珠芽、气生鳞茎等均要充分利用。

4. 利用组织培养的方法　用组织培养的方法进行无性快繁是一条提高繁殖系数的有效途径。一小段植株的茎、叶通过组织培养的方法可育成上万株小苗，是今后努力的方向。

总之，无论采取上述哪一种方法都必须注意加强各方面的管理工作，才能获得提高繁殖系数的良好效果。

目标检测

一、选择题
1. 在相同的气候带内，或差异不大的条件下，进行相互引种，这种方法称（　　）
　　A. 复杂引种法　　　B. 简单引种法　　　C. 气候引种法　　　D. 地区引种法
2. 下列哪项不是引种技术（　　）
　　A. 材料处理　　　B. 繁殖　　　C. 生产原种　　　D. 幼苗锻炼
3. 下列哪项不是育种程序（　　）
　　A. 栽培　　　　　　　　　B. 原种生产
　　C. 原种繁殖　　　　　　　D. 种子田繁殖大田用种
二、简答题
1. 药用植物引种栽培的意义是什么？
2. 药用植物引种栽培的主要任务是什么？
3. 药用植物引种栽培的基本方法有哪些？
4. 药用植物引种栽培的技术有哪些？
5. 药用植物良种繁育的任务是什么？
6. 药用植物品种混杂退化的原因及防治方法有哪些？
7. 药用植物良种繁育的主要程序有哪些？

第五章 药用植物采收、加工、储藏与运输

■ 学习目标

1. 识记药用植物产量与品质的含义、品质形成过程及影响因素。
2. 识记药用植物采收、加工的方法。
3. 识记和运用中药材贮藏的常用方法及原理、贮运过程中常见的变质现象。

第一节 药用植物产量与品质

一、产量及其构成因素与调节

(一) 产量的含义

栽培药用植物的目的是获得较多的有经济价值的药材,一般所说的产量是指有经济价值的药材的总量。最大持续产量是指不危害生态环境,可持续生产(采收)的最大产量。实际栽培药用植物的产量分为生物产量和经济产量。

1. 生物产量 是药用植物在整个生育期间通过光合作用产生和积累的干物质总量,即根、茎、叶、花和果实等整个植株的干物质总量,其中有机物占总干物质的90%~95%,其余是矿物质。因此,光合作用所产生和积累的有机物质是药用植物产量形成的物质基础。

2. 经济产量 是栽培目的所需要的有经济价值的主产品的数量。由于药用植物种类和栽培目的不同,被利用作为主产品的部分也不相同。如种子、果实类药用植物提供的是种子、果实;花类提供的是花蕾、花冠、柱头、头状花序;根及根茎类提供的是根、根茎、块茎、鳞茎、球茎等;皮类提供的是茎皮、根皮;叶类提供的是叶;全草类提供的是全株。随着药源的扩大和产品的综合利用与开发,一些药用植物的药用部位有所增加,如银杏叶。此外,有些药用植物仅以其中所含有的某一或某类化学成分作为其有经济价值的主产品,如小檗碱提取。

经济产量的形成以生物产量为物质基础。通常经济产量的高低与生物产量的高低成正比。在一定的生物产量中，究竟有多大的经济产量，取决于生物产量转化为经济产量的效率，这种转化效率叫作经济系数，即经济产量与生物产量的比率（经济产量／生物产量）。经济系数的高低表明光合作用的有机物质转运到有主要经济价值的器官中去的能力，并不表明产量的高低，只有在提高生物产量的基础上，提高经济系数，才能达到提高经济产量的目的。现代育种技术大大提高了植物的经济系数，通常根、根茎类药材的经济系数在 0.7 ～ 0.85 之间，种子、果实类药材在 0.3 ～ 0.5 之间，说明不同药用植物的经济系数差异很大，这与人们所利用的的产品器官及其化学成分有关。一般来说，凡是以营养器官为收获对象的（如根、根茎类药材），其主产品的经济系数较高；凡是以生殖器官作为收获对象的（如种子、果实），其主产品形成过程要经历生殖器官的分化发育直到结实成熟，同化产物要经过复杂的转化和再合成过程，则经济系数较低。

药用植物与其他作物一样，经济产量的形成包括营养生长阶段和生殖生长阶段。前期光合同化产物主要用于营养体建成，为后期经济产品器官的发育和形成奠定物质基础；进入后期光合同化产物则主要用于生殖器官或储藏器官的形成，即形成产量。因此，药用植物生长发育后期的光合同化量与经济产量的关系更为密切。在栽培上，保持后期有较大的绿叶面积和较强的光合能力，是提高其经济产量和经济系数的关键所在。

（二）产量的构成因素

1.药用植物的生育模式 药用植物产量是植物体在生长过程中利用光合作用器官将太阳能转化为化学能，将无机物转化为有机物，最后形成一定数量的有经济价值的产品的过程。

药用植物的个体和群体的生长（干物质积累）和繁殖（个体的增加）过程均按 Logistic 曲线的生长模式进行。干物质的积累过程可分为缓慢生长期、指数增长期、直线增长期和减缓停滞期几个阶段。通常在药用植物生长期间，干物质的积累与叶的面积成正比，株体干物质的增长决定于初始干重、相对生长率（即干重增长系数）和生长时间的长短。这种关系可用指数方程表示：

$$W = W_0 \, e^{Rt}$$

式中，W 为株体干重；W_0 为初始干重；R 为生长率；t 为时间；e 为自然对数的底。

药用植物种类或品种不同，生态环境和栽培条件不同，其生长和干物质积累速度、各个阶段所经历的时间和干物质积累总量也各不相同。因此，选择优质的类型（品种）、适宜的生态环境条件、配套的综合栽培技术措施，可优化生长模式，促进干物质量的积累。

2.干物质积累与分配 药用植物在生育期内通过绿色光合器官，将吸收的太阳能转化为化学能，将从周围环境中吸收的二氧化碳、水及矿物质营养合成糖类，然后再进一步转化形成各种有机物，最后形成有经济价值的产品。因此，药用植物产量形成的全过程包括光合器官、吸收器官及产品器官的建成及产量内容物的形成、运输和积累。从物质生产的角度分析，药用植物产量实质上是通过光合作用直接和间接形成的，取决于光合产物的积累与分配。药用植物光合生产的能力与光合面积、光合时间及光合效率密切相关。光合面积，即叶片、茎、叶鞘及繁殖器官能够进行光合作用的绿色表面积。其中，绿叶面积是构成光合面积的主体；光合时间是指光合作用进行的时间；光合效率指的是单位时间、单位叶面积同化 CO_2 的毫克数或积累干物质的克数。一般来说，在适宜范围内光合面积越大、光合时间越长，光合效率就较高，就能获得较高的经济产量。

药用植物生长初期，植株较小，叶片和分蘖或分枝不断发生，并进行再生产。此期干物质积累量与叶面积成正比。随着植株的生长，叶面积的增大，净同化率因叶片相互荫蔽而下降，但由于单位土地面积上的叶面积总量大，群体干物质积累近于直线增长。此后，叶片逐渐衰老，功能减退，群体干物质积累速度减慢，同化物质由营养器官向生殖器官转运，当植株进入成熟期后生长停止，干物质积累亦停止。由于植物种类、生态环境和栽培条件不同，各个时期所经历的时间、干物质积累速度和积累总量均有所不同。

干物质的分配随物种、品种、生育时期及栽培条件而异。生育时期不同，干物质分配的中心也有所不同。以薏苡为例，拔节前以根、叶生长为主，叶片干重占全干重的99%；拔节至抽穗，生长中心是茎叶，其干重约占全干重的90%；开花至成熟，生长中心是穗粒，穗粒干物质积累量显著增加。

（三）提高药用植物产量的途径

Mason 等在 1928 年提出了植物产量的"源库"学说，从植物生理学角度分析，源指能够制造或输出有机物质的组织、器官或部位；库则是指接纳有机物质用于生长消耗或贮藏的组织、器官或部位。从有机同化物形成和贮存的角度看，源应当包括制造光合产物的器官——叶片和吸收水与矿物质的根，根还能吸收 NH_4^+ 合成氨基酸，吸收 CO_2 形成苹果酸，向地上部输出合成的激素等。广义的库包括容纳和最终贮存同化物的块根、块茎、种子、果实等，也包括正在生长的需要同化物的组织或器官，如根、茎、叶、花、果实、种子等；狭义的库专指收获对象。流是指源库之间的有机同化物的运输能力。同一株植物，源和库是相对的，随着生育期的演进，源库的地位有时会发生变化，有时也可以相互替代，如起输导作用的器官可以暂时贮存和输出养料，兼具源库的双重作用。从生产上考虑，要获得优质高产必须要求库大、源足、流畅。

1. 满足库生长发育的条件　药用植物库的贮积能力决定于单位面积上产量容器的大小。如根及根茎类药材产量容器的容积取决于单位土地面积上根及根茎的数量和大小的上限值；种子果实类药材产量容器的容积决定于单位土地面积上的穗数，每穗实穗数和籽粒大小的上限值。在自然情况下，植物的源与库的大小和强度是协调的，源大的时候，必须建立相应的库，以提高贮积能力，达到增产的目的。

2. 协调同化物的分配　植物体内同化物的分配方向总是由源到库。由于植物体本身存在许多源库，各个源库对同化物的运输分配存在差异。从生产角度来讲，应通过栽培技术措施（如修剪、摘顶等）使光合同化产物集中向有经济价值的库分配。如根及根茎类药材可采取摘蕾、打顶等措施，减少光合养分消耗。例如白术种下后，常从基部长出分蘖，影响主茎生长；抽薹开花，会过多消耗营养，生产中用除蘖、摘花薹方法，可使根茎增产 60% 左右。

3. 保证流畅　植物同化物由源到库是由流完成的，如果流不畅，光合产物运输分配不到相应的库或分配受阻，经济产量也不会高。植物体中同化物运输的一个显著特点就是就近供应，同侧优先。因此，许多育种工作者都致力于矮化株型的研究。现代的矮化新良种经济系数已由原来的 30% 左右提高到 50% ~ 55%。这与矮化品种源库较近、同化物分配输送较畅和输导组织发达有关。

二、品质的形成及其调控

（一）品质的含义

药用植物的品质是指产品药材的质量，包括内在质量和外观性状两部分。内在质量主要是指有效成分或指标性成分含量的多少、有无重金属、农药残留物含量是否超标等。外观性状是指药材的色泽（整体与断面）、质地、形状、大小等。

1. 品质形成的生理生化条件　药用植物在生长过程中，经过一系列新陈代谢活动，形成积累了各种各样的化学物质，从而构成了药用植物所获经济产品（药材）品质的内涵。药用植物的品质与产量构成，主要来源于光合作用产物的积累、转化和分配，并通过药用植物个体的生长发育和代谢活动及其他生理生化过程来实现。由光合作用产生的初生代谢产物如糖类、氨基酸、脂肪酸等通过体内一系列酶的作用，形成结构复杂的一系列次生代谢产物。前者是维持细胞生命活动所必需的，后者往往是一些并非生长发育所必需的小分子有机化合物，是药用植物在长期进化中对生态环境适应的结果。它的产生和分布通常有种属、器官组织和生长发育期的特异性，是药用植物有效成分的主要来源。次生代谢产物的生源与生物合成途径主要有莽草酸途径、多酮途径和甲瓦龙酸途径。另外亦有代谢产物是由混合生源途径产生的。

药用植物品质的形成除受植物个体遗传特性所决定外，还与外界环境条件有着密切关系。如在栽培中，合理地加强磷、钾营养和给植物创造湿润环境等措施，则可促进药用植物体内的糖类代谢过程，提高油脂等物质的累积量等；合理而适时地加强氮素营养和给植物以适度干旱条件等措施，则可促进药用植物体内的蛋白质和氨基酸转化，可加速生物碱等有效成分在植物体的积累。

2. 农药残留物及有害重金属等外源性毒物　农药及有害重金属残留等已成为影响中药材品质的突出问题，且日益受到国内外高度重视。在药材植物栽培过程中，对病虫害的防治应采取综合防治策略，尽量不用或少用农药，必须施用农药时，应按照《中华人民共和国农药管理条例》的规定，采用最小有效剂量并选择高效、低毒、低残留农药，以降低农药残留污染。《中华人民共和国药典》（2015 年版）对其限量规定如下：六六六（BHC）$\leqslant 0.1mg/kg$，滴滴涕（DDT）$\leqslant 0.1mg/kg$，五氯硝基苯（PCNB）$\leqslant 0.1mg/kg$，艾氏剂（Aldrin）$\leqslant 0.02mg/kg$；砷（As）$\leqslant 2.0mg/kg$，镉（Cd）$\leqslant 0.3mg/kg$，，汞（Hg）$\leqslant 0.2mg/kg$，铅（Pb）$\leqslant 5.0mg/kg$，铜（Cu）$\leqslant 20.0mg/kg$。

若含量超标即为禁用药材。

3. 药材的形状、大小、质地与色泽　形状是指药材干燥品的外观形态（块状、圆柱状、圆锥状、球形、肾形、椭圆形等）、纹理情况、有无槽沟、弯曲或卷曲、突起或凹陷等，是传统用药习惯遗留下来的商品性状。

大小是指药材的长短、粗细或厚薄，通常用直径、长度等表示。一般群体中不同个体的大小有一定的变异幅度，常归为不同等级，绝大多数药材均以个大者为佳。

质地是指药材的质感特征，有坚硬性、韧性、柔软性、松泡型、粉性等，有的质感特征常作为等级区分的形状特征。

色泽是指药材表面或内部的颜色和光泽，是药材外观性状之一，每种药材都有自己的色泽特征。有些药材的表面色泽能反应出某些药用有效成分，如小檗碱、蒽苷、黄酮苷、花青苷等。

（二）影响品质形成的因素

影响药材品质的因素很多，概括起来主要有以下几个方面。

1. 药用植物的种或品种　药用植物的种或品种对品质的影响归结于其遗传特征。目前，从传统的药用植物中选育出一些优良类型如红花、枸杞、地黄等。如享有盛誉的宁夏枸杞，以大麻叶类型品质佳、果大、肉厚、汁多、味甜，其他类型远不及。有些中药系多基源品种，它们在质地、产量、含量等性状上差异较大。这些差异大多是遗传基因决定的，如蒙古黄芪 *Astragalus membranaceus*（Fisch.）Bge. var. *mongholicus*（Bge.）Hsiao 的茎直立性差，根部粉性足；而膜荚黄芪 *A. membranaceus*（Fisch.）Bge. 茎挺直，根部粉性差。

2. 生态环境条件　药用植物有效成分的形成与积累，除受遗传因素影响外，也受生态环境的影响。

在植物生长期间，适宜的温度和湿润的土壤或高温高湿的环境，可促进碳水化合物糖类及脂肪的合成，不利于生物碱及蛋白质的合成；相反，空气干燥和高温条件，可促进蛋白质及其他含氮物质的形成，不利于碳水化合物和油脂的形成。据报道，武都产当归挥发油含量为 0.5%，四川产为 0.25%。认为武都属半干旱气候，当归在多光干燥的环境下生长，挥发油含量高，色紫气香而肥润，力柔而善补；而生长于少光潮湿的四川，挥发油含量较低而碳水化合物糖类等组分高，质地尾粗坚枯，力刚善攻。

海拔高度的影响，不同的药用植物有差异。如在一定的海拔高度内，山莨菪中的山莨菪碱、肉桂中的桂皮油及桂皮醛含量随海拔的升高而有增加的趋势。据报道，山莨菪在海拔 2400m、2600m、2800m 时，山莨菪碱含量分别是 0.109%、0.146%、0.196%。垂盆草中的垂盆苷含量则随海拔的升高而有降低的趋势。据报道，垂盆草在海拔 630m（黄山温泉）、1680m（黄山玉屏），垂盆苷含量分别为 0.622%、0.013%。

大多数药用植物的有效成分含量在光照充足时增加，如薄荷中挥发油和油中薄荷脑含量均随光照增强而提高，晴天比阴天含量高；其他如穿心莲中穿心莲内酯、毛地黄叶中毛地黄毒苷等，在阳光下均有利于形成和积累。

矿质营养对植物体内有效成分的含量影响很大。在肥料三要素中，磷、钾有利于碳水化合物和油脂等物质的合成，氮素有利于生物碱与蛋白质的合成。如曼陀罗叶、根中的总生物碱含量，随氮的增减而增减，氮、磷、钾含量相等时最有利于叶、根中总生物碱含量的增加。又如适宜的氮肥或磷肥可以提高萝芙木生物碱含量，尤以施氮肥更明显。其他微量元素，如施锰肥可使蛔蒿花蕾中山道年含量增高。

不同的土壤和土温对药材的外观品质也有影响，如黄芪种植在砂性土壤上，常因土壤深层地温高，表层干燥，根系入土深，表层支根少而细，其产品多为鞭杆芪；若种植在黏性土壤上，土壤通透性差，根系入土浅，支根多而粗，产品多为鸡爪芪。其他如人参、丹参、白芷等根茎类药用植物都有类似情况。

3.栽培技术　在栽培过程中所采用的各项栽培技术或措施对药用植物品质的影响很大。如灰色糖芥在北京采用秋播，来年生长良好，苷含量高，若春播，则当年不能开花结实，且苷含量降低。尤其应重视的是收获期的确定，这对药材产品品质的影响尤为明显。如红花以花冠入药，商品以花鲜红、有油性为佳，采收若偏早，花干后色黄而不鲜红，品质降低；采收偏晚，干后紫红或暗红，无油性。

4.加工技术　加工方法和技术也是影响药材质量的重要环节之一。对一些易变色或含挥发性成分的药材，采收后不能强光暴晒，必须置于阴凉通风处或弱光下缓慢干燥。如经晒干或阴干的当归，其色泽、气味、油润等均不如用湿柴烟火慢慢薰干的好。四川中江丹参晾晒至半干变软后，需堆闷发汗 2~3 日，使根内部变黑，再摊晾至全干，否则商品断面不是黑褐色。有些药材含淀粉、糖类较多，不易自然干燥，需进行烘烤干燥，其烘烤温度对品质的影响也很大，一般控制在 50℃~70℃，温度过高，干燥速度虽快，但易出现焦心、枯心等现象。红参烘烤温度以 55℃~75℃为好，超过 110℃，皂苷含量下降。

（三）提高药材品质的途径

1.良种选育　药材的品质取决于药用植物本身的遗传特性，应该重视品种选育工作。

在品种选育工作中，应将选育工作和良种繁育工作结合起来，侧重于品质育种。许多植物个体间成分含量差异较大，应注重品种的选育工作，同时应借助现代化的生物技术手段，提高药材品种的有效成分含量水平。有些药用植物由于长期的无性繁殖，造成某些优良性状的退化。因此，进行品质选育工作应与良种提纯复壮结合起来。

2.栽培技术措施的优化　栽培技术措施的优化是为药用植物全生育期各个发育阶段提供良好的外界环境条件，达到优质高产的目的。

（1）适宜的种植模式　在栽培过程中应建立合理的轮作、间作、套种等种植模式，充分利用地力，改善土壤结构，提高光能利用率，如"乔—灌—草"种植模式，喜阳与耐阴中草药的间作与其他作物间作、套种等。

（2）技术措施的优化　适宜的播种期、种植密度、施肥管理和采收期等措施对药用植物的产量和品质影响很大。如红花对播种期敏感，适宜晚秋播种，若早秋播种会早抽薹影响越冬，早春播种，生长发育健壮、病害少，产花产子量高、质量好；当归早播抽薹率高；天麻、贝母、细辛播种晚了不发芽或发芽率很低；平贝母适当密植可提高产量，但多数药用植物密植后，通气透光不良，生长发育受到影响，且易感染病害。早期增施氮肥，可提高以茎叶为收获目的的药用植物的产量，亦可促进生物碱、蛋白质等物质的生物合成，提高药效。适当增施磷、钾肥可促进根茎类药材碳水化合物如淀粉、糖类等物质的合成。

3. 加工工艺技术的改进　药材的加工工艺和技术直接影响药材的品质。目前，许多药材的产地加工工艺和方法大都停留在传统的手工阶段。随着现代科学技术的发展和进步，在保证加工质量的基础上，运用现代化的工艺和技术对传统的工艺和方法加以改进，实现加工机械化和自动化。如药材干燥，过去有晒干、阴干和土炕烘干等，现在利用烘房、烘炉、烘箱、远红外干燥和微波干燥等现代化手段进行药材干燥，可大大改善药材的质量。

第二节　药用植物采收与加工

一、采收

药用植物的采收是指药用植物生长发育到一定阶段，入药部位或器官已符合药用要求，药效成分的积累动态已达到最佳程度时，人们采取相应的技术措施，从田间将其收集运回的过程。它是控制药材质量的一个重要环节。

（一）适时采收的重要意义和一般原则

适时、合理采收，对保证药材质量、保护和扩大药源具有重要意义。药用植物由于种类繁多，药用部位各异，栽培地区的气候条件、地理位置、土壤类型等环境因子以及栽培技术不同，因此生长发育情况不一，其药用部位的产量和活性成分含量随生长年限和采收时间的不同而有差异。有些药用植物生长年限越长，药效成分积累越高；有些生长到一定时期达到最大值，以后逐渐降低；有些在某一季节或时期最高，但其前后则均较低。如黄连生长 5～6 年采收的产量最高；薄荷在生产初期不含薄荷脑，而在开花末期，薄荷脑的含量才急剧增加；槐米（花蕾）比开放的花（槐花）含芦丁高 10% 以上等。有的品种因受雨露阴晴影响，甚至在一天之内其有效成分含量亦有变化，如江西 1 号薄荷挥发油的含量，在一天内以 12～14 时为最高。

药用植物合理采收的标准，一是药用部位均已达到成熟阶段，二是药用部位需符合药用要求，即药性及化学成分积累已达要求。前者是植物生理学上的成熟，后者是符合药用标准，这两个标准有时是平行的，但有时又是不同步的，如酸橙以果实变黄时为生理上的成熟，而药用则是以幼果入药。当然，合理采收应以后者为主。因此确定药材的最佳采收期，应充分考虑有效成分的积累情况与单位面积的产量。这样才能保证药材质量，保护药源，取得最大的经济效益和社会效益。

药材的采收，关键是确定其最佳采收期。目前主要采用的方法是研究同一物种同一产区不同物候期植物中可利用成分（有效成分）的积累动态，结合产量指标以确定最佳采收期。常见有下述几种情况：①有效成分的含量有一显著的高峰期，而药用部分的产量变化不显著，因此含量高峰期，即为适宜采收期。②有效成分含量高峰与药用部分产量高峰不一致时，要考虑有效成分的总含量（单产量×有效成分含量%）。总含量最大时即为适宜采收期。如薄荷在花蕾期挥发油含量最高，而叶的产量高峰却在花后期；银杏叶中银杏黄酮苷的含量5月最高（0.96%），以后逐月降低，至8月后趋于平稳。因此，银杏叶的采收期，应以5月为合适。

由于药用植物种类多，药用成分复杂，目前还不能完全确定每一种药材的最佳采收期。确定采收期总的原则是以药用部位最充实、饱满，产量高，质量好，有效成分或主要成分含量最高时为宜。

（二）采收时期和方法

1. 根及根茎类药材　一般在秋冬季节植物地上部分行将枯萎时或初春萌芽前采收，此时为休眠期，根或根茎中贮藏的营养物质最为丰富，通常含有效成分也比较高，如怀牛膝、党参、黄连、大黄等。但也有例外情况，有些药用植物抽薹开花前采收，如当归、川芎等；也有些药用植物在生长盛期采收，如麦冬、附子等；孩儿参在夏季采集较好；延胡索立夏后地上部分枯萎，不易寻找，故多在谷雨和立夏之间采挖。采收方法多用掘取法。常选择雨后阴天或晴天当土壤含水量适中时进行，土壤过湿或过干，都不利于挖掘药材。

2. 茎木类药材　一般宜在秋冬两季采收。但一些大乔木，如苏木、降香等全年均可采收。

3. 皮类药材　树皮宜在春夏季进行采收，此时植物处于生长旺盛阶段，植物体内养分及液汁较多，形成层细胞分裂快，皮部与木质部易分离，伤口较易愈合，如黄柏、杜仲等。但少数药材如肉桂、川楝皮等，宜在秋冬两季采收，此时皮中有效成分含量高。根皮宜在植物年生育周期的后期采收，多于秋季进行，如牡丹皮、远志等，采收过早，根皮积累的有效成分低，产量亦低。采收可用半环状剥取、条状剥取、砍树剥皮等；也有用20世纪70年代研究并试验成功的环状剥皮法，如杜仲。

4. 叶类药材　一般宜在植物的叶片生长旺盛、叶色浓绿、花蕾未开放前采收，如大青叶、紫苏叶、艾叶等。因为一旦植物进入开花结果时期，叶肉内贮藏的营养物质就会向花、果实转移，从而降低药材质量。但少数叶类药材宜在秋后经霜后才采收，如桑叶。有的叶类药材一年四季均可采收，如侧柏叶、枇杷叶等。采收方法可用摘取法。

5. 花类药材　花类药材的采收期，因植物种类与药用部位的不同而异，大多数在花蕾期或花朵初放时采收，如金银花、辛夷等；亦有在花朵盛开时采收，如红花、菊花、番红花等；花粉入药的，宜在花盛开时采收，如蒲黄等。采收可用摘取法，对花期较长、花朵陆续开放的植物，必须分批采摘，以保证质量。采摘时应以晴天清晨为好，以保持花朵完整和迅速干燥。

6.全草类药材 宜在植物生长最旺盛行将开花前，或花蕾而未盛开前采收，如藿香、荆芥、薄荷等。但有些种类以开花后采收为好，如马鞭草等。少数植物如茵陈、白头翁等必须在幼苗期采收。用割取法采收，可一次割取或分批割取。

7.果实类药材 多数果实类药材在果实完全成熟时采收，如栝楼、栀子、薏苡、木瓜等。但有些种类要求果实成熟后再经霜打后采收，如山茱萸秋霜后变红、川楝子霜后变黄时采收。有的种类要求果实未成熟而绿果不再增长时采收，如青皮、乌梅等。果实成熟期不一致时，应随熟随采，如山楂、木瓜等。采收方法用摘取法。多汁果实，采摘时应避免挤压，减少翻动，以免碰伤，如枸杞等。

8.种子类药材 一般在果皮褪绿成熟，干物质积累已停止，达到一定硬度，并呈固有色泽时采收。种子类药材的具体采收期因种类、播种期、气候条件等的差异而不同。通常秋播二年收获的常在5~7月上旬采收，如王不留行、白芥子等；春播和多年收获的常在8~10月采收，如地肤子、决明子等。对种子成熟期不一致，成熟即脱落的药材如补骨脂等，应随熟随采。采收种子可用割取法或摘取法。

留种用的种子应在种子完全成熟时采收，此时种子胚性结构基本形成或成熟，胚乳或子叶中积累的养分最为丰富，水分含量显著减少，对环境抵抗能力明显增强，种皮呈固有色泽。留种用的种子一经成熟立即采摘，否则极易掉落地上。

二、加工与干燥

（一）产地加工目的和任务

药材采收后，在产地经过拣选、清洗、切剥、干燥等一系列措施，使其形成药材商品的过程，称为"产地加工"或"产地初加工"。中药材除少数要求鲜用（如生姜、鲜生地、鲜石斛、鲜芦根等）外，绝大多数药材需经过清洗、干燥和炮制等一系列加工过程方才形成商品。而新鲜的药材容易引起霉烂变质，有效成分分解散失，严重影响药材质量和疗效。因此，加工的目的是为了确保药材的商品特性；防止霉烂腐败，便于干燥和运输；保证药材的疗效及其安全性；有利于药材的进一步加工炮制等处理。

主要任务是：清除非药用部位、杂质、泥沙，确保药材的纯净度；按规定加工修整，分级；按用药要求清除毒性或不良性味；干燥、包装成件，确保运输贮藏的便利和可靠性。

（二）产地加工方法

药材加工方法因品种、规格的不同及各地传统经验的差异而各异。常用方法有以下几种。

1.拣选 即药材采收后，清除杂质，除去残留枝叶、粗皮、须根和芦头等非药用部位，如麦冬、人参等。按大小进行分级，以便于加工，如人参、三七、川芎等。

2.清洗 即将新鲜药材用河水、塘水、溪水或自来水洗净泥沙；亦有不水洗的，让其干燥后泥土自行脱落或在干燥过程中通过搓、撞除去，如丹参、黄连等。

清洗有毒及对人体皮肤有刺激性易导致过敏的药材时，应穿戴防护手套及统靴，或先用菜籽油或生姜涂遍手脚，以防中毒或伤及皮肤。

3. 刮皮　药材采收后，对干燥后难以去皮的药材，应趁鲜刮去外皮，使药材外表光洁，防止变色，易于干燥，如山药、桔梗、半夏、芍药、丹皮等。有的药材需先蒸或放入沸水中烫后再去皮；有的药材熏或烫后尚需用凉水浸漂后晒干，如明党参、珊瑚等。

根据不同药材的特点，可分别采用手工去皮、工具去皮和机械去皮的方法。

4. 修制　就是运用修剪、切割、整形等方法，去除非药用部位及不合格部分，使药材整齐，便于捆扎、包装。修制工艺应根据药材的规格要求进行，有的需在干燥前完成，如切瓣、截短、抽心及除去芦头、须根、侧根等；有的则在干燥后完成，如除去残根、芽孢，切削不平滑部分等。

5. 切片　对外形粗大、质坚、不易干燥的根、根茎，应在采收后，趁鲜切成片、块、段等，如大黄、葛根等。

6. 蒸、烫　是指将鲜药材在蒸汽或沸水中进行时间长短不同的加热处理，目的是杀死细胞及酶，使蛋白质凝固，淀粉糊化，避免药材变色，减少有效成分的损失；促进内部水分渗出，利于干燥；使加工辅料易于向内渗透，达到加工要求；破坏药材中的有毒物质，降低或去除药物的毒性。

（1）蒸　是将药材盛于笼屉或甑中利用蒸汽进行的热处理。蒸的时间长短可根据具体药材品种来确定，如菊花蒸的时间短，天麻、红枣需蒸透，附片、熟地黄蒸的时间长。

（2）烫　是将药材置沸水中烫片刻，然后捞出晒干。西南地区将之习称为"潦"，如红梅需烫至颜色变红，红大戟、太子参等只须在沸水中略烫。药材经烫后，不仅容易干燥，并可增加透明度，如天冬、川明参等。

7. 熏硫　是部分药材为了保护产品的色泽或起到增白作用的一种传统加工方法，如山药、泽泻、白芷、银耳等需用硫黄熏蒸；熏硫还可加速干燥，防止霉烂。简易的硫黄熏蒸应在室内、熏硫柜或大缸等密闭的容器内进行。

8. 发汗　药材晾晒至半干后，堆积一处，用草席、麻袋等覆盖使之发汗闷热。经此法可使药材内部水分向外渗透，当堆内空气含水量达到饱和，遇堆外低温，水汽就凝结成水珠附于药材表面，习称为"发汗"。发汗是加工中药材独特的工艺，它能有效克服药材干燥过程中产生结壳，使药材内外干燥一致，加快干燥速度；使某些药材干燥后更显得油润、光泽，或气味更浓烈，如玄参、大黄等。

9. 其他方法　传统方法除上述几类外，还有如厚朴采收后，在沸水中稍烫，重叠堆放发汗待内层变为紫褐色时，再蒸软刮去栓皮，然后卷成筒或双卷筒状，最后晒干或烘干；浙贝母要将鳞茎表皮擦去，加入蚌壳和石灰，吸出内部水分，才易干燥。

（三）干燥的方法及影响因素

除鲜用的药材外，绝大多数药材都要进行干燥。干燥后的药材，可以长期保存，并且便于包装、运输，满足医疗保健用药需要。目前，中药材的干燥方法有以下几种。

1. 晒干法 亦称日晒法，是利用太阳辐射热、热风、干燥空气等热源，使鲜药材的水分蒸发以达到干燥程度的方法。晾晒时选择晴天，注意及时翻动，秋后夜间空气湿度大，应注意将药材返潮。

2. 阴干法 亦称摊晾法，即将药材置（挂）于通风的室内或大棚的阴凉处，利用流动的空气，让药材达到自然干燥的方法。该法常用于含挥发油的药材及易泛油、变质的药材，如党参、天冬、柏子仁、火麻仁等。

3. 炕干法 将药材依先大后小分层置于炕床上，上面覆盖麻袋或草帘等，利用柴火加热干燥的方法。有大量蒸气冒起时，要及时掀开麻袋或草帘，并注意上下翻动药材，直到炕干为止。该法适用于川芎、泽泻、桔梗等药材的干燥。

4. 烘干法 该法使用烘房和干燥机，适合于量大、规模化种植的药材，此法效率高、省劳力、省费用，不受天气的限制，还可起到杀虫驱霉的效果，温度可控。依药材性质不同，干燥温度和时间各异。

5. 远红外加热干燥法 干燥原理是将电能转变为远红外辐射能，从而被药材的分子吸收，产生共振，引起分子和原子的振动和转动，导致物体变热，经过热扩散、蒸发和化学变化，最终达到干燥的目的。

6. 微波干燥法 微波干燥实际上是通过感应加热和介质加热，使中药材中的水分不同程度地吸收微波能量，并把它转变为热量从而达到干燥的目的。该法同时可杀灭微生物和霉菌，具有消毒作用，药材能达到卫生标准，防止贮藏中霉变生虫。

第三节　中药材的包装与贮运

加工后的中药材还需经过包装，才能进入运输、贮藏和销售领域。

一、中药材的包装

根据中药材形态特点和所含活性成分的变异特性，采用相适应的包装措施，有利于防止或延缓中药材的质量变异。特别是采用分档、分级包装或采用小包装，可以避免大包装的药材在储存、运输、销售过程中发生虫害、霉烂、走油等现象带来的交叉感染造成更大的损失。同时，有利于中药材的储存和运输，还有利于增加药材附加值和品牌效应的发挥。

《中药材生产质量管理规范》（试行）第7章第42条规定："药材包装前，质量检验部门应对每批药材，按中药材国家标准或经审核批准的中药材标准进行检验。"中药材在包装前，必须进行拣选、清洗、切制或修整等工序，经检验质量符合要求时才能进行包装。

选择中药材包装容器应遵循"适用、牢固、经济美观"的原则。

中药材的包装容器应清洁、干燥、无毒、无污染、无破损。现行流通的药材包装形式主要以麻袋、编织袋、纸箱、压缩打包为主，也有部分品种采用桶装。包装中应严格执行 GB6264—86、GB6265—86、GB6266—86 技术标准。

中药材的种类不同，包装形式和要求也应不同。在选用包装时，应按照药材不同药用部位的分类，根据药材的形态、性质、质地等特性选择相应的包装。同一品种不同产地的包装形式比较随意，包装装量也由产地自行决定，无统一规定。例如，用细密麻袋或布袋包装颗粒细小的车前子、葶苈子等，可防止漏失；用化学纤维编织袋包装生地黄、黄精等可防止潮解和泛糖；用筐或篓等包装短条形的桔梗、赤芍等可减少压碎；用机械打包处理轻泡的花、叶、全草类药材，既不易受潮变色，又可缩小容积；用各种木箱、木桶包装怕光、怕热、怕碎的贵细药材，能够保证药材的安全；除此之外，用桶装蜂蜜、苏合香油等液体药材，用铁箱、铁桶、陶瓷、瓶、缸等盛装易挥发走味的麝香、樟脑、阿魏等可以防止渗漏、挥发、走油和受潮。有些药材品种，不仅要有外包装，还要有内包装，如怕散失的粉末状蒲黄、海金砂、松花粉在包装时要在麻袋内衬布袋或塑料袋；易受潮的朴硝、易变质的枸杞子及山茱萸在包装的瓦楞纸箱内衬防潮纸或塑料薄膜等。所以，选择适合的包装容器，并按不同要求进行分类包装，对保证药材质量是非常重要的。

《中药材生产质量管理规范》（试行）第 6 章第 36、37 条规定："在每件药材包装上，应注明品名、规格、产地、批号、包装日期、生产单位，并附有质量合格的标志。""易破碎的药材应使用坚固的箱盒包装，毒性、麻醉性、贵细药材应使用特殊包装，并应贴上相应的标记。"

二、中药材的运输

中药材采收后，从生产产地到批发企业，再到药厂或零售企业或消费者手中，需要经过一个中间环节，即运输环节。因此，创造和使用良好的储运条件和交通运输工具，以最大限度地保证药材在储运过程中的质量完好。

《医药商品运输管理试行办法》第 7 条规定："医药商品运输包装，应有明显清楚的运输标记，内容包括品名、规格、内装数量、批号、出厂日期、有效期、每件重量、体积、生产单位、到站（港）及收发货单位名称和指示标志。""危险品必须有国家标准的危险货物包装标志。""贵重品可以不书写品名，用商品经营目录的统一编号代替。"这一规定明确了运输商品要有明确运输标识，中药材也不例外。《中药材生产质量管理规范》（试行）中对药材运输也作了要求。

1. 运输过程中的质量保证　运输过程包括装车—运输—卸货，首先装车时要严格检查，去除次品和废品，清点要运输的药材数量，认真堆垛，捆牢。具体应该注意的问题：①在运输时注意单项装运，混装时不得有污染及不得与矿物药混装。②防止途中摔坏包装、污染、淋湿和掉包。③商品运到交货地点后，应立即卸车交货，并完善交接手续。④中转时要认真清点、填好交接清单。

2. 特殊中药材的运输　中药材中有一些品种具有特殊的性质，如鲜用药材易干枯失鲜或腐烂霉变，细贵中药价格昂贵，有的中药材质地特殊等，这些都给储运工作带来了一定的技术难度。针对上述各类药材特性，在储运中鲜用中药材要注意采取防腐保鲜措施；贵细中药材要严格监管和有押运措施；质脆易碎的中药材要用坚固的箱盒包装，避免包装受重压而变形、变碎。

对易燃中药材及毒性、麻醉药材的运输应进行严格的管理。在运输过程中，应当采取有效措施，防止盗窃、人身伤害、燃烧、爆炸等事故的发生，确保储运安全。

三、中药材的仓储与养护

中药材贮藏，又称仓储，是指中药材商品在离开生产领域而进入消费领域之前，在流通过程中形成的停留与积聚。中药材的贮藏和养护是中药材流通中的重要环节之一，是保证中药材质量必不可少的重要组成部分。中药材在贮藏过程中往往要受到虫害、光照、鼠害、空气、水分等外界因素的影响，造成虫害、霉变、腐烂等现象。因此，采取各种有效措施，减少中药材在储存过程中的损耗和保护中药材的质量和疗效，成为中药材贮藏与养护的重要任务。

《中药材生产质量管理规范》（试行）第39条规定："药材仓库应通风、干燥、避光，必要时安装空调及除湿设备，并具有防鼠、虫、禽畜的措施。地面应整洁，无缝隙，易清洁。""药材应存放在货架上，与墙壁保持足够距离，防止虫蛀、霉变、腐烂、泛油等现象发生，并定期检查。"因此，在应用传统贮藏方法的同时，应注意选用现代贮藏保管新技术、新设备。

中药材仓库根据露闭形式不同，分为露天库、半露天库和密闭库。露天库和半露天库一般仅作临时的堆放或装卸，或作短时间的贮藏，而密闭库则具有严密、不受气候的影响、存储品种不受限制等优点。

仓库在建筑时，为了达到坚固、适用、经济的目的，应在长度、宽度、地面、墙壁、房顶、门窗、库房柱、照明与通风等方面达到规定的技术要求。

（一）中药材常用养护方法

中药材传统贮藏中养护法主要有以下几种。

1.干燥法 中药材在储存期的生虫、生霉、腐烂等现象多数与水分有关，除去中药材中过多的水分，可以延长中药材的保存时间。常用除去水分的传统方法有晒、晾、烘、烤等。

2.密封法 在密封的条件下，药材中害虫的呼吸受到抑制，害虫长期处于低氧的环境中，不利于生长和繁殖，久而久之因窒息而死亡。常见的密封容器有缸、坛、罐、瓶、桶、箱等，较大的有塑料袋和库房密封。

3.对抗驱虫法 是中药材传统养护方法之一，利用一些有特殊气味能起驱虫作用的药材或物品与易生虫药材共存，达到防止药材生虫的目的。常用的药材或物品有山苍子、花椒、大蒜头、白酒等。

4.吸潮法 通过一些干燥剂带走空气中的水分，使药材不受潮解生虫，此法通常与密封法混合使用。常用的干燥剂有生石灰、无水氯化钙、硅胶等。

5.低温和高温法 害虫的生长繁殖需要适宜的温度和湿度，一般温度在

16℃～35℃，相对湿度在60%以上是害虫生长的最宜环境，如果人为降低或升高湿度，害虫生长发育都会受到抑制，甚至死亡，达到防治害虫的目的。常用的低温设备有冰箱、冰柜、空调等；常用的升温设备有恒温箱、炕等。

6.化学药剂法 是利用有关化学药剂散发的气体杀死害虫、霉菌的方法。常用的化学试剂有硫黄、氯化苦、磷化铝等。此法化学气体散发被药材吸收后会带来一定的毒副作用，贮藏中应不宜使用这种方法。

（二）新技术在中药材仓贮养护中的运用

1.气调养护法 是在密闭条件下，人为调整空气组成，造成低氧的环境，抑制害虫和微生物的生长繁殖及中药材自身的氧化反应，以保持中药材品质的一种方法。气调养护法具有杀虫、防霉的作用。气调养护的具体形式可采用塑料薄膜罩帐和气调密闭库。气调养护法具有下列优点：第一，能保持药材原有的色泽和气味；第二，对不同质地和成分的中药材均可使用，库房存储量可调节；第三，操作安全，无公害；第四，比用化学熏蒸剂节省费用。

2.气幕防潮养护法 是于仓库门上装气幕，配合自动门以阻止仓库内外空气对流，减少湿热空气在库内较冷的墙、柱、地面等处形成结露，进而达到防潮的一种方法。

3.远红外加热干燥养护法 远红外加热干燥原理是电能转变为远红外线辐射中药材，中药材内组织经吸收后产生共振，引起分子、原子的振动和转动，导致物体变热，经过热扩散、蒸发或化学变化，最终达到干燥灭虫目的，并具有较强的杀菌、灭卵的能力。

4.微波干燥养护法 是一种感应加热灭虫和介质加热灭虫法。中药材的水和脂肪等能不同程度地吸收微波能量，并把它转变为热量。仓虫经微波加热处理，体内水分子发生振动磨擦产热，使虫体内蛋白质遇热凝固，水分气化排出体外，导致仓虫迅速死亡。具有杀虫时间短，杀虫效力高，无残毒，无药害的特征。

5.辐射防霉除虫养护法 常用的辐射能为X射线、γ射线和快中子等。是利用原子辐射作用杀灭仓虫，或致使仓虫不能完全发育及产生不育成虫。

目标检测

一、选择题

1.药用植物的产量通常分为生物产量和（   ）

  A.总产量   B.经济产量   C.药材的产量   D.单株产量

2.影响中药材变质的外界因素不包含哪项（   ）

  A.空气   B.温度   C.化学成分   D.微生物

3.中药材生产和流通过程中外源性有害物质污染的来源和环节不包含哪种（   ）

  A.药用植物生境的污染   B.栽培的农药残留

  C.运输污染   D.包装材料的污染

二、简答题

1. 提高药用植物产量的途径主要有哪些？

2. 不同类药用植物的采收时期是什么？

3. 药用植物的产地加工目的和任务主要是什么？

4. 中药材常用养护方法主要有哪些？

第六章　现代农业技术在药用植物栽培上的应用

 学习目标

1. 识记药用植物培养的类型及培养基的类型，熟悉药用植物组织培养的应用。
2. 熟悉药用植物无土栽培技术。
3. 熟悉药用植物现代设施栽培技术。
4. 熟悉药用植物生长调节剂的应用。

第一节　药用植物组织培养技术

植物组织培养是根据植物细胞具有全能性的理论，于近几十年来发展起来的一项无性繁殖的新技术，指离体的植物器官（如根尖、茎尖、叶、花、未成熟的果实、种子等）、组织（如形成层、花药组织、胚乳、皮层等）、细胞（如体细胞、生殖细胞等）、胚胎（如成熟和未成熟的胚）、原生质体（如脱壁后仍具有生活力的原生质体）培养在人工配制的培养基上，给予适宜的培养条件，诱发产生愈伤组织或潜伏芽等，或长成完整的植株的技术。组织培养不受地区、气候的影响，比常规繁殖方法快数万倍到数百万倍，为快速获得药用植株提供了一条经济有效的途径。用于离体培养进行无性繁殖的各种植物材料，如从植物体上取下来的部分组织或器官叫作外植体。将外植体置于培养基上，使外植体中细胞进入分裂状态，这种由一个成熟细胞转变为分生状态的过程称为脱分化。经历了脱分化后的细胞能通过再分裂和再分化重新形成一个完整的植株，称为植物细胞的全能性。

药用植物组织培养的研究与应用是中药现代化及中药产业发展的一个重要手段和内容，对于因病毒病害严重影响产量和质量的药用植物、靠有性繁殖提供种子而种子发育不完善或种子成本高的药用植物、靠无性繁殖提供"种子"而无性繁殖系数低且种子需求量大的药用植物，以及珍稀或濒危药用植物的引种驯化以保护植物资源等都具有重要的科研和生产意义。

一、植物组织培养类型

植物组织培养的分类方法有多种，根据培养对象主要可以分为以下 6 类。

（一）完整植株培养

完整植株培养是指对具有完整植株形态的幼苗或较大的植株进行离体培养的方法。

（二）胚胎培养

胚胎培养是指对植物成熟的或未成熟的胚进行离体培养的方法。常用的胚胎培养材料有幼胚、成熟胚、胚乳、胚珠、子房，可用于研究胚胎发生的及影响胚生长的因素；用试管受精或幼胚培养可获得种间或属间远缘杂种；胚乳培养是研究胚乳的功能、胚乳与胚的关系，以及获得三倍体植株的一个重要手段。三倍体植株往往表现为无籽，在种子和果实类药材中进行三倍体育种，培养出无核或无籽的品种给其加工利用带来极大的方便。

（三）器官培养

器官培养是指对植物根、茎尖、叶、花及幼小果实等器官的全部或部分或器官原基进行离体培养的技术。如根端的离体培养是研究生物合成的一种有效手段；茎尖做外植体培养用来进行植物的无性系繁殖，具有加速繁殖和去除病毒等优点。

（四）组织培养

对植物体的各部分组织，如茎尖分生组织、形成层、木质部、韧皮部、表皮组织、皮层组织、胚乳组织、薄壁组织和髓部等，或由植物器官培养产生的愈伤组织进行无菌培养，二者均通过再分化诱导形成植株。利用愈伤组织培养在理论上可以阐明植物细胞的全能性和形态发育的可塑性，还可以诱导产生不定芽或胚状体而形成完整的再生植株（或称再生苗、试管苗）。

（五）细胞培养

细胞培养是在一定条件下，通过人工供给营养物质和生长因子，在无菌状态下使离体植物细胞生长繁殖的方法。常用的细胞培养材料有叶肉细胞、根尖细胞、韧皮部细胞等。

1. 植物细胞悬浮培养　是指将离体的植物细胞悬浮在液体培养基中进行的无菌培养；也是指在液体培养基中保持良好分散状态的单个细胞和小的细胞集聚体的培养。

2. 单细胞培养　是指从植物器官组织或愈伤组织中游离出的单个细胞的无菌培养。单个细胞培养的后代基因是一致的，对植物优良品种的纯化和改良有重大意义，但单细胞培养的难度比多细胞培养的难度要大得多。单细胞培养是随着更有效的营养培养基的发展，以及从愈伤组织和悬浮培养物分离单细胞的专门技术的建立而实现的。可用于取得单细胞无性系及进行突变体选育。

3. 植物细胞固定化培养 植物细胞可以像微生物细胞一样在瓶中或发酵罐中培养，细胞包埋于支持物内，呈固定不动的状态。

（六）原生质体培养

原生质体培养是指对除去植物细胞壁后裸露的原生质体进行离体培养的方法。原生质体培养易于摄取外来的遗传物质、细胞器及病毒、细菌等，常应用于体细胞杂交或外源基因导入等方面的研究。此外，通过原生质体培养能得到由单细胞衍生出来的体细胞克隆细胞系，这是药用植物筛选高产、稳定细胞系的较好途径。

二、培养基

培养基是人工配制的，组织培养中离体材料赖以生存和发展的营养物质。在离体培养条件下，不同种类植物对营养的要求不同，甚至同一植物不同部位的组织及不同培养阶段对营养的要求也不尽相同。因此，筛选合适的培养基是植物组织培养极其重要的内容。

培养基的成分主要有水分、无机化合物、有机化合物、植物生长调节剂及其他成分。根据营养水平不同，培养基可分为基础培养基和完全培养基。基础培养基只含大量元素、微量元素和有机营养物。完全培养基是在基本培养基的基础上，根据试验的不同需求，增加一些物质，如植物生长调节剂和其他复杂有机物等。基础培养基的配方种类很多，根据其成分及浓度特点，主要分为以下四类。

（一）高盐成分培养基

这类培养基的特点是无机盐浓度高，尤其钾盐、铵盐和硝酸盐含量较高；微量元素种类较全，浓度较高，元素间的比例较适合；缓冲性能好，营养丰富，不需再加入水解蛋白等有机成分。包括 MS、LS、BL、BM、ER 培养基等，其中 MS 培养基营养成分和比例均比较合适，应用最广泛。

（二）硝酸盐含量较高的培养基

这类培养基除含有较高的钾盐外，还含有较低的氨态氮和较高的盐酸硫胺素。包括 B_5、N_6、LH 和 GS 培养基等。

（三）中等无机盐含量的培养基

本类培养基的特点是大量元素含量约为 MS 培养基的一半；微量元素种类少而含量高，维生素种类比 MS 培养基多。包括 H、Nitsch 和 Miller 培养基等。

（四）低无机盐类培养基

本类培养基的特点是无机盐含量很低，一般为 MS 培养基的 1/4 左右；有机成分含量也很低。多用于生根培养。包括改良 White、WS（Wolter 和 Skoog，1996）、克诺普液和 HB（Holly 和 Baker，1963）等。

三、植物组织培养在药用植物栽培中的应用

（一）药用植物良种选育

我国利用人参、地黄、平贝母等花药培养，成功获得再生植株。利用离体胚培养和杂种植株选育出一批高抗病、抗虫、抗旱、耐盐的优质品系或中间材料，从而扩充了植物的基因库。通过体细胞诱变、细胞融合和突变体筛选获得突变品系、有价值的新品系或育种上有用的新材料。如对龙葵、曼陀罗、颠茄、明党参通过体细胞的杂交方式获得种间杂种和种内杂种植株，创造了自然界尚无的新植物类型。

（二）药用植物种质保存

将离体培养的药用植物器官、组织和细胞在常温下或超低温下保存，建立集约化的细胞库，可作为种质保存的一种形式，并在需要时可以随时取出利用。近年来，利用组织培养技术和超低温保存技术保存药用植物种质材料及其种质库的建立取得了重要进展。超低温种质保存就是将植物材料保存在液氮（-196℃）中，在这种温度下，活细胞内的物质代谢和生长活动几乎完全停止，最大限度地抑制了生理代谢强度，当恢复到正常状态时，细胞能保持正常的活性与特性。超低温植物材料的保存可以减少培养物的继代次数，节省人力物力，保存时间长，解决培养物因长期继代培养而丧失形态建成能力的问题。一般认为，采用有组织结构的材料，如茎尖、幼胚和小苗等作保存材料，其遗传性较为稳定，易于再生。目前，已成功实现茎尖超低温保存的药用植物有高山红景天、地黄、百合等；对浙贝母、高山红景天、银杏和红豆杉等愈伤组织，人参、浙贝母、杜仲、山茱萸和高山红景天等花粉的超低温保存均获得成功。此外，还开展了地钱、黄连等原生质体的超低温保存研究。

（三）稀缺或急需药用植物良种的快速繁殖

一些新育成、新引进或稀缺药用植物的良种，由于生产上的急需，可用组织培养来解决。铁皮石斛是我国传统名贵中药材，具有抗肿瘤、抗疲劳、抗氧化、抗衰老、降血糖、提高人体免疫力和刺激造血等多种功效，但自然繁殖率低，野生资源稀缺。20 世纪末，国内外学者开始了铁皮石斛快繁技术研究，经过多年大量试验研究工作，取得了显著成果。我国已对珍稀濒危野生植物如金线莲、川贝母、紫杉、杜仲等，采取组织培养的手段建立起无性繁殖系来对这些物种进行繁衍和保存。

（四）带病药用植物的脱毒

近年来，随着农业产业结构的调整，药用植物的种植面积不断扩大，病毒病的危害也越来越严重。由于病毒病的危害，一般减产幅度在 30% 以上，有的药用植物如太子参、地黄、半夏等，病毒病已成为限制其发展的主要因子。采用茎尖脱毒，脱毒苗通过

组织培养克隆繁殖可获得大量脱毒优良种苗，从而解决了病毒病的危害。地黄、太子参、枸杞、菊花等药用植物采用茎尖脱毒培养均获得成功。

（五）植物组织培养生产次生代谢产物的研究与应用

通过组织培养和细胞培养产生次生代谢产物等活性物质的研究开发与应用，已成为当今世界生物工程技术热点，并已取得可喜成果。国内利用组织培养累积甘草中的重要次生代谢产物如甘草酸及甘草总黄酮，发现培养 3~4 周的胀果甘草愈伤组织中总黄酮的量可以达到 1.1%。在愈伤组织的培养过程中添加酵母提取物、水解酪蛋白、真菌诱导子、茉莉酸及稀土元素等均能显著提高甘草愈伤组织中黄酮类化合物的量。对胀果甘草愈伤组织中的甘草酸的量进行测定，发现在悬浮培养条件下，离体根培养物中甘草酸的质量分数明显高于其他培养物，比生药含量高 51.08%。

知识链接

从 20 世纪 60 年代开始，我国已有 100 多种药用植物经离体培养和试管繁殖获得试管植株，其中有的已用于药用植物栽培。台湾在 1988~1993 年间即用离体快繁技术繁殖了金线莲 600 万株。宁夏农林科学院枸杞研究所利用试管繁殖与嫩枝扦插相结合的繁殖方法，繁殖枸杞新品种"宁夏 1 号"和"宁夏 2 号"苗木 100 多万株，加速了新品种的推广。

第二节　药用植物无土栽培技术

无土栽培是指不用天然土壤，而用含有植物生长发育所必需的元素的营养液来提供营养，并可使植物能够正常完成整个生命周期的种植技术。利用无土栽培技术进行药用植物生产，以人工创造的作物根系环境取代自然土壤环境，可为药用植物根系生长提供良好的水、肥、气、热等环境条件，有效解决了自然土壤栽培中难以解决的水分、空气、养分供应的矛盾，避免土壤栽培的连作障碍，节水、节肥、省工，还可以在不适宜于一般农业生产的地方进行药用植物种植，避免土壤污染（生物污染和工业污染），生产出符合 GAP 要求的药材。

无土栽培一般在大棚内进行，通过栽培设施满足植物对水肥气热的需要。近年来，无土栽培向智能化、自动化方向发展，通过智能叶片（传感器）和电脑程序控制自动调节水肥气热的供给，成本较高，一次性投入大。

一、无土栽培类型

无土栽培的方法多样，根据作物根系是否需要基质固定分为无基质栽培和基质栽培两大类。

（一）无基质栽培

栽培的药用植物根系直接与营养液接触，不通过固体基质来吸收营养，又可分为水培和气培。

1. 水培　是指营养液直接与植物根系接触。为了解决根系吸氧问题，一般采用只有0.3 ~ 0.5cm 厚的浅层营养液流过药用植物根系，根系的一部分可以暴露在空气中，由于营养液层很浅，像一层水膜，因此称为营养液膜法。

2. 气培　又称雾培，是将营养液压缩成气雾状直接喷到植物的根系，根系悬挂在容器的内部空间。通常用聚丙烯泡沫塑料板，其上按一定距离打孔，植株根系伸入容器内部，每隔 2 ~ 3 分钟，喷液几秒钟，营养液循环利用。这种方法同时解决了根系吸氧及吸收营养的问题，但所需设备费用太高，需消耗大量电能且不能停电，因此目前该方法主要用于科学研究，生产上应用还很少。

（二）基质栽培

基质栽培是指植物通过固体基质来固定根系，并通过基质吸收营养和氧气的栽培方法。对基质的要求是容重小，粒径适当，总孔隙度较大，吸水和持水能力强，颗粒间小孔隙多，基质水气比例协调，化学性质稳定，酸碱度适当，并且不含有毒物质，又可分为有机基质、无机基质、混合基质等。

1. 有机基质　是一类天然或合成的有机材料，如泥炭、树皮、锯木屑、秸秆、稻壳、蔗渣、苔藓、堆肥、沼渣等。有机基质使用较少，一方面是由于植物的有机营养理论不清楚，有机成分的释放、吸收、代谢机理不明；另一方面随着计算机技术、自动化控制技术和新材料在设施中的应用，有机基质的使用会给植物营养的精确调控和营养液的回收再利用带来困难。

2. 无机基质　主要有砂、泡沫塑料、岩棉珍珠岩和蛭石等。一般将基质装入塑料袋或栽培槽内种植药用植物，这种方法有一定的缓冲能力，使用安全，但很少含有营养。

3. 混合基质　分为无机 – 无机混合、有机 – 有机混合、有机 – 无机混合。混合基质由结构性质不同的原料混合而成，可以扬长避短，在水、气、肥相互协调方面优于单一基质。

无土栽培基质容易引起病菌污染，要注意对其消毒，常用的几种消毒方法如下。

（1）蒸汽消毒　将栽培基质装入消毒箱，通水蒸气，70℃ ~ 90℃条件下消毒 1 小时即可。若生产面积较大，也可以堆垛消毒，垛高 20cm 左右，用防高温、防水篷布盖好消毒。

（2）化学药剂消毒　采用福尔马林或氯化钴消毒。福尔马林一般稀释 50 倍，用喷壶将基质均匀喷湿，覆盖塑料薄膜，经 24 ~ 26 小时后揭膜，在风干 2 周后使用。氯化钴消毒前先把基质堆放成高 30cm，在基质上每隔 30cm 打一个 10 ~ 15cm 深的孔，每孔注入氯化钴 5mL，随即将孔堵住。第一层打孔放药后，再在上面同样堆上一层基质，打孔放药，总共 2 ~ 3 层。盖上塑料薄膜，熏蒸 7 ~ 10 小时，熏蒸温度为 15℃ ~ 20℃，去掉塑料薄膜，晾7～8日后即可使用。

（3）日光消毒　夏季高温季节，在温室或大棚中把基质堆成20～25cm高，堆垛的同时喷湿基质，使其含水量超过80%，盖上塑料薄膜。密闭温室或大棚，暴晒10～15日即可使用。

二、营养液

（一）营养液的配制与管理

营养液是无土栽培的关键，它是由含有植物生长发育所必需的营养元素配制成的水溶液。配制营养液必须选用合适的营养物质，并保证溶液有适宜的离子浓度和酸碱度。大量元素营养物质有硝酸钙、硝酸钾、硝酸铵、硝酸钠、硫酸铵、尿素、过磷酸钙、磷酸二氢钾、磷酸二氢铵、氯化钾、硫酸镁和硫酸钙等。微量元素营养物质有三氯化铁、硫酸亚铁、硫酸锰、硫酸锌、硼酸、硼砂、硫酸铜和钼酸铵等。

配制营养液要考虑化学试剂的成本和纯度，生产上一般使用化肥配制营养液，以降低成本。配制的方法是先配出母液（原液），再进行稀释，可以节省容器便于保存。所配制的营养液养分要齐全，各种元素之间的比例要恰当，以保证药用植物对营养的平衡吸收；另外，所使用的各种元素在营养液中应保持化学平衡，均匀分布而不发生沉淀；配制的营养液要具有适宜的总盐分浓度，各种矿质营养比例协调。

不同药用植物要求营养液具有不同的酸碱度，大多数药用植物的根系pH值在5.5～6.5生长最好。通常在营养液循环系统中每隔几天检测一次pH，发现偏离立即调整；在非循环系统中，每次配液时应调整pH。营养液供应次数和供应时间应遵循的原则是既能使药用植物根系得到足够的水分、营养，又能协调水分、养分和氧气之间的关系，达到经济实用和节约能源的目的。

（二）营养液废液的循环利用

只利用一次的营养液废液，若直接排入环境，会造成大量未被植物吸收利用的氮磷钾等元素的浪费，同时也会造成河流等水体的富营养化问题；未经处理的营养液废液二次利用时容易造成病虫害在栽培体系中的广泛传播。因此如何科学循环利用营养液废液，是目前无土栽培研究中的一个热点问题，对如何提高经济效益和环境效益有着重要意义。

1. 废液的灭菌去毒技术　目前国内外消毒方法很多，如臭氧、紫外线、加热、沙滤、过氧化氢、氯气、碘处理、膜滤、活性炭吸附等。其中，主要常用的消毒法有以下几种。

（1）臭氧灭菌法　利用强氧化剂臭氧杀灭微生物病原菌。

（2）紫外线灭菌法　利用紫外线通过光化学反应将病原菌机体内蛋白质和DNA的结构破坏，达到杀菌效果。

（3）加热灭菌法　利用高温加热将病原物烫死。

（4）沙滤灭菌法　依靠阻挡和吸附作用对营养液进行灭菌，采用的过滤材料主要是沙粒、陶粒等。

（5）综合灭菌法　通过几种消毒方式组合进行全面灭菌。

2.废液养分浓度测定和再调配　无土栽培营养液废液经过前期阶段灭菌去毒后，再通过营养液循环再利用装备进行废液养分浓度的测定和再调配，使废液养分含量能满足后续种植需求。目前国内已开发出营养液循环再利用装备，配有多种探头，可测定温度、液压、溶解氧、pH、EC等指标，通过各种离子浓度在线测定后进行调配。

三、无土栽培新技术在药用植物栽培中的应用

西洋参的无土栽培试验证明，用蛭石和砂作培养基质，体积按1∶1或1∶2混合是西洋参较好的无土栽培基质，出苗率和保苗率都比较高。培养液以铵态氮+硝态氮为好。用无土栽培基质培育的西洋参，参根产量和皂苷含量比本地农田栽参略高，质量更佳。另外，无土栽培和农田栽培的西洋参根中所含化学成分种类无明显差异。从不同栽培基质、营养液对西洋参地上部分生长的情况及西洋参根中总皂苷、氨基酸、微量元素含量影响的结果表明，温室无土栽培西洋参与进口美国土壤栽培的西洋参质量基本一致。

药用石斛栽培以锯末为基质，由于锯末疏松，通水透气性好，保水保肥力强，小环境内的空气湿度能较好地得到保持和调节，根系在花盆内整齐地达到15cm左右，长势强健，侧根多。在高盆和木厢内根系可长达30~35cm，植株生长旺盛，适应了石斛生长对环境条件的特殊要求。在1998年西南农学院的试验中，当年增产82.1%~177.8%。适当浓度的激素处理可较大幅度地提高石斛产量。施以由氮、磷、钾等13种元素组成的"斯泰钠"营养液，保持基质湿润，石斛生长良好。自然条件下，石斛喜欢在半阴半阳的生态环境下生长；但在无土栽培的条件下，水分和营养充足，这时强光照却有利于石斛的生长和高产。

将营养液定期浇灌的基质栽培（珍珠岩∶沙=1∶1）和土壤栽培这两种方式种植细辛进行比较，发现用无土栽培方式能获得比土壤栽培含量高的甲基丁香酚、黄樟醚和细辛醚；用Arnon营养液对紫苏的无土栽培优于Hoagland营养液；用Hoagland营养液浇灌荆芥能获得较高的产量。

知识链接

无土栽培供液方式很多，有营养液膜灌溉法、漫灌法、双壁管式灌溉法、滴灌法、虹吸法、喷雾法和人工浇灌等。生产上应用较多的是营养液膜灌溉法、滴灌法和喷雾法。供液系统主要包括贮液罐（槽）、水泵、输液管、过滤装置等。一般需要四个贮液罐（槽），其中三个用于贮存母液：一个盛钙盐母液，一个盛其他营养元素母液，另一个盛磷酸或硝酸，用以调节营养液的pH；第四个贮液罐（槽）贮存稀释后的营养液。水泵用于输送营养液或将营养液由低处抽到高处灌溉。输液管用各种直径的黑色塑料管，不能用白色的，以避免藻类的滋生。在营养液的进水口和出水口要求安装过滤器，以保证营养液清洁，避免造成供液系统堵塞。

第三节　药用植物现代设施栽培技术

设施农业是指利用一定的设施，在局部范围内改善或创造出适宜的气象环境条件，为动植物的生长发育提供良好的环境条件而进行有效生产的农业。设施栽培是设施农业由传统农业向现代农业转变过程中的重要手段，它是设施农业的一种重要类型，保护地栽培和无土栽培是现代设施栽培技术的集中体现。本节主要对保护地栽培进行介绍。

一、保护地栽培的类型

保护地栽培是在不利于药用植物生长发育的条件下，利用保护设施，人为地创造适合植株生长发育的环境条件，是从事药用植物生产的一种栽培方式。简易设施、遮光设施、大棚、温室与温室是药用植物保护地栽培的主要设施。在北方地区，由于无霜期短，冬春季节寒冷，无法从事正常的种植，而大棚、温室等保护地设施在人工控制条件下，使药用植物能正常生长和发育，从而获得显著的经济效益。

（一）简易设施

简易设施主要包括风障畦、冷床和小拱棚等形式。特点是结构简单，容易搭建，具有一定的抗风和提高小范围内气温、土温的作用。

（二）遮光设施

遮光设施主要有遮荫棚、无纺布和遮阳网。应用遮光设施的目的是在高温季节减弱光照、降低温度或缩短光照时间，从而满足药用植物对温度和光照条件的要求。

（三）大棚

大棚是利用塑料薄膜或塑料透光板材覆盖的简易不加温的拱形塑料温室。其特点是结构简单，建造和拆装方便，一次性投资少，运营费用低，因而在生产上得到越来越普遍的应用。建大棚时应考虑以下因素：通风好，但不能在风口上，以免被大风破坏；要有灌溉条件，地下水位较低，以利于及时排水和避免棚内积水；建棚地点应距道路较近，便于日常管理和运输；大棚框架可选用钢管结构、竹木结构或水泥材料，覆盖棚膜时应注意留通风口，膜的下沿要留有余地，一般不少于30cm，以便于上下膜之间压紧封牢。

（四）温床与温室

温床是提早播种育苗的临时性保护措施，设备简单，省钱省料，使用方便，但不经久。温室是一种较完善的设施栽培形式，除了充分利用太阳光能以外，还可用人为加温的方法来提高温室内温度，在寒冷的冬季或早春季节仍可进行药用植物生产。温室主要包括日光温室和加温温室。日光温室主要是以小型化为主的单层面结构。加温温室按照覆盖材料的不同分为玻璃温室和塑料温室。加温温室在我国北方地区的设施栽培育苗和冬季生产中发挥着重要作用。

二、保护地栽培施肥技术

保护地栽培和露地栽培相比，由于栽培环境的差异，有其独特的施肥技术。为保证土壤环境的良性循环，必须做到科学施肥。首先应重视有机肥的施用；其次，要科学使用化肥，避免目前农村普遍存在的"重二轻一两忽视"现象，即重视氮肥、磷肥，轻视钾肥，忽视有机肥和微肥，努力做到各种养分的平衡供应；再次，重视施用二氧化碳气肥，使用二氧化碳气肥有利于培育壮苗，加速作物生长发育，增加产量和改善品质。

（一）配方施肥技术

配方施肥是综合运用现代农业科技成果，根据作物需肥规律、土壤供肥性能与肥料效应，在以有机肥为基础的条件下，提出氮磷钾和微量元素适当用量、比例及相应的施肥技术。配方施肥将以往盲目施肥改变为定量施肥，同时也将以往单一施肥改变为以有机肥为基础、氮磷钾等多种元素配合施用的施肥方式，能全面地为作物提供所必需的各种土壤营养，同时也能够保持作物各器官均衡生长，避免单一施肥所引起的植株旺长、推迟开花结果及植株早衰等问题。

保护地配方施肥常用的肥料包括尿素、硫酸钾、磷酸二铵、复合肥、过磷酸钙、钙镁磷肥等。

进行配方施肥时，还应注意以下原则：有机肥与化肥搭配施肥；大量元素与微量元素搭配施肥；粗肥与细肥搭配施肥；各营养成分要搭配施肥；要根据作物的需肥特性进行施肥。

（二）冲施肥技术

冲施肥技术是药用植物保护地栽培中的主要追肥技术，该技术是将用于追肥的肥料溶于水中后，随浇水冲施于地里。冲施肥技术的优点：施用方法简单，随水浇灌施用，使用方便；肥料的使用均匀，不会由于局部肥料浓度大而造成"烧苗"，也避免了机械追肥造成植物部分根系的破坏；与植物根系接触面大，吸收快，吸收率高，见效快，减少了因植物来不及吸收而造成的肥料损失。冲施肥技术的缺点：施肥质量和效果受浇水量的影响比较大；用易挥发的肥料冲施肥时，施肥后容易增加保护地内有害气体的浓度，发生有害气体中毒等问题；对肥料的种类要求比较严格。

冲施肥常用的肥料种类有速效化肥（尿素、硝酸铵、硫酸钾等）、复合肥（磷酸二铵、氮磷钾复合肥等）、有机肥（人粪尿、鸡粪、饼肥等）等。

冲施肥技术是一种新的施肥技术，在其推广应用的过程中，要注意以下原则：要与地膜覆盖栽培相结合；要选用不易挥发或挥发性比较差的肥料进行地面冲施肥；冲施肥的肥液浓度要适宜；要减少地面的肥料残留量；浇水量要适宜。

（三）叶面施肥技术

以叶面吸收为目的，将作物所需养分直接施用叶面的肥料，称为叶面肥。用喷洒肥料溶液的方法，使植物通过叶面获得营养元素的措施，称为叶面施肥。叶面营养技术能够较好地弥补根系吸收的不足，同时也能在一定程度上弥补叶片光合作用弱、有机营养制造不足的缺陷。叶面施肥技术作为保护地作物高效栽培的一项辅助措施，在具体施肥技术、时间、营养液种类和浓度等许多方面有一定的条件要求。不同的肥料、作物及同一作物的不同生长时期，在叶面施肥的浓度要求上存在较大差别，这三者就是确定叶面施肥浓度的依据。

叶面肥的种类繁多，根据其作用和功能，把叶面肥主要分为 4 类。

1. 营养型叶面肥　氮、磷、钾及微量元素等养分含量较高。

2. 调节型叶面肥　含有调节植物生长的物质，如生长素、激素类等成分。

3. 生物型叶面肥　含微生物体及代谢物，如氨基酸、核苷酸、核酸类物质。

4. 复合型叶面肥　上面几种肥料综合运用。

叶面施肥要注意的原则：叶面施肥不能代替土壤施肥和光合作用；叶面施肥的间隔时间应适宜；叶面施肥应与防病结合进行；叶面施肥不当发生伤叶时，要用清水及时冲洗叶面，冲洗掉多余的肥料，并增加叶片的含水量，缓解叶片受害的程度。

三、药用植物栽培设施环境的调控技术

（一）光照条件的调控

设施内对光照条件的要求：一是光照适当，二是光照分布均匀。人工调节包括三个方面：一是增加自然光照；二是在冬季弱光期或日照时数少的季节和地区进行人工补光；三是在夏季强光季节和地区或进行弱化栽培时遮光。

（二）温度条件的调控

1. 保温措施　选用适宜建材，注重工程质量并尽量避免缝隙，保持墙体厚度和墙体的干燥以减少放热，设置防寒沟和多层覆盖等措施。

2. 增温措施　采用增大温室透光率、避免土壤过湿、复合材料建筑后墙、地面喷洒增温剂等措施。

3. 加温措施　设施内可用炉火加温及暖气、暖风或电热线加温。

4. 降温措施　采用各种遮光措施，减少进入设施内的太阳辐射能；地面灌水或喷水，增大土壤蒸发耗热；强制通风和自然通风换气降温等措施。

（三）湿度条件的调控

采用通风排湿、地膜覆盖、畦间覆草、增温降湿、张挂无纺布作保温幕、地膜下滴灌或暗沟浇水等措施降低湿度。

（四）气体条件的调控

1. 增加二氧化碳措施 通风换气可使设施内二氧化碳浓度达到大气水平；增施有机肥，利用微生物分解有机质，释放二氧化碳，是目前设施内增施二氧化碳的有效措施；通过化学反应等方法人工施用二氧化碳是生产上常用的方法，可以人为控制施用量。

2. 有害气体防止措施 为避免氨气和亚硝酸气体的产生，应施用充分腐熟的有机肥，适当加大基肥用量，施后深翻；追施氮肥一次用量不可过多；追肥宜深施，施后灌水或随水施肥；冬季不用碳酸氢铵做追肥；同时随时调节土壤的 pH 值，促进硝化作用。生产上应选择含硫化物少的燃煤，并充分燃烧以减少硫化物排放。选用符合农用标准的塑料制品以避免产生乙烯和氯气。

四、保护地栽培技术在药用植物栽培中的应用

我国开展了多种药用植物的保护地栽培研究和应用。为了有效解决我国人参栽培的产值低、林地不能连作等问题，吉林省很多地区采用农田遮荫棚下栽参的方法。但由于有时会受到早春的缓阳冻和气温的大幅度波动等影响，人参出芽期易发生冻害和虫害等现象。在设施环境下栽培人参，可以人为地调控人参生长的土壤温湿度、土壤养分、空气温湿度、CO_2 浓度和光照等环境条件，并且能够通过有效地延长作物的生育期，缩短人参的生长周期，减轻病虫草害的威胁来提高产量和品质。生长在塑料大棚中的人参与遮阴棚中的人参相比，生长物候期每年延长 40 日以上，叶片、根重等指标有明显增高。

人参、三七和西洋参属于阴性植物，生产上需要搭设荫棚进行遮光设施栽培，遮荫棚的透光率将直接影响产品的产量和品质。在东北地区，一般人参参棚透光率在 20% ~ 40% 为宜。遮荫棚透光率在 10% ~ 15% 最适宜三七的生长，透光率达到或超过 30% 时三七就无法生长。西洋参参棚透光率受纬度影响而不同，低纬度如福建、云南透光以 15% 为宜，华北、西北（东部）以 20% 左右为佳，东北以 20% ~ 30% 为好。

在长白山区北五味子的保护地栽培中，采用简易的畦床和塑料棚覆盖以提高地温。具体做法是选择向阳、排水良好的砂质土地块，做成宽 1m、高 40cm 的畦床，畦床以塑料棚覆盖，可明显提高地温。北京地区枸杞的保护地栽培种，枸杞在高效节能型日光温室中的平畦是南北向，畦面宽约 1.5m，定植行距 20cm，株距 15cm，或株行距均 20cm，开沟定植，定植深度 6 ~ 7cm。定植后浇透水，取得了良好的栽培效果。

库拉索芦荟原产于非洲南部，具有耐热耐旱、怕寒忌湿等生态习性，引种时宜采用保护地栽培，大棚一般采用拱形棚。棚室管理注意夏季经常打开通风口，让棚内外空气对流降温，也可在棚顶覆盖遮荫，如黑塑料网；冬季为了增加芦荟植株的抗寒能力，应

培土保温，减少灌水次数，同时把叶片绑成一束或多束以防霜抗寒。

　　吉林省是全国乃至世界的人参主产区，因而人参栽培一直是吉林省发展的重要产业，人参产业为农民增收致富的重要渠道。但随着国家天然林保护工程的实施，林业部门对参地审批数量逐年减少，已无法满足参农的需要。积极改变现有的人参种植业模式，实现并推广"人参下山"已成为必然趋势。在设施环境下栽培人参，因可以人为地调控人参生长所需的环境条件、延长年生育期和缩短总生长周期等来提高产量和品质，逐渐达到人参栽培的智能化管理。现有的大部分研究主要集中在设施内部土壤温湿度及设施内光照调控来进行的，但设施内部环境是一个复杂的系统，除了土壤温湿度外，空气温湿度、二氧化碳浓度、土壤肥力、人参种植密度等对人参生长也有综合影响，这些工作有待于进一步研究并完善。

第四节　药用植物生长调节剂的应用

　　植物生长调节物质是一类可调节植物生长发育的微量有机物质，分为两大类：一类是存在于植物体内经天然合成的，叫植物激素；另一类则是通过人工合成且从外部施入植物体内，叫植物生长调节剂。植物生长调节剂是人工合成的有机化合物，具有促进、抑制或以其他方式改变植物某一生长过程的功能，是一类与植物激素具有相似生理和生物学效应的物质。

一、植物生长调节剂的种类

　　已发现具有调控植物生长和发育功能的物质有生长素、赤霉素、细胞分裂素、乙烯、脱落酸、油菜素内酯、水杨酸、茉莉酸和多胺等，而作为植物生长调节剂被应用在农业生产中主要是前 6 类。

（一）生长素（auxin）

　　植物体内最普遍的生长素类为 3- 吲哚乙酸（IAA），大多集中在生长旺盛的部位。IAA 能促进细胞的延伸生长和细胞壁结构的松弛，促进插枝生根，诱导愈伤组织及根的形成。在木本药用植物栽培上，效应有扦插生根、疏花疏果、促进开花、防止采前落果、控制萌蘖枝的发生等。IAA 对生长的影响随着浓度的增加而增加，但达到一定的浓度就会引起明显的抑制作用。

（二）赤霉素（gibberellin，GA）

赤霉素又称"九二 O"，在植物体内天然存在有 72 种，即 GA_{1-72}。赤霉素在生长旺盛的部位含量较高，如茎端、根尖和果实、种子。赤霉素能促进细胞分裂和伸长，打破休眠，促进萌发；诱导单性结实，促进座果；促进开花；促进节间伸长和整株的生长。GA 促进植物生长的作用随浓度的增加而增加，但达到一定的浓度后就不再增加，但无抑制作用。

（三）细胞分裂素（cytokinins，CTK）

细胞分裂素也称为细胞激动素，是一类嘌呤的衍生物。细胞分裂素广泛地存在于高等植物中，在细菌、真菌、藻类中也有细胞分裂素。高等植物的细胞分裂素主要分布于茎尖、根尖、未成熟的种子和生长的果实等。细胞分裂素的主要生理作用是促进细胞分裂，使细胞体积扩大而不断伸长，营养物质向库的部位移动；延迟叶片衰老，促进芽的萌发。其中激动素（KT）和苄基嘌呤（6-BA）可用于组织培养中诱导愈伤组织的形成和分化。

（四）乙烯（ethylene，ETH）

乙烯广泛存在于植物的各种器官，正在成熟的果实和即将脱落的器官含量比较高。逆境条件下，例如干旱、水涝、低温、缺氧、机械损伤等均可诱导乙烯的合成，称之为逆境乙烯。乙烯最明显的生物学效应是引起三重反应（一是抑制茎的伸长生长；二是促进上胚轴的横向加粗；三是茎失去负向地性而产生横向生长）和偏上性反应（叶柄上部生长快而下部慢，使叶下垂，叶面反曲）。乙烯可以促进果实成熟，促进花芽形成，促进落叶、落花和落果，抑制营养生长。

（五）油菜素内酯（brassinolide）

油菜素内酯广泛分布于不同科属的植物及植物的不同器官中，其中含量较高、活性较强的是一种叫油菜素甾酮的，具有 GA 和 CTK 的双重作用。油菜素内酯促进伸长的效果非常显著，其作用浓度要比生长素低好几个数量级。其作用机理与生长素相似，通过促使细胞壁松弛从而促进生长。同时，油菜素内酯还能抑制生长素氧化酶的活性，提高植物内源生长素的含量。另外，油菜素内酯还能调节与生长有关的某些蛋白质的合成与代谢，实现对生长的控制；调节植物体内营养物质的分配，使处理部位以下的部分干重明显增加，而上部干重减少，植物的物质总量保持不变；影响核酸类物质的代谢，延缓植物离体细胞的衰老；能提高作物耐冷性。

（六）生长延缓剂（growth retardant）和生长抑制剂（growth inhibtor）

生长延缓剂主要抑制梢顶端分生组织细胞分裂和伸长，它可被赤霉素所逆转。而生长抑制剂则完全抑制新梢顶端分生组织生长，它不能被赤霉素所逆转。其效应主要有抑制营养生长，促进花芽形成，增加座果，促进果实上色，提早成熟，适时开花和反季结果，提高抗旱性。

二、影响植物生长调节剂作用效果的因素

（一）药用植物的种类、部位不同，对生长调节剂的敏感性也不同

如矮壮素的根部吸收比叶面喷洒效果明显，而 B_9 的叶面喷洒效果较土壤施用好。同一植物的根、茎、叶、花、果实和种子等不同部位，对同一剂量的反应也不同。一般而言，对芽有促进作用的生长素所需浓度最大，其次为茎，根的最小。

（二）生长调节剂施用时期和施用剂量影响作用效果

一般幼苗期植物较嫩，对生长调节剂反应较敏感，生育后期株体较大，反应较迟钝。植物生长调节剂的用量一般很小，用量过大会引起新陈代谢紊乱，生长受到抑制，严重的引起死亡。

（三）其他影响生长调节剂作用效果的因素

植物生长调节剂大多为有机化合物，如存放时间过长，以及日照、高温、潮湿等因素都能使其变质失效，影响其作用效果。

三、植物生长调节剂的残毒

无论是叶面喷洒或是土壤施用，生长调节剂大部分进入土壤，少部分进入植物体。植物生长调节剂在土壤中的残留期一般在 $1\sim6$ 个月，极少数达半年以上，且由于进入土壤的药剂随土壤水分的蒸发而消耗，有的因土壤微生物的活动而降解，因此其在土壤中的残留量也很小。如施入土壤中的 2,4-D 只需 $1\sim4$ 周即被完全降解。一般而言，施用的间隔期越长，植物体收获器官中的残留量越少。沙壤土的吸附力弱，进入植物体的量及相对残留量均较大；相反，壤土条件下植物体内的残留量较小。

四、植物生长调节剂在药用植物栽培中的应用

植物生长调节剂通过调节与控制植物的生长发育，提高作物抗逆性，提高光合作用效率，改变光合产物的分配，达到提高产量、改善品质的目标。植物生长调节剂具有以下作用特点：作用面广，应用领域多用量小、速度快、效益高、残毒少；针对性强，专业性强等。最大的优点是用量小，增产效果高，抗逆作用强（耐寒、耐酸等）。正因为具有用量小、增产作用大、投入小、见效快等优点，故目前已广泛应用于药用植物栽培的各个环节，主要体现在以下几个方面。

（一）促进药用植物的扦插繁殖

扦插繁殖是目前生产上常用的繁殖方式之一，利用生长调节剂促进插条生根是解

决这一问题的关键技术。白木香为瑞香科沉香属植物，是一种多年生热带亚热带常绿乔木，为我国特有的珍贵药用植物，先后被列为国家濒危三级保护植物和国家二级重点野生保护植物。白木香属难生根树种，不同植物生长调节剂及浓度对白木香插穗生根率有极显著影响，IAA 1500mg/L 浓度处理效果最好，生根率达 43.08%，其次是 IBA 1500mg/L 和 IAA 1000mg/L 处理，生根率分别为 40.17% 和 36.07%。

应用生长素类植物生长调节剂如 NAA、IBA、ABT 等处理山豆根插条能够促进插条生根，提高扦插成活率。用 ABT_1 生根粉 100mg/kg 浸泡银杏插穗基部 1 小时，成活率为 70%～80%；用 ABT_1 生根粉 1000mg/kg 或吲哚丁酸 1000mg/kg 速浸 10 秒，其插条生根率高达 95%。辛夷插条通常难以生根，用 100mg/kg、150mg/kg ABT 生根粉处理有明显改善效果。GA 100mg/L、NAA 150mg/L 和 IBA 150mg/L 有利于亚洲百合品种的鳞片产生小鳞茎，小鳞茎发生率高达 100%。NAA 处理一年生枸杞插穗，不仅成活率高，且生根早、根系多且长。

（二）打破种子休眠，促进萌发

在生产上使用适当浓度的植物生长调节剂处理种子，可以促进种子萌发，提高其发芽率和发芽整齐度，增强种子或植株对逆境的抗性。如用适当浓度的赤霉素处理可以打破西洋参、黄连、杜仲、贝母、细辛等药用植物种子的休眠，促进天麻种子的萌发。用外源激素 GA_3、2,4-D 和 GA_3 + 2,4-D 处理红景天种子，可促进其提前萌发，并能促进根和芽平衡生长，使幼苗的生活力达到较高水平。

（三）促进药用植物愈伤组织的诱导与分化

植物生长调节剂对药用植物愈伤组织的诱导与分化过程具有重要作用。用于愈伤组织诱导与分化的植物生长调节剂通常为 2,4-D、NAA、6-BA 等。植物生长调节剂对不同植物愈伤组织的诱导效果不同，对芦荟的诱导效果为 6-BA ＞ IBA ＞ 2,4-D ＞ NAA。使用 B_5 + 0.5mg/L 2,4-D 的培养基诱导杜仲幼叶，其出愈率高达 100%，且生长良好。单独使用 NAA，对杜仲幼叶的愈伤组织诱导也取得了 100% 的诱导率。用 MS + 6-BA+ ZT 诱导金边瑞香花瓣愈伤组织的分化，分化率达 97.5%。

（四）促进生长，提高产量，改善品质

植物生长调节剂还可调节植物营养物质在各器官之间的运输和分配，改变植株株型和群体结构，促进茎部粗壮，叶片肥厚，抑制旺盛的营养生长和生殖生长，促进地下器官的产量提高和品质的改善。如在番红花大田生产中，用 100mg/kg 的 GA_3 和 10mg/kg 的激动素处理 9～10g 的球茎 20 小时，能够显著提高花的产量 50% 以上。菊花生长过旺、过高，容易在开花时倒伏，喷施 100～120mg/kg 的烯效唑，有控高促矮作用。8 月底现蕾期还不能正常现蕾的菊花，在现蕾时喷施 300mg/kg 乙烯利，增产效果明显。用 B_9 处理人参，可抑制其茎和花轴伸长，促进株型矮化，多长苞芽，形成多茎，增强植株的光合能力，提高产量。延胡索长时间的开花对块根等营养体的生长发育具有显著抑制作

用，在盛花期前用 1000mg/kg 40% 乙烯利液喷施延胡索，疏花效果显著；除蕾后再喷洒 0.5 ~ 1mg/kg 的三十烷醇 1 ~ 2 次，能提高块茎产量 25% 以上。在人参苗期，用多效唑喷洒植株，能有效控制人参的营养消耗，加快生殖生长，减轻病害发生。

（五）其他方面的应用

用乙烯利喷洒银杏，可以促进果实脱落。罗汉果花果期喷施含生长调节剂类的微肥进行保花保果。

知识链接

植物生长调节剂对人畜均无急性毒性，但一些药剂可能存在慢性毒性和致畸作用。植物生长调节剂的半衰期短，使用浓度极低，在收获产品中的残留量极小，一般不会对人类健康产生不利影响。但中药材是用于防病治病、保障人类健康的，因此，在中药材生产过程中，仍应慎用植物生长调节剂。施用前应进行试验研究，制定出规范的药剂、浓度、使用方法、使用时期及安全间隔期的标准和残毒鉴定评价体系。

目标检测

一、选择题

1. 药用植物组织培养的类型不包含下列哪种（　　　）

　　A. 完整植株培养　　　　　　　　　B. 胚胎培养

　　C. 器官培养和组织培养　　　　　　D. 系统培养

2. 不用天然土壤，而用含有植物生长发育所必需的元素的营养液来提供营养，这种栽培方式称为（　　　）

　　A. 大田栽培　　　　B. 气体栽培　　　　C. 无土栽培　　　　D. 水培

3. 下列哪项不是保护地栽培的类型（　　　）

　　A. 遮光设施　　　　B. 露天设施　　　　C. 简易设施　　　　D. 大棚

二、简答题

1. 简述药用植物组织培养的几种类型。

2. 简要介绍药用植物无土栽培的原理和方法。

3. 请设计一种常用药用植物的设施栽培技术方案。

4. 药用植物生长调节剂有哪些作用？

第七章　根类药用植物

学习目标

1. 识记根类药材的植物学特征。
2. 熟练操作根类药材的加工技术。
3. 识记根类药材的生物学特性。
4. 识记根类药材的种植技术。

第一节　人　参

【别名】黄参、棒槌、血参、神草、土精。

【产地】主产东北三省，其中吉林人参产量高，质量好，畅销国内外。近年山东、山西、北京、河北、湖北、云南、四川、甘肃等地已引种成功。

【药用部位】以干燥的根和根茎入药。

【植物形态】人参 *Panax ginseng* C.A.Mey.，直根系，主根肥大，肉质，黄白色，圆柱形或纺锤形，下部有分枝。须根细长。根茎俗称"芦头"，每年增生一节。茎直立，圆柱形，不分枝，光滑无毛，绿色或带紫色。掌状复叶，具长柄；小叶 3 ~ 5 片。伞形花序，单个顶生。第三、第四年开始开花结果。浆果状核果，内含种子 2 粒。如图 7-1 所示。

【生长环境】人参为多年生、长日照、阴性草本植物，生长在海拔 200 ~ 900m 的以红松为主的针阔混交林或杂木林中，常在阴坡或半阴坡生长。适宜生长的温度范围是 10℃ ~ 34℃，最适温度 20℃ ~ 25℃，最低可

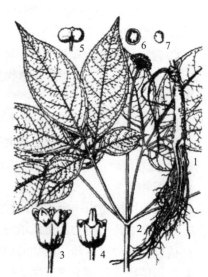

图 7-1　人参

1. 根　2. 花枝　3. 花　4. 去花瓣及雄蕊后

5. 果实　6. 种子　7. 胚体

耐受 −40℃ 的低温，年积温 2800℃ 以上。适宜的空气相对湿度为 80% 左右，土壤湿度 35% ~ 50%（相对含水量 80% 左右），旱涝不均或骤然变化容易引起烂参。

人参喜弱光，怕强光。但如果光照过弱，容易造成生育不良。以土层深厚、富含腐殖质、渗透性强的砂质壤土为宜，适宜微酸性土壤（pH 值 5.8 ~ 6.3），不适宜碱性土壤。

【生长过程】人参每年从出苗到枯萎可以划分为出苗期、展叶期、开花期、结果期、果后参根生长期、枯萎休眠期六个阶段，全生育期 120 ~ 180 日。人参从萌动到长出地面需要 5 ~ 7 日。地温在 10℃ ~ 15℃ 时，出苗最快。东北参区 5 月中旬为展叶期，展叶时平均气温在 14℃ ~ 18℃，相对湿度 80% ~ 90% 时，展叶可持续 10 ~ 15 日。人参从出苗至展叶结束的需水量，占年生育期总需水量的 20.25%。东北产区春旱较重，及时灌水是保证优质高产的重要措施之一。在东北产区，6 月上旬至中下旬开花，花期 15 ~ 20 日。人参开花时，气温多在 13℃ ~ 24℃ 间，开花数目约占总数的 86.8%，温度低于 12℃ 或高于 27℃ 人参不开花。开花期相对湿度多在 35% ~ 99% 之间，低于 35% 不开花。东北产区结果多在 6 月下旬至 7 月上旬。结果期平均气温在 20℃ ~ 25℃ 间，空气相对湿度 80% ~ 90%。如果温度 35℃ 以上、光照强、湿度小，则成熟期滞后。人参是浆果状核果，成熟前为绿色，近于成熟时紫色，成熟时为绛红色，果期 50 ~ 60 日。果后参根生长期是人参根增重的重要时期，东北产区多在 8 月上旬开始，到 9 月下旬为止，持续 40 ~ 50 日。参根生长期时，平均气温为 20℃ ~ 22℃，当平均气温低于 8℃ 以下时，人参进入枯萎期。此阶段人参吸水量占全生育期需水量的 26.4%。参根进入枯萎期后，根内积累的淀粉等物质开始转化为糖类，准备越冬。枯萎时间越久，转化的糖类越多。当参根冻结后，人参进入冬眠阶段。

人参根的生长，大致可分为旺盛生长期、正常生长期和衰老期。1 ~ 4 参龄为旺盛生长期，5 ~ 8 龄为正常生长期，9 龄以上为衰退期，所以人参采收年限多在 6 年前后为宜。

【种植技术】

1. 播种

（1）选地整地　如是林地栽参，宜选用坡向北或东北、坡度在 15º ~ 30º 或以下、排水良好、土质疏松肥沃的阔叶林地，pH 值 5.5 ~ 6.8、腐殖质含量高的砂壤土。坡地畦一般采用"东北阳"。

在栽参的土壤中，将大量腐熟的猪圈肥、堆肥、草炭等按每平米 3kg 施入，若再加上头年湿玉米秆扎成段经堆沤腐熟后施入更好，用旋耕机或畜力犁每月耕翻 1 次，使之充分腐熟，日光杀病虫，种参前一月做成土垄，再翻捣两次。结合翻耕施入 5% 辛硫磷 1kg/667m² 或 50% 退菌特 3 kg/667m² 对土壤进行消毒处理。为便于灌溉、喷药等田间管理，最好搭 2m 左右的高棚，作业道比林地栽参窄 40cm 左右，过窄不利排水。夏播作畦时间为 7 ~ 8 月；秋播和春播作畦时间为 9 ~ 10 月。畦宽 1.2m，畦高 30cm 左右，畦间距 1 ~ 1.2m，畦长根据地形而定，同时要挖好排水沟和出水口。

（2）选种和种子处理　选育良种和选用大籽是培育大苗的必备条件。目前国内外栽培的均属紫茎绿叶红果种类型，我国已繁育出一定数量的青茎黄果种。在红果类型中又分出青茎红果和紫茎青叶红果两个品系，此两种类型正在分离繁育之中。

人参经过参农的长期人工选择和自然选择形成一些"农家品种"，如大马牙、二马牙、长脖、圆膀圆芦等。大马牙：主根粗短、芦碗大，生长快，产量高，吉林省抚松县为代表产区。二马牙：根茎和主体均较长，侧根较少，经整形栽培后，两条分根如人形般美观，称之为"边条参"，以吉林省集安市为代表产区。长脖：根茎细长，参体小巧玲珑，经多年培植可代野山参，称"充山参"，主产区辽宁省宽甸县。圆膀圆芦：其根茎长度、植株生长快慢及其大小均间于二马牙与长脖之间。

人参产区一般用层积法处理种子，将框（高 40～60cm，宽 90～100cm，长度根据种子多少而定）安置于地上，框底铺 20cm 厚的石子，其上铺 10cm 厚的过筛细沙，种子经筛选、水选后，用清水浸泡 24 小时，浸种后捞出稍晾干（以种子和沙土混拌不黏为度），然后向种子中加入 2 倍量（以体积计算）的调好湿度的混合土，混匀后装床。床上扣盖铁纱网防鼠害。框外围填土踏实，盖上席帘或架设荫棚，以防温度过高。8～9月间，经常检查，温度控制在 15℃～20℃，土壤水分保持在 10%～15%。经 60～80 日种子裂口时，即可播种。如次春播种，可将炸口种子与砂混合装入罐内，或埋于室外，置冷凉干燥处贮藏。播种前将种子放入冷水中浸泡 2 日左右，待充分吸水后播种。

（3）播种　可分为春播、夏播（伏播）、秋播，产区多行伏播和秋播。春播在 4 月中下旬，多数播种冷冻贮存后种子的催芽籽，播后当年春季就出苗。夏播亦称伏播，采用的是干籽（指从果实搓洗出来的自然风干后的种子），一般要求在 6 月下旬前播完。天气暖和，生育期长的地方（播种后高于 15℃，天数不少于 80 日），可延迟到 7 月中旬或下旬。秋播多在 10 月中下旬进行，播种当年催芽籽，播后第二年春季出苗。

（4）移栽　目前多用"二三制"（育苗 2 年，移栽 3 年）、"二四制"（育苗 2 年，移栽 4 年）和"三三制"（育苗 3 年，移栽 3 年）、"三二二制"（育苗 3 年，移栽 2 年，再移栽 2 年）。

①移栽时间：人参有春栽和秋栽之别，现多采用秋栽，秋栽一般在 10 月中旬地上茎叶枯黄时进行，一般以栽后床土冷凉，渐渐结冻为佳。过早移栽易烂芽苞，过晚参根易受冻害。春栽一般在 4 月参根生长层土壤解冻后进行移栽。

②参株的选择及消毒：目前参区多选健壮完整、芽苞肥大、浆液饱满、无病虫害的二、三年生参苗，对从病区选出的参苗应进行消毒处理。一般用 65% 代森锌可湿性粉剂 100 倍液，浸渍 10 分钟；或用 400 倍液喷洒参苗，以防治病害。

③栽植密度：移栽密度应根据移栽年限和参苗等级而定。年限长，行株距要大些，反之则小些。一般栽植密度为行距 20～30cm，株距 8～10cm（"二四制"）。

④栽植方法：多采用"摆参法"，即在做好的畦上开槽，按规定的行株距，将参苗的芦头朝上 30°～40° 顺次摆开，随摆随盖土、耧平以防位置移动。覆土深度应根据参苗的大小和土质情况而定。土质砂性大，阳坡易旱地，覆土要厚些；反之应薄些。秋栽后，畦面上应用秸秆或干草等覆盖，保湿防寒，厚 10～15cm。冻害严重的地区，在覆盖物上还要加盖 10～12cm 防寒土。

2. 田间管理

（1）搭设荫棚　人参属于阴性植物，整个生长发育期间需要适宜的水分但不能被伏雨淋渍，需要一定强度的光照但怕强日照暴晒，所以出苗后应立即搭设荫棚。根据棚架的高矮和外形来分，有高棚、矮棚、平棚、脊棚、拱棚之分。根据透光、透雨情况来分，有单透棚和双透棚之分，单透棚只透光不漏雨，双透棚既透光又透雨。双透棚因未用塑料薄膜隔雨，只适用于雨水较少，土壤透性好，腐殖质含量不太多的地区采用，还必须畦面覆盖，否则雨水冲刷、浸泡，致使土壤板结，病害严重。不论什么棚都必须考虑帘子的稀密度，一般是透光 15% ~ 30% 为好，因此，要适当调光。如吉林省长白县气候较冷凉，5 月只盖一层膜，6 月一层膜加一层花帘，7 月一层膜加两层花帘，8 月同 6 月，9 月同 5 月。

（2）松土除草　必须适时适度松土。一般 4 月上中旬，芽苞开始向上生长时，及时撤除覆盖物，并把松表土，搂平畦面。参苗出土后，5 月中下旬（小满至芒种）进行第一次松土除草，以提高地温，促进幼苗生长。第二次在 6 月中下旬。以后每隔 20 日进行一次，全年共进行 4 ~ 5 次松土除草。松土除草时切勿碰伤根部和芽苞，以防缺苗。育苗地可在出苗接近畦面时松松表土，待小苗长出后，见草就拔，做到畦面无杂草。

（3）摘蕾疏花　人参 3 年以后年年开花结实。5 月中下旬花蕾抽出时，对不留种的参株应及时摘除花蕾，使养分集中，从而提高人参的产量和质量。

五年生人参留种时，要把花序上花蕾疏掉 1/3 或 1/2，可使种子千粒重由 23g 左右提高到 30 ~ 35g。疏花在 6 月上旬把花序中间的 1/3 到 1/2 摘掉即可。

（4）水肥管理　四年生以下人参因根浅，多喜湿润土壤；而高龄人参对水分要求减少，水分过多时，易发生烂根。因此要控制水分，做好防旱排涝。农田栽参可用滴灌或微喷等先进灌溉技术，既省水又不易使土壤板结。畦面盖草比不盖草节约灌溉用水。由于农田土有机质不如林地土高，孔隙度也相应少。因此，人参生长的相对含水率不能高于 84%，否则透气性不够，影响生长。

人参以基肥为主，多施有机肥可改良土壤。追肥宜早施，肥料必须腐熟，以免发生肥害。移栽后的参苗可于出土后在行间开浅沟，将农家肥（猪粪、牛粪、马厩肥 5 ~ 10kg/m²）或饼肥、过磷酸钙或复合化肥 50g/m² 左右施入沟内，覆土。施肥后应及时浇水，否则土壤干旱容易发生肥害。根侧追肥多在 5 月下旬至 6 月初，结合第一次松土开沟施入。一般参地每平米施 150g 豆饼粉，或 100g 豆饼粉加 50g 炒熟并粉碎的芝麻或苏子。6 月下旬或 7 月初进行根外追肥，追施人参叶面肥。

（5）越冬防寒　人参耐寒性强，但是气温在 0℃ 上下剧烈变动，即一冻一化时，常使参根出现"缓阳冻"，因此在 10 月中下旬植株黄枯时，将地上部分割掉、烧毁或深埋，以便消灭越冬病原。同时要在畦面上盖防寒土，先在畦面上盖一层秸秆，上面覆土 8 ~ 10cm 以防寒。

3. 病虫害及防治

（1）立枯病　主要发生在出苗展叶期。由丝核菌侵染，在低温多湿条件下易发生，发病盛期为 5 ~ 6 月。土壤黏重、排水不良的低洼地发病更严重。1 ~ 3 年生人参发病重，受害参苗在土表下干湿土交界的茎部呈褐色环状缢缩，幼苗折倒死亡。

防治方法：①播种前用 3kg 50％多菌灵 /667m² 处理土壤。②发病初期用 50％多菌灵 1000 倍液浇灌病区，浇灌后参叶用清水淋洗。③发现病株立即清除烧毁，病穴用 5％石灰乳等消毒。④加强田间管理，保持苗床通风，避免土壤湿度过大。

（2）黑斑病　发病盛期为 6～8 月，主要危害叶片，也可危害茎、花梗、果实等部位。叶片上有黄褐色至黑褐色的近圆形或不规则形病斑。茎上病斑黄褐色，椭圆形，向上下扩展，中间凹陷变黑，上生黑色霉层，致使茎秆倒伏。果实受害时，表面产生褐色斑点，逐渐干瘪成"吊干籽"。

防治方法：①建立种子田，选留无病种子。播种前用 50％代森锰锌 1000 倍液浸泡 24 小时，或按种子重量 0.3％～0.5％拌种。②秋季清除病残体。早春用 100 倍的硫酸铜溶液对参畦、作业道及参棚进行全面消毒。③选择地势高、排水性好的地块栽参，床面最好用落叶覆盖，采光要合理。夏季要采取防雨和避强光措施。④人参出苗展叶初期开始喷药防治，可选用 50％代森锰锌 600 倍液或 1：1：120 波尔多液等药剂视病情喷 5～8 次（1 次 /7～10 日），每次大雨后需补喷。

（3）疫病　7～8 月雨季时发生，危害根部及茎叶。叶片呈暗绿色不规则形水浸状病斑，病患和健康部位交界处不明显。茎上出现暗色长条斑，很快腐烂，使茎软化倒伏。根部发病呈水浸状黄褐色软腐，内部组织呈黄褐色花纹，根皮易剥离，并附有白色菌丝黏着的土块，具特殊的腥臭味。

防治方法：①发现中心病株及时拔除，并移出田外烧掉，用生石灰粉封闭病穴。②加强田间管理，保持合理密度，注意松土除草。③严防参棚漏雨，注意排水和通风透光。双透棚栽参，床面必须覆盖落叶。④雨季开始前喷施 1 次 1：1：160 波尔多液，以后每 7～10 日喷药 1 次，可选用 50％代森锰锌 600 倍液、40％乙磷铝 300 倍液、25％甲霜灵 600 倍液、58％瑞毒霉锰锌 500 倍液，视病情喷 3～5 次。

（4）炭疽病　6～7 月间发生，主要危害叶片，也危害茎、花和果实。发病初期叶片上出现暗绿色小圆形或近圆形病斑，逐渐扩大变为褐色，中央黄白色，边缘清楚，有时边缘红褐色，中央淡褐色，并有同心轮纹，上生有黑色小点，干燥时易破碎穿孔，多雨时易腐烂。危害严重的病叶，斑点多而密集，叶片常连叶柄从植株上脱落。

防治方法：①在春秋两季清洁田园，将病株及病叶集中烧掉，减少越冬初侵染源。②选用无病种子，或播种前用 75％百菌清 500 倍液浸种 20 分钟对种子进行消毒，用清水洗净后播种。③早春撤去防寒土后，用硫酸铜 150 倍液或 50％多菌灵 200 倍液进行床面消毒。④参苗展叶后选择 50％多菌灵 600 倍液、65％代森锰锌 500 倍液、1：1：160 波尔多液或 50％甲基托布津 500 倍液等药剂交替喷雾。

（5）锈腐病　全年都能发生，6～7 月为发病盛期。主要危害人参的根部，病斑初期为黄白色小点，逐渐扩大融合，呈不规则形的铁锈样黄褐色病斑，边缘稍隆起，中央微陷，病健交界明显，严重时使人参根部腐烂，不能药用或没有产量。参根感病后，地上部表现植株矮小，叶片不展，叶片上出现红褐色或黄褐色斑点，以致全部变红枯萎死亡。

防治方法：①精细整地做床，清除树根等杂物。②精选无病参苗，并用多抗霉素0.2g/kg浸喷参根后移植。实行2年制移栽。改秋栽为春栽。注意防旱排涝，保持稳定的土壤湿度。③栽前用多菌灵、速克灵、托布津等药剂进行土壤消毒。

（6）菌核病　5~6月发生，秋后亦有蔓延。主要危害3年生以上参根，也可危害茎基部和芦头。病部初生水浸状黄褐色斑块，上有白色棉絮状菌丝体，后期组织呈灰褐色软腐，烂根表面及根茎部均有不规则形黑色菌核。芦头受害则春季不能出苗。发病初期地上部分与健株无明显区别，后期地上部萎蔫，易从土中拔出。该病主要分部在东北局部参区，一旦发病可使整畦参根大半烂掉。

防治方法：①参床避免选在背阴低洼处；早春注意提前松土，以提高地温、降低湿度。②出苗前用1%硫酸铜溶液或1：1：120波尔多液床面消毒；发现病株及时拔除，并用生石灰粉对病穴进行土壤消毒。③发病初期用50%速克灵800倍液或40%菌核净500倍液灌根。移栽前用上述药剂处理土壤可起到预防作用。

（7）猝倒病　主要危害幼苗茎基部。发病初期在近地面处幼茎基部出现水浸状暗色病斑，很快缢缩软腐倒伏，上生白色棉絮状菌丝体。严重发病，参成片倒伏死亡。

防治方法：①床要整平、松细。肥料要充分腐熟，并撒施均匀。播种不宜过密。防止参棚漏雨。②发病初期拔除病苗，并及时浇灌65%代森铵500倍液，或40%乙磷铝300倍液、25%甲霜灵800倍液或64%杀毒矾500倍液。③发病后用80%代森锌800~1000倍液喷雾防治。

（8）害虫　主要有东北大黑鳃金龟、小地老虎、蝼蛄、金针虫。

防治方法：①施用的粪肥要充分腐熟，最好用高温堆肥。②灯光诱杀成虫，即在田间用黑光灯或电灯进行诱杀，灯下放置盛水的容器，内装适量的水，水中滴少许煤油即可。③用75%辛硫磷乳油拌种，为种子量的0.1%。④田间发生期用90%敌百虫1000倍液或75%辛硫磷乳油700倍液浇灌。⑤毒饵诱杀，用50%辛硫磷乳油50g，拌炒香的麦麸5kg加适量水或配成毒饵，在傍晚于田间或畦面诱杀。

【采收加工】人参皂苷含量是随着人参生长年限的增长而增加，五、六年生积累增长速度最快，七年生以后，虽然根体总皂苷含量增多，但积累速度逐渐下降。我国人参产区多数在六年生收获参根。一般于9~10月中旬挖取，早收比晚收好。挖时防止创伤，摘去地上茎，装筐运回，并将人参根按不同品种的加工质量要求挑选分类。做到边起、边选、边加工。

人参加工的种类，按其加工方法和产品药效可分为四大类，即活性人参、红参、生晒参和糖参。

生晒类：是鲜参经过洗刷、干燥而成的产品。其商品品种有生晒参、全须生晒参、白干参、白直须、白弯须、白混须、皮尾参等。

红参类：将适合加工红参的鲜参经过洗刷、蒸制、干燥而成的产品。商品品种有红参、全须红参、红直须、红弯须、红混须等。

糖参类：将鲜参经过洗刷、熏制、炸参、排针、浸糖干燥而成的产品。商品品种有糖棒（糖参）、全须糖参（又叫白人参）、掐皮参、糖直须、糖弯须、糖参芦等。

1. 活性人参　清除不符合质量标准的部分后，对人参进行分级。在冷冻盘铺上聚乙烯塑料薄膜，在塑料薄膜上摆上人参，将冷冻盘装入速冻箱中，密闭后开启冷冻机，人参速冻后维持低温 2 小时，然后移入真空脱水干燥箱中脱水，使水份含量在 5% ~ 12% 之间，抽真空包装。

2. 生晒参　生晒参分下须生晒和全须生晒。下须生晒选体短、无病斑的；全须生晒应选体形好而大、须全的参。下须生晒除保留芦、体和主体粗细匀称的支根的中上部外，其余的芋、须全部下掉。全须生晒则不下须，可用线绳捆住须根，防止参根晒干后须根折断。下须后洗净泥土。晒干或用 40℃ ~ 50℃ 的文火烘干即可。

3. 红参　选浆足不软、完整无病斑、体形较大的参根，把体上、腿上的细须根去掉，然后洗涮干净，分别大小倒立放蒸笼里蒸 2 ~ 3 小时，先武火后文火，至参根呈黄色半透明时停火，等冷却后取出晒半日或 1 日，再放入 50℃ ~ 60℃ 的烤箱里烘烤，当参根发脆时取出烘参，用喷水器向参根喷水打潮，同时剪掉"芋"和支根的下段。反复晒烘 3 ~ 5 日，剪下的"芋"和支根捆把晒干成为红参须，主根即成红参。

4. 糖参　将缺头少尾、根软、浆液不足的参根，同生晒参的方法下须，然后刷洗干净，取出，头朝下摆入筐中，放沸水中烫 15 分钟，参根变软、内心微硬时捞出，用冷水冷却后取出晒 0.5 小时左右。将参根平放于木板上，用排针器在根体从头到尾排一遍，再用骨制顺针顺参体向芦头方向扎几针，但不要穿透。扎后参头向外，尾向内，平摆于缸内，把糖熬到挑起发亮并有丝不断，趁热倒入装好的缸内。浸 10 ~ 12 小时出缸，摆到参盘中晾晒到不发黏时进行第二次排针灌糖，依此法灌第三次，晒干即可。注意糖参干后，表面有一层附着的糖，这不仅影响糖参的美观，而且容易吸湿感染细菌、霉菌等生物。因此糖参干后要用沸水把表面附着的糖冲洗干净后再次烘干。

【质量要求】

1. 外观　生晒参主根呈纺锤形或圆柱形，长 3 ~ 15cm，直径 1 ~ 2cm。支根 2 ~ 3 条，并有多数须根，须根上有不明显的细小疣状突起（习称"珍珠疙瘩"）。表面灰黄色，上部或全体有粗横纹及纵皱纹。根茎（习称"芦头"）多拘挛而弯曲，具不定根（芋）和稀疏的凹窝状茎痕（芦碗）。质较硬、充实，断面淡黄白色，显粉性，形成层环纹棕黄色，皮部有黄棕色的点状树脂道及放射状裂隙。香气特异，味微苦、甘。生晒参无破损、内色好，无杂质、虫蛀和霉变者为佳。全须生晒参还要求参芦、参须、参体齐全。

红参主根圆柱形，有芦头、芋帽，质坚实，无抽皱沟纹，内外呈深红色或黄红色，有光泽，半透明，无须根，抽沟、干疤、破疤、腿红等少者为佳，无虫蛀和霉变。

糖参全体可见加工时的点状针刺痕，内外呈黄白色，无反糖、虫蛀和霉变者为佳。

2. 含量　《中华人民共和国药典》（2015 年版）规定，人参皂苷 Rg_1（$C_{42}H_{72}O_{14}$）和人参皂苷 Re（$C_{48}H_{82}O_{18}$）的总量不得少于 0.30%，人参皂苷 Rb_1（$C_{54}H_{92}O_{23}$）不得少于 0.20%。红参按干燥品计算，含人参皂苷 Rg_1（$C_{42}H_{72}O_{14}$）和人参皂苷 Re（$C_{48}H_{82}O_{18}$）的总量不得少于 0.25%，人参皂苷 Rb_1（$C_{54}H_{92}O_{23}$）不得少于 0.20%。

3. 农药残留量和重金属含量　农药残留和重金属含量应符合规定。

人参部分术语

移山参：将幼小的园参移植于山野而成长的人参称为"移山参"。

林下山参：将种子撒播于山林，模拟山参的生态环境自然生长，不进行任何人工管理形成的中药材，又称"籽海"。

边条人参：有芦长、体长、腿长的"三长"体形。

模压红参：以红参为原料，经过软化、压制成形的人参。

白干参：以鲜人参为原料，经水洗、刮去表皮、干燥的人参。

大力参：以鲜人参为原料，经水洗、下须、水烫、晾制、干燥等加工制成的人参。

活性参：以鲜人参为原料，经刷洗、冷冰干燥的一类人参。

保鲜人参：以鲜人参为原料，经刷洗、保鲜处理后的人参。

黄马褂：红参体表有斑状或大片的枯黄色表皮，统称为"黄皮"，俗称"黄马褂"。以前认为有黄皮者质量差，20世纪80年代，科研工作者研究黄皮中有效成分的含量高。

第二节　三　七

【别名】参三七、汉三七、金不换、血参、田七。

【产地】主产云南、广西、贵州、四川等省，但以云南文山州和广西靖西、那坡县所产的三七质量较好，为道地药材。

【药用部位】以根和根茎入药。

【植物形态】三七 *Panas notoginseng*（Burk.）F.H. Chen 根茎粗短，称芦头，主根粗壮肉质，倒圆锥形或纺锤形，表面棕黄色或暗褐色，有分枝和多数支根。茎直立，近圆形，绿色或紫红色，光滑无毛。掌状复叶，对生或轮生于茎顶。伞形花序顶生。花小，黄绿色。浆果，近肾形或扁球形，果熟期10~12月。如图7-2所示。

【生长环境】三七是阴生植物，因此要求搭建荫棚栽培。荫棚透光度的合理调整是三七栽培中的一项关键技术。三七喜欢冬暖夏凉的环境，畏严寒酷热。夏季气温不超过35℃，冬季气温不低于-5℃，均能生长，温度在18℃~25℃为生长适温。三七在生长时如遇30℃以上高温，植

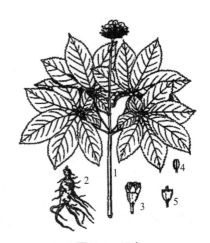

图7-2　三七
1.植株　2.根茎及根　3.花　4.雄蕊
5.花萼与花柱

株易生病,结果期遇 10℃ 以下低温,则影响种子饱满和成熟。三七的根入土不深,约有半数的须根分布在 5 ~ 10cm 的土层中,人工栽培时要注意保持土壤湿度,土壤水分常年保持在 25% ~ 30% 之间。如果土壤湿度低于 20% 时间长,则会出现萎蔫或死亡;土壤湿度低于 15%,种子会丧失发芽能力。空气湿度要求在 75% ~ 85% 之间。

【生长过程】三七从第二年开始,每年都可以正常开花结实。通常两年以上的三七在一个生长周期内有两个生长高峰,即 4 ~ 6 月的营养生长高峰和 8 ~ 10 月的生殖高峰。三七种子的发芽温度为 10℃ ~ 30℃,最佳温度为 20℃,种子的休眠期为 45 ~ 60 日,寿命为 15 日左右。在产区 2 ~ 3 月出苗,出苗期 10 ~ 15 日。三七种苗萌发的三基点温度为最低 10℃、最适 15℃、最高 20℃。种苗在休眠过程中需经一段时间的低温处理才会萌发,而且对光的反应非常敏感;传统认为需要自然光照 30% 才能正常生长发育,故三七荫棚有“三成透光,七成蔽荫”之说。最适合出苗的土壤含水量为 20% ~ 25%。三七出苗后通常 15 ~ 20 日株高就能达到正常株高的 2/3,其后茎叶生长速度减缓。4 月下旬,茎叶生长趋于稳定,花芽开始分化,在 5 月下旬现蕾,经过 60 ~ 70 日左右的现蕾期,于 7 月下旬开花。三七开花过程中,从始花至开花盛期约需 22 日。开花后 15 日左右便进入结果期,结果期约 70 日,果实 11 月中下旬成熟,种子可在翌年 1 月采收。三七果实成熟后(12 月中旬)便进入休眠期,每年 12 月至翌年 1 月为休眠期。

【种植技术】

1. 播种

(1)选地整地 宜选海拔 700 ~ 1500m、排水良好的壤土或砂质壤土,土层深厚肥沃、富含腐殖质,土壤 pH 值 6 ~ 7,背风向阳地。秋季进行多次翻耕(深度 40cm 左右),犁耙 3 ~ 4 次,使土壤充分风化,在翻地的同时施入基肥,施入量为腐熟厩肥 1500 ~ 2500kg/667m²,同时结合整地用 1kg 70% 五氯硝基苯或 2% 福尔马林对土壤进行消毒。然后再将地耕耙 2 次,整平耙细,一般顺坡向做畦,以利排水和田间操作。畦高 20 ~ 30cm,宽 60 ~ 80cm,畦间距离 45 ~ 60cm,畦长因地形而异,一般 6m 或 10 ~ 12m,畦面做成龟背形(覆瓦状)。

(2)选种和种子处理 选择生长健壮、无病虫害的 3 年生三七植株留种。选后做好标记,在现蕾到开花期,增施 1 次磷钾肥,培育壮苗,摘除花序外围的小花。培育至 11 ~ 12 月,当大量果实成熟变红时采种,连花梗一同摘下,除去花盘和不成熟果实后即可播种。

采集 2 ~ 3 年生无病虫害鲜红熟透的果实,在流水中揉搓,洗去果肉,漂出种子。因其种子具有后熟性,所以选择籽粒饱满的种子用湿沙保存到 12 月至翌年 1 月解除休眠后,此时即可播种。可用 1∶1∶200 波尔多液浸种 10 分钟,或用 65% 代森锌 500 倍液浸种 20 分钟,也可用大蒜汁水(大蒜汁 1kg,加水 10kg)浸种 2 小时,浸种后用清水冲洗,晾干后与草木灰、骨粉或钙镁磷肥拌种后播种。

(3)播种 三七播种多采用穴播或条播,穴播的行株距为 6cm×5cm 或 6cm×6cm;条播是按 6cm 的行距开沟,沟深 2 ~ 3cm,在沟内按 5 ~ 6cm 株距撒种,覆盖火土或细土拌农家肥 1.3 ~ 2.6cm,然后覆一层稻草(稻草切成 6.6 ~ 10cm 小段,用石硫合剂消毒），以防止杂草生长和水分蒸发，又可防止荫棚漏雨打烂畦面，影响幼苗生长。

（4）移栽　播种 1 年后（俗称"籽条"）就可移植，移植的新地须与苗床用同样方法整理。一般于 11 月下旬至次年 1 月（大雪或冬至期间）移栽，在休眠芽萌动前完成。起苗前 1 ~ 2 日先向床面淋水，使表土湿透，然后将种苗小心挖起，谨防损伤根。选苗时将好苗分级栽培，有利出苗整齐，而且便于管理。移栽时，将种苗黄叶剪去，用波尔多液或石硫合剂对种苗处理，然后用清水冲洗晾干后移栽，大、中、小分别按行株距 18cm×18cm、18cm×15cm、15cm×15cm 开穴，穴深 3 ~ 5cm，将芽头一律朝下放于穴内，苗与沟底成 20º ~ 30º 的角度，施以腐熟细碎并消毒的有机肥，边栽边盖土，厚度以不露出芽头为佳，不宜太厚；畦面盖草，厚度以不见土肥为原则。

2. 田间管理

（1）搭设荫棚及调节荫棚　三七是阴生植物，对光照要求严格，整地后搭棚，荫棚的透光度应随季节和栽培地点而不同。搭棚一般立柱为 2.3m，横、顺杆根据材料长短而定，棚高 1.8 ~ 2m，棚长短根据畦向地势决定。

一、二年生三七透光度要求偏低，三年生则要求较强的透光度。一般早春气温低，园内透光度可调节在 60% ~ 70%，4 月份透光度调节到 50% 左右；夏季（5 ~ 9 月）园内透光度调节在 45% ~ 50%；秋分（10 月）后气温逐渐转凉，园内透光度逐渐扩大到 50% ~ 60%；到了 12 月园内透光度可增加到 70%。

（2）松土除草　三七是浅根性药用植物，大部根系集中在表层 15cm 层中，因此，不宜中耕松土。在除草时，用手握住杂草的根部，轻轻拔除，不要影响三七根系。拔除时若有三七根系裸露时，及时培土覆盖。

（3）摘蕾疏花　为了减少养分的消耗和提高根茎的产量，不留种的田块，在 7 月份出现花蕾时，要及时摘除整个花蕾，以便提高三七产量；疏花在三七花撒盘时，按花的大小目测，将边花修剪去 1 ~ 3 圈即可。

（4）水肥管理　三七喜阴湿，不耐高温和干旱，高温或干旱季节要勤灌水，畦面始终保持一定的湿度。如遇春旱或秋旱天气，要及时做好浇水工作。雨季要及时疏沟排水，同时畦面撒一层草木灰为好。

三七根入土比较浅，需肥量大，追肥要掌握"少量多次"的原则，主要用有机肥，如猪粪、牛粪、羊粪和堆肥等，堆肥要充分腐熟，可用 2% 福尔马林浇透，用土覆盖，使充分腐熟发酵后使用。第一次施肥在早春 2 月份出苗初期，在畦面撒施草木灰（25 ~ 50kg/667m^2）2 ~ 3 次；第二次在展叶后期 4 ~ 5 月追混合肥（1000kg/667m^2）一次，促进植株生长旺盛；第三次在 6 ~ 8 月进入开花结果时期，应追混合肥（1000 ~ 1500kg/667m^2）2 ~ 3 次。

（5）冬季护理　为了防止冬季冻坏芽头，霜降后，结合最后一次中耕施肥，将茎苗离畦面 0.6cm 减掉，稀疏围篱，清除杂草、田间残叶，并打扫干净，集中到园外深埋或烧毁，用杀虫、杀菌剂如波尔多液或石硫合剂对天棚、围篱、畦面和沟周围进行全面消毒，减少越冬病虫。

3. 病虫害及防治

（1）根腐病　全年均可发生，3～4月和8～10月为两个发病高峰期。田间症状表现：地上部初期叶色不正，叶片萎蔫，叶片发黄脱落，地下部腐烂；地下根部局部根系受害，叶片向一边下垂、萎蔫，及时拔除还可加工利用，否则整个块根腐烂。整地不细、土壤黏重、排水不良和种苗损伤、有病史都可能导致根腐病的发生。

防治方法：①选用无病健壮的种子或种苗种植。种植地最好选土壤疏松、排水良好的生荒地。②老病区应采用5年以上的轮作制，可与玉米、烟草轮作。一般三七连栽不宜超过4年。③发病初期用25%代森锌1：500倍液或70%甲基托布津1：1500倍液浇根，以减轻危害。

（2）立枯病和猝倒病　均为三七苗期的主要病害，两者症状相似，很难区别。

立枯病一般在三七播种后即开始发生，发病部位在幼苗茎秆基部，通常在距土表4～6cm处发病。幼茎上病斑黄褐色凹陷状，长条形。严重时，病斑深入幼茎内部组织，病部折断，幼苗倒伏死亡。

猝倒病一般在3～4月开始发生，4～5月危害加重，7月以后病害逐渐减轻。发病初期在近地面处受害部位呈水浸状暗色病斑，茎部收缩变软倒伏死亡；湿度大时，在被害部表面常出现一层灰白色霉状物。

防治方法：①注意排水，避免苗床湿度过大，尤其是低凹易涝地要注意排水。②要选用无病的种子育苗，在播种前用药剂进行消毒处理。③在播种前，用70%敌克松500倍液或50%多菌灵500倍液进行消毒处理。在幼苗出土后加强检查，发现中心病株立即拔除，并用药剂进行处理。④生育期间喷70%敌克松500倍液或70%甲基托布津500倍液1次/7～10日，连续2～3次，基本可以控制病害蔓延。

（3）黑斑病　三七植株的根、茎、叶、花、果均可发生，但以茎、叶、花轴受害较重。发生初期呈椭圆形浅褐色病斑，继成黑褐色，病斑向上下扩展、凹陷，且有黑色霉状物产生，最后出现扭折死亡。在温度为18℃～25℃、相对湿度70%以上的条件有利于病菌分生孢子的萌发。

防治方法：①用代森铵或多菌灵1：500倍液浸种0.5小时，浸种苗5～10分钟，可达到消毒种苗的目的。②一般宜选用生荒地，忌连作，尤忌与花生连作，可与非寄主作物如玉米等轮作3年以上，以减少田间菌源数量。③及时清除中心病株、病叶、病根与杂草，并一同烧毁作肥料用。合理密植，田间透光度应控制在25%～30%。加强水肥管理，使苗壮抗病力强。除施足基肥外，要适时追肥与浇水，注意氮、磷、钾的适当比例，多施钾肥，控制氮肥。④用代森铵、代森锌（1：300倍）混合液或代森锌、退菌特（1：300倍）混合液或炭疽福美1：800倍液，对此病均有较好的防治效果。

（4）疫病　于4～5月发病，7～8月发病严重。发病初期叶片上出现暗绿色不规则病斑，随后病斑颜色变深，患部变软，叶片似开水烫过一样，呈半透明状干枯或下垂而黏在茎秆上。茎秆发病后亦呈暗绿色水渍状，病部变软，植株倒伏死亡。

防治方法：①冬、春清除枯枝落叶集中烧毁，并喷施波美0.8～1.2度的石硫合剂。②发病前用1：1：（200～300）波尔多液进行预防。③发病后可用70%甲基托布津

1000 倍液，40% 克霉灵 300 ~ 400 倍液和 25% 瑞毒霉 700 ~ 1000 倍液进行防治。

（5）小地老虎　以老熟幼虫和蛹在土内越冬，年发生 4 ~ 5 代。初孵幼虫在植株叶背取食，把叶片吃成小孔、缺刻或取食叶肉留下网状表皮。三龄以后白天潜入土中，晚上出土危害。一般 4 月中旬至 5 月中旬危害严重。

防治方法：①人工捕捉。②毒饵诱杀，早晚各一次（毒饵配方为鲜蔬菜：冷饭或蒸熟的玉米面：糖：酒：敌百虫按 10：1：0.5：0.3：0.3 比例混合而成）。

（6）蛞蝓　未出苗前危害休眠芽，致使三七不能出苗。出苗后，食害幼嫩茎叶，重则幼苗被咬断吃光；三七抽薹开花时，食害花序；结果时，食害绿果及红果。一般在傍晚、夜间及早上 8 时前出来食害三七，阴雨天危害更为严重。白天躲在阴湿处，每年发生 3 ~ 4 代，一般 4 月出土危害。

防治方法：①在播种和三七出苗前，结合三七园冬春管理，用 20 倍茶枯液喷洒，或用蔬菜叶于傍晚撒在三七园中，次日晨将收集的蛞蝓集中杀灭。②每 667m² 用 6% 密达颗粒杀螺剂 0.5 ~ 0.7kg，均匀撒施于三七园中。

【采收加工】

1. 采收　种植 3 年以上方可采收，采收每年分两期，不留种的三七，在 10 ~ 11 月采收，称"春三七"；留种的三七，11 ~ 12 月采收，称"冬三七"。采收多选择晴天进行，将根全部挖出，抖净泥土，运回加工。起收时，要尽量减少损伤。

2. 加工　将采挖的三七去掉茎叶，将根泥土洗净，摘下须根晒干即成。其中摘下的根茎叫"剪口"或"羊肠头"，修下支根条叫"筋条"，剪下的须干后称"三七须"。在日晒过程中，要反复揉搓，使其收缩紧实，直至全干，如遇阴天可用火炕（40℃ ~ 50℃）烘烤，烘至六七成干时，边烘边揉搓，经 3 ~ 4 次反复揉搓后，使其表皮光滑，使含水量保持在 12% ~ 13%，形成体形圆整的商品。

【质量要求】主根（习称"三七头"）呈类圆锥形或圆柱形，长 1 ~ 6cm，直径 1 ~ 4cm。表面灰黄色。顶端有茎痕，周围有瘤状突起。体重，质坚实，断面灰绿色、黄绿色或灰白色。气微，味苦回甜。

春三七（摘除花蕾后采挖）以去净粗皮，完整饱满，体坚实，色光润，断面黑绿色或黄绿色，具明显菊花纹者为佳。无虫蛀、霉变及其他变质现象。

《中国药典》（2015 年版）规定，人参皂苷 Rg₁（$C_{42}H_{72}O_{14}$）、人参皂苷 Rb₁（$C_{54}H_{92}O_{23}$）及三七皂苷 R₁（$C_{47}H_{80}O_{18}$）的总量不得少于 5.0%。

知识链接

三七其他常见商品

毛根：为稍小的支根，呈圆柱形，中部直径小于 0.4cm。

筋条：呈圆柱形或圆锥形，长 2 ~ 6cm，上端直径约 0.8cm，下端直径约 0.3cm。

剪口：呈皱缩的块状或条状，表面有数个明显的茎痕及环纹，断面中心灰绿色或白色，边缘深绿色或灰色。

冬三七：（采收种子后采收）外形不饱满，表面皱纹多，呈明显的沟槽状。断面常呈黄绿色，木质部菊花心不明显，多有空穴，体质稍轻。

三七缺陷

臭七：在地里自然干枯或腐烂等其他因素形成，个体重量较轻，断面粉白色。

破损：在采挖、加工过程人为或其他因素造成个体不完整。

第三节　当　归

【别名】秦归、云归、西当归、岷当归等。

【产地】主产于甘肃岷县、武都、漳县等地，其次是云南，四川、陕西、湖北等地也有栽培。

【药用部位】以干燥的根入药。

【植物形态】当归 *Angelica sinensis*（Oliv.）Diels 为多年生草本植物。主根粗短，肥大肉质，有香气，下面分为多数粗长支根，略呈圆柱形，表皮黄色或土黄色，断面粉白色，具菊花纹。茎直立，带紫色，表面有纵沟。叶互生，基部扩大呈鞘状抱茎，紫褐色，边缘有齿状缺刻或粗锯齿。复伞形花序，顶生，花白色，子房下位。双悬果，侧棱具翅。花期6～7月，果期8～9月。如图7-3所示。

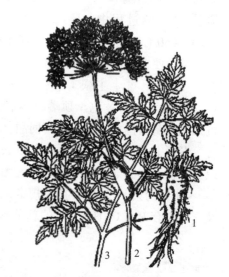

图7-3　当归
1.根　2.花　3.叶

【生长环境】当归耐寒冷，怕酷热、高温。当归种子在温度为6℃左右就能萌发，10℃～20℃之间其萌发速度随温度升高而加快。种子在0℃～5℃条件下贮存，3年后发芽率仍有60%左右。根在5℃～8℃时开始萌动，9℃～10℃出苗，日平均温度达14℃生长最快。当归是一种低温长日照类型的植物。必须通过0℃～5℃的春化阶段（秋播作物在苗期必须经过一定时间的低温条件，才能正常抽穗开花，这个时期称为春化阶段）和长于12小时日照的光照阶段，才能开花结果。因此为了避免抽薹，第一年控制幼苗仅生长两个半月左右，作为种栽；第二年定植，生长期不抽薹，秋季收获肉质根药用。留种地第三年开花结果。当归幼苗强光直射后，易枯萎死亡。所以，人工育苗要搭棚控光。当归在幼苗期、肉质根膨大前期要求较湿润的土壤环境，肉质根膨大后，特别是物质积累时期怕水。当归对土壤的要求不十分严格，以土层深厚、疏松肥沃、排水良好的富含有机质、微酸性或中性的砂壤土、腐殖土为宜，忌连作。

【生长过程】由于一年生当归根瘦小，性状差，因此采用夏育苗（最好控制在6月中下旬），用次年移栽的方法来延长当归的营养生长期，但一定要控制好栽培条件，防止当归第二年的"早期抽薹"现象。采用夏育苗后，当归的个体发育在3年中完成，头两年为营养生长阶段，第三年为生殖生长阶段。第一年可长出3～5片真叶，根粗约0.2cm，单根平均鲜重0.3g左右。第二年4月上旬，气温达到5℃～8℃时，移栽后的当归开始发芽，9℃～10℃时出苗，称返青，大概需要15日左右。8月上中旬叶片伸展达到最大值，当温度低于8℃时，叶片停止生长并逐渐衰老直至枯萎。当归的根在第二年7月以前生长与膨大缓慢，但7月以后，气温为16℃～18℃时肉质根生长最快，8℃～13℃时有利于根膨大和物质积累。到第二次枯萎时，根长可达30～35cm，直径可达3～4cm。

第三年当归从叶芽生长开始到抽薹前为第二次返青，此时当归利用根内储存的营养物质迅速生根发芽。开始返青后半个月，开始茎节花序的分化，约需30日，但外观上见不到茎，从茎的出现到果实膨大前这一时期为抽薹开花期，根逐渐木质化并空心。5月下旬抽薹现蕾，6月上旬开花，花期1个月左右。花落7～10日出现果实，果实逐渐灌浆膨大，复伞形花序弯曲时，种子成熟。

【种植技术】

1. 播种

（1）选地整地 育苗地宜选阴凉的半阴山，以土质疏松肥沃、结构良好的砂质壤土为宜。栽培前，选土层深厚休闲地。7月中旬，先把灌木砍除，把草皮连土铲起，晒干堆起烧成熏土灰，均匀扬开，随后田地深耕20～25cm，日晒风化熟化。然后在栽种前，结合整地施入腐熟厩肥2500kg/667m²，翻入土中作基肥。播前再深耕1次，做成宽1.3m的高畦，高为25～30cm，畦间距30～40cm，四周开好排水沟。

（2）播种 播种早，则苗龄长，早期抽薹率高；过晚则成活率低，生长期短，幼苗弱小。一般认为苗龄控制在110日以内，单根重量控制在0.4g左右为宜。高海拔地区宜于6月上中旬播种，低海拔地区宜于6月中下旬播种。在畦面上按行距15～20cm的横畦开沟，沟深3cm左右，将种子均匀撒入沟内，覆土1～2cm，整平畦面，盖草保湿遮光。当归萌发生长温度为11℃～16℃。播种前3～4日可先将种子用30℃的温水浸24日，然后保湿催芽，种子露白时就可均匀撒播。8月初揭去盖草。播种量5kg/667m²左右，播后半个月左右出苗，此时将盖草挑松，以防揭草时伤苗。如采用撒播，播种量可达10～15kg/667m²。

也可采用地膜覆盖育苗，选用70～80cm、厚度0.005～0.006mm的强力超微膜。膜上加盖遮荫物。苗基本出齐时，应及时揭除平膜，翻抖盖草或松毛，间除杂草，并逐次揭除松毛，此时药苗幼嫩，需加盖或更新遮荫物，使遮荫率达80%以上。

幼苗2叶1心后，即可进行通风炼苗，按先两头（7日左右）后四周进行（不能去除拱膜，以防霜冻）。至 3 叶 1 心后，可逐次适量减少遮荫物。

（3）移栽 一般于春季 4 月上旬移栽为适期。过早，易遭晚霜危害；过晚，移栽时易伤苗。种苗一般选用直径 2~5mm、生长均匀、无病伤、分叉少、表皮光滑的小苗备用（苗龄 90~110 日），过细和大苗尽量慎用。种苗栽种前用 40% 多菌灵 500g 兑水 10~15kg 配成药液，浸蘸种苗 10 小时后再移植，可预防病虫害和当归麻口病。栽时，将畦面整平，按株行距 30cm×40cm 按三角形错开开穴，穴深 15~20cm，每穴按品字形栽大、中、小苗共 3 株，移栽时要理顺根系，使之全部入土，注意不使根尖上翘露泥，不能掩埋心叶，做到随取随栽。栽后边覆土边压紧，覆土至半穴时，将种苗轻轻向上一提，使根系舒展，然后盖土至满穴。也可采用沟播，即在整好的畦面上横向开沟，沟距 40cm，深 15cm，穴距 20cm 的株距，大、中、小相间置于沟内，芽头低于畦面 2cm，盖土 2~3cm。

2. 田间管理

（1）间苗、定苗、补苗 直播时，苗高 3cm 可间苗；穴播者，每穴留苗 2~3 株，株距 3~5cm，苗高 10cm 时定苗，最后一次中耕应定苗；条播的，株高 10cm 时定苗。当归一般移栽后 20~30 日出苗，苗齐后及时查苗补苗。

（2）松土除草 每年进行 3~4 次，第 1 次于苗高 3cm 时，结合间苗除草 1 次；第 2 次于苗高 6cm 时进行，此时因主根扎入土层较浅，宜浅松土；第 3 次于定苗后进行，可适当加深；第 4 次于苗高 20~25cm 时进行，可深锄。封行后不再松土除草。

（3）水肥管理 当归苗期需要湿润条件，降雨不足时，应及时适量灌水。雨季应挖好排水沟，注意排水，以防烂根。

当归为喜肥植物，除了施足底肥外，还应及时追肥，但幼苗期不可多追氮肥，以免旺长。追肥应以油渣、厩肥等为主，同时配以适量速效化肥。追肥分两次进行，第 1 次在 5 月下旬，以油渣和熏肥为主。若为熏肥，应配合适量氮肥以促进地上叶片充分发育，提高光合效率。第 2 次在 7 月中下旬，以厩肥为主，配合适量磷钾肥，以促进根系发育，获得高产。

（4）摘花薹 栽培中因控制不当有提早抽薹的植株时，应及早剪除摘净，否则会影响药材质量。

3. 病虫害及防治

（1）麻口病 移栽后的 4 月中旬、6 月中旬、9 月上旬、11 月上旬为其发病高峰期，危害根部，地下害虫多有利于发病。

防治方法：①用毒虫菌加细土拌匀撒施，翻入土中。②定期用广谱长效杀虫剂灌根，每 $667m^2$ 用 40% 多菌灵胶悬剂 250g 或托布津 600g 加水 150kg，每株灌稀释液 50g，5 月上旬、6 月中旬各灌 1 次。

（2）菌核病 危害叶部，低温高湿条件下易发生，7~8 月危害较重。

防治方法：不连作，在发病前半个月连续 3~4 次用 1000 倍的 50% 甲基托布津喷药。

（3）根腐病 病原是真菌中一种半知菌。主要危害根部，受害植株根尖和幼根呈水渍状，随后变黄脱落，主根呈锈黄色腐烂，最后仅剩下纤维状物；地上部枯黄死亡。

防治方法：①栽种前用 70% 五氯硝基苯对土壤消毒。②与禾本科作物轮作；雨后及时排除积水。③选用无病健壮种苗，并用 65% 可湿性代森锌 600 倍液浸种苗 10 分钟，晾干栽种。④发病初期及时拔除病株，并用石灰消毒病穴；用 50% 多菌灵 1000 倍液全面浇灌病区。

（4）黄凤蝶　属鳞翅目凤蝶科。幼虫咬食叶片呈缺刻，甚至仅剩叶柄。

防治方法：①幼虫较大，初期可人工捕杀。②用 90% 敌百虫 800 倍液喷杀，7～10 日喷 1 次，连续 2～3 次。

（5）蚜虫、红蜘蛛　危害新梢和嫩芽。

防治方法：用 40% 乐果乳油 1000～1500 倍液防治。

（6）蛴螬、蝼蛄、地老虎　危害根茎。

防治方法：①铲除田内外青草，堆成小堆，7～10 日换鲜草，用毒饵诱杀。②用 90% 晶体敌百虫 1000～1500 倍液灌窝或人工捕杀。

【采收加工】

1.采收　秋季直播繁殖的于第 2 年、育苗移栽的于当年 10 月下旬植株枯黄时采挖。在收获前，先割去地上叶片，让太阳暴晒 3～5 日。割叶时要留下叶柄 3～5cm，以利采挖时识别，然后小心挖取全根。

2.加工

（1）全当归　先将泥土除净，挑出病烂根，掰去残留叶柄，晾干数日至根条变软时，除去须根，按根条数大小理顺，扎成 0.5～1kg 的扁平把子，平放与立放相间铺在特制的熏棚内的炕架上，于室内用湿草作燃料生烟烘熏，使当归上色。熏烤以暗火为好，忌用明火，温度保持在 60℃～70℃，要定期停火回潮。10～15 日后，上下翻堆，使干燥程度一致。翻棚后用急火熏 2 日，再用文火熏至根把内外干燥一致，待全部干度达 70%～80% 时，停火，利用余温使其完全干燥。用手折断时清脆有声，表面黄棕色，断面乳白色为好。当归加工时不可经日晒或阴干，阴干质轻，皮肉发青；日晒易干枯如柴，皮色变红走油。也不宜直接用煤火熏，否则色泽发黑影响质量。

（2）当归头（葫首归）　选当归根头部分单独干燥后，撞去表面浮皮，露出粉白肉色为度。

【质量要求】

1.全归　上部主根圆柱形，下部有多条支根，表面黄褐色或黄棕色，具纵皱纹和横长皮孔样突起。根头（归头）直径 1.5～4cm，具环纹，上端圆钝，或具数个明显突出的根茎痕，有紫色或黄绿色的茎和叶鞘的残基；主根（归身）表面凹凸不平；支根（归尾）上粗下细，多扭曲，有少数须根痕。质柔韧，断面黄白色或淡黄棕色，皮部厚，有裂隙和多数棕色点状分泌腔，木部色较淡，形成层环黄棕色。断面淡黄色或黄白色，具油味。香气浓，味甘、微苦。要求断根、麻口（由于土质等因素引起皮层老化、枯死，严重时中空的现象）少。

2.归头　呈长圆形或拳状，色泽粉白。

要求麻口少。

　　两种商品规格均以主根粗长、油润，外皮色黄棕，断面色黄白，香气浓郁者为佳。柴性大、干枯无油或断面呈绿褐色者不可供药用。

　　《中国药典》（2015 年版）规定，含挥发油不得少于 0.4%（mL/g）；含阿魏酸（$C_{10}H_{10}O_4$）不得少于 0.050%。

第四节　乌头

　　【别名】鹅儿花、铁花、五毒根、川乌等。

　　【产地】主产于四川和陕西，以四川江油县栽培历史最悠久。

　　【药用部位】以其主根入药为川乌，侧根（子根）的加工品入药为附子。

　　【植物形态】乌头 *Aconitum carmichaeli* Debx. 为多年生草本植物。块根肉质，直径可达 5cm，纺锤形或倒卵形，表面茶褐色至深褐色，常两个连生。茎直立，圆柱形。叶互生，薄革质或纸质。总状花序顶生或腋生，花两性，蓝紫色；雄蕊多数；子房上位。蓇葖果长圆形。种子多数，三棱形，黄棕色。花期 7～8 月，果期 9～10 月。如图 7-4 所示。

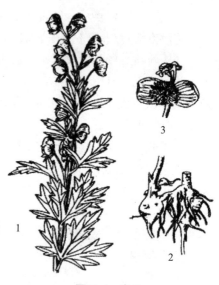

图 7-4　乌头
1. 花枝　2. 块根　3. 花

　　【生长环境】乌头喜凉爽的环境条件，怕高温，有一定的耐寒性，在地温 9℃以上时萌发出苗，气温 13℃～14℃时生长最快，块根在地温 27℃左右时生长最快。宿存块根在 -10℃以下能安全越冬；喜湿润的环境，干旱时块根的生长发育缓慢，湿度过大或积水易引起烂根或诱发病害；生长需要充足的光照，宜选阳光充足的向阳地块栽培，但不宜高温强光。宜疏松肥沃、排水良好的腐殖质壤土、砂壤土或紫色土进行人工栽培，以中性紫色土栽培的产量较高。

　　【生长过程】乌头播种第一年只进行营养生长，以地下块根宿存越冬。第二年，当地温稳定在 9℃以上时开始出苗；气温稳定在 10℃以上时开始抽茎；气温在 18℃～20℃时，顶生总状花序开始现出绿色花蕾；日平均气温 17.5℃左右时，开始开花。12 月枯萎休眠。3 月中旬前后块根头部开始形成子根，到 3 月下旬至 4 月初，母块根可侧生子根 1～3 个，地下茎叶腋处可生小块根 1～5 个。当地温为 27℃左右时，块根生长速度最快。7 月中旬，子根发育渐趋停顿，不再膨大。从子根萌发到长成附子，一般需 100～120 日。

　　【种植技术】

　　1. 播种

　　（1）选种　乌头种子具有休眠性，发芽率低，发芽缓慢。乌头的繁殖方法多为无性繁殖，主要有以下栽培种。①川药 1 号（南瓜叶乌头）：叶大，近圆形，与南瓜的叶子相似，块根较大，圆锥形，成品率高，耐肥、晚熟、高产，但抗病力较差。附子平均产量达 490.8kg/667m²。②川药 6 号（莓叶子）：茎粗壮，节较密，基生叶蓝绿色，茎生叶大，块根纺锤形。附子平均产量 456.6kg/667m²，较川药 1 号乌头抗病，产量较高而稳定。③川药 5 号（油叶子，又名艾叶乌头）：叶厚，坚纸质，叶面黄绿色，无光泽。附子平均产量 368.3kg/667m²，产量虽低，但较抗病。

（2）选地整地　常在山区生产种根，在平地进行商品化生产。①种根田（现主要在青川和凉山州布拖县培育）：宜在凉爽阳坡。选玉米、小麦轮作 6 年以上、土层深厚、疏松肥沃的砂壤土或紫色土。经三犁三耙后，整平耙细，做宽 1m 的畦。施土杂堆肥 2500 ~ 3000kg/667m²，加施过磷酸钙 15kg、饼肥 50kg 为基肥。②商品田：应选择气候温和湿润的平地，要求土层深厚，土质疏松肥沃。产区多与水田实行 3 年轮作，或旱田 6 年轮作。前作以水稻、玉米为佳。前茬收获后，深耕 20 ~ 30cm，施厩肥或堆肥 3000 ~ 4000kg/667m² 作底肥，整平耙细后，做宽 1.2m 的高畦，畦面呈龟背形（弓背形）。

（3）播种

①种根田：11 月上中旬栽种（立冬前后），保证在土壤封冻前播种完毕。按株行距各 17cm 开穴，穴深 13 ~ 15cm，一级块根每畦 2 ~ 3 行，三级块根每畦 4 行。将种根芽苞向下栽入穴中，栽后淋入人畜粪，用土覆盖畦面。畦端密栽几行，以备补苗。

②商品田：12 月上中旬栽种。将畦面耧平后按株行距各 17cm 开穴，每畦三行。最好选择色鲜、个圆、芽口紧包、无病斑、无损伤、个头中等大小（150 个 /kg 左右即二级块根）的块根，作繁殖材料。每穴栽 1 ~ 2 个块根，芽头向上立放于穴中央。也可以开沟条播，行距 30 ~ 40cm，株距 18 ~ 20cm，沟深 18cm 左右，用种量 100 ~ 120kg。畦端多栽部分块根，以备补苗。干旱时 7 ~ 8 日浇水 1 次，让附子在地里休眠，第二年出苗生长。

2. 田间管理

（1）松土除草　在生长初期应松土除草 3 ~ 4 次。植株长高后不再松土，只拔除杂草。川乌春季齐苗后，要结合追施苗肥进行第一次中耕除草，川乌开花前再中耕 2 ~ 3 次，使土壤疏松，促块根迅速生长膨大。

（2）水肥管理　生育期必须保持适当湿度，干旱时要注意浇灌水，以水从畦沟内流过不积水为度。雨季要注意及时排除积水。一般追肥三次，第一次追催苗肥，在补苗后 10 日左右，施人畜肥水（1：1）3000kg/667m²。第二次在 4 月上旬（第一次修根后），施绿肥 2000kg、菜饼 50kg、人畜粪水 3000kg。第三次在 5 月上旬（第二次修根后），每 667m² 施厩肥 1500 ~ 2000kg，加腐熟菜饼 50kg。每次施后，都要覆土盖穴，并将沟内土培到畦面，使成龟背形以防畦面积水。第一次追肥最好抢在雨前撒施，第二、三次追肥最好放在雨后，趁土壤湿润时于行间开沟，将肥料均匀撒入沟心，然后覆土盖严，以减少养分损耗、流失。

（3）修根　是川乌的特殊管理措施。一般修根两次。第一次在 4 月上旬（春分后），株高 50cm 左右时进行，第二次在 5 月上旬（芒种）。用心形铁铲，刨开植株附近的泥土，露出茎基和母根，选留 2～3 个对生的较大块根，刮除较小而多余的块根，将刨下一株的泥土覆盖在上一株的塘内，再修下一株。第二次修根不能刨得过深，目的是去掉新长的小子根，以保证选留的附子发育。每次修根应注意既不损伤叶片和茎秆，还要割断须根，否则影响块根生长膨大。

（4）打尖摘芽（封顶打杈）　目的是使养分集中于地下块根。现蕾至开花时必须打尖，应做到地无乌花，株无腋芽。4 月上中旬（第一次修根后 7～8 日）摘去顶芽，一般留 7～8 片叶。当顶端腋芽长出 4～5 片叶时，再将腋芽摘尖。以后每周摘芽 1～2 次，将下方生长的腋芽及时掰掉，掰芽时注意勿伤老叶，以免影响光合作用。

（5）防止倒伏　对因肥力充足、长势过旺、可能出现倒伏的地块，要控制追施氮肥，加强中耕培土，同时起好"三沟"（边沟、腰沟、墒沟），降低土壤湿度。还可在现蕾前叶面喷施 50～100ppm 的多效唑（植物生长抑制剂）1～2 次，通过化学调控防止植株倒伏。

3. 病虫害及防治

（1）白绢病　在 6～8 月发病重。主要危害茎基和块根。感病后，根茎处逐渐腐烂，茎上叶片由下至上逐渐变黄，当块根大部分腐烂时，叶片萎蔫，最后全株枯死。在茎基部或根部可见到白色绢丝状菌丝和似菜籽状褐色菌核，发病部位最后腐烂成乱麻状。

防治方法：①选无病种根，栽种前用 40% 多菌灵浸种 3 小时。②与水稻等禾本科作物轮作。雨季及时排水。③用 50% 多菌灵或 50% 甲基托布津 1000 倍液灌根。④发现病株，连同周围的土一起挖出，撒石灰消毒病穴。

（2）霜霉病和菌核病　霜霉病主要危害苗期叶片，俗称"灰苗"或"白尖"。病苗心叶边缘反卷，叶色灰白，叶背产生淡紫色的霉层，蔓延枯死。菌核病是生长后期最严重的病害，常发生在 6～7 月。植株受害后，茎基先呈褐色，很快长出白色系状菌，病菌很快扩大，并逐渐有菌核，植株凋萎，病部软腐，最后全部死亡。

防治方法：①苗期彻底拔除病苗，并用 5% 石灰乳消毒病穴。②发病前或初期喷 1：1：120 波尔多液或乙磷铝 500 倍液防治。

（3）叶斑病　此病危害叶片，俗称"麻叶"。3～8 月发病，4 月下旬为高发期。自基部向上发病，叶片上呈现圆形或椭圆形的病斑，后期病斑上产生黑色小点，有的具轮纹。

防治方法：①忌连作。收获后集中病株病叶烧毁，彻底消灭越冬病菌。②发病期用 40% 多菌灵 500 倍液或 70% 甲基托布津 1000 倍液，或 1：1：150 波尔多液每 10～15 日喷洒一次。

（4）白粉病　常发生在 6～9 月。自茎下部叶片开始感病，逐渐向上蔓延，叶片产生白粉状霉层，叶片反卷，焦枯死亡。

防治方法：①发病初期用 25% 粉锈宁 2000 倍液或 70% 甲基托布津 1000 倍液喷洒。②收获后集中烧毁病株残叶。

（5）主要害虫　有危害主根的金龟幼虫；危害叶的蛀心虫、银纹夜蛾幼虫、蚜虫及叶蝉等。

防治方法：可用毒饵、黑光灯诱杀及生物农药毒虫菌、7216 菌、苏云金杆菌等喷杀。

【采收加工】

1. 采收备种　川乌一般在种植后第二年 6 月下旬至 8 月上旬开挖收获，最迟在 11 月上旬收获完毕，否则块根出芽后，作种根使用影响出苗，作商品出售容易轻泡，外观、质量下降。用二齿耙挖出全株，先抖落泥土，摘下附子，去掉须根即成泥附子。将母根切下晒干即成乌头。然后晒干或烘干，一般每 667m² 产鲜货 1500～2000kg，干货 300～400kg。因生川乌有毒，所以保管时应特别注意，保证安全。

收附子时，大的药用，小的留在莞上，假植沙质壤土中，种时取出种栽；若从老莞取下种栽，用沙质壤土或砂土挖 66cm 左右深的坑，在下面铺一层种栽，上盖 16cm 厚砂土，再铺一层栽子，盖上砂土，直到地面，作成瓦背形，四周和中间立几束玉米秆等物使之通气。一般只能繁殖两年。

2. 加工　采收时节正值夏季，气温较高，极易腐烂，必须在产地进行防腐加工。产地加工的目的主要是为了防止附子在高温高湿的环境下腐烂。

（1）白附片　用较大或中等大的泥附子作原料进行加工。①洗泥。②泡胆：每 100kg 白附子，用胆巴（主要成分为氯化镁）45kg，加清水（淡水）25kg，盛入缸内（称为花水）。然后将洗好的附子放入，浸泡 5 日以上，每天要将附子上下翻动 1 次。浸泡是否合格的标准是：看附子外皮色黄亮，体呈松软状即可；若浸泡时间稍长则附子皮硬；当出现附子露出水面时，必须增加老水（即泡过附子的胆水），无老水可增加胆水。泡后的附子称胆附子。③煮附子：先将"老水"在锅内煮沸，再将胆附子倒入锅内，以"老水"淹过胆附子为度，中途上下翻动 1 次。煮 15～20 分钟，以煮到胆附子过心为止。④冰附子：煮附子然后捞起倒入缸内，缸内有清水和"老水"各半，再浸泡 1 日，叫做冰附子。⑤剥皮：将漂过水的附子从缸内捞起，剥去外层黑褐色的表皮，用清水和白水（即已漂过附片的水）各一半的混合水，浸泡一夜，中途应搅动 1 次。⑥去胆切片：将浸泡后的附子捞起，纵切成 2～3mm 的薄片，再倒入清水缸内浸泡，最好换水四次，每次浸泡 12～48 小时，以除去片内所含的胆水，即可蒸片，若天气不好，就不换水，可延长时间。⑦蒸片：将浸泡好的附片捞出，放入大蒸笼内（篾制或木制蒸笼均可），看蒸气上升至蒸笼顶端后，再蒸 1 小时。⑧晒片熏硫：将已蒸好的附片倒在晒席上（用竹篾编制的大席），利用日光暴晒，晒时要注意片张均匀，不能有重叠，待晒至附片表面水分消失、片张卷角时，即可收起密闭用硫黄熏蒸，至附片发白为宜，然后再倒在晒席上晒干，即成色泽白亮的成品白附片。

（2）黑顺片　用较小的泥附子作原料进行加工。①洗泥、泡胆、煮附子：同白附片操作。②切片：将煮后浸泡好的附子捞出，不经剥皮，用刀顺纵切成为 4～5mm 的厚片。③糖炙：将片放入清水中泡 2 日捞起，将红糖（每 100kg 附子用红糖 0.5kg）用文火炒至为黑色稠膏状后，兑入适量的开水，搅匀，然后倒入缸内，使其溶于清水中，然后将片子倒入缸内浸染一夜，冬天加工则应延长浸泡时间，染成茶色。④蒸：取出，装入蒸笼连续蒸 11 ~ 12 小时。以片张有油面为度。蒸的过程中，火力必须掌握均匀，不能中途停歇，这样才能保证蒸出有油面、光泽好的片张。⑤烤：将蒸好的附片在烤片簝子上用木炭火烤，不能使片面烤焦或起泡，烤时要不停地翻动附片，至半干时，须将片子大小分级。烤至八成干时，晴天可改用太阳晒干，如遇雨天将烤片折叠放在炕上，用小温火围闭烘烤至全干，即成黑顺片。

（3）盐附子　用较大的泥附子做成。①泡胆：将泥附子除去须根，洗净，每 100kg 附子用胆巴 40kg、清水 30kg、食盐 20 ~ 30kg（新开始加工用盐 30kg，次年利用原有部分盐胆水加盐 20kg）混合溶解于水中。将附子倒在缸内浸泡 3 日。②捞水：将已泡胆的附子捞起，装入竹筐内，将水吊干，再倒入原缸内浸泡，如此每天 1 次，连续 3 次。每次必须先将缸内盐水搅匀后再倒入附子。③晒短水：将吊好水的附子捞起来，铺在竹簝上在日光下暴晒，至附子表皮稍干，然后倒入原缸中。每天 1 次，连续操作 3 次。④晒半水：将晒过短水的附子捞起来，晒干部分水分，一般掌握在 4 小时左右。每天 1 次，连续操作 3 次，晒后再倒入缸内，缸内的水淹到附子为宜，不够时须加胆水。⑤晒长水：将晒过半水的附子捞起来，铺在竹簝上进行日光暴晒 1 天，当附子表面出现食盐结晶状为止，然后趁附子尚热，即倒入盐水缸内，使其吸收盐分。⑥烧水：将晒过长水的附子捞起，再将缸内盐水舀入锅内煮沸。然后将附子倒入缸内，再将未溶解的食盐放在上面，将煮沸的盐水趁热倒入缸内，时间掌握在两天两夜，若在夏天有一天一夜即可。最后捞起滴干水分，即为成品。

其他加工品种尚有淡附片、熟片、黄片、卦片、薄黑片、刨片。

【质量要求】川乌略呈圆锥形，稍弯曲，顶端常有残茎，中部多向一侧膨大。表面棕褐色，皱缩，有小瘤状侧根及子根脱离后的痕迹。质坚实，断面类白色或浅灰黄色，具多角形环纹。气微，味辛辣、麻舌。

《中国药典》（2015 年版）规定，本品按干燥品计算，含乌头碱（$C_{34}H_{47}NO_{11}$）、次乌头碱（$C_{33}H_{45}NO_{10}$）和新乌头碱（$C_{33}H_{45}NO_{11}$）的总量应为 0.050% ~ 0.17%。以个大饱满、残茎短或无、质坚实、断面色白有粉性者为佳。

1. 泥附子　以 80 只/kg 以内，无直径不足 2.5cm 的小药及"扒耳"（指附子旁再生有较小的附子），无空心腐烂，无泥块杂质为合格。

2. 盐附子　呈圆锥形，长 4 ~ 7cm，直径 3 ~ 5crn。表面灰黑色，被白色盐的结晶，顶端有凹陷的芽痕，周围有瘤状突起的支根或支根痕。体重，横切面灰褐色，可见空隙中充满盐霜，具多角形环纹。气微，味咸而麻，刺舌。盐附子以个大体质沉重，无直径不足 2.5cm 的小药及"扒耳"，无空心、腐烂为佳。

3. 黑顺片　为纵切片（顺切），上宽下窄，长 1.7 ~ 5cm，宽 0.9 ~ 3cm，厚 0.2 ~ 0.5cm。外皮黑褐色（边片可见），片面暗黄色（冰糖色），油润具光泽，半透明状，并有纵向导管束。质硬而脆，断面角质样。气微，味淡。要求无盐软片、霉变，以片大、薄厚均匀为佳。

4. 白附片　无外皮，片厚 2 ~ 3mm（纵切），黄白色，半透明，切面油润有光泽，味淡。以无盐软片、霉变者为合格，以片大小均匀为佳。

　　《中国药典》（2015 年版）规定，三种附子加工品含双酯型生物碱以新乌头碱（$C_{33}H_{45}NO_{11}$）、次乌头碱（$C_{33}H_{45}NO_{10}$）和乌头碱（$C_{34}H_{47}NO_{11}$）的总量计，不得过 0.020％。按干燥品计算，含苯甲酰新乌头原碱（$C_{31}H_{43}NO_{10}$）、苯甲酰乌头原碱（$C_{32}H_{45}NO_{10}$）和苯甲酰次乌头原碱（$C_{31}H_{43}NO_{9}$）的总量，不得少于 0.010％。

知识链接

　　附子必须经过炮制才可以内服，原因有二，一是因为乌头或附子采收后极易腐烂；二是因为乌头和附子中双酯类生物碱毒性极强，易发生毒性反应。古法制附子是用粮食酿造的醋来腌制。后逐渐演变为用食盐炮制，进而演变为用食盐的副产品胆巴加工。胆巴含有大量钠、镁及其他金属离子，对消化系统有强烈的腐蚀作用，易致人泄泻，且镁离子能抑制心血管和神经，所以研究和创新附子的加工方法成为科研人员研究的方向之一。现有研究者利用现代工业生产条件，将鲜附子切制成片干燥，以防止腐烂。饮片再经过提取、醇沉、喷雾干燥制得附子颗粒而用于临床。

　　市场上附子质量良莠不齐，有使用硫酸镁加工的饮片，有采用化工产品焦亚硫酸钠、双氧水、烧碱、散泡剂等对附子进行去皮、增白等加工，其饮片生物碱含量低，不仅难起到"回阳救逆"的作用，且含有大量工业原料残留，存在很大安全隐患。所以附子的质量标准有待提高。

第五节　丹　参

　　【别名】紫丹参、血参、大红袍、红根等。

　　【产地】家种丹参主要分布在河北、天津、江苏、上海、浙江、安徽、河南、山东、四川等地。

　　【药用部位】以干燥的根和根茎入药。

　　【植物形态】丹参 *Salvia miltiorrhiza* Bge. 为多年生草本植物。肉质根，肥厚，有分枝，外皮朱红色，内黄白色，长约30cm。茎直立，四棱形，表面有浅槽，多分枝。奇数羽状复叶对生。轮伞总状花序，顶生或腋生，密被腺毛和长柔毛；花萼钟状，萼筒喉部密被白色柔毛；花冠蓝紫色，唇形；发育雄蕊2，退化雄蕊2。小坚果4，长圆形。花期 6～9 月，果期 7～10 月。如图 7-5 所示。

　　【生长环境】丹参种子在 20℃左右开始发芽，种根在土温 15℃以上开始萌芽，植株生长发育的适宜气温为

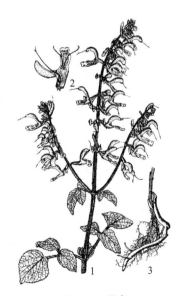

图 7-5　丹参

1. 花枝　2. 花　3. 根

20℃~26℃。丹参茎叶不耐严寒，气温降至10℃以下时地上部开始枯萎；茎叶只能经受短期–5℃左右的低温，地下部耐寒性强，可耐受–15℃的低温。丹参怕水涝和积水，干燥的环境也不利其生长发育。一般以相对湿度80%左右的地区生长较好。一般土壤均能生长，但以地势向阳、土层深厚、中等肥沃、排水良好的砂质壤土栽培为好。忌在排水不良的低洼地种植。对土壤酸碱度要求不严。丹参为喜阳植物，在向阳的环境下生长发育较好。

【生长过程】丹参种子小，寿命1年。种子春播当年不开花；两年生以后年年开花结实。育苗移栽的第1个快速增长时期出现在返青后30~70日。从返青到现蕾开花需60日左右。种子成熟后，植株生长从生殖生长再次向营养生长过渡，叶片和茎秆中的营养物质集中向根系转移，出现第2个生长高峰。3~6月为茎叶生长旺季，7~10月是根部增长的最快时期。

【种植技术】

1. 播种

（1）选种　山东丹参的品种有鲁丹参1、2号，是常规选育高产优质品种；鲁丹参3号是通过航天搭载诱变和地面定向培育的新品种。

四川省中江县栽培的丹参主要是中江大叶型丹参和中江小叶型丹参，另外还有中江野丹参。大叶型丹参根条较短而粗，植株较矮，叶片大而较少，为当前主栽品种，产量高，但退化较严重，要注意提纯复壮；小叶型丹参根较细长而多，主根不明显，植株较高，叶多而小，花序多，目前栽培面积较小。

（2）选地整地　丹参根系发达，适宜选择光照充足、土层深厚、疏松肥沃、浇水方便、排水良好、地下水位不高、pH值6~8的砂质壤土进行合理轮作，低洼地、黏土和盐碱地均不宜栽种。丹参为深根多年生植物，不宜连作，可与小麦、玉米、大蒜、蓖麻等作物或非根类药材轮作，不适宜与豆科或其他根类药材轮作。前作收获后施腐熟农家肥（堆肥或厩肥）1500~3000kg/667m²、磷肥750kg作基肥，深翻30~40cm入土中，然后整细整平，并做成宽70~150cm的高畦，北方雨水较少的地区可做平畦，南方做高畦，开好排水沟使其旱能浇、涝能排，以利于排水。

（3）播种　丹参用种子繁殖、扦插繁殖、分根繁殖和芦头繁殖，以分根繁殖和种子繁殖为主。

①种子繁殖：丹参种子细小，发芽率70%左右，直播法往往出苗不齐，故多选用育苗移栽法。播种时间应在种子收获后即时播种，一般在6月底或7月初。采取条播（种子与河沙混合）或穴播，行距30~45cm，株距25~30cm挖穴，穴内播种量5~10粒，覆土2~3cm。条播沟深3~4cm，覆土2~3cm，播种量0.5kg/667m²左右。如果遇干旱，播前浇透水再播种。播后盖地膜，保温保湿。当地温达到20℃左右时，15~20日出苗。当开始出苗返青时，于傍晚或阴天逐渐多次揭去覆盖物（注意：覆盖物揭的太迟会将苗捂黄或捂死）。幼苗3~5片真叶时，如发现过密应进行间苗，间出的苗可外行栽植、培育。播种后经2个月生长，即可移栽。储存时间超过9个月的种子，发芽率极低，不宜使用。

种苗在移栽前要进行筛选，对烂根、色泽异常及有虫咬或病苗、弱苗要除去（特别要注意根部有小疙瘩的苗子必须剔除，此为根结线虫病）。优选无病虫的丹参苗，栽前用50% 多菌灵或70% 甲基托布津800倍液蘸根处理10分钟，晾干后移栽，以有效地控制根腐等病菌的侵染。

种苗移栽在10月下旬至11月上旬（寒露至霜降之间）进行，春栽在3月初。株行距20cm×20cm左右，视土壤肥力而定，肥力强者株行距宜大。在垄面开穴，穴深以种苗根能伸直为宜，苗根过长的要剪掉下部，保留10cm左右长的种根即可；将种苗垂直立于穴中，培土、压实至微露心芽，栽12000株/667m² 左右，栽后视土壤墒情浇适量定根水，忌漫灌。

②分根繁殖：栽种时间一般在当年2～3月，也可在前年11月上旬（收获时）立冬前栽种，也可湿沙藏至翌春。也可采用留种地当年不挖，到翌年2～3月间随挖随栽。冬栽比春栽产量高。

一般选直径1cm左右、色鲜红、无病虫害、顶端有宿芽3～5个的一年生侧根作种，最好用上、中段，细根萌芽能力差。在准备好的栽植地上按行株距（25～40）cm×（20～30）cm开穴，穴深5～7cm，穴内施入充分腐熟的猪粪尿，然后将种根条掰成5cm左右的节段，每节有2个芽，直立放入穴内，边掰边栽，上下端切勿颠倒，最后覆土3～5cm左右，不宜过厚，否则影响出苗，稍压实。为使丹参提前出苗，可用根段催芽法，还可盖地膜以提高地温，改善土壤环境，促进丹参的生长发育，从而提高产量。第2年3～4月根段上部都长出白色的芽时，可以栽植大田。该法栽植出苗快、齐，不抽薹，不开花，当年难收到种子，叶片肥大，根部充分生长，产量高。

③扦插繁殖：南方春栽1～4月，北方秋栽6～8月，在整好的畦内浇水灌透，将健壮、无病的茎枝剪成17～20cm的小段，下部切口要靠近茎节部位，呈马蹄形。按行距20cm，株距10cm，斜插入土2/3，顺沟培土压实，地上留1～2个叶片。边剪边插，不能久放，否则影响插条成活率。保持土壤湿润，适当遮荫。一般20日左右便可生根，成苗率90%以上。待根长3cm时，便可定植于大田。

④芦头繁殖：3月份选无病虫害的健壮植株或野生丹参，剪下粗根药用，而将细根连芦头带心叶用作种苗进行种植。剪去地上部的茎叶，留长2～2.5cm的芦头作种栽，按行株距（30～40）cm×（25～30）cm，挖3cm深的穴，每穴栽1～2株，芦头向上，覆土盖住芦头为度，浇水，4月中下旬苗出齐。芦头繁殖，栽种后次年即可收获。

2. 田间管理

（1）大田土壤处理 如选地块属根结线虫等病害多发区，施入3% 辛硫磷颗粒3kg/667m²，撒入地面，翻入土中，进行土壤消毒；或者用50% 辛硫磷乳油200～250g，加10倍水稀释成2～2.5kg，喷洒在25～30kg细土上，拌均匀，使药液充分吸附在细土上，制成毒土，结合整地均匀撒在地面，翻入土中，或者将此毒土顺垄撒施在丹参苗附近，如能在雨前施下，效果更佳。

（2）大田的清理及起垄 清除大田四周杂草病远离田间集中烧毁，施充分腐熟的厩肥或绿肥1500～2000 kg/667m²、磷酸二铵10kg作底肥，深翻30～35cm，整细、耙平、作垄。垄宽 1.2m，高 20cm，垄间留沟 25cm 宽。大田四周开好宽 40cm，深 35cm 的排水沟，以利田间排水。

（3）查苗补苗　在每年 5 月上旬以前，对缺苗地块进行检查。选择与移栽时质量一致的种苗，时间选择在晴天的下午 3 点以后补栽；如种苗已经出苗或抽薹，则需剪去抽薹部分，只留 1～2 片单叶即可，移栽后需浇透定根水。

（4）中耕除草　分根繁殖法因盖土太厚妨碍出苗的，刨开穴土，以利出苗。一般中耕除草 3 次，4 月幼苗高 10cm 左右时进行 1 次；6 月中旬开花前后进行 1 次，8 月下旬进行 1 次，平时做到有草就除。育苗地拔草。避免造成荒苗，导致严重减产或死苗。

（5）水肥管理　5～7 月是丹参生长的旺盛期，需水量较大，丹参根系增重最快的时期在 8 月中旬至 10 月中旬，因此这一时期营养水分充足与否对产量影响很大，如遇干旱，土壤墒情缺水时，应及时由垄沟放水渗灌或喷灌。禁用漫灌。丹参最忌积水，在雨季要及时清沟排水。

开春后，丹参要经过 9 个月的生长期才能收获，除栽种时多施底肥外，在生长过程中还需追肥三次。第一次在全苗后中耕除草时结合灌水施提苗肥。第二次在 4 月底至 5 月中旬，不留种的地块，可在剪过第一次花序后再施；留种的地块可在开花初期施；一般以施氮肥为主，以后配施磷肥、钾肥；如施用肥饼、过磷酸钙、硝酸钾等，最后 1 次要重施，以促进根部生长。第一、二次可施腐熟粪肥 1000～2000kg/667m²、过磷酸钙 10～15kg/667m² 或尿素 5～10kg/667m²，硫酸钾复合肥 5～10kg/667m² 或肥饼 50kg/667m²。第三次施肥于收获前 2 个月，应重施磷、钾肥，促进根系生长，施肥饼 50～75kg/667m²、过磷酸钙 4kg/667m²，或硫酸钾复合肥 10～15kg/667m²，二者堆沤腐熟后挖窝施，施后覆土。

（6）摘蕾　除了留作种用外，其余花蕾全部打掉，否则影响根的产量和质量。

3. 病虫害及防治

（1）根腐病　危害植株根部。受害植株细根先发生褐色干腐，逐渐蔓延至粗根，根部横切维管束断面有明显褐色病变。后期根部腐烂，地上部萎蔫枯死。

防治方法：①选择地势高燥、排水良好的地块种植，有条件的地区可实行水旱轮作。②加强田间管理，增施磷钾肥，提高植株抗病力；封行前及时中耕除草，并结合松土用木霉制剂 10～15g/667m² 撒施。③发病期用 50% 多菌灵 800～1000 倍液，或 50% 甲基托布津 1.5～2.5kg/667m² 稀释成 1000 倍液浇灌病株，每周 1 次，连续 2～3 次。

（2）叶枯病　主要危害叶片。植株下部叶片先发病，逐渐向上蔓延。初期叶面产生褐色、圆形小斑；后病斑不断扩大，中央呈灰褐色；最后叶片焦枯，植株死亡。

防治方法：①选用健康种栽，栽种前用 1∶1∶100 波尔多液浸种 10 分钟。②增施磷、钾肥，增强植株抗病力；雨后及时开沟排水，降低田间湿度。③发病初期选用 50% 多菌灵 600 倍液、65% 代森锌 600 倍液或 50% 代森锰锌 500 倍液等药剂喷雾，间隔 10～15 日，连续 2～3 次。

（3）根结线虫　危害根部。线虫侵入后，细根及粗根各部位产生大小不一的不规则瘤状物，用针挑开，肉眼可见白色小点，此为雌线虫。其初为黄白色，外表光滑，后呈褐色并破碎腐烂。线虫寄生后根系功能受到破坏，使植株地上部生长衰弱、变黄，影响产量。

防治方法：①实行水旱轮作，以减轻危害；选择肥沃的土壤，避免在沙性过重的地块种植。②整地时用 5% 克线磷 5kg/ 667m² 沟施后翻入土中或栽种时穴施，也可在生长季随浇水施入 1~2 次，每次每公顷 30kg。

（4）蚜虫　主要危害叶及幼芽。

防治方法：用 50% 杀螟松 1000~2000 倍液或 40% 乐果 1500~2000 倍液喷雾，7 日喷 1 次，连喷 2~3 次。

（5）银纹夜蛾　属于鳞翅目夜蛾科。以幼虫咬食叶片，夏秋季发生。咬食叶片成缺刻，严重时可把叶片吃光。

防治方法：①冬季清园，烧毁田间枯枝落叶；悬挂黑光灯诱杀成虫。②在幼龄期，喷 90% 敌百虫 1000 倍液，7 日喷 1 次，连续 2~3 次。③幼虫期可用松毛杆菌防治，制成每 1mL 水含 1 亿孢子的菌液喷雾，0.6~0.8kg/ 667m²。

（6）棉铃虫　属鳞翅目夜蛾科。幼虫危害蕾、花、果，影响种子产量。

防治方法：①现蕾期喷洒 50% 辛硫磷乳油 1500 倍液或 50% 西维因 600 倍液防治。②用天敌日本追寄蝇或螟蛉悬茧姬蜂防治。

（7）蛴螬类、地老虎类　4~6 月发生危害，咬食幼苗根部。

防治方法：①撒毒饵诱杀，在上午 10 时人工捕捉。②用 90% 敌百虫 1000~1500 倍液，浇灌根部。

【采收加工】

1.采收　春栽于当年 10~11 月地上部枯萎或次年春萌发前采挖。丹参根入土较深，根系分布广泛，质地脆而易断，应在晴天较干燥时采挖。先将地上茎叶除去，在畦一端开一深沟，使参根露出，顺畦向前挖出完整的根条，防止挖断。

2.加工　挖出后，剪去残茎。如需条丹参，可将直径 0.8cm 以上的根条在母根处切下，顺条理齐，暴晒，经常翻动，七八成干时，扎成小把，再暴晒至干，装箱即成"条丹参"。如不分粗细，晒干去杂后装入麻袋者称"统丹参"。

产品以无芦头、须根、泥沙杂质、霉变，无不足 7cm 长的碎节为合格；以根条粗壮、外皮紫红色、光洁者为佳。

【质量要求】丹参根茎短粗，顶端偶见残留茎基。根数条，长圆柱形，略弯曲，有须状细根。表面棕红色或暗棕红色，具纵皱纹。外皮紧贴不易剥落。质硬而脆，断面平整而致密，略呈角质样，皮部棕红色，木部灰黄色或紫褐色，导管束黄白色（习称"白茬"），呈放射状排列。气微，味微苦、涩。以外皮紫红无脱落、条粗、质坚实、无断碎条者为佳；外皮脱落、色灰褐者质次。

《中国药典》（2015 年版）规定，含丹参酮 ⅡA（$C_{19}H_{18}O_3$）不得少于 0.20%；含丹酚酸 B（$C_{36}H_{30}O_{16}$）不得少于 3.0%。

第六节 膜荚黄芪

【别名】棉芪、绵芪、黄耆、黄蓍、绵黄芪、棉黄芪等。

【产地】河北、山西、黑龙江等地。

【药用部位】以根入药。

【植物形态】膜荚黄芪 *Astragalus membranaceus*（Fisch.）Bge. 为多年生草本植物。主根粗大而长，可达 1m 以上，俗称"鞭竿芪"。圆柱形，稍显木质，外皮淡褐色，内部黄白色。茎直立，上部多分枝。奇数羽状复叶互生。总状花序腋生，花冠蝶形，淡黄色；子房有柄，被柔毛。荚果膜质，膨胀，半卵圆形，被黑色短毛；种子肾形，黑褐色。花期 5~8 月，果期 8~9 月。如图 7-6 所示。

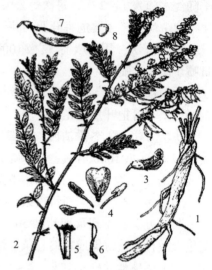

图 7-6　膜荚黄芪
1.根　2.花枝　3.花　4.花瓣　5.雌蕊
6.雄蕊　7.果实　8 种子

【生长环境】黄芪喜凉爽气候，耐旱耐寒，怕热怕涝。幼苗期要求土壤湿润，成株后较耐旱。黄芪根深，以土层深厚、土质疏松、富含腐殖质、透水力强的中性或微酸性沙壤土为好。强盐碱地不宜种植。土壤黏重，根生长缓慢带畸形；土层薄，根多横生，且分支多，呈"鸡爪形"，质量差。

【生长过程】

1.种子特性　黄芪种子具硬实性，具种皮不透性，一般硬实率在 30%~80%。在正常温度和湿度条件下，约有 80% 的种子不能萌发，影响了自然繁殖。在生产上，播种前一般要对种子进行前处理，打破种皮的不透性，提高发芽率。

2.生长发育特性　黄芪从播种到种子成熟要经过幼苗生长期、枯萎越冬期、返青期、现蕾开花期和结果期 5 个时期。

（1）幼苗生长期　子叶（或冬芽）出土到花形成的时期。黄芪种子萌发后，在幼苗五出复叶出现前，根系发育不完全，入土浅，吸收差，最怕干旱，尤忌高温和强光；五出复叶出现后，根系吸收水分、养分能力增强，叶片面积扩大，光合作用增强，幼苗生长速度显著加快。通常春播当年只生长茎叶而不开花，均为幼苗生长期。第 2 年才开花结实并能产籽。

（2）枯萎越冬期　地上部分枯萎到第 2 年植物返青的时期。9 月下旬叶片开始变黄，地上部枯萎，地下部根头越冬芽形成，此期需经历 180~190 日。

（3）返青期　越冬芽萌发并长出地面的过程。春天当地温达到 5℃~10℃时，黄芪开始返青。返青初期生长迅速，30 日左右即可长到正常株高，然后生长速度减缓下来。

（4）现蕾开花期　花蕾由叶腋现出到果实出现前的时期。二年生以上植株一般 6 月初在叶腋中出现花蕾，蕾期 20~30 日，7 月初开放，花期为 20~25 日。

（5）结果期　小花凋谢至果实成熟时期。二年生以上的黄芪 7 月中旬进入结果期，约为 30 日。果实成熟期若遇高温干旱，会造成种子硬实率增加，使种子质量降低。黄芪的根在开花结果前生长速度最快，地上光合产物主要运输到根部，而以后则由于生殖生长会大量消耗养分，使得根部生长减缓。

【种植技术】

1. 播种

（1）选种　可选品种有膜荚黄芪、9188、HQN03-03、陇芪系列等。

（2）选地整地　选择土层深厚、土质肥沃疏松、富含腐殖质、透水力强的中性或微酸性沙壤土；地下水位高、土壤湿度大、黏结、低洼易涝的黏土或土质瘠薄的砂砾土，均不宜种植黄芪，防止鸡爪根和锈斑的发生。地选好后在秋作收获后深翻，一般深耕 30 ~ 45cm，施腐熟的农家肥 3000 ~ 4000kg/667m²、过磷酸钙 30 ~ 40kg/667m² 作基肥，然后耙细整平作畦，垄距宽 40 ~ 45cm，畦高 15 ~ 20cm，排水好的地方可作成宽为 1.2 ~ 1.5m 宽的小高垄、中垄或台畦，最好每两畦开一深沟，深 40 ~ 45cm，以利排水；两畦之间开一浅沟，沟深为 20cm，作为作业道。平畦种植也可以，但发病较多，根形不如垄栽的好。

（3）播种　目前生产上有种子直播和育苗移栽两种方式，以种子直播为主。黄芪种皮坚硬，播后不易发芽，播前应进行前处理。

①种子前处理：一般采用机械法或硫酸法对黄芪种子进行预处理。

A. 机械处理：用沸水催芽及机械损伤均可提高黄芪种子发芽率。

热水催芽：将黄芪种子放入沸水中不停搅动约 1 分钟，然后加入冷水调水温至 40℃，浸泡 2 小时后将水倒出，种子加覆盖物焖 8 ~ 12 小时，待种子膨大或外皮破裂时，趁雨后播种。也可将种子浸于 50℃ 温水中搅动，待水温下到 40℃ 后浸泡 24 小时，捞出洗净摊在湿毛巾上，再盖一块湿布催芽，待裂嘴出芽后播种。

机械损伤：将种子用石碾碾数遍，使外皮由棕黑色有光泽变为灰棕色表皮粗糙时或在种子中放入 2 倍的河沙搓揉，擦伤种皮后即可播种。

B. 硫酸处理：对老熟硬实的种子，用 70% ~ 80% 硫酸处理 3 ~ 5 分钟，随后用清水冲洗干净后即可播种，发芽率可达 90% 以上。

②种子直播：黄芪可在春、夏、秋三季播种，种子发芽适宜温度为 14℃ ~ 15℃。春播一般在 3 ~ 4 月（清明前后）地温稳定在 5℃ ~ 8℃ 时可播种，保持土壤湿润，15 日左右即可出苗。夏播在 6 ~ 7 月雨季到来时播种，这时土壤水分充足，气温高，播后 7 日左右即可出苗。秋播一般在"白露"前后，地温稳定在 0℃ ~ 5℃ 时播种。风沙干旱地区，春、秋播难保苗，且春季出苗时易招引苗期虫害，因此采用夏播，则出苗整齐，幼苗生长健壮。

播种方法主要采用穴播或条播，其中穴播方法较好。穴播按行距 33cm、株距 27cm 挖浅穴，每穴下种 4 ~ 10 粒，覆土厚 3cm。条播行距 20cm 左右，沟深 3cm，将种子均匀播于沟内，播后覆盖细土 1.5 ~ 2.0cm，稍加压实。播量 1 ~ 1.5kg/667m²。

③育苗移栽：生产上常用育苗移栽，移栽时，可在秋季取直播苗贮藏到次年春季

移栽，或在田间越冬，次春边挖边移栽。一般采用斜栽，行株距为（15～20）cm×（20～40）cm，沟深10～15cm，起苗时应深挖，尽量多带原土，严防损伤根皮或折断芪根，并将细小、自然分岔苗淘汰。将苗顺放于沟内，栽后覆土、浇水。待土壤墒情适宜时浅锄一次，以防板结，需苗量1.5万株/667m²。

2. 田间管理

（1）间苗补苗 一般在苗高6～10cm，五出复叶出现后进行间苗，当苗高15～20cm时，条播按20～30cm株距进行定苗；穴播间苗时从中留优去劣，每穴留1～2株。如发现缺苗时可进行补栽。补苗最好选阴天进行，补苗后要及时浇水，以利幼苗成活。

（2）松土除草 黄芪幼苗生长缓慢，不注意除草易造成草荒。当苗高4～5cm时结合间苗进行松土除草。第2次于苗高8～9cm进行中耕除草，第3次于定苗后进行松土除草。第2年以后于4、6、9月各除草1次。

（3）水肥管理 一般不灌溉。但黄芪在出苗和返青期需水较多，有条件的地区可在播种后或返青前进行灌水，三年以上黄芪抗旱性强，但不耐涝，所以雨季湿度过大，根向下生长缓慢，并易烂根，应及时疏通排水，以利根部正常生长。

定苗后要追施氮肥和磷肥，一般田块可结合中耕除草施硫铵15～17kg/667m²或尿素10～12kg/667m²、硫酸钾7～8kg/667m²、过磷酸钙10 kg/667m²；或沟施厩肥500～1000kg/667m²。

3. 病虫害及防治

（1）白粉病 苗期到成熟期均可发生，7～8月发病严重。植株生长茂密，通风透光不良，容易发病。受害植株叶片或荚果表面有白色粉状斑，易早期落叶，或整株枯萎。在气温为19℃～20℃，空气相对湿度为40%～60%时，病害蔓延。病菌在寄主残株上越冬。

防治方法：①收获后彻底清除田间病残体，并加强水肥管理。②宜选新茬地种植，忌连作、迎茬；合理密植，注意田间通风透光。③发生期视病情喷药3～4次，可选用25%粉锈宁1000～1200倍液、62.25%仙生600倍液或50%甲基托布津800倍液或BO–10生物制剂等药剂，间隔15～20日。

（2）白绢病 6～10月发生，一般高温多湿、地下水位高、土质黏重的地块易发生。发病初期，病根周围及附近表土产生棉絮状的白色菌丝体。由于菌丝体密集而成菌核，初为乳白色，后变米黄色，最后呈深褐色或栗褐色。被害黄芪极易从土中拔起，地上部枝叶发黄，植株枯萎死亡。菌核可通过水源、杂草及土壤的翻耕等向各处扩散传播危害。

防治方法：①播种前施入杀菌剂进行土壤消毒，常用的杀菌剂为50%可湿性多菌灵400倍液，拌入2～5倍的细土。一般要求在播种前15日完成，可以减少和防止病菌危害。②可用50%混杀硫、30%甲基硫菌悬浮剂500倍液或20%三唑酮乳油2000倍液，每隔5～7日浇注1次；也可用20%利克菌（甲基立枯磷乳油）800倍液于发病初期灌穴或淋施1～2次，每10～15日防治1次。

（3）紫纹羽病　危害根部，造成烂根，植株自上而下黄萎，最后整株死亡。

防治方法：拔除病株烧毁，病穴用石灰粉消毒。同时应加强其他虫害防治。

（4）根结线虫　危害根部。线虫侵入后，细胞受刺激而加速分裂，主根和侧根变形成为瘤状物，小的1～2mm，大的可以使整个根系成为一个大瘤。其表面初为光滑，以后变为粗糙且易龟裂。罹病植株枝叶枯黄或落叶。

防治方法：①实行水旱轮作或与禾本科作物轮作。②选用健康、无病原线虫的种根栽种。③整地时每公顷用1500kg石灰氮进行土壤处理。

（5）蚜虫　是黄芪产区普遍发生的一种虫害。主要危害黄芪茎叶，以槐蚜为主，成群集聚于叶背、幼嫩茎秆及花穗上吸食茎叶汁液，致使植株生长不良，造成落花、空荚等，严重者造成茎秆发黄，叶片卷缩，落花落荚，籽粒干瘪，叶片早期脱落，以致整株干枯死亡。严重影响种子和商品根的产量。

防治方法：用40%乐果乳油1500～2000倍液，或用1.5%乐果粉剂，或2.5%敌百虫粉剂喷粉，每3日喷1次，连续2～3次。

（6）食心虫　主要是黄芪籽蜂。在黄芪青果期，幼虫钻入种内取食种肉，只留下种皮，危害率一般为10%～30%，严重者达到40%～50%。其他食心虫还有豆荚螟、苜蓿夜蛾、棉铃虫、菜青虫等，这4类害虫对种荚的总危害率在10%以上。

防治方法：①及时消除田内杂草，处理枯枝落叶，减少越冬虫源。②种子收获后用1∶150倍液的多菌灵拌种。③在盛花期和黄芪青果期各喷乐果乳油1000倍液1次；种子采收前喷5%西维因粉1.5 kg/667m^2。

（7）豆荚螟　一般6月下旬至9月下旬发生。成虫在黄芪嫩荚或花苞上产卵，孵化后幼虫蛀入荚内咬食种子。老熟幼虫钻出果荚外，入土结茧越冬。

防治方法：①及时消除田内杂草，处理枯枝落叶，减少越冬虫源。②在花期用40%氧化乐果800～1500倍液进行喷雾。隔7日1次，直至种子成熟为止。

（8）豆芙蝇　幼虫从嫩梢逐渐向下蛀入茎秆中危害，致使顶部嫩梢逐渐枯萎，植株易遇风即断。

防治方法：25%亚胺硫磷乳油800倍液进行喷雾，7日1次，连续3～4次。

【采收加工】

1.留种　选3年生以上（含3年）生长健壮、无病虫害地块作黄芪种子田。种子田管理，在一般大田管理的基础上，注意保护花芽，并于花期追施过磷酸钙5～10kg/667m^2、氮肥7～10kg/667m^2，促进结实和种熟。结果种熟期间，如遇高温干旱，应及时灌水，降低种子硬实率，提高种子质量。

黄芪种子的采收宜在8月果荚下垂黄熟、种子变褐色时立即进行，否则果荚开裂，种子散失，难以采收。因种子成熟期不一致，应随熟随采。若小面积留种，最好分期分批采收，并将成熟果穗逐个剪下，舍弃果穗先端未成熟的果实，留用中下部成熟的果荚。若大面积留种，可待田里70%～80%果实成熟时一次采收。收后先将果枝倒挂阴干几天，使种子后熟，再晒干、脱粒、扬净、贮藏。

2.采收　膜荚黄芪播种后2～3年采收，蒙古黄芪3～4年采收，质量最好。收获过早，黄芪质量差；年久不收，极易黑心或木质化。但一般都在 1 ~ 2 年采挖。黄芪春秋季均可采收。春季从解冻后到出苗前，秋季枯萎后采收。采收时可先割除地上部分。然后深挖 60 ~ 70cm，可从地一头挖起，挖出断面，进行翻倒，将根部挖出。由于黄芪根深，采收时注意防止挖断主根和损伤外皮，以免造成减产和商品质量下降。

3. 加工 挖出黄芪根部后，去掉附着的茎叶，抖落泥土，趁鲜切去根茎（芦头），剪光须根，即行晾晒，待晒至六七成干时，将根理直，扎成小把，再晒或烘至全干。晾晒时避免强光暴晒而发红，晒时放在通风的地方，其上可平铺一层白纸，晒至全干或炕干即成。一般收干货 150 ~ 250 kg/667m²。

4. 贮藏 黄芪易遭虫蛀，易霉变，要贮藏于干燥通风处，温度在 30℃以下，相对湿度 60% ~ 70%，商品安全水分为 10% ~ 13%。

【质量要求】黄芪呈圆柱形，少数有分枝，上端较粗，长 30 ~ 90cm，直径 1 ~ 3.5cm。表面淡棕黄色或淡棕褐色，有不整齐的纵皱纹或纵沟。质硬而韧，不易折断，断面纤维性强，并显粉性，皮部黄白色，木部淡黄色（俗称"金盏银盘""玉盏金心"或"金井玉栏"），有放射状纹理和裂隙（"菊花心"），老根中心偶呈枯朽状，黑褐色或呈空洞。气微，味微甜，嚼之微有豆腥味。药材以粗壮、质硬、粉性足、味甜者为佳。要求做到干燥、无芦头、无须根、不霉、不焦、无泥、无杂质。

《中国药典》（2015 年版）规定，黄芪甲苷（$C_{41}H_{68}O_{14}$）不得少于 0.040%，含毛蕊异黄酮葡萄糖苷（$C_{22}H_{22}O_{10}$）不得少于 0.020%。

第七节　珊瑚菜

【别名】莱阳参、辽沙参、苏条参、滨防风、沙参。

【产地】主产于山东、河北、辽宁、内蒙古等地。以山东莱阳栽培历史悠久，产量最大，品质优良，是山东省道地药材之一。

【药用部位】以根入药，为北沙参。

【植物形态】珊瑚菜 *Glehnia littoralis* Fr. Schmidt ex Miq. 为多年生草本植物。主根细长圆柱形，长 10 ~ 70cm。茎大部埋在沙中。叶互生，叶片卵圆形。复伞形花序，顶生，花白色，每 1 小伞形花序有花 15 ~ 20 朵；雄蕊 5，与花瓣互生；子房下位，花柱基部扁圆锥形。果实近圆球形，具绒毛，果棱有翅。花期 5 ~ 7 月，果期 6 ~ 8 月。如图 7-7 所示。

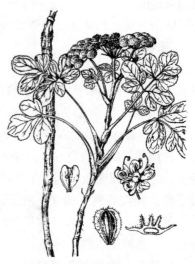

图 7-7　珊瑚菜（北沙参）

【生长环境】适应性较强，喜向阳、温暖、湿润环境，抗严寒、耐干旱、耐盐碱。怕涝，适宜种植在排水良好的砂土及砂质壤土中。黏土、涝洼积水地不宜种植。不可重茬，忌花生茬地和豆地。

【生长过程】植株种子寿命仅 1 年，在低温湿润条件下易于发芽，以当年种子冬播发芽率高，出苗整齐。秋播或冬播在次年谷雨前出苗，叶片生长 1 个月后，地下部分长出细长主根，冬播第 3 年开花结实。春播的第 2 年开花结果，小满后抽薹，7 日后开花，花期约 15 日，头伏前后种子成熟。植株正常休眠期在 9 月至次年 3 月，入伏时，气候炎热有短期休眠期，末伏后又返青。

【种植技术】

1. 播种

（1）选地整地　选择比较潮湿、排水良好、含有丰富腐殖质的沙壤土，忌连作。前茬作物以薯类为最好。忌大豆、花生作物。深翻土地 50cm 后，每 667m² 施厩肥 4000kg、饼肥 750～1500kg 作基肥，敌百虫 7.5kg，翻入土中 40～50cm 深，整细耙平，做平畦或高畦，畦宽 3～6cm。

（2）繁殖方法　北沙参一般用种子繁殖，故采用种子直播。种子应来源于培育良种的种子田。

①种子处理：北沙参是深根系植物，播种前要深翻地，耙平。如果是干种子，应放到 25℃ 的温水中浸泡 4 小时捞出稍凉，混拌湿沙，放入冰箱内冷冻，春天解冻后下种，秋播宜在上冻前播种。春播种子不宜沙藏处理，否则当年不能出苗。冬播用当年才收的成熟种子，播种前搓去果翅，清水浸泡 1～2 小时后，捞起稍晾一会，每天翻动 1 次，水分不足的适当喷水，直至种子仁润透为止。

②播种方法：有窄幅条播、宽幅条播和撒播。大面积栽培时多采用宽幅条播。

窄幅条播：按行距 10～15cm，横畦开播种沟，沟深 4cm，播幅 6cm，沟底平整；将种子均匀撒入沟中，粒距 3～4cm；然后开第 2 条播种沟，将土覆盖第一沟种子，覆土后用脚轻轻压实。如此开一沟，播种一沟循环下去。

宽幅条播：按行距 22～25cm，横畦开播种沟，沟深 4cm，播幅 13～17cm。播种、覆土、粒距等与窄幅条播要求相同。

撒播：将畦中间的细土向两边分，深 3cm；然后将种子均匀撒入畦面，再将两边的细土覆盖种子，并推平畦面，轻轻压实即可。

2. 田间管理

（1）冬季保墒　冬播种子当年不出苗，冬季下雪后，向地里搬运集雪覆盖畦面，利于保墒。第 2 年春天解冻，表土易板结，在惊蛰前后，幼苗尚未出土前，用铁耙轻压一遍，使土下沉踏实，利于幼苗出土。如果土壤潮湿则不可进行下压。

（2）春季护苗　解冻后，幼苗即将出土，须将撒盖畦面的土块或石块完全清除，以免阻碍幼苗出土。幼苗顶种皮出土时，应在幼苗旁边轻撒一层细砂，防止大风刮起的风沙损伤幼苗。几天后种皮脱落，幼苗开始健壮生长，待长出一片真叶，幼苗抗风、抗旱的能力就增强了。

（3）间苗、除草　在幼苗长出 3 片左右真叶时，需要一次间苗，要成三角形留形，株 3cm 左右，不能过稀，否则根分叉，过密生长不良。

（4）追肥　定苗后开始追肥，一般追肥 2～3 次。第一次追肥在定苗后，每 667m²

施饼肥 50kg，并掺入敌百虫 1kg，同时浇水。第二次在 5 月，每 677m² 施厩肥 2000kg、过磷酸钙 15～25kg。第三次在 6 月下旬至 7 月上旬，每 667m² 施厩肥 2500kg，适量加入草木灰及过磷酸钙，以促进根的发育。

（5）摘除花薹　1 年生苗发现抽薹开花，要及早摘除。2 年生植株除留种外，也要及时清除抽薹，防止开花消耗大量养分，影响根的产量和质量。

（6）排水灌溉　北沙参抗旱能力强，轻度春旱，有利于根向下生长，根条长。春季过于干旱需酌情浇水，保持地面湿润。生长后期地面忌积水，要注意排水，防止烂根。

3. 病虫害防治

（1）根结线虫病　5 月份幼苗刚出土易发生虫侵入根端，吸取汁液形成根瘤，使幼苗发黄死亡。甚至造成大片死亡。

防治方法：①忌连作，与禾本科作物轮作。②不选用前作是花生、豆科作物的土地。③土壤用 5% 克线磷颗粒剂，每 677m² 用 5kg。

（2）锈病　在 7 月中旬至下旬开始发生，茎叶上产生红褐色病斑，末期病斑表面破裂，植物早期枯死。

防治方法：①收获后清理园地，特别是种子田要彻底清理干净，集中烧毁病残体。②增施有机肥、磷钾肥，以增强植株抗病能力。③发病初期可喷 25% 粉锈宁可湿性粉剂 1000 倍，以控制危害。

（3）大灰象甲　成虫咬食幼芽和幼苗叶片。4 月中旬，成虫大量迁移，造成严重缺苗。

防治方法：①早春在北沙参田周边种白芥子，白芥子出苗早于北沙参，可引诱象鼻虫吃白芥子幼苗，此时人工捕杀或农药防治，以减少虫害。②每 667m² 用 5～8kg 鲜萝卜条或其他鲜菜加 90% 敌百虫 100g，加水拌匀作毒饵，傍晚时撒于地内诱杀。

（4）钻心虫　是北沙参主要害虫之一，幼虫钻入北沙参叶、茎、根、花蕾中，使根、茎中空，花不结实，严重影响产量、质量。

防治方法：①于 7～8 月第三、四代成虫发生盛期，无风的晚上用灯光诱杀成虫。②1 年生苗出现抽薹的应及时摘除。③于卵期及幼虫初孵未钻入前喷 90% 敌百虫 800 倍溶液毒杀；若幼虫已钻入根、茎，可用 90% 敌百虫 500 倍溶液浇灌根部毒杀。

【采收加工】

1. 采收　1 年北沙参于第 2 年白露到秋分、参叶微黄时收获，称"秋参"。2 年参于第 3 年"入伏"前后收获，称"春参"。收获应选晴天进行，在参田一端刨 60cm 左右深的沟，稍露根部，然后边挖、边拔根、边去茎叶。起挖时要防止折断参根，以免降低品质，并随时用麻袋或湿土盖好，保持水分，以利剥皮。一般 667m² 产鲜参 400～600kg，高产田 667m² 产可达 1200kg。

2. 加工　加工时最好选晴天，以当天能晒干为佳。先将参根洗净泥土，按粗细长短分级，用绳扎成 1.5～2.5kg 小捆。手握住根头一端，放入开水中烫煮。

操作方法：摄住芦头一端，先把参尾放入开水中煮几秒种，再将全捆散开放进锅内煮，不断翻动，2～4分钟，以能剥下外皮为度，捞出，摊晾，趁湿剥去外皮，晒干或烘干，通称"毛参"。供出口的"净参"，是选一级"毛参"，再放入笼屉内蒸一遍，蒸后趁热把参条搓成圆棍状，搓后用小刀刮去参条上的小疙瘩及不平滑的地方，晒干，用红线捆成小把即成。一般3kg鲜参加工成1kg干参。

【质量要求】北沙参以身干，去掉栓皮，无杂质、霉变为合格；以根条细长、色白、质地坚实、粉性足、味甘、无虫蛀者为佳。

《中国药典》（2015年版）规定，北沙参水分不得超过11.0%；总灰分不得超过6.0%；杂质不得超过2.0%。

第八节　孩儿参

【别名】童参、太子参。

【产地】分布于华东、华中、华北、东北和西北等地，药材主产于福建、贵州、江苏、山东、安徽等地。

【药用部位】以块根入药。

【植物形态】孩儿参 *Pseudostellaria heterophylla*（Miq.）Pax ex Pax et Hoffm. 为多年生草本植物。块根长纺锤形，肉质、直生。茎直立，下部紫色，上部近圆形、绿色。叶对生，下部叶匙形或倒披针形，上部叶卵状披针形至长卵形，茎端的叶常4枚相集，成十字形排列。花顶生或腋生，白色。蒴果近球形，熟时自裂。种子扁圆形。花期4～5月，果期5～6月。如图7-8所示。

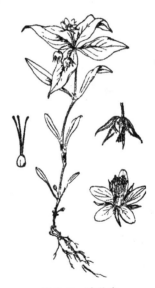

【生长环境】喜温和、湿润、凉爽的气候，忌高温和强光暴晒。怕干旱，怕积水，较耐寒冷，气温15℃以下仍能发芽生根；气温超过30℃，生长停滞。适宜于疏松、富含腐质砂质土壤生长。

【生长过程】2、3月出苗，随之现蕾开花。4、5月植株生长旺盛，地下茎逐节发根、伸长、膨大。果期5、6月，6

图7-8　孩儿参

月种子成熟。6月下旬以后，地上茎叶枯萎，大量叶片脱落，"大暑"时植株枯死，参种腐烂，新参在土中互相散开，进入越夏休眠期。

【种植技术】

1. 播种

（1）选地与整地　栽培要求参地周围生态环境优越，大气、土壤、水质未受污染。选择坡向向北、向东的丘陵地或地势较高的平地，土壤以排水良好、疏松肥沃、含腐殖质丰富的沙壤土或壤土为好。避免选用黏土地、低洼积水地、盐碱地。忌连作，前茬以豆类、蔬菜等为好。施肥要以农家肥为主，增施化肥，配方施肥，重施底肥，巧施追肥。前作收获后，深翻25～30cm，每667m² 施腐熟土杂肥3000～4000kg，碳酸氢铵 50kg，氮、磷、钾复合肥 50kg，翻入地内作基肥。耙细整平后，做宽 120cm、高 15～20cm 的畦，畦沟宽 30cm，畦面呈龟背形，便于雨季排水防涝。也可以做成平畦，留畦沟 40～50cm，翌年 5 月种一行玉米，还可用作管理走道。

（2）繁殖方法　繁殖有分根繁殖和种子繁殖两种。在大规模栽培中以分根繁殖为主，种子繁殖在繁殖种栽退化时才适用。

①分根繁殖：是最常用的繁殖方法。

选留种栽：在 5 月中旬，选择植株生长茂盛的太子参地块，套种黄豆。在太子参地上部分枯萎进入夏眠时，黄豆已经长高。可以利用黄豆茂盛的枝叶为太子参遮荫，以利于块根越夏。秋天太子参栽种时，收割黄豆，挖起块根，宜选顶芽健壮、完整无损、参体肥大、大小整齐、无病虫害的块根作种栽（子）。

栽种：10 月上旬以后留种田，边挖起块根边栽种。栽种方法有沟栽和穴栽两种。沟栽是在整平耙细的畦面上，按行距 15～20cm，底宽 5cm，纵向或横向开平底形播种沟，沟深 8～10cm，先撒腐熟的基肥再盖一层细土，按株距 5～7cm 将种栽斜种在沟内，头尾相接，芽头向上，覆土 5～8cm，并将表土压实。然后覆盖 5cm 厚的麦草、稻草，以利保墒，防板结，翌春出苗早、整齐。为了防止冬天大风吹撒麦草，可用玉米秸秆压住，或用尼龙网盖上。种栽也可撒播，即按条播的用量均匀地撒在畦面上，然后从旁边的畦面上客土盖在种栽上，依次类推。为了掌握好盖土深度，可每隔 3～4m 放一个厚 2.5cm 的木条，以覆土刚掩埋到木条为止，耙平覆草。块根繁殖，每 667m² 用种栽量 50kg 左右，苗子大每 667m² 用 65kg、苗子小每 667m² 用 40kg 左右，播种后地如果过旱，应盖草后喷一次水，视墒情好坏，封冻前应浇一次越冬水，确保种栽安全越冬。

②种子繁殖

采种：5～6 月间种子成熟，蒴果成熟后开裂，种子自行脱落。在产区一般是分批采收或在果实未熟时割下果实，待种子成熟后脱粒，收集后按 1∶3 与湿砂混匀保存。

育苗：在整好的畦面上，横向或纵向开 2cm 深的宽幅平底形浅沟（底宽 8cm），行距 15～20cm。将种子均匀撒入宽幅沟内，然后轻轻耙平，以种子覆土 1cm 左右。用种子播种也可撒播，把种子均匀撒在畦面上，然后从旁边的畦面上客土覆盖 1cm 厚的细松土。播种后必须马上盖麦草、稻草或其他无草籽的杂草，喷一次透水，确保墒情适宜。

移植：晴天的傍晚或阴天，在畦上按行距 15cm 开沟，将幼苗的茎节按株距 5cm 横摆于沟中，将土压实。避免阳光直射，可稀盖上草或搭荫棚。

2. 田间管理

（1）除草　分根繁殖的，留下草的厚度以 2.5～3cm 为宜，齐苗后盖草全部清除，并进行中耕松土拔除杂草。5 月上旬后，植株早已封行，除了拔除大草外，可停止除草。若面积大，杂草多，采用化学除草较省工。具体做法是栽后 3～4 日选晴天（注意避开中午强光高温时期），喷施芽前除草剂禾耐斯 1500 倍液，每 667m² 用 40mL。1 个月后，须用小钉耙松土。种子繁殖的，移植后可适当追施有机肥或人粪尿 1～2 次，并加施磷、钾肥料。施足基肥的可不再追肥，以防植株徒长。

（2）排、灌水 太子参怕涝、怕旱、怕高温，雨后要及时疏沟排水，注意浇水，经常保持土壤湿润，促使根部发育。

（3）追肥 若株苗生长瘦弱可追施少量稀淡人粪尿或硫酸铵，每 667m² 用 10kg；也可用稀释的人畜粪 400kg 加磷酸二铵混合浇灌。

（4）遮阴 5 月上旬，在每畦的向阳侧种一行玉米，每 20cm 种 2 株，一般 667m² 种玉米 3500 株左右。到 6 月底 7 月初，玉米长高后的遮阴作用，有利太子参的正常生长，延迟回苗时间，一般可增产鲜参 30～40kg。

（5）防止徒长 追肥时未掌握好就会导致植株徒长，从而造成块根产生许多须根，块根生长非常细长，不但严重影响产量，还会影响质量。防止参苗徒长的方法有：①降低土壤湿度和植株的光照度。②停止使用氮肥。③用草木灰配成 10% 溶液，浸泡十几小时后，用纱布过滤，每 667m² 喷 60～70kg，5～6 日喷 1 次，连喷 2～3 次，防止徒长。

3. 病虫害及其防治

（1）叶斑病 主要危害叶片，是太子参的主要病害，从 4 月中旬开始注意防治。

防治方法：①第 1、2 次用宝丽安（多氧霉素）1000 倍液，间隔 10～15 日。②以后叶片老化可用 50% 的代森锰锌 600 倍进行防治，一般再喷 4、5 次即可，每次间隔半月左右。

（2）根腐病 病原为真菌中的一种半知菌。7、8 月份高温高湿季节易发生，特别注意雨后及时疏沟排水。

防治方法：可用 50% 多菌灵或 50% 甲基托布津 1000 倍液浇灌病株。

（3）病毒病（花叶病） 病原为一种病毒，是太子参最主要、最重要的病害。要建立无病毒采种田，以供大面积生产用种；自繁自育自己留种的单位，留种田在生长季节一定要随时发现随时拔除花叶病株，减少传染；最好用种子种植，其花叶病发生很少，且产量高；用种子繁殖的块根留作种栽也可以，但是多代无性繁殖的块根，绝不能再作种栽使用，否则花叶病率很快上升，影响产量、质量。

防治办法：①结合茎尖分生组织培养，进行热处理，可得到无毒种苗。②用种子种植，其花叶病发生很少，且产量高。③种子经 0℃ 的低温处理 50 日左右后播种，可培育出不带毒的实生苗。④增施磷钾肥，增强植株抗病力。⑤建立无病毒留种田，减少传染。⑥发现病毒病后，可选用病毒必克、病毒 A 等药剂防治。

（4）蛴螬、蝼蛄、地老虎等 这些地下害虫，可用毒饵诱杀。

防治办法：①施用腐熟的粪肥，采用高温堆肥。②定植时每 667m² 撒施辛拌磷 1～1.5kg。③灯光诱杀成虫。④喷洒 48% 乐斯本 1500 倍液或用地虫乐 500 倍液进行灌根处理。⑤用 25～30g 氯丹乳油拌炒香的麦麸 5kg 加适量水配成毒饵，于傍晚撒于田间或畦面诱杀。

【采收加工】

1. 采收 7 月上旬当田间有半数以上太子参植株枯黄倒苗时，除保苗留种外均应立即采挖。选晴天，不要碰伤芽头，保持参体完整。收获时，先去茎叶，后挖块根。

2. 加工　加工方法有晒干和烫制晒干。

（1）晒干　将采挖的鲜参用清水洗净，在日光下暴晒 2～3 日，晒干后及时翻动几次，扬去须根，即成生晒参可作药材商品出售。

（2）烫制晒干　将采挖的鲜参，置室内通风干燥处摊晾 1～2 日，使根部失水变软后，再用清水洗净，放入 100℃ 开水锅中，浸烫 2～3 分钟，取出立即摊晒，晒至干脆，装入箩筐，轻轻振摇撞去参须，习称烫参。

【质量要求】干燥块根呈细长条形或长纺锤形，长 2～6cm，直径 3～6mm，表面黄白色，半透明，有细皱纹及凹下的须根痕，根头钝圆，其上常有残存的茎痕，下端渐细如鼠尾。质脆易折断，断面黄白色而亮，直接晒干的断面为白色，有粉性。气微，味微甘，以肥润、黄白色、无须根者为佳。

《中国药典》（2015 年版）规定，太子参水分不得过 14.0%；总灰分不得过 4.0%；太子参环肽 B 不得少于 0.020%。

第九节　菘　蓝

【别名】北板蓝根、菘兰、菘青等。

【产地】主产河北、北京、黑龙江、河南、江苏、甘肃等地区。

【药用部位】常以干燥根入药；另以叶入药称大青叶，板蓝根植株加工品为青黛。

【植物形态】菘蓝 *Isatis indigotica* Fort. 为二年生草本植物。主根深长，外皮灰黄色。茎直立。叶互生；基生叶较大，具柄，叶片长圆状椭圆形；茎生叶长圆形至长圆状倒披针形，先端钝尖，基部箭形，半抱茎，全缘或有不明显的细锯齿。总状花序，花小，无苞，花梗细长；花萼 4；花瓣 4；雄蕊 6，4强；雌蕊 1，长圆形。长角果长圆形，扁平翅状，具中肋。种子 1 枚。花期 5 月，果期 6 月。如图 7-9所示。

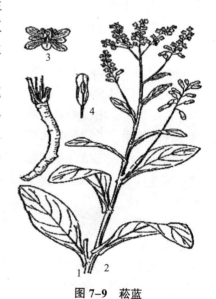

图 7-9　菘蓝
1. 根　2. 花枝　3. 花　4. 果实

【生长环境】喜温和、湿润气候，耐寒，怕涝，水浸后易烂根，对土壤要求不严，pH 值 6.5～8 的土壤都能适应，一般夹沙土或微碱性的土壤均可种植。

【生长过程】一般春播秋收，春季 4 月播种，11月采挖。留种植株第 2 年春季发芽，继续生长，并开花，夏季结果作为种子。

【种植技术】

1. 播种

（1）选地整地　选排水良好、疏松肥沃的砂质壤土种植，土质深厚的缓坡地最好，地势低洼易积水、黏重的土地，不宜种植。每 667m² 施腐熟厩肥 4000kg、过磷酸钙

50kg、硫酸钾 30kg、尿素 20kg，施足底肥，深翻 30cm，耕细耙平，打碎土块，然后开横沟，沟宽 30cm，四周做好排水沟。板蓝根比较耐连作，但一般应在 2～3 年换一次地，以减少病虫害。

（2）播种　播种前，对种子进行处理，用 40℃的温水浸种 24 小时，捞出，晾干表层，即可播种，这样可使苗齐、苗全，7～10 日可出苗，每 667m^2 用 1.5～2kg。在整好的畦面上按行距 30cm 开沟，沟深 3cm，将种子均匀撒在沟内，覆土 1.5～2cm。

2. 田间管理

（1）中耕除草、间苗、定苗　播种后要注意观察，盖地膜的有 70% 出苗，就可揭开地膜，进行浅锄，除去小杂草。当苗高 3～5cm 时进行间苗，剔除小苗、弱苗，留壮苗，苗距 4～6cm；当苗高 7～10cm 时进行定苗，苗距 8～10cm。留苗距太密时，根小，叶片不肥厚；苗距过大，主根易分叉，须根多，条不直，产量降低。

（2）水肥管理　定苗后，根据板蓝根的生长情况，可追施一次人粪尿水或无机肥。每割一次大青叶，都要注意重施粪肥，促进根部后期生长，增加产量。可喷施叶面肥，以 0.2% 的磷酸二氢钾为好，在生长中后期喷 2～3 次。天旱时注意浇水，以利于板蓝根正常生长，可在每天早晚进行，切记在阳光暴晒下进行。雨季注意排水，长期积水，板蓝根易烂根，造成减产。

3. 病虫害防治

（1）霜霉病　3～4 月始发，尤在春夏霉雨季节发病严重，主要危害叶柄及叶片。发病初期，叶片上产生黄白色病斑，叶背面出现似浓霜的病斑。随着病程的发展，叶片变黄，最后呈褐色干枯，使植株死亡。

防治方法：①发现病株，及时拔除，集中烧毁或深埋。②发病初期用 40% 的乙磷铝 200～300 倍液喷雾防治，7～10 日 1 次，连续 2～3 次。

（2）菌核病　4 月始发，6～7 月多雨高温时发病严重。此病危害全株，从土壤中传染，发病初期茎基部或茎叶呈水浸状，淡褐色，周缘有不明显的病斑，最后腐烂，引起幼苗猝倒。

防治方法：①避免偏施氮肥，增施磷钾肥，提高植株抗病能力。②水旱轮作或禾本科植物轮作。③发病初期用 50% 多菌灵可湿性粉剂 1000 倍液喷雾防治，7～10 日 1 次，连续 2～3 次。喷药时，应着重于植株茎基部及地面。

（3）白锈病　此病主要侵害十字花科植物的叶片。病叶表面出现绿色小斑点，病斑破裂后，散出白色粉状物。

防治方法：①合理密植，加强水肥管理，降低田间湿度，提高植株抗病能力。②清净田园。③发病初期用 50% 粉锈宁 400～600 倍液喷雾防治，7～10 日 1 次，连续 2～3 次。

（4）根腐病　发病初期用 70% 甲基托布津可湿性粉剂 1000 倍液淋穴，并拔除病株。

（5）菜粉蝶　偏食十字花科植物，虫害严重时可将叶片吃光，只剩叶脉和叶柄，严重影响产量和质量。5 月危害叶片，6～7 月发病严重。

防治方法：①清除田间残株病叶，减少虫源。②可用90%敌百虫800倍液喷雾防治，连续2次。

（6）桃蚜和萝卜蚜　主要危害十字花科植物，植株被害后严重失水卷缩，扭曲变黄。对板蓝根一般于春季危害刚抽生的花蕾，使花蕾萎缩，不能开花，影响种子产量。

防治方法：可用40%乐果乳剂2000倍液喷雾防治，防治效果好。

（7）蝼蛄、蛴螬　清理田园杂草，这样可以切断害虫栖息和繁殖的场所。在耕地前可用50%的辛硫磷乳油800倍液，每667m²用100g拌炒香的玉米糁、麦麸撒于地面，耕地时翻入地下，这样可以杀死地下蝼蛄。

【采收加工】

1. 采收

（1）大青叶

①采收时间：春播板蓝根在水、肥管理较好的情况下，地上部正常生长。每年收割大青叶2~3次，第一次在六月中旬；第二次在8月下旬；第三次结合收根，割下地上部，选择合格的叶片入药。以第一次收获的大青叶质量最好。伏天高温季节不能采收，以免发生病害而造成植株死亡。

②采收方法：选择最近几日晴天进行收获，这样既利于植株重新生长，又利于大青叶的晾晒，以获取高质量的大青叶。具体方法：用镰刀离地面2~3cm处割下大青叶，这样既不伤芦头，又可获取较大产量。

（2）板蓝根　根据板蓝根药效成分的高低，适时采收。实验证明，12月的含量最高，因此，在初霜后的12月中下旬采收，可获取药效成分含量高、质量好的板蓝根药材。故这段时间选几日晴天，进行板蓝根的采收。首先用镰刀贴地面2~3cm处割下叶片，不要伤到芦头，捡起割下的叶片，然后从畦头开始挖根，用锹或镐深刨，一株一株挖起，拣一株挖一株，挖出完整的根。注意不要将根挖断，以免降低根的质量。

2. 加工

（1）大青叶的初加工　将大青叶运回晒场后，进行阴干或晒干。如阴干，需在通风处搭设荫蓬，将大青叶扎成小把，挂于棚内阴干；如晒干，需放在芦席上，并经常翻动，使其均匀干燥。无论是阴干或晒干的都要严防雨露，以防发生霉变。以叶大、洁净、无破碎、色墨绿、无霉味者为佳。

（2）板蓝根的初加工　将挖取的板蓝根去净泥土、芦头、茎叶，摊放在芦席上晒至七八成干（晒的过程中要经常翻动），然后扎成小捆，晒至全干，打包或装袋储藏。以根长直、粗壮、坚实而粉性足者为佳。晒的过程中严防雨淋、发生霉变，而降低板蓝根的产量。板蓝根抽薹开花后的根老化，不宜入药。

3. 贮藏　应置通风干燥处，防霉，防蛀。

【质量要求】大青叶：以干、色绿者质量好。板蓝根以粗壮均匀、条干整齐、粉性足实者为佳品。一般667m²产板蓝根300~500kg，干叶200kg左右。

《中国药典》（2015年版）规定，板蓝根水分不得过15.0%；总灰分不得过9.0%；含（R，S）-告依春（C$_5$H$_7$NOS）不得少于0.020%。

知识链接

1. 药用：味苦，性寒。具有清热解毒、凉血消肿、利咽之功效。

2. "北板蓝根"与"南板蓝根"：2015年版《中国药典》还收载了"板蓝根"和"南板蓝根"两个药材，"南板蓝根"来源为爵床科植物马蓝 *Baphicacanthus cusia*（Nees）Bremek.。商品上有将"板蓝根"称为"北板蓝根"的习惯。

第十节　地　黄

【别名】生地、怀庆地黄、小鸡喝酒。

【产地】主产于河南省新乡地区，现河北、山东、山西、陕西等省区有栽培。

【药用部位】以干燥块根入药。

【植物形态】地黄 *Rehmannia glutinosa* Libosch. 为多年生草本植物。根茎肉质肥厚，鲜时黄色。叶通常在茎基部集成莲座状，茎生叶少，互生；叶片肥厚，卵形至长椭圆形。总状花序顶生，花萼钟状；花冠筒状而弯曲，外面紫红色；先端花冠浅裂，5枚，内面黄紫色，外面紫红色；雄蕊4枚着生于花冠筒基部，2强；子房上位，2室；花柱缩存。蒴果卵形至长卵形，种子卵形细小多数，淡棕色。花果期4~7月。如图7-10所示。

【生长环境】适合疏松肥沃的砂质壤土，而黏性大的红壤土、黄壤土或水稻土不宜种植。地黄为喜光植物，种植地不宜靠近林缘或与高秆作物间作。

【生长过程】当土温在11℃~13℃，出苗要30~45日，25℃~28℃最适宜发芽，在此温度范围内若土壤水分适合，种植后一星期发芽，15~20日出土；8℃以下根茎不能萌芽。从种植到收获需150~160日。

【种植技术】

1. 播种

（1）选地整地　选土层深厚、肥沃、排水良好的砂壤土。于头年冬季或早春深翻土壤25cm以上，每667m^{2}同时施入腐熟的堆肥2000~3000kg、过磷酸钙25kg作基肥。然后，整平耙细作畦，一般畦宽1.3m。特别注意的是地黄不宜重茬，这也是选地上应注意的关键措施。

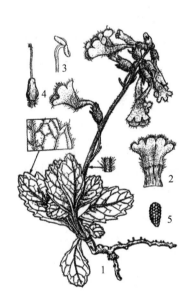

图 7-10　地黄

1. 开花植株　2. 花冠　3. 雄蕊

4. 雌蕊　5. 种子

（2）繁殖方法　地黄栽培上用块根繁殖和种子繁殖。种子繁殖常用于良种培育，品种复壮，大田栽培极少采用。栽培上以块根繁殖为主，所用的种栽可以从大田采收留种，但是品种极易退化，故必须专门培育种栽，产区称为"倒栽"。

①种子繁殖：多用于育苗移栽。秋季施基肥于苗床中，第2年早春整地作畦，于3月至4月上旬播种。播种前先浇水，待水渗下，横畦按行距10cm开播种沟，将种子播于沟中，覆土盖住种子。气温在20℃～25℃时，10日左右发芽出苗。出苗期注意保持床土湿润和透光。近年覆膜技术用于地黄栽培。

②倒栽培育种栽：7月中下旬，在春种地中选择生长良好的田块和品种，刨出部分地黄。在栽种前，将块根去头斩尾，取其中间段，然后截成4～5cm长的小段，按种植密度行距10～30cm，株距5～10cm，种于另一块田中。倒栽地黄生长期短，基肥需施足够，每667m² 施饼肥100kg、厩肥5000kg，防止积水，每667m² 栽种20000～25000株。期间多雨，一般不必浇水。出苗后按大田栽培管理即可。倒栽培育的种栽出苗整齐，产量高。

③大田栽培：用块根繁殖。大田栽种所需的种栽除来源于种子繁殖和倒栽培育外，还可以大田栽培。选取新鲜无病虫危害，径粗1.5～3cm的块根中段及中部以下膨大部分截成5～6cm小段作种。先在畦或垄上开沟，沟距33～45cm，深7cm左右，每隔15～20cm放种栽，压实表土浇水。每垄种2行，畦栽种3～4行。

河南产区早地黄在4月上中旬栽种，晚地黄在5月下旬至6月上旬、大麦收获后栽种。早地黄不易栽种过早，容易受低温冻伤影响，造成缺苗。

2. 田间管理

（1）幼苗期管理

①中耕除草：4月底到5月初，苗期管理上主要以中耕除草为主，为了保证苗齐苗全，必须及时将田间的杂草除去，以防杂草争光争肥，影响地黄的正常生长，同时垄两侧要进行松土，松土深度要合理。幼苗期，苗小根浅，注意不要松动根茎处，防止损伤根茎。

②间苗定苗：在苗高3～4cm时，幼苗长出2～3片叶子，这时，要及时间苗。间苗时要留优去劣，每穴留1～2株幼苗。如发现缺苗时可进行补苗，补苗最好选择阴雨天气进行。移苗时要尽量多带些原土，补苗后要及时浇水，这样有利于幼苗成活。

③施肥浇灌：地黄是密植作物，所以施肥一定要跟上，才能满足植株的营养需要。不但要施足基肥，还要适当追肥，幼苗出齐后，将复合肥开沟施在植株旁（或在间苗后每667m² 施入过磷酸钙100kg、腐熟饼肥30kg，以促进根茎发育膨大，封行时，于行间撒施1次火土灰），保证地黄在生长时所需的养分，加强根部的药性。追肥后，要及时浇水，满足地黄生长对水分的需要，使植株能够充分吸收养分。

（2）生长期管理

①中耕除草：6月上旬地黄进入生长期，在生长期中根系发育迅速，加强中耕，是促进根系深扎、控制植株徒长、获取较高产量和质量的有效措施。中耕要做到雨后或浇水后必锄，保持土壤疏松，防止土地板结。有草必锄，防止杂草丛生。一般生长期要求

中耕 4~5 次，中耕的深度要逐渐加深，但一定注意不能一次耕得过深。

②摘蕾：为了减少开花结果消耗养分，促进根茎生长，当地黄抽蕾时，应结合除草将花蕾摘除，并去除分枝。提倡一株一个苗，将多余的芽尖摘掉，以免消耗养分，也不致于使植株过分拥挤，保留一定的生长空间，才有利于植株的健康生长。

③施肥浇灌：地黄在生长期，追肥应该尽早进行，生长前期为促使植株健壮，应以追施氮肥为主；生长后期为促进根茎生长，提高药性，应以增施磷、钾肥为主，这样可以促使叶片迅速生长，有利于植物进行光合作用，尽早使有机物输送到根部。植株长出 10 片叶子、高达 6~10cm 时，每 667m² 追施豆饼 75~100kg 或硫酸铵 10~15kg，在植株旁沿撒施。注意：肥料不可黏附在叶片上，以免烧苗，伤害植株。每次施肥后要及时浇水，以利于养分的充分吸收。

七月中下旬至九月上旬，块根膨大发粗，含水量最高，这个时期是争取产量的最关键时期，也是管理的最重要时期。这个时期正是高温多雨季节，也是病害最容易发生的时期，一旦造成涝害，块根容易腐烂发生根腐病，产量会严重下降，甚至绝收，所以应及时排涝施肥，一般每 667m² 施尿素 15kg。

喷施多效唑，可以增加地黄叶绿素的含量和光合作用的强度，降低根茎中的酸性酶，提高地黄根茎中可溶性糖和庶糖的含量。

④除串皮根：地黄除主根外，还能沿地表长出细长地下茎，称串皮根，这些串皮根损失较多的营养，应及时铲除。

3. 病虫害防治

（1）白粉病　在各地均有发生，夏季侵染叶片。被害叶片初期发生黄绿色斑点，以后在斑点上产生近圆形的白色粉斑，最后扩大，叶片覆盖一层白粉，严重时叶片早期脱落。

防治方法：用 75% 甲基硫菌灵杀菌剂或 50% 的多菌灵可湿性粉剂 1000~1500 倍液，在植株上喷洒进行防治。每隔 7~10 日喷 1 次，连喷施 2~3 次就可以痊愈了。

（2）斑枯病　主要危害地黄植株的叶部。大田发病盛期为 7~8 月多雨季节。通常植株下部的老叶最先发病，陆续向上部叶片蔓延。病斑初期为水渍状圆形小点，以后逐渐扩大。发生严重时，许多病斑连成一片，叶片很快枯黄脱落，植株早衰，严重影响产量和质量，在温暖高湿、阳光不足和土壤缺肥时最容易发病。

防治方法：①采用无病区的种根留种，可减轻下一代地黄的病害。②发病初期，连续喷施 75% 甲基硫菌灵杀菌剂 500~1000 倍液或 75% 百菌清可湿性粉剂 600~800 倍液喷雾进行防治，每隔 7~10 日喷 1 次，连喷施 2~3 次就可以痊愈了。

（3）枯萎病　又叫根腐病，主要危害植株的根和根茎部，初期在近地面根茎和叶柄处呈水渍状腐烂斑，病株逐渐向上蔓延，最后全株叶片枯死。

防治方法：①加强田间管理，增施磷钾肥，雨季要注意排水及种根的药剂处理，可控制本病发生。②发病初期可用 70% 代森锰锌可湿性粉剂或 50% 多菌灵 1000 倍液进行喷施，加大喷施量，保证药液渗透到茎的基部，间隔 10~15 日 1 次，连续喷施 2~3 次，就可以抑制和减轻本病的发生（或用 50% 退菌持 1000 倍液浇注）。

（4）虫害　可用90%的敌百虫1000倍液喷杀，或用低毒无公害的农药防治。菜青虫危害地黄叶片，吸取养分，严重时整株死亡。可用阿维辛800倍液喷杀，对地上害虫防治效果较好。

【采收加工】春栽地黄于当年11月前后地上茎叶枯黄时应及时采挖。采挖时应在畦的一端开35cm的深沟，顺次小心摘取根茎；加工地黄利用专门的烤炉将其加工为熟地黄，即成商品。

1. 采收　地黄叶子、花、根茎都可以入药。地黄叶在地黄生长后期，选择健壮、无病害的植株，适当摘取部分叶片，阴凉处晾干就可以了。地黄叶主治恶疮及手足癣，花有消渴和治疗肾虚、腰痛的功效。所以采收时应在适当的时期进行。

地黄花的采收应在花期，选择晴天，结合摘蕾作业将花及花蕾采回，阴凉处晾干就可以了。

地黄根茎的采收最佳收获期是10月底至11月初，地黄地上部逐渐枯黄停止生长后，就可以采收。方法是：用铁锹或镰刀割去地上部的茎叶，注意不要割得过深，以免损伤根部，等地上部分割去后，用锹或镐在畦的一端开挖，沟深为35cm左右，挖的深度以不损伤根茎为好，地黄易断，所以挖掘时一定要小心，拣拾的过程也要尽量减少根茎损伤。每667m^{2}可收鲜地黄1000~1500kg，高产的每667m^{2}可达2000~3000kg。

2. 加工　地黄根茎放置在阳光下晾晒。晒上一段时间，等地黄晒至七八成干后，再堆成堆闷几天，进行回潮，使其干燥程度均匀。然后再晒，一直晒到质地柔软、干燥为止。由于秋冬季阳光弱，干燥慢，而且费时、费工，产品油性小。

将生地黄去净泥土，用水洗净，将洗好的地黄放入盆中，用黄酒浸拌，浸泡半小时，将浸好的地黄放入蒸锅内，盖上锅盖密封蒸制，注意火候要均匀，中途灭火或温度过低，生地黄内部汁液会流出，影响质量和药性。一直蒸到生地黄内外黑润、无生心、有特殊的焦香气时停止加热，取出，置于竹席或帘子上晒干，即为熟地黄。

【质量要求】

1. 外观

（1）鲜地黄　成纺锤形或条状，长8~24cm，直径2~9cm。外皮薄，表面浅红黄色，具弯曲的纵皱纹、芽痕、横长皮孔及不规则疤痕。肉质，易断，断面皮部淡黄白色，可见橘红色油点，木部黄白色，导管呈放射状排列。气微，味微甜、微苦。

（2）生地黄　呈不规则团块状或长圆形，中间膨大，两端稍细，长6~12cm，直径3~6cm，表面棕黑或棕灰色，极皱缩，具不规则横曲纹。体重，质软韧，断面棕黑色或乌黑色，有光泽，具黏性。无臭，味微甜。

（3）熟地黄　成不规则块片、碎块，大小、厚薄不一。表面乌黑色，有光泽，黏性大。质柔软而带韧性，不易折断，断面乌黑色，有光泽，无臭，味甜。

2. 含量　《中国药典》（2015年版）规定，地黄总灰分不得超过8.0%；酸不溶性灰分不得超过3.0%；浸出物不得少于65.0%。含梓醇（$C_{15}H_{22}O_{10}$）不得少于0.20%，毛蕊花糖苷（$C_{29}H_{36}O_{15}$）不得少于0.020%。

目标检测

一、单选题

1. 人参怕（　　　）

    A. 弱光　　　　　　　B. 散射光　　　　　　C. 斜射光　　　　　　D. 直射光

2. 人参开花结果正是被称作（　　　）时

    A. 五匹叶　　　　　　B. 灯台子　　　　　　C. 二甲子　　　　　　D. 巴掌

3. 人参采收多在栽培后（　　　）年

    A. 越长越好　　　　　B.6　　　　　　　　　C. 10　　　　　　　　D. 20

4. 三七主产区在云南、广西等地，其适宜生长温度为（　　　）

    A. 18℃~25℃　　　　B.28℃~35℃　　　　C. 25℃~30℃　　　　D. 20℃~28℃

5. 三七播种（　　　）可以移栽

    A. 1年　　　　　　　B. 2个月　　　　　　C. 3个月　　　　　　D. 4个月

6. 三七种子采收后可以（　　　）

    A. 直接晒干　　　　　B. 低温干燥　　　　　C. 阴干　　　　　　　D. 湿沙保存

7. 为保证三七根的营养，提高产量，常需（　　　）

    A. 修根　　　　　　　B. 摘蕾　　　　　　　C. 喷洒农药　　　　　D. 增加透光度

8. 当归耐（　　　）

    A. 耐热　　　　　　　B. 高温　　　　　　　C. 寒冷　　　　　　　D. 潮湿

9. 当归必须经过（　　　）的春化阶段和长日照阶段才能开花结果

    A. 0℃~5℃　　　　　B. 10℃~15℃　　　　C. 5℃~10℃　　　　D. 15℃~20℃

10. 当归开花结果在种植后的第（　　　）

    A. 1年　　　　　　　B. 2年　　　　　　　C. 3年　　　　　　　D. 4年

11. 附子为川乌的（　　　）

    A. 主根　　　　　　　B. 母根　　　　　　　C. 侧根　　　　　　　D. 须根

12. 乌头的繁殖方法多用（　　　）繁殖

    A. 种子　　　　　　　B. 用茎扦插　　　　　C. 根芽　　　　　　　D. 茎芽

13. （　　　）是栽培川乌的特殊管理措施

    A. 修根　　　　　　　B. 摘蕾　　　　　　　C. 移摘　　　　　　　D. 倒摘

14. 附子的加工方法较为复杂的原因是（　　　）

    A. 除去非入药部位　　　　　　　　　　B. 含双酯类生物碱

    C. 含单酯类生物碱　　　　　　　　　　D. 固有加工方式

15. 丹参的播种方法以分根和（　　　）为主

    A. 扦插　　　　　　　B. 嫁接　　　　　　　C. 种子　　　　　　　D. 组培

16. 丹参除施底肥外，生长过程还需施（　　　）次肥

    A. 1　　　　　　　　B. 2　　　　　　　　C. 3　　　　　　　　D. 4

17. 丹参种植（　　）年后可以采收

    A. 1　　　　　　　　B. 2　　　　　　　　C. 3　　　　　　　　D. 4

18. 下列（　　）药材为"四大怀药"

    A. 玄参　　　　　　B. 地黄　　　　　　C. 辛夷　　　　　　D. 亳菊

19. 地黄为（　　）植物

    A. 湿生　　　　　　B. 阴生　　　　　　C. 喜光　　　　　　D. 不喜肥

20. 晚地黄栽种在（　　）月

    A.4　　　　　　　　B.10　　　　　　　C.6　　　　　　　　D.9

21. 为促进块根生长，地黄除摘花蕾打底叶外，还需（　　　）

    A. 除串皮根　　　　B 修侧根　　　　　C. 喷洒农药　　　　D. 倒栽

22. 生地黄加工时，在广东、广西等产区不经过（　　　）

    A. 干燥　　　　　　B. 去泥　　　　　　C. 圆身　　　　　　D. 发汗

二、简答题

1. 人参种子特性有哪些？种胚发育缓慢的原因有哪些？

2. 人参田间管理主要有哪些措施？

3. 三七对环境条件的要求主要表现在什么方面？

4. 地黄田间管理主要有哪些措施？

5. 地黄加工方法有哪些？

6. 丹参对环境条件的要求主要表现在什么方面？

7. 当归如何进行播种？播种后怎么移栽？

8. 乌头田间管理主要有哪些措施？

9. 菘蓝的采收与加工技术是什么？

10. 珊瑚菜的栽培管理技术是什么？

11. 孩儿参的栽培管理技术是什么？

第八章　根茎类药用植物

1. 识记根茎类药材的植物学特征。
2. 熟练操作根茎类药材的加工技术。
3. 识记根茎类药材的生物学特性。
4. 识记根茎类药材的种植技术。

第一节　黄　连

【别名】云连、雅连、川连、味连、鸡爪连。

【产地】野生或栽培。分布于重庆、湖北、四川、贵州、陕西等地。主产于重庆市石柱县。

【药用部位】以干燥根茎入药。

【植物形态】黄连 *Coptis chinensis* Franch. 为多年生草本植物。根茎黄色，常分枝，密生多数须根。叶全部基生；叶片坚纸质，卵状三角形。花葶 1~2，二歧或多歧聚伞花序；萼片 5，黄绿色；花瓣线形或线状披针形，中央有蜜槽；雄蕊多数，外轮雄蕊比花瓣略短或近等长；心皮 8~12，离生，有短柄。蓇葖果 6~12，具细柄。种子 7~8 粒，长椭圆形，褐色。花期 2~4 月，果期 3~6 月。如图 8-1 所示。

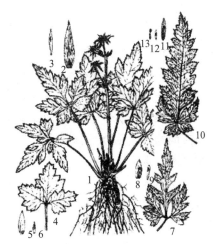

图 8-1　黄连

1. 植株　2. 萼片　3. 花瓣

三角叶黄连：4. 叶　5. 萼片　6. 花瓣

云南黄连：7. 叶　8. 萼片　9. 花瓣

峨眉野连：10. 叶　11. 萼片　12. 花瓣　13. 雄蕊

【生长环境】黄连性喜冷凉阴湿，在渝东、鄂西海拔 1200~1800m 的高山地区有大量栽培，产区多雨多雾，年平均温度在 10℃左右，7 月份平均 21℃，1 月份平均 –3℃~–4℃，冬季在冰雪覆盖下越冬，叶可保持常绿不枯。年平均降雨量 1300～1700mm，大气相对湿度 90％左右。耐肥力很强；土壤以上泡下实，土壤上层以富含腐殖质肥沃疏松的砂壤土，下层以保水保肥力较强的黏壤土最适宜；酸性至微酸性土，pH 值 5.5 左右。黄连为阴地植物，有强大的叶面积群，可利用林间间隙照射的阳光，忌直射强光。

【生长过程】黄连从种到收，经种子、幼苗、成苗、成熟 4 个阶段。种子有胚后熟现象，须经过一段低温，种胚才能分化完成；种子播种后，育苗 2 年，幼苗期只长叶子和须根，少数 2 龄苗根茎稍膨大。第 1 年株高 3cm 左右，细小而弱。2 龄苗株高 6cm 左右，有叶 4～5 片，为幼苗阶段；幼苗移栽到根茎成熟，称为成熟阶段，也是植株生长最旺盛时期，一般 4 年。9 月开始形成芽苞，2～3 月开花，4～6 月结果；根茎在成苗阶段前 2 年发育慢，后 2 年快，接近收获时减慢。成熟时，叶片逐渐枯萎，须根亦逐渐脱落。

【种植技术】

1. 播种

（1）选地整地

①选地：黄连性喜冷凉湿润，忌高温干燥，故宜选择早晚有斜射光照的半阴半阳的早晚阳山种植，尤以早阳山为佳。黄连对土壤的要求比较严格，由于栽培年限长，密度大，须根发达，且多分布于表层，故应选用土层深厚，肥沃疏松，排水良好，表层腐殖质含量丰富，下层保水、保肥力较强的土壤。植被以杂木、油竹混交林为好，不宜选土壤瘠薄的松、杉、青冈林。pH 值在 5.5～6.5，呈微酸性。最好选缓坡地，以利排水，但坡度不宜超过 30°。坡度过大，冲刷严重，水土流失，黄连存苗率低，生长差，产量低。搭棚栽种黄连还需考虑附近有无可供采伐的木材，以免增加运料困难。

②整地：先把地表的残渣及石头等杂物清除出棚外，堆成堆，熏烧成黑土，再翻挖 2 次，整细耙平。然后顺着坡向整成宽 130～150cm、高 10cm 的高畦（厢），沟宽 16～26cm，畦面呈瓦背形，并在棚的周围开好排水沟。

畦整好后，每 667m² 施腐熟牛马粪 4000～5000kg；捣碎均匀铺于畦面，然后浅挖，与表土拌匀，再覆盖 6cm 左右的熏土。

③遮荫：过去一直采取搭架。遮荫，破坏森林太厉害，现在利用林下栽和玉米套作或搭简易棚，通光度保持在 40％左右即可，排水良好，土壤湿度 50％～60％，怕积水和直光，选择半阴半阳，15°～25°坡地为好。多采用架子棚和简易棚。架子棚是采用砍去竹丛和树木，均作遮荫材料，长 216cm，桩距 200～230cm，行距 160cm，柱埋深 30～50cm，桩高都是 160cm，再搁上檩子及横杆，上面盖遮荫物，荫蔽度要均匀，为 60％～70％。

简易棚：用 3～5cm 粗的木叉作极，棚高 80～100cm，边栽边搭，栽完一畦，搭一棚。

（2）繁殖方法　用种子育苗繁殖和扦插繁殖两种方法。

1）种子繁殖法

①采种：立夏前后，采移栽 3 年以上健壮植株所结的种子，当种子呈黄绿色即应采

收，晴天摘回果枝堆放室内 1～2 日，即可脱粒，忌日晒，保持湿润，低温处理，完成种胚后熟。生产中采用温床或腐殖质混合均匀，埋于窖中厚 3cm，上面再覆盖沙或腐殖质土 3～6cm 厚，再盖树枝保湿，经常检查。

②育苗：精细育苗：选半荫半阳湿润肥沃的杂木林或二荒地，砍除杂草和不需要的条木烧炭作肥，搭 80cm 左右荫棚及栏边并深翻土地 23cm 左右，做 130cm 宽的高畦，畦沟宽 30cm，畦面平整，呈弓背形，无碎石、树根，土细，每 667m² 施腐熟牛、马粪 1000～1500kg，畦面盖 1.5cm 厚的熏土。11 月份左右取贮藏的种子、拌好 20～30 倍腐殖质土，均匀撒在畦面（每 667m² 用种 2.5kg 左右），再撒牛粪粉或草木灰 0.6cm 厚。第二年春苗长出 3 片叶时结合除草追施清粪水或尿素，施化肥应分多次少量，硫酸按每 667m² 施 5～7.5kg，最好是在晴天叶上无露水时撒施，再用小竹枝轻轻扫一下，使药掉落，防止烧苗。6 月份施腐殖质土培土保苗，11 月份每 667m² 牛粪或马粪拌草木灰 750kg，利于幼苗越冬。林间青苗：选荫蔽度在 80% 以上，林高度在 300cm 以下的树林。地整好后每 667m² 播种 5kg 左右的种子，播法基本同精细育苗，于 2 月中下旬出苗前，清扫一次落叶，出苗后至移栽前应进行 2～3 次拔草施肥，此法节省劳动力。

③移栽：出苗第二年春移栽，按行株距 10cm×10cm、深 3～5cm 栽。此外还可采用林间栽黄连，使遮荫在 70% 左右作自然天棚，方法同上。也可与高秆作物早熟的玉米间作，先播玉米，按株距 30cm 开穴，插入畦的两旁，每穴 3～4 粒种子，定苗留一株苗，7 月份玉米封垄，在畦中，玉米行间按行株距 10cm×10cm 栽黄连苗，玉米收后，在畦两旁搭 100cm 高的架子把 5m 秆均匀放在架上遮荫。每年重新播种玉米，第二年株距 40cm，第三年 50cm，第四年 60cm，第五年 60～100cm。

2）扦插繁殖：在种子或幼苗缺少的地区可采用此法。即在黄连栽培 5 年后，提早于 8～9 月收获，收获后将黄连植株自根茎顶端以下 0.1～0.13cm 处连茎叶摘下（剪），作插条用，随剪随栽。栽时应将叶柄全部埋入土中，只留叶片在外，并压紧即可。此方法的整地、做畦、施肥等与上相同，亦要 5 年才能收获。

2. 田间管理　黄连高产优质的关键在于田间管理，应注意追肥除草；栽后 3～5日，有缺苗立刻补之，并要施肥、清粪水或猪粪水助苗成长。发根后一个月施硫酸铵 7.5～10kg，10～11 月每 667m² 施腐熟牛马粪 2000～2500kg，前期以氮肥为主，后期再撒一层薄熏土，以后每年春秋各施肥培土一次。春季每 667m² 施硫酸铵 7.5～10kg 或人粪尿或腐殖质土 1000～1500kg；冬季每 667m² 施 2500～4000kg 腐熟牛马粪或饼肥过磷酸钙、石灰等。冬肥施后都要培熏土，3～4 年后少施氮肥或不施氮肥。以磷、钾肥为主，注意收获前不能追肥。黄连从小苗至收获除草很重要，见草就除，小苗期用手拔，做到除草，除小、除净，除草同时注意培土，先薄后厚逐年增加，第二年 1.5cm 厚，第三、四年 1.5～3cm 厚。

在管理中应注意调整遮荫度，3 年内遮荫要经常检查，有缺遮荫者赶快遮上，遮荫逐年减少。如果是架子棚，在收获当年于种子收后，揭去遮荫材料，让黄连在日光下生长，使养分向根茎转化，使根充实；如作扦插繁殖材料的黄连，至收时才能撤棚；若林间栽黄连，栽后第三年开始砍修树枝，遮荫 50%，第四年 30%，第五年 20%。

3. 病虫害防治

（1）白粉病 由真菌中的一种子囊菌引起。发生于 5 月下旬，6 ~ 7 月较重。主要危害叶片。

防治方法：①实行轮作。②用庆丰霉素 80 单位喷洒 2 ~ 3 次。③或用 50% 或 70% 甲基托布津 1000 ~ 1500 倍液喷洒 3 ~ 4 次。在发生初期防治 1 次，发生后期防治 2 ~ 3 次。

（2）炭疽病 5 月初发生，5 月中旬至 6 月上旬严重。危害叶缘，呈椭圆形浸水状斑。

防治方法：①实行轮作。②苗床和 1 年生苗用 1 : 1 : （100 ~ 150）波尔多液或用代森铵 800 倍液加洗衣粉 0.2%，在发生初期和盛期防治 3 ~ 4 次。

雅连在海拔 1900m 以下山区发病较严重，采取高山低山秧苗互换栽培；勤除杂草，注意排水；发病前选晴天用 1 : 1 : 200 的波尔多液或 65% 代铵锌可湿性粉剂 800 倍液喷洒。

（3）白绢病 6 月初发生，6 月下旬至 7 月中旬危害较重。

防治方法：①实行轮作。②选无病植株作种，栽种前用 50% 退菌特 1000 倍液浸秧苗根部 3 ~ 5 分钟。③整地时每 667m² 用 1.5 ~ 2.5kg 五氯硝基苯进行土壤消毒。④挖除病株和病土，并用石灰消毒，再 50% 退菌特 500 倍液加石灰 5% 及尿素 0.2% 灌病株周围健株，防止蔓延。

（4）虫害 主要为蛞蝓，3 ~ 11 月危害，早、晚咬食嫩叶，甚至全部吃光。

防治方法：①冬季翻晒土壤。②栽种前每 667m² 用 40 ~ 50kg 菜子饼作基肥。③发生期于畦面撒石灰粉或喷洒 3% 石灰水。④或用毒饵诱杀。

（5）兽害 黄连的兽敌很多，如鹿子、锦鸡、鼠类等。危害黄连嫩叶、花薹及种子，有的也危害根状茎，一般发生在 12 月至翌年 4 月的寒冷季节。地老鼠危害黄连根，一年四季均有发现。

防治方法：①人工捕杀；或用毒饵诱杀。②防鼠可用磷化锌和玉米粉按 1 : 20 拌成毒饵撒于田间或鼠洞内。

【采收加工】黄连栽后 5 ~ 6 年的 10 ~ 11 月间收获。用黄连抓子连根抓起，抖掉泥土，剪去须根和叶，取根茎在黄连炕上供炕干燥，烘时用操板翻动，并打掉已干燥的泥土。五六成干时出炕，根据根茎大小，分为 3 ~ 4 等，再分别细炕，勤翻动，待根茎断面呈干草色时即可出炕，装入槽笼，撞掉泥土和须根即成。每 667m² 可产干黄连 100 ~ 150kg。

【质量要求】多集聚成簇，常弯曲，形如鸡爪，单枝根茎长 3 ~ 6cm，直径 0.3 ~ 0.8cm。表面灰黄色或黄褐色，粗糙，有不规则结节状隆起、须根及须根残基，有的节间表面平滑如茎秆，习称"过桥"。上部多残留褐色鳞叶，顶端常留有残余的茎或叶柄。质硬，断面不整齐，皮部橙红色或暗棕色，木部鲜黄色或橙黄色，呈放射状排列，髓部有的中空。气微，味极苦。

按照《中国药典》（2015 年版）规定，水分不得过 14.0%（通则 0832 第二法）；总灰分不得过 5.0%（通则 2302）；照醇溶性浸出物测定法（通则 2201）项下的热浸法测定，用稀乙醇作溶剂，不得少于 15.0%。味连照高效液相色谱法（通则 0512） 测定，按干燥品计算，以盐酸小檗碱计，含小檗碱（$C_{20}H_{17}NO_4$）不得少于 5.5%，表小檗碱（$C_{20}H_{17}NO_4$）不得少于 0.80%，黄连碱（$C_{19}H_{13}NO_4$）不得少于 1.6%，巴马汀（$C_{21}H_{21}NO_4$）不得少于 1.5%。

知识链接

　　为毛茛科植物黄连 *Coptis chinensis* Franch.、三角叶黄连 *Coptis deltoidea* C. Y. Cheng et Hsiao 或云连 *Coptis teeta* Wall. 的干燥根茎。

　　1. 三角叶黄连（雅连）　多年生草本，根状茎黄色，不分枝或少分枝，节间明显，密生多数细根，具横走的匍匐茎。叶片轮廓卵形，稍带革质，三全裂，裂片均具明显的柄。花葶 1~2，多歧聚伞花序；苞片线状披针形，三深裂或栉状羽状深裂；萼片黄绿色，狭卵形；花瓣近披针形，顶端渐尖，中部微变宽，具蜜槽；雄蕊长仅为花瓣长的 1/2 左右；花药黄色，花丝狭线形；心皮 9~12，花柱微弯。蓇葖长圆状卵形。3~4 月开花，4~6 月结果。

　　2. 云连　多年生草本，根与三角叶黄连相似，根茎较细。

第二节　泽　泻

【别名】水泽、如意花、天鹅蛋等。

【产地】主产于福建、江西、四川等省，多为栽培。

【药用部位】以干燥块茎入药。

【植物形态】泽泻 *Alisma orientale*（Sam.）Juzep. 为多年生沼生植物。地下有块茎，球形，外皮褐色，密生多数须根。叶根生；叶片宽椭圆形至卵形，先端急尖或短尖，基部广楔形、圆形或稍心形，全缘，两面光滑。花序通常有 3~5 轮分枝，分枝下有披针形或线形苞片，组成圆锥状复伞形花序；萼片 3，广卵形，绿色或稍带紫色，宿存；花瓣倒卵形，膜质，较萼片小，白色；雄蕊 6；雌蕊多数，离生；子房倒卵形。瘦果多数，扁平，倒卵形。花期 6~8 月，果期 7~9 月。如图 8-2 所示。

【生长环境】喜温暖湿润的气候，幼苗喜荫蔽，成株喜阳光，怕寒冷，在海拔 800m 以下地区，一般都可栽培。宜选阳光充足，腐殖质丰富，而稍带黏性的土壤，同时有可靠水源的水田栽培，前作为早稻或中稻，质地过砂

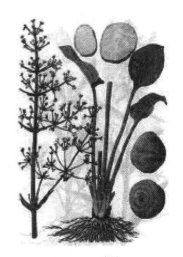

图 8-2　泽泻

或土温低的冷浸田不宜种植。

【生长过程】泽泻生长期约180日，其中苗期30日左右，成株期150日左右。种子成熟度不一，出苗有先后。种子经浸种后播，在气温30℃时，经一昼夜即可发芽；气温在28℃以上时，种子发芽至第一片真叶长出只需5～7日。秋季地上植株和地下块茎生长迅速，冬季生长极为缓慢。在广西每年3月抽薹，4～6月为花期，5～7月为果期。

【种植技术】泽泻为水生植物，整个生长发育期需淹水条件。但其需水量随生长发育时期而有所增减，在苗期至老熟前可深层灌水，植株趋向老熟而逐渐浅灌。喜温暖，宜凉爽气候，不耐寒。幼苗期喜荫蔽，成株期要求阳光充足。喜在肥沃、保水性稍强的黏性黑泥田中生长。多在水源充足的河滩、烂土塘、水沟等地野生。

1. 播种

（1）选地整地　育苗地直选阳光充足、土层深厚、肥沃略带黏性、排灌方便的田块。

①苗床整地：一般6月进行。整地时灌满田水，犁耙1次，每667m²施腐熟厩肥3000kg左右，以后再进行1～2次犁耙，使土壤充分溶烂，待浮泥沉清，将水排除，按宽1.2cm、高10～15cm起平畦或略成龟背形，以待播种。经过整理的秧田，底板硬，播种面软，对泽泻播种较适宜。

②大田整地：泽泻大田宜选择400m以下的水田为宜。泽泻大田其前作为水稻，可以不翻耕，水稻收割后立即灌水进行栽种，将稻秆铺设稻茬两侧，自然腐烂以作肥用。

（2）育苗

①播种：泽泻宜在7月中旬（小暑至大暑间）播种。每667m²苗床用种量1.5kg左右。播前将选好的种子用纱布包好，用30℃温水浸种12小时，捞出并滴干水，然后按1份种子用10份草木灰的比例拌均匀，并在整好的苗床上均匀撒播，然后用竹扫帚轻轻拍打，使种子与泥土贴上。播种后，立即插蕨草或搭遮荫棚，棚高45～50cm，荫蔽度50%～60%，约3日后幼芽出土。

②苗期管理：苗期需常滋润畦面，可采用晚灌早排法，水以淹没畦面为宜，苗高2cm左右时，浸1～2小时后即要排水，随着秧苗的生长，水深可逐渐增加，但不得淹没苗尖。当苗高3～4cm时，即可进行间苗，拔除稠密的弱苗，保持株距2～3cm，并将荫蔽物拔除。结合间苗进行除草施肥2次，第1次每667m²施入充分腐熟有机水肥1000kg，第二次在第一次施肥后10日进行，每667m²施入充分腐熟有机水肥1500kg。施肥前先排干水，待肥液渗入土后，再灌回浅水。约经过40日的育苗后便可移植。

（3）移栽　苗龄在35～50日，苗高10～13cm，有5～8片真叶的矮、壮秧苗即可拔起移栽。移栽宜选阴天或下午天气阴凉时进行，秧苗移栽应栽正栽稳，以浅栽为宜。栽太深，发叶慢，球茎不成球形而长不大；栽过浅易被风吹水浮，缺窝，减少产量。移栽的行株距，视各地的气候及土壤肥力而定，一般为30cm×30cm或26cm×33cm，每窝1苗，并可在田边地角密植几行预备苗，以作日后补苗用，泽泻每667m²移栽8000～10000株。

2.田间管理

（1）补苗　泽泻秧苗栽后极少死亡，但有些会被风吹水浮，应立即重栽或补苗。在第1、2次中耕除草时也应当注意补苗。

（2）中耕除草　一般与追肥结合进行3~4次。苗转青后，进行第一次除草，并将行间铺设的稻秆翻转，以促其快速腐烂。每次追肥前先排浅田水，拔除杂草，然后施肥，晒田1~2日，再灌水加深。

（3）追肥　追肥宜早进行，栽后2个月内，每隔15~20日施肥1次，施3~4次为宜。施以速效肥料。畜粪尿750~1500 kg/667m^2，第一次宜少，第二、三、四次逐步增加。第一、二次还可配合施些尿素、混合肥，用量5~10kg/667m^2；第三、四次可掺和腐熟油饼粉，用量20~25 kg/667m^2，促进球茎膨大。最后1次追肥应在霜降前。

（4）排灌　移栽后，田间要保持浅水灌溉，前期田水一般保持水深3cm左右，后期限制在3~5cm为宜。采收前的1个月内，可视泽泻生长发育情况逐步进行排水至完全干、晒田，以利球茎生长和采收。

（5）摘芽去薹　植株出现抽薹现蕾，并萌发许多侧芽，为减少无益的营养消耗，保证药材质量和产量，结合中耕及时摘除花薹和侧芽。必须从茎部折断，不留茎桩，以免侧芽再继续产生。

3.病虫害防治　泽泻一般很少发生病害。

（1）缢管蚜　虫体为黑色，多聚集在幼嫩叶片背面和叶柄上，吸食液汁。7~8月在苗期严重危害，9月初至10月上旬生长期内又随时发生。受害轻的植株矮小，叶片萎黄，重的枯萎而死，甚至全田无收。

防治方法：应着重在苗期限量喷施乐果或烟草水防治。育种期危害，可割除受害花薹烧毁。

（2）银纹夜蛾　幼虫白天潜伏在叶背，晚上和阴天多在叶面取食。

防治方法：用90%晶体敌百虫1000倍液。

【采收加工】

1.采收　移植后120~140日即可收获。秋种泽泻在12月叶片枯萎后采收，冬种泽泻则在次年2月，新叶未长出前采收。采收时用镰刀划开块茎周围的泥土，用手拔出块茎，去除泥土及周围叶片，但注意保留中心小叶。需要留种的，将块茎移栽于肥沃的留种田内，第二年春出苗后，摘除侧芽，留主芽待抽薹开花结果，6月下旬果实成熟，即可脱粒阴干。当年即可播种。

2.加工　可先晒1~2日，然后用火烘焙。烘干火力不可过大，否则块茎容易变黄，每天翻动1次，大约3昼夜即可炕干。第一天火力要大，第二天火力可稍小，每隔1天翻动1次，第三天取出放在撞笼内撞去须根及表皮，然后用炭火焙，炼后再撞，直到须根、表皮去净及相撞时发出清脆声即可，折干率4∶1。

【质量要求】本品呈类球形、椭圆形或卵圆形，长2~7cm，直径2~6cm。表面黄白色或淡黄棕色，有不规则的横向环状浅沟纹和多数细小突起的须根痕，底部有的有瘤状芽痕。质坚实，断面黄白色，粉性，有多数细孔。气微，味微苦。

按照《中国药典》（2015 年版）规定，水分同药材，不得过 14.0%；总灰分不得过 5.0%；照醇溶性浸出物测定法项下的热浸法测定，用乙醇作溶剂，不得少于 10.0%；照高效液相色谱法测定，按干燥品计算，含 23- 乙酰泽泻醇 B（$C_{32}H_{50}O_5$）不得少于 0.050%。

第三节 川 芎

【别名】芎䓖、香果、胡䓖、抚芎等。

【产地】主要分布在四川、云南、贵州一带，广西、湖北、湖南、江西、浙江、江苏、陕西、甘肃等地均有引种栽培。主产于四川省什邡、都江堰、崇州、彭州等县（市），栽培历史悠久，药材质量最佳。

【药用部位】以干燥根茎入药。

【植物形态】川芎 *Ligusticum chuanxiong* Hort. 为多年生草本植物，全株有浓烈香气。根茎呈不规则的结节状拳形团块，下端有多数须根。茎直立，圆柱形，中空，表面有纵直沟纹。茎下部的节膨大成盘状（俗称苓子），中部以上的节不膨大。叶片轮廓卵状三角形，三至四回三出式羽状全裂，卵状披针形，仅脉上有稀疏的短柔毛。复伞形花序顶生或侧生，总苞片 3 ~ 6；小伞形花序有花 10 ~ 24；小总苞片线形，略带紫色，被柔毛；萼齿不发育；花瓣白色，倒卵形至椭圆形；雄蕊 5，花药淡绿色。双悬果卵形。花期 7 ~ 8 月，果期 9 ~ 10 月。如图 8-3 所示。

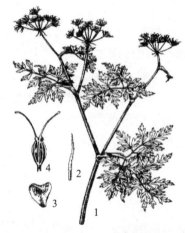

图 8-3 川芎
1. 花柱 2. 总苞片 3. 花瓣
4. 花 5. 果实

【生长环境】川芎多栽于平坝，海拔 700m 左右，土壤为水稻土；川芎苓种多栽于山地，海拔 1000 ~ 1500m，土壤为山地黄壤，自然植被为常绿阔叶林和竹林。喜气候温暖、雨量充沛、日照充足的环境，稍能耐旱，怕荫蔽和水涝。适宜在土层深厚、疏松肥沃、排水良好、中性或微酸性的砂质壤土上栽培，不宜在过砂的冷砂土或过于黏重的黄泥、白鳝泥、下湿田等处种植，忌连作。

【生长过程】川芎一般生长期 280 ~ 290 日。8 月下旬种植，条件适宜 3 日开始生根、出苗，9 月下旬新根茎形成，原栽苓种基本烂掉，地上部分生长缓慢。要求阳光充足，幼苗期怕烈日高温。10 月下旬，地上部分生长旺盛，形成叶簇，并抽出少数地上茎，根茎发育较慢。11 月上旬，地上部分生长逐渐转缓，地下部分生长开始加快。12 月上旬，根茎中的物质积累为生长前期的 90% 或整个生育期的 40% 以上。至 1 月上中旬，部分叶片萎黄，根茎生长减慢，进入休眠。休眠后，2 月中旬抽生地上茎，4 ~ 5 月生长快，地下部分干物质积累多。

【种植技术】在生产上川芎采用营养繁殖，常用奶芎（抚芎）先在山区异地繁殖（保持川芎种性），然后用苓种在坝区栽种。因此，川芎栽种分苓种繁育和大田栽培两个阶段。

1. 苓种繁育技术 川芎喜土层深厚、疏松肥沃、排水良好、富含有机质的砂壤土，中性或微酸性为好。土质黏重，排水不良及低洼地不宜种植。健壮苓种的标准是苓种茎秆粗壮，茎节（节盘）粗大，直径 1.5cm 左右，节间短，间距 6 ~ 8cm，每根茎秆有 10 个左右节盘。一般抚芎（奶芎）与苓种的产出比为 1：4 ~ 6，667m² 产苓种 750 ~ 1000kg。

（1）苓种地选择和整地 苓种繁育应选择海拔 800 ~ 1500m 之间的中低山凉湿区，以黏土为宜，要求选地势向阳、土质肥沃、管理方便的耕地作苗床地。平地栽种，宜选早稻田，早稻前茬最好是压过绿肥的茬口。栽种前采用人工除去田间杂草，翻耕 25cm，精细整地，按 1.5m 开厢，沟宽 30cm，沟深 20cm。

（2）抚芎的选择及起种时间 抚芎（奶芎）要选生长健壮、根茎大、无病虫害的作种，于 12 月底至翌年 1 月上旬在平坝川芎大田挖取专供繁育苓种用的川芎根茎（抚芎），运往山区栽种。

（3）抚芎（奶芎）的处理及栽种 苓种繁育一般在"小寒"至"大寒"（1 月中旬）栽种。播种前必须进行选种，去除带病抚芎（奶芎）。选种后进行浸种消毒，可选用 50% 托布津可湿性粉剂或 50% 多菌灵可湿性粉剂 600 倍液浸泡 10 ~ 20 分钟消毒杀菌，晾干即可栽种。采取宽窄行或等行距栽种，宽窄行以宽行 30 ~ 33cm、窄行 25cm 为宜，等行规格为 27 ~ 30cm。每窝栽抚芎（奶芎）1 个，667m² 栽 7000 ~ 7500 窝，需抚芎（奶芎）180 ~ 250kg。栽种时将抚芎芽口向上按紧栽稳，并盖好土。

（4）苓种管理

①施肥：栽后每 667m² 用腐熟粪水 25 担兑水灌窝后，再每 667m² 用过磷酸钙 30 ~ 40kg 加渣粪 4 担混匀丢窝盖种。3 月底 4 月初定苗后，每 667m² 用尿素 15 ~ 20kg 加猪粪水 20 担兑水灌窝，再按 667m² 用腐熟油枯 50 ~ 70kg 加堆肥 3 挑混匀丢窝，然后中耕培土。以后看苗追肥，5 月封行后每 667m² 用尿素 1kg 加磷酸二氢钾 200g 兑水 100kg 均匀喷雾进行根外追肥 1 ~ 2 次。

②除草：定苗后和 4 月下旬，各浅中耕 1 次，疏通土壤，防除杂草，对田间杂草较多的采取人工拔除。

③定苗：当苓种长到 15 ~ 20cm 时要及时定苗，每窝留 8 ~ 10 苗，注意留壮去弱，留健去病。

④补水：苓种在雨水多、湿度大的条件下生长健壮，产量高。因此，在 2 ~ 5 月苓种生长阶段如遇高温干旱要及时补充土壤水分，以确保苓种健壮生长。

⑤插技扶秆：苗高 40cm 后，要插技扶秆，防止苓种倒伏匍匐生长。

⑥防治病虫：坚持以"预防为主，综合防治"的植保方针，以农业防治为基础，优先选用生物、物理、生态防治等有效的非化学防治手段，积极推广应用生物农药，科学合理使用高效、低毒、低残留的化学农药，禁止使用高毒、高残留农药。苓种繁育期间，应重点防治根腐病、茎节蛾、白粉病。A. 茎节蛾：于 5 ~ 7 月可选用科诺特杀螟、

敌百虫、杀虫双等药剂进行防治；B. 根腐病：在发病初期可选用 50% 多菌灵可湿性粉剂、3% 广枯灵水剂、55% 敌克松、72% 农连霉素等药剂进行防治；C. 白粉病：可选用托布津、粉锈灵、百菌清等药剂进行防治。

（5）苓种收获和贮藏　在 7 月底至 8 月上中旬，当苓种节盘膨大略带紫色时收获。选晴天把全株拔起，割下根茎（可供药用），除去病株，去掉叶子，捆成小捆，放在阴凉处贮藏，待运下山作繁殖用。贮藏时先在地上铺一层草，把苓种一层层交错摆好，上面用草盖好，注意每周上下翻动 1~2 次，保温和防止腐烂。

2. 大田栽培技术

（1）选地　应避免连作，以选择两年以上未种过川芎，且地势向阳、土层深厚肥沃、排灌方便、中性或微酸性土壤，前作以早熟水稻田为宜。

（2）栽插方式

①直接栽种：以"立秋"前后收获的前作田来种植川芎。

②育苗移栽或穿株栽种：采用早中稻田块或不能在"立秋"至"处暑"前栽插川芎的，此为不影响川芎的栽插季节，又可获得高产的栽种方式。育苗移栽的苗床做法是：选用土壤比较疏松且利于排灌、向阳的耕地作苗床，每分苗床地用 1.5~2.5kg 硫酸钾复合肥和 50~150kg 腐熟农家肥及 0.5kg 辛硫磷颗粒剂（地虫清）均匀地撒施于苗床地上，再进行翻地将肥药混入土中，保持土壤湿润，闷 1~2 日即可栽苓子，让其生根发芽，待前作收获后，及时移栽于大田。穿株栽种：即在早中稻大半吊黄时及时排干田间渍水，清理好厢沟，水稻收获前 10 日左右按照一定规格将苓子栽插在水稻田中。水稻收获后应及时追肥除草加强田间管理。

③稻田栽种：利用水稻田块进行免耕栽插的，应在水稻收获期前，及时排干田间积水，以保证川芎栽插质量。

（3）适时栽插　田选好后，即可开沟作厢，一般以厢宽 2m 左右、沟宽 30cm、沟深 20cm 为宜。凡采用直栽方式的应在"立秋"至"处暑"期间栽插为宜，栽插时应选晴天，以行距 33~40cm、窝距 20cm 为宜，苓子应斜放沟内，轻轻按入土中，节间盘上的芽嘴向上或向侧，入土不宜过浅或过深。每 $667m^2$ 用种量 40~50kg，保证每 $667m^2$ 达 8000~10000 苗。栽种后每 $667m^2$ 用细渣肥混合草木灰（300~350kg）盖住苓子的节盘，然后在厢面再盖一层稻草，达到保湿、减轻杂草危害、防止暴雨将土壤淋板结的目的，并应留足预备苗。

（4）田间管理

①查苗、补苗：在栽后 10 日左右及时揭草，并将稻草摆放在川芎行内，及时查苗补苗，保证苗全苗齐。

②及时施肥：一般在栽后 15 日左右施第一次追肥，每 $667m^2$ 用 10kg 碳铵加磷铵 5kg 和 10~15 担猪粪水兑水追施提苗肥。第二次追肥在栽后 1 个月左右进行，每 $667m^2$ 用 5kg 磷铵加 10kg 硫酸钾复合肥和 10~15 担粪水兑水施用。第三次追肥在 10 月下旬霜降前进行，每 $667m^2$ 用尿素 10kg 加磷铵 10kg、45% 硫酸钾复合肥 15kg 和硫酸钾 10kg 进行追施。在立春后根据川芎长势情况，可酌情追施一次以农家肥为主的早春肥。

③中耕除草：在施用第二次追肥前进行中耕除草，有利于保持土壤的通透性和减轻杂草对川芎的危害。对田间杂草过多的可采用化学除草的方法进行除草。

（5）病虫害防治

1）根腐病：病原为真菌中的一种半知菌。多发生于生长期和收获期，危害很大。发病后根茎内部组织变成黄褐色，严重时腐烂成水渍状，并散出特异臭味；植株凋萎、枯死，病株一般不成片。

防治方法：①挖取抚芎时，剔除病株，选留健康植株。②选地势稍高地栽种，生长期注意排水。③发病后立即拔除病株。④及时采收加工。⑤发病期用50%退菌特可湿性粉剂1000倍液灌注。

2）白粉病：病原为真菌中的一种子囊菌，发生在7~10月。发病叶背及叶柄布满白粉，使叶变黄枯死。

防治方法：①轮作、休闲，注意浇水施肥。②发病时用波美0.3度石硫合剂或50%托布津可湿性粉剂800~1000倍液防治。

3）叶枯病：又名斑枯病，病原为真菌中的一种半知菌，发生在5~7月。发病后，叶上产生褐色的不规则斑点，致使叶片焦枯。

防治方法：用1∶1∶100的波尔多液或65%代森铵可湿性粉剂800倍液防治。

4）菌核病：病原为真菌中的一种子囊菌，多发生于5月。由种子带菌和土壤过于潮湿所致。发病后，植株下部叶片枯黄，根茎腐烂，茎秆基部出现黑褐色病斑，稍凹陷，逐步腐烂，直至全株枯死倒伏。

防治方法：①做好苓子培、选工作。②实行轮作。③提前收获。④注意排水。⑤发病初期用50%氯硝铵可湿性粉剂0.5kg加石灰7.5~10kg拌匀撒于病株茎基及周围地面。

5）川芎茎节蛾：每年发生4代，幼虫从心叶或叶鞘处侵入茎秆，咬食节盘，危害很大，尤其育苓种期间更加严重，造成缺苗。

防治方法：①山区育苓期间，随时掌握虫情，及时用40%乐果乳油1000倍液防治。②喷药时，着重喷射叶心和叶鞘，以消灭第一代和2龄前幼虫。③坝区栽种前，除严格选择苓子外，应采取烟骨头、麻柳叶、敌百虫、乐果乳油等水溶液浸种消毒。

6）种蝇：属双翅目花蝇科。幼虫危害根茎，致使全株枯死。

防治方法：①施用充分腐熟的肥料。②发生时用90%敌百虫800倍液浇灌根部，每10日1次。

7）地老虎：又名地蚕、乌地蚕等，为鳞翅目夜蛾科小地老虎和黄地老虎。以幼虫危害，咬断根茎。

防治方法：①施用充分腐熟的肥料。②灯光诱杀成虫。③用75%辛硫磷乳油按种子量0.1%拌种。④发生期用90%敌百虫1000倍液等浇灌。⑤人工捕捉或毒饵诱杀。

【采收加工】

1.采收　一般在栽后第二年5月下旬（小满后）地下根茎完全充实时及时收获，不宜过早或过迟收获。过早，根茎营养积累不充分；过迟，根茎易腐烂，影响产量和品质。采收时选择晴天，用锄头或专用钉耙将川芎连根挖起，去除茎叶和泥土，注意保持根茎的完整，避免损伤，影响川芎品质。

2. 加工　川芎收获后，选晴天及时晒干或炕干，忌暴晒和烈火烘炕。烘炕时，火力不宜过大，以免表面烧焦，每天翻炕 1~2 次，2~3 日即可炕干。川芎晒（炕）到用刀宰不软为标准，一般晒（炕）干率为 30%~35%。

【质量要求】川芎为不规则结节状拳形团块，直径 2~7cm。表面黄褐色，粗糙皱缩，有多数平行隆起的轮节，顶端有凹陷的类圆形茎痕，下侧及轮节上有多数小瘤状根痕。质坚实，不易折断，断面黄白色或灰黄色，散有黄棕色油室，形成层呈波状环纹。气香浓，味苦、辛，稍有麻舌感，微回甜。

按照《中国药典》（2015 年版）规定，水分不得过 12.0%；总灰分不得过 6.0%；酸不溶性灰分不得过 2.0%；照醇溶性浸出物测定法项下的热浸法测定，用乙醇作溶剂，不得少于 12.0%。照高效液相色谱法测定，按干燥品计算，含阿魏酸（$C_{10}H_{10}O_4$）不得少于 0.10%。

第四节　白　术

【别名】桴蓟、于术、冬白术、浙术、贡术、吴术、片术、苍术等。

【产地】产于浙江新昌、天台、东阳等地为浙术，贵州、湖南、江西、湖北也有分布，河北、陕西、山东等省引种栽培。

【药用部位】以干燥根茎入药。

【植物形态】白术 *Atractylodes macrocephala* Koidz. 为多年生草本植物。根状茎结节状；茎直立。叶互生，叶片通常 3~5 羽状全裂，叶质地薄，无毛，边缘或裂片边缘有长或短针刺状缘毛或细刺齿。头状花序单生茎枝顶端，无明显的花序式排列；苞叶绿色，针刺状羽状全裂；总苞大，宽钟状；小花紫红色，冠檐5 深裂。瘦果倒圆锥状。花果期 8~10 月。如图 8-4 所示。

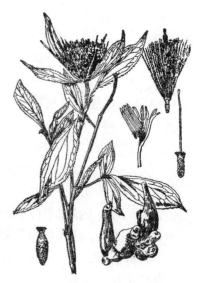

图 8-4　白术

【生长环境】白术喜凉爽气候，怕高温高湿，忌连作。在气温 30℃以下时，植株生长速度随气温升高而加快，如气温升至 30℃以上时生长受到抑制，而地下部的生长以26℃~28℃为最适宜。白术较能耐寒，对土壤水分要求不严格，但以排水良好、土层深厚的微酸、微碱及轻黏土为宜。以排水良好的砂质壤土为好，而不宜在低洼地种植。育苗地最好选用坡度 15°~20°或更小的阴坡生荒地或撂荒地，以较瘠薄的地为好，过肥的地白术苗枝叶过于柔嫩，抗病力减弱。种子在 15℃以上开始萌芽，25℃~30℃生长较好，忌重茬，前茬以禾本科植物较好，不可与花生、元参、山药、瓜类等作物连作，以防病害感染。

【生长过程】白术发育分为三个阶段：第一阶段，根茎开始增长期，为5月中旬至8月中旬，为花蕾发育成长时期，此时根茎的发育速度较慢；第二阶段，根茎发育盛期，为8月中旬至10月中旬，此时根茎增长3倍以上，为整个生长期中根茎发育速度最大的时期；第三阶段，生长发育末期，自10月中旬至12月中旬，根茎的增长速度显著下降。

【种植技术】

1. 播种

（1）整理苗床　白术在播种前一个月翻土，覆盖30cm厚的杂草，烧土消毒，防止病虫害发生，烧完后将草灰翻入土内。如不经烧土，可在头年冬天进行翻土，使土壤经过冰冻充分风化。土地经过处理后，做成100~130cm宽、约15cm高的畦，畦面呈弧形，中间高，四周低，每公顷施用人粪尿150~225担作为基肥。

（2）播种　3月下旬至4月上旬，在干旱地区宜先在温水中浸泡种子24小时，捞起与砂土混合播入田间，如果有灌水条件，可不浸种。播法分撒播和条播两种。每667m²撒播7.5~10kg种子。每667m²条播4~5kg，行距16cm，播幅6~10cm开浅沟。深3~5cm，沟底要平，使出苗一致。覆土3cm，1公顷育苗田可供150公顷地，在出苗前土壤应保持足够温度，或上面盖蒿草或厩肥，避免土壤板结（北京一般浇2~3次水出苗）。后一种方法常用，容易管理。

（3）苗期管理　幼苗出土后，间去密生苗和病弱苗，及时锄草，苗高3~6cm时浅锄。苗高5~6cm时，可按株距6~10cm定苗，苗期追肥1~2次，每667m²施人粪尿150kg加水3倍，以稀粪或尿素为好。用量不宜过多，7月下旬至9月下旬是根形成期，所以多追肥。

10月下旬至11月上旬（霜降后立冬前）术苗叶色变黄时，开始挖取种栽，选择晴天去除茎叶和须根，在离顶端1cm处剪去枝叶，切勿伤主芽和根状茎表皮，阴干2~3日待表皮发白水分干后进行贮存。

（4）种栽贮存方法　选择干燥荫凉的地方，避免日光直晒，用砖砌成方框，先铺3~5cm厚的沙，再铺一层9~12cm厚的种栽，再放一层沙，堆至30cm高，堆放的中央插几束稻草以利通风。上面盖层沙或土，开始不宜太厚，防止发热烧烂。冬天严寒时，再盖层稻草，沙土要干湿适中，沙太干会吸收术栽水分，沙太湿会使术栽早期发芽。术栽贮存期间，每隔15~30日检查一次，发现病栽应及时排出，以免引起腐烂。如果术栽萌动，要进行翻动，以防芽的增长。

（5）选择术栽　收获后与下种前均可进行，一般是收获后一面整理术栽，一面按品质好坏分大中小，有病都除掉。选择标准：形状整齐、无病虫害、芽饱满、根茎上部细长、下部圆形，而且大如青蛙形，且密生柔软细根，主根细短或没有主根，以在高山生地种的品质为优良。凡术栽畸形，顶部为木质化的茎秆，细根粗硬稀少，主根粗长和在低山熟地种的，则品质低劣，种植后生长不良，容易感染病害，不宜选择。

（6）整地下种　12月下旬至第二年3月下旬（冬至至次年春分）均可下种。一般可根据土壤、气候条件而提早或推迟。早下种的多先长根，后发芽，根系长得深，发育健壮，抗旱及吸肥力均强。土层浅薄的地区保温差，可推迟在 2、3 月间下种。下种宜 5 ~ 6cm 深度，浅播易滋生侧芽，术形不美，寒冷地方易受冻害，深植过度，则抽芽困难，术形细长，降低品质。

栽种方法可分为条栽、穴栽两种。前者畦宽 200cm，后者畦宽 130cm，行株距 26cm × 13cm、20cm × 13cm 等，下种密度每 667m² 栽 10000 ~ 12000 株。

2. 田间管理

（1）中耕除草　浅松土，原则上做到田间无杂草，苗未出土前浅松土，苗高 3 ~ 6cm 时除草，土不板结，雨后露水未干时不能除草，否则容易感染铁叶病。7 月下旬至 9 月下旬正是长根的时候，每月拔草 1 ~ 2 次。

（2）追肥　施足基肥，以腐熟厩肥或堆肥等为主。基肥每 667m² 用人粪尿 750kg、过磷酸钙 25 ~ 35kg。5 月上旬，苗基本出齐，施稀薄人粪尿一次，每 667m² 施 500kg。结果期前后是白术整个生育期吸肥力最强、生长发育最快、地下根状茎膨大最迅速的时候，一般在盛花期每 667m² 施人粪尿 1000kg、过磷酸钙 30kg，在株距间开小穴施后覆土，在早晨露水干后进行。

（3）灌溉排水　忌高温多湿，须注意做好排水工作。如排水不畅，将有碍术株生长，易得病害。田间积水易死苗，要注意挖沟、理沟，雨后及时排水。8 月下旬根状茎膨大明显，需要一定水分，如久旱需适当浇水，保持田间湿润，否则影响产量。

（4）摘除花蕾　为了促使养分集中供应根状茎，促其增长，除留种株每株 5 ~ 6 个花蕾外，其余都要适时摘蕾，一般在 7 月中旬至 8 月上旬，即在 20 ~ 25 日内分 2 ~ 3 次摘完。摘花在小花散开、花苞外面包着鳞片略呈黄色时进行，不宜过早或过迟，摘蕾过早，术株幼嫩，会生长不良，过迟则消耗养分过多。以花蕾茎秆较脆，容易摘落为标准。一手捏住茎秆，一手摘花，须尽量保留小叶，防止摇动植株根部，亦可用剪刀剪除。摘蕾在晴天，早晨露水平后进行，免去雨水浸入伤口，引起病害或腐烂。

（5）盖草防旱　白术种植于山地，因山地土壤结构较差，保水力弱，灌溉不便，在谷雨后和大暑前，术地可盖鲜草一层，防止土壤水分过分蒸发；平原地区，也进行盖草工作，厚度为 5cm 为宜。另外，可用地膜法，既防旱又防杂草生长和病害发生。

（6）选留良种　在白术摘除花蕾前，选择术株高大、上部分枝较多、健壮整齐、无病虫害的术株留种用，每株花蕾早而大的花蕾作种，剪去结蕾迟而小的花蕾，促使种子饱满。立冬后，待术株下部叶枯老时，连茎割回，挂于阳光充足的地方，10 ~ 15 日后脱粒，去掉有病虫害、瘦弱的种子，装在布袋或纸袋内贮存于阴凉通风处。如果留种数较多，不便将茎秆割回，可只将果实摘回放于通风荫凉处，干后将种子打出贮存，备播种用。

3. 病虫害防治

（1）白绢病　又称"白糖烂"。在 4 ~ 6 月或 8 ~ 9 月高温多雨季节，初期在术周围的表土上发现白色绢丝状的白毛（半知菌的菌丝），由术株周围附近逐渐扩大，布满土面与土隙间；并蔓延株体，呈乳白色，后逐渐变为淡黄最后呈褐色，发病严重时，白术根腐烂，术株周围泥土变成黑色，气味腐臭，蔓延很快。

防治方法：①与禾本科作物轮作。②选无病害种栽，并用50%退菌特1000倍溶液浸种后下种。③栽种前每667m²用1kg五氯硝基苯处理土壤。④及时挖出病株，并用石灰消毒病穴。③用50%多菌灵或50%甲基托布津1000倍液浇灌病区。

（2）立枯病　又叫烂茎瘟。苗期病害，早春因阴雨或土壤板结，发病重，受害苗基部呈褐色干缩凹陷，使幼苗折倒死亡。

防治方法：①土壤消毒，种植前用五氯硝基苯处理土壤。②发病期用五氯硝基苯200倍液浇灌病区。

（3）铁叶病　发生在叶上，叶呈铁黑色，后期病斑中央呈灰白色，上生小黑点。

防治方法：①清理田间卫生，烧毁残株病叶。②发病初期喷1：1：100波尔多液或50%退菌特1000倍液，7～10日1次，连续3～4次。

（4）锈病　又叫黄斑病，叶上长病斑，梭形或近圆形，褐色，有黄绿色晕圈。叶背病斑处生黄色颗粒状物，破裂后期出黄色粉末。

防治方法：①烧毁残株病叶。②发病初期喷97%敌锈钠300倍液，或0.2～0.3石硫合剂，7～10日1次，连续2～3次。

（5）根腐病　又叫干腐病，病原是真菌中一种半知菌，伤害根壮茎，使根壮茎干腐，维管束系统呈褐病变。

防治方法：①与禾本科轮作。②选用无病健壮的种栽作种，并用50%退菌特1000倍液浸3～5分钟，晾干后下种。③发病期用50%多菌灵或50%甲基托布津1000倍液浇灌病区。

（6）地老虎　白术苗出土后至5月，地老虎危害最强烈，一般以人工捕杀为主。术苗期，每日或隔日巡视术地，如发现新鲜苗子和术叶被咬断过，在受害术株上面有小孔，可挖开小孔，依隧道寻觅地老虎的躲藏处，进行捕杀。至6月后术株稍老，地老虎危害逐渐减轻。

（7）术蚜　在3月下旬至6月上旬（春分至芒种）危害最严重。

防治方法：用鱼藤精1份加水400份，于充分搅匀后，在清晨露水平后喷射，效果良好。

（8）蛴螬　立夏至霜降期间，白术收获前，均有危害，在小暑至霜降前危害最强烈。

防治方法：①人工捕杀。在9～10月间早翻土，此时，蛴螬还未入土深处越冬，在翻土时应进行深翻细捉。②用桐油、硫酸铜（俗称胆矾）防治。在摘除花蕾后，结合第3次施肥，每担粪水加桐油200～300g施下防治。

（9）白蚁　自大暑后，术株主秆较老，白蚁食白术块根上部接近表土中的茎秆，受害白术株枯黄，以致枯死。在大暑后将嫩松枝截成33cm左右的松枝段，埋于术地的行间，诱集白蚁蛀食。每隔10余日捕杀一次，可以避免受害。

（10）术籽虫　属鳞翅目螟蛾科，危害白术种籽。

防治方法：①冬季深翻地，消灭越冬虫源。②水旱轮作。③白术初花期，成虫产卵前喷50%敌敌畏800倍液，7～10日1次，连续3～4次。④选育抗虫品种，选阔叶矮秆型白术，能抗此虫。

【采收加工】

1.采收 一般在10月下旬或11月中旬术株茎叶转枯褐色时即可收获。收获时选晴天将植株挖取，敲去泥土，剪去茎秆，留下根茎加工。

2.加工 加工烘干时，火力不宜过猛，温度以不烫手为宜，经火烘4小时后，上下翻动1遍，使之受热均匀，同时细根自然脱落，再烘至八成干时，取出堆积5小时，使内部水分外渗，表皮转软，然后再进行烘干即可，烘干时不要用松柏等有油脂的燃料，以免熏黑白术，影响质量。一般认为，白术以个大、无空心、断面白色为好。

【质量要求】呈不规则肥厚团块状，长6～13cm，直径1.5～7cm。表面灰黄色、黄棕至棕褐色，一端常有一短段木质中空的地上茎或渐细，俗称"术腿"或"鸡腿"，从"术腿"一端至另一端，逐渐粗大，并有不规则瘤状突起及断续的纵皱纹及须根痕，至底部明显膨大，形似"如意头"，俗称"云头"。质坚硬，不易折断。断面不平坦，黄白色至淡棕色，棕色的点状油室散在。气清香，味甜、微辛，口嚼之略带黏性。

按照《中国药典》（2015年版）规定，水分不得过15.0%；总灰分不得过5.0%；二氧化硫残留量不得过400mg/kg。

知识链接

民间有白术美白祛斑偏方，对于去除雀斑比较见效。白术磨成粉，按照白术：白醋＝1：10的比例调和，密封、浸泡一个星期。每天洗脸后，化妆棉蘸取适量溶液，把它擦在脸部长斑的位置，稍等片刻，然后用清水洗干净。建议连续使用一段时间，让淡斑和消斑效果更佳。

第五节　浙贝母

【别名】土贝母、象贝、浙贝、象贝母、大贝母。

【产地】主产于浙江（北部）、江苏（南部），江西、上海、湖北和湖南等也有分布。

【药用部位】以干燥鳞茎入药。

【植物形态】浙贝母 *Fritillaria thunbergii* Miq. 为多年生草本植物，植株长50～80cm。鳞茎由2～3枚鳞片组成。叶对生或散生，向上常兼有散生、对生和轮生的，近条形至披针形，先端不卷曲或稍弯曲。花1～6朵，淡黄色，有时稍带淡紫色，顶端的花具3～4枚叶状苞片，其余的具2枚苞片；苞片先端卷曲；花被片长2.5～3.5cm，宽约1cm，内外轮相似；雄蕊长约为花被片的2/5；花药近基着，花丝无小乳突；柱头裂片长1.5～2mm。蒴果，棱上有翅。花期3～4月，果期5月。如图8-5所示。

【生长环境】生于海拔较低的山丘荫蔽处或竹林下。浙贝母喜温和湿润、阳光充足的环境。根的生长要求气温在7℃～25℃，25℃以上根生长受抑制。平均地温达6℃~7℃时出苗，地上部生长发育温度范围为4℃~30℃，在此范围内，生长速度随温度升高，生长加快。开花适温为22℃左右，-3℃时植株受冻，30℃以上植株顶部出现枯黄。鳞茎在地温10℃~25℃时能正常膨大，-6℃时将受冻，25℃以上时就会出现休眠。

【生长过程】9月下旬至10月上旬栽种，10月中旬发根，11~12月萌芽，地下鳞茎略有膨大，2月上旬出苗，2月下旬至5月中下旬为鳞茎膨大的主要时期，3月中下旬地上部生长最快，除有一个主秆外，还可抽出第二个茎秆（称"二秆"），并现蕾开花，4月上旬凋谢，4月下旬至5月上旬植株开始枯萎，5月中下旬种子成熟，鳞茎停止膨大，全株枯萎，6月鳞茎越夏休眠。

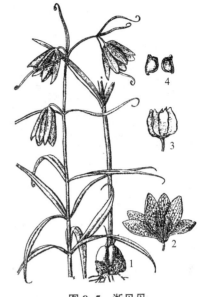

图8-5　浙贝母
1. 植株　2. 花　3. 蒴果　4. 种子

【种植技术】

1. 播种

（1）选地整地　选择土层深厚，富含腐殖质，排水良好的砂质壤上。种过浙贝母的地，不能连种3次，否则易得病害。地选好后深翻18~20cm，耙细耙平，做成宽200cm、高12~15cm的畦，畦沟深15~20cm，宽30cm左右。每667m²施腐熟的厩肥和堆肥2500~5000kg，均匀施入表土层。

（2）繁殖方法　繁殖方法有鳞茎繁殖和种子繁殖两种。生产上多用鳞茎繁殖，种子繁殖多在种鳞茎缺乏时采用。

①鳞茎繁殖：9~10月上旬，将种子田里的浙贝母挖出来，选种鳞茎，一般选中间号贝作种用。中间号鳞茎是在挖贝母时选择，最大的鳞茎叫土贝，直径4.5~7cm，最小的鳞茎叫杂贝，最小号贝比中间号贝小一点，但质量还是好的，既可作商品，又可作种子田的种子，而大贝和杂贝都可作商品用。

种子田的鳞茎选择标准是鳞茎直径3~5cm（0.5kg有16个左右），鳞瓣紧密抱合，芽头饱满，无损伤和病害，边挖边栽，其他号的贝母暂时在室内存放，厚度5cm。冬季套种的作物及时下种，及时收挖，不影响浙贝母生长，之后再栽商品田，10月末全部种完。

浙贝母种子田的栽培，株行距大小主要是根据种鳞茎的大小而决定。种子田要深栽一些，栽浅了，鳞茎抱合不紧，易伤芽，10~15cm深，种子大深一些，种子小浅一些，商品用栽要浅一些，否则鳞茎长不大。按12cm株距把种子均匀排在沟内，芽向上，栽到边上种要深一些，以免雨水冲刷露出来，栽一行盖一行。

新引种的地方，准确定何时间栽为合适，当见到个别鳞茎在潮湿情况下根已伸出鳞片时，已表明到了下种季节。从气温来看，当气温达到22℃~27℃时即可下种。一般情况下每667m²下种400~600。

②种子繁殖：浙贝母的种子在 5 月底成熟，此时种子的胚尚未发育好，需要在 5℃～10℃低温下后熟 2 个月左右，胚才能长成。通过后熟的种子春播，当年可以出苗；如用当年采收的种子秋播，第 2 年春季可出苗。种子繁殖形成的植株很小，1 年生植株的叶是一片线性叶，小鳞茎如绿豆大；2 年生苗为一枚披针形叶，鳞茎似玉米粒大；3 年生植株开始抽茎，株高 10cm 以上，鳞茎达 5g；4 年生以后，植株开始开花，鳞茎才达到鳞茎繁殖的要求。种子繁殖可提高繁殖率，节约大量的药材，但种子繁殖时间太长，绝大多数采用无性繁殖。

2. 田间管理

（1）中耕除草　在浙贝母未出土前和植株生长的前期进行，栽后半个月浅除一次草，每隔半个月进行一次，并和施肥结合起来。在施肥之前要除一次草，使土壤疏松，肥料易吸收。苗高 12～15cm 抽薹，每隔 15 天除草一次，种子田 5 月中耕一次。

（2）施肥　肥料需要期比较集中，仅是出苗后追肥不能满足整个生长的需要，而冬肥能够满足整个生长期，能源源不断地供给养分，因此冬肥应以迟效性肥料为主。重施基肥，在畦面上开浅沟，每 $667m^2$ 以人粪尿 1000kg 施于沟内，覆土，上面再盖厩肥、垃圾和饼肥混合发酵的肥料，打碎，2500kg 左右，整平，以免妨碍出苗。商品田再加化肥 20kg，第二年 2 月苗齐后再浇苗肥，每 $667m^2$ 用人粪尿 750～1000kg，稀释水浇于行间。摘花以后再施一次花肥，方法同上。

（3）灌溉排水　浙贝母从 2～4 月需水多一点，如果这一段缺水，植株生长不好，直接影响鳞茎的膨大，影响产量。整个生长期水分不能太多，也不能太少。但北方春季干旱，每周浇一次水，南方雨季要注意排水。

（4）摘花　为了使鳞茎充分得到养分，花期要摘花，不能摘得过早或过晚。3 月下旬，当花茎下端有 2～3 朵花初开时，选晴天将花和花蕾连同顶梢一齐摘除，打顶长度一般 8～10cm。

3. 病虫害防治

（1）黑斑病　由一种真菌引起的病害。发病是从叶尖开始，叶色变淡，出现水渍状褐色病斑，渐向叶基蔓延，病部与健部有明显界限，一般在 3 月下旬开始发生危害，直至浙贝母地下部枯死。如在清明前后春雨连绵则受害较重，浙贝母黑斑病以菌丝及分生孢子在被害植株和病叶上越冬，第二年再次浸染危害。

防治方法：①清除被害植株和病叶，并将其烧毁。②不宜重茬种植。③加强田间管理，合理施肥，增强浙贝母的抗病力。④3 月下旬喷射 1∶1∶100 的波尔多液，7～10日 1 次，连续 3～4 次。

（2）软腐病　是一种病原细菌引起的病害。鳞茎受害部分开始为褐色水渍状，蔓延很快，受害后鳞茎变成糟糟的豆腐渣状，有时停止危害。腐烂部分和健康部分界限明显。表皮常不受害，内部软腐干缩后，剩下空壳，腐烂鳞茎具特别的酒酸味。

防治方法：①选用健壮无病的鳞茎作种。②选择排水良好的砂壤土种植。③用20% 可湿性三氯杀螨砜 800 倍加 80% 敌敌畏乳剂 2000 倍再加 40% 克瘟散乳剂 1000 倍混合液浸种 10～15 分钟。

（3）灰霉病　是由真菌引起的一种病害。发病后先在叶片上出现淡褐色的小点，以后扩大成椭圆形或不规则形病斑，边缘有明显的水渍状环，不断扩大形成灰色大斑；花被害后，干缩不能开花；幼果被害呈暗绿色而干枯。一般在 3 月下旬至 4 月初开始发生，4 月中旬盛发，危害严重。

防治方法：①收获后，清除被害植株和病叶。② 发病严重的土地不宜重茬。③ 3 月下旬喷射 1：1：100 的波尔多液，7 ~ 10 日 1 次，连续 3 ~ 4 次。

（4）干腐病　是一种真菌引起的病害。鳞茎基部受害后呈蜂窝状，鳞片被害后呈褐色皱褶状。鳞茎种下后，根部发育不良，植株早枯，新鳞茎很小。有的鳞茎维管束受害，鳞片横切面可见褐色小点。

防治方法：①选用健壮无病的鳞茎作种。②选择排水良好的砂壤土种植。

（5）蛴螬　危害浙贝母鳞茎的主要是铜绿金龟子幼虫。蛴螬在 4 月中旬开始危害浙贝母鳞茎，浙贝母过复期危害最盛，到 11 月中旬以后停止危害。成虫在 5 月中旬出现，傍晚活动，卵散产于较湿润的土中，喜在未腐熟的厩肥上产卵。

防治方法：①冬季清除杂草，深翻土地，消灭越冬虫口。②施用腐熟的厩肥、堆肥，并覆土盖肥，减少成虫产卵。③灯诱杀成虫金龟子。④下种前半月每 667m² 施 25 ~ 30kg 石灰氮，撒于上面后翻入，以杀死幼虫。⑤用 90% 晶体敌百虫 1000 ~ 1500 倍浇注根部周围土壤。⑥用石蒜鳞茎进行防治，将石蒜鳞茎洗净捣碎，每 50kg 粪放 3 ~ 4kg 石蒜浸出液进行浇治。

（6）豆芫菁　主要食害大豆、花生等叶子，也喜吃浙贝母叶片。成虫喜群集危害，将叶片咬成缺刻、空洞或全部吃光，留下较粗的叶脉。严重时成片浙贝母被吃成光秆，影响地下部鳞茎产量。

防治方法：①人工捕杀。利用成虫的群集性，及时用网捕捉，集中杀死。② 农药防治。用 90% 晶体敌百虫 0.5kg，加水 750kg 喷雾，或用 40% 乐果乳剂 400 ~ 750kg 喷雾。

（7）葱螨　葱螨危害浙贝母鳞茎主要是在过夏期间，在下种后及收获前的一段时间内也能危害。被害的鳞茎呈凹洞或整个腐烂，但可见部分维管束残体。常与其他病害混在一起。

防治方法：①室内贮藏的鳞茎在起土后适当排放 7 ~ 10 日，使螨在干燥环境下死亡或离开鳞茎。贮藏前将腐烂及有螨的鳞茎选出，分别贮藏。②下种前严格挑选种子，把腐烂有螨的剔出。③下种前结合防病，用杀螨杀虫剂与杀菌剂混合浸种。

【采收加工】

1.采收　5 月中下旬植株枯萎时选择晴天收获，从畦的一端采挖，不伤鳞茎，洗出鳞茎上的泥土，选大的鳞茎挖去心芽，加工成元宝贝。较小的鳞茎不去心芽，整个加工成为珠贝。挖下的心芽可加工成贝芯。商品分三档，一般珠贝占 10% ~ 15%，贝芯占 5% ~ 10%，其他为元宝贝，这一比例因生长好坏而不同。

2.加工　加工时边擘鳞片边挖芯，同时进行分档。即排大的鳞茎选出，率下鳞片挖下贝芯，分别放置，留下直径 2cm 以下的作为珠贝。在进行率鳞片挖贝芯时应注意，有重瓣的鳞茎要分开，便于晒干；心芽不要挖得太大，以免影响产量和质量。

（1）去皮加石灰　去皮的方法是将鳞茎相互碰撞摩擦。去皮的目的在于使内部的水分容易挥发。加石灰的目的，一方面可将鳞茎内部的水吸到外表来，另一方面石灰有一定的防腐作用。去皮是在特制的木桶（当地称柴桶）中进行的，长100cm，宽50cm，高25cm，形状似船。加工时将木桶悬于三脚木架上，贝母装进桶内，每次可装20～25kg，然后由两人各在一边握住水桶来往推动，使贝母相互摩擦，经15～20分钟，见表皮大部分脱落，浆液渗出时放入石灰（用贝壳烧成的壳灰），每50kg鲜贝母加贝壳灰1.5～2.5kg。石灰加好后，再继续推动撞击约15分钟，等贝母全部粘满石灰为止。近来去皮摩擦已逐渐用电动机械，木桶也适当扩大，每次可放鲜鳞茎90kg，来往摩擦时间也缩短到4～8分钟。

（2）晒干　加工后的浙贝母第2天放在阳光下晒，连晒3～4日后，用麻袋装起来，在室内堆放1～3日，让内部水分渗到表面来，再晒1～2日，就可以晒干。在晒干的过程中，每天用筛子（筛眼的孔径约0.5cm）将脱落的石灰及杂物等筛去。一般150～160kg可加工成干货50kg，如加工不好，则200kg才能加工成50kg干货。贝母干燥的标准是折断时松脆，断面白粉状，颜色一致，中心无玉色。如断面中心三色者，说明未干，需要再晒。

在连续阴雨的情况下，可用火烘干。烘的方法，有条件的可利用蚕茧的烘灶进行。烘的温度不可过猛，以不超过70℃为宜，并要及时翻动，否则会使贝母成为发硬的"僵子"而造成损失。如没有烘灶等设备，则可搭临时性土烘灶，用木炭来烘。最好用探温烘干器来烘。

【质量要求】大贝为鳞茎外层的单瓣鳞叶，略呈新月形，高1～2cm，直径2～3.5cm。外表面类白色至淡黄色，内表面白色或淡棕色，被有白色粉末。质硬而脆，易折断，断面白色至黄白色，富粉性。气微，味微苦。珠贝为完整的鳞茎，呈扁圆形，高1～1.5cm，直径1～2.5cm。表面类白色，外层鳞叶2瓣，肥厚，略似肾形，互相抱合，内有小鳞叶2～3枚和干缩的残茎。浙贝片为鳞茎外层的单瓣鳞叶切成的片。椭圆形或类圆形，直径1～2cm，边缘表面淡黄色，切面平坦，粉白色。质脆，易折断，断面粉白色，富粉性。

按照《中国药典》（2015年版）规定，本品按干燥品计算，含贝母素甲（$C_{27}H_{45}NO_3$）和贝母素乙（$C_{27}H_{43}NO_3$）的总量，不得少于0.080%。水分不得过18.0%；总灰分不得过6.0%。

知识链接

东贝母（*Fritillaria thunbergii* Miq. var. Chekiangensis Hsiao et K. C. Hsia）为浙贝母的变种植株，较矮小，长15～30cm；鳞茎由3枚鳞片组成，直径约1cm；叶以对生为主，很容易辨认。产浙江东阳，当地有栽培。鳞茎为药材"东贝"的来源。东贝远销广东，代川贝用。

第六节　天　麻

【别名】赤箭、明天麻、定风草、白龙皮等。

【产地】产于四川、云南、贵州、湖北、陕西等省。

【药用部位】以干燥块茎入药。

【植物形态】天麻 *Gastrodia elata* BL.，植株一般 30～100cm；根状茎肥厚，块茎状，椭圆形至近哑铃形，肉质，具较密的节，节上被许多三角状宽卵形的鞘。茎直立，橙黄色、黄色、灰棕色或蓝绿色，无绿叶，下部被数枚膜质鞘。总状花序；花苞片长圆状披针形，膜质；萼片和花瓣合生，顶端具 5 枚裂片；外轮裂片（萼片离生部分）卵状三角形，先端钝；内轮裂片（花瓣离生部分）近长圆形，较小；唇瓣长圆状卵圆形，基部贴生于蕊柱足末端与花被筒内壁上，并有一对肉质胼胝体，上部离生，上面具乳突，边缘有不规则短流苏。蒴果倒卵状椭圆形。花果期 5～7 月。如图 8-6 所示。

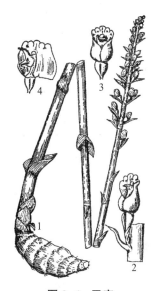

图 8-6　天麻

1. 植株　2. 带苞片的花　3. 花
4. 花被展开示唇瓣及合蕊柱

【生长环境】多生长在山区杂木林、针阔叶混交林及茂密竹林中，砍伐后的次生林及灌木丛中也是天麻生长的场所。一般多在海拔 1100～1600m、年降水量为 1400～1600mm、空气相对湿度为 70%～80%、土壤相对湿度为 50%～70% 的荒山树林中。天麻对温度反应较敏感，温度高低会直接影响天麻的生长、产量和品质。天麻和密环菌最适温度为 18℃～25℃，此时密环菌生长较快，天麻块茎、叶生长相应加快；温度超过 25℃时，密环菌生长受到抑制，进而影响天麻的生长。天麻在土温 –5℃～–3℃能安全越冬，不致造成冻害，但长期低于 –5℃时，易受冻害。秋季栽种的天麻对湿度要求不高，土壤含水量在 30%～40% 为宜。天麻生长期间，要求土壤水分要高些，当含水量在 40%～60% 时，对密环菌和天麻生长都有利；含水量在 70%，天麻生长不利。天麻适宜生长在富含腐殖质、疏松肥沃、透气、排水、保水性能好的砂质壤土，这有利于密环菌和天麻的生长，过于黏重的土壤不宜栽种天麻，土壤 pH 值在 5.5～6.0 为最好。

【生长过程】天麻从种子成熟到播种，再回复到种子，便为一个完整的循环周期，即种子→原球茎→米麻→白麻→箭麻（商品麻）→种子，完成生长发育全过程。天麻生长发育最快需要 2 年，慢的需要 3 年或 4 年，才能完成其全部生活史。天麻种子成熟后必须由小菇属真菌侵染种胚获得营养而萌发，进而发育成原球茎。原球茎进一步生长分化出营养繁殖茎后，被密环菌侵入，长出许多小块茎。小块茎在地温低于 10℃时，停止生长进入休眠，形成米麻。冬眠后的米麻的顶芽或腋芽萌发，经过 1 年的生长成为新的块茎，其中少数新块茎较大，顶芽粗大，先端锐尖，芽内有穗的原始体，次年可抽薹开花，这种大块茎被称为箭麻。其余块茎，均小于箭麻，顶芽无穗的原始体，大于米麻者成为白麻，与米麻大小相同者归于米麻。秋后新块茎（箭麻、白麻、米麻）进入冬眠。第3年4～11月，箭麻抽薹开花结籽，腋芽发育成米麻或白麻，再用箭麻培育出天麻种子；大小不等的越冬后的白麻、米麻的顶芽发育成箭麻，腋芽发育成白麻或米麻。

【种植技术】

1. 选地与整地 宜选富含有机质、土层深厚、疏松的砂质壤土。含有丰富的腐殖质、疏松、排水良好、常年保持湿润的生荒地为最好。土壤pH值5.5～6.0为宜。忌黏土和涝洼积水地，忌重茬。整地时，砍掉地上过密的杂林、竹林，清除杂草石块，便可直接挖穴或开沟栽种。

2. 菌材的培养 天麻的繁殖方法有两种，即块茎繁殖和种子繁殖。无论种子繁殖还是块茎繁殖均需制备或培养菌种，然后用菌种培养菌材（即长有密环菌的木材），再用菌材栽培天麻。目前生产上也利用专业培育的菌材伴栽天麻。这是因为这种菌材由于木质营养丰富，密环菌生长势旺，天麻接菌率高，天麻产量高、质量好；若用已腐的旧菌材直接伴栽天麻，则会因为木料缺乏营养，密环菌长势弱而影响天麻产量与质量。

（1）菌种的准备 用于直接培养菌材的密环菌菌种主要有采集的天然野生菌种、室内培养的纯菌种、室外培养的新菌种、已伴栽过天麻的有效旧菌材。目前生产上一般采用室外培养密环菌枝，再用菌枝培养菌材。

（2）菌材培养时期 冬栽天麻一般在6～8月培养菌材；春栽天麻一般在9～10月培养菌材。菌材培养时间要适宜，培养过早，菌材易消耗腐烂，菌种老化；培养过迟，气温低，密环菌生长慢，菌材当年不能使用。

（3）菌材树种选择与处理 密环菌与壳斗科树种有良好的亲和力，同时，壳斗科树种材质坚硬，耐腐性强，树皮肥厚不易脱落，是首选树种。其次，山茱萸科的灯台树、蔷薇科的野樱桃、桦木科的树种，易染菌且生长快，培养时间短，也是培养密环菌材的好树种。树种选择要根据当地树木资源选用适宜密环菌生长的树种。选直径6～8cm的树木，锯成长60～80cm的木段，在木段上用刀每隔6cm斜砍一刀呈鱼鳞口，深度至木质部为度，视木材粗细砍2～3行，目的是让密环菌从伤口侵入。由于密环菌在生长过程中需要较多的水分，木材失水会影响菌丝体生长，故木材宜随用随砍，采用新鲜木段，同时也可延长菌材的使用时间，减少杂菌感染。在缺少木材的地区，亦可用稻草、茅草、玉米须等代替，将其扎成小把，拌上菌种直接伴栽天麻。

（4）培养场地选择 应选择在天麻种植场地附近，减少菌材搬运；坡度应小于20°的向阳山地，土壤以土层深厚、疏松透气、排水良好的砂壤土为宜，要有灌溉水源。

（5）培养料的准备 培养料是指培养菌种、菌材或栽天麻时，用于填充木材间空隙、增加密环菌营养的物质。各地多用半腐熟落叶或锯木屑加砂（3∶1）制作成培养料。

（6）菌材培养方法 培养方法有多种，多以窖培法为主。挖窖长2m，宽1m，深30～50cm。将窖底挖松整平，铺一层1cm厚的树叶，平放一层树木段，如是干木段应提前一天用水浸泡24小时，在树木段之间放入菌枝4～5根，洒一些清水，浇湿树木段和树叶，然后用沙土或腐殖土填满树木段间空隙，并略高于树木段为宜。再放入第二层树木段，树木段间放入菌枝后，如上法盖一层土。如此依次放置多层，盖土厚10cm，略高于地面，最后覆盖树叶保温保湿。

（7）菌材培养的管理　菌材培养的好坏，对天麻质量、产量影响很大，必须加强管理，以保证生产出高产、优质的天麻。

①调节湿度：主要是保持菌材窖内填充物及树木段内适宜的含水量，即30%～40%左右。应注意勤检查，根据培养窖内湿度变化进行浇水和排水。

②调节温度：密环菌在6℃～28℃可以生长，超过30℃生长受抑制，同时杂菌易繁殖；18℃～20℃条件适宜密环菌生长。在春秋低温季节，可覆盖塑料薄膜提高窖内温度。培养窖上盖枯枝落叶或草可以保温保湿。

3. 繁殖方法　主要用块茎繁殖，也可用种子繁殖。

（1）块茎繁殖　即利用天麻块茎作为播种材料繁殖子麻，既可用于生产商品麻，又可用于生产种麻。

①栽培时间：南方一般在11月采挖天麻时栽培，此时天麻进入休眠期；北方由于气候寒冷，一般在3～4月土壤解冻后栽种，冬栽易受冻害。栽前要培养好菌床。

②种麻的选择：生产商品麻宜选用10～20g的白麻作种，其繁殖力强。种麻要选无病虫害、无损伤、无密环菌侵染、颜色黄白、新鲜健壮的初生块茎。作种用的天麻块茎要随用随采，若不能及时栽种，可用湿砂层积法，置1℃～3℃低温下，可安全贮藏6个月。

③栽植方法：目前天麻栽培主要采用活动菌材加新材法、固定菌材法和固定菌材加新材法三种。

活动菌材加新材法：在选好的地块，于栽前2～3个月挖深25～30cm、宽比段木长约6cm、长度据地形而定的窖，窖底松土整平，用腐殖质土垫入床底，然后铺5～6cm的培养料。用处理好的新材与带密环菌的菌材间隔摆1层，相邻二棒间的距离为3～5cm，中间用腐殖质土或培养料填实空隙，以防杂菌污染。当埋没菌材一半时，整平后靠近菌材每隔12～15cm放种麻一块，然后在两菌材间加放新段木一根，再覆盖腐殖土或培养料盖过菌材3～4cm，使土与新段木平；同法摆第二层。上下层菌材要相互错开，最后覆土6～10cm，保持窖内湿润，上盖杂草遮荫降温、保湿。

固定菌材法：将固定菌材窖中的泥土细心挖取，掀起或取出上层菌材，并取出下层菌材之间的部分培养料，把种麻栽在下层菌材之间菌索较多的地方。然后将上层菌材放回原处，再在上层菌材间放置种麻，然后覆土，上盖一层树叶杂草，保持土壤湿润。越冬期间加厚覆土层，以防冻害。此法由于下层菌材未动，菌索生长未受破坏，密环菌能很快长在种麻上，提高天麻接种率，促进天麻早生长，增加产量，尤其在春夏季用此法栽天麻效果显著。

固定菌材加新材法：是对固定菌材培养法的改良，与固定菌材法基本相同。做法是：将固定菌材窖中作菌种的旧段木菌材用新段木取代，并下种天麻。若全为新培养的菌材，可隔一取一或隔一留一，加入新段木。

（2）种子繁殖　天麻的种子繁殖是防止天麻退化、扩大种源和良种繁育的重要措施。

①建造温室或温棚：根据繁殖数量多少，建造简易塑料温棚或具有调控温湿度和光照装置的温室培养种子。

②作畦：在棚内或温室内作畦，畦长 3 ~ 4m，宽 1m，深 15cm，用腐殖质土做培养土，用于种植种麻和播种。

③选种：选择个体健壮、无病虫害、无损伤、重量 100 ~ 150g 的箭麻作制种母麻。

④种麻培育：箭麻从种植到开花、结果、种子成熟需两个月时间，故种麻应在播种期前两个月种植。在畦内种植种麻，株距 15 ~ 20cm，深度 15cm，顶芽应朝向畦外边。种麻种植后，棚内或温室内温度保持 20℃ ~ 24℃，相对湿度 80% 左右，光照 70%，畦内水分含量 45% ~ 50%。现蕾初期，花序展开可见顶端花蕾时，摘去 5 ~ 10 个花蕾，减少养分消耗，有利壮果。

⑤人工授粉：天麻现花蕾后 3 ~ 4 日开花，清晨 4 ~ 6 时开花较多，上午次之，中午及下午开花较少。授粉时用左手无名指和小指固定花序，拇指和食指捏住花朵，右手拿小镊子或细竹签将唇瓣稍加压平，拨开蕊柱顶端的药帽，沾取花粉块移于蕊柱基部的柱头上，并轻压使花粉紧密粘在柱头上，有利花粉萌发。每天授粉后挂标签记录花朵授粉的时间，以便掌握种子采收时间。

⑥种子采收：天麻授粉后，如气温 25℃ 左右，一般 20 日果实成熟，果实开裂后采收的种子发芽率很低，应采嫩果及将要开裂果的种子播种，其发芽率较高。掰开果实，种子已散开，乳白色，为最适采收期。授粉后第 17 ~ 19 日或用手捏果实有微软的感觉或观察果实 6 条纵缝线稍微突起，但未开裂，都为适宜采收期的特征。天麻种子寿命较短，应随采随播。

⑦菌床播种：播种时，将菌床上层菌材取出，扒出下层菌材上的土，将枯落潮湿的树叶撒在下层菌材上，稍压平，将种子均匀撒在树叶上，上盖一薄层潮湿落叶，再播第二层种子，覆土 3cm，再盖一层潮湿树叶，放入土层菌材，最后覆土 10 ~ 15cm。如每窖 10 根菌材可播蒴果 8 ~ 10 个，每个蒴果约有 3 万粒种子。种植得当，第二年秋可收到一部分箭麻、白麻、子麻和大量的米麻，可作为块茎繁殖的种栽。

4. 田间管理

（1）覆盖免耕　天麻栽种完毕，在畦上面用树叶和草覆盖，保温保湿，防冻和抑制杂草生长，防止土壤板结，有利土壤透气。

（2）水分调节　天麻和密环菌的生长繁殖都需要较多水分，但各生长阶段有所不同，总体上是前多后少。早春天麻需水量较少，只要适量水分、土壤保持湿润状态即可；但进入 4 月初天麻块茎开始萌芽，需水量增加，干旱会影响幼芽萌发率和生长速度，同时也影响密环菌生长；以后天麻生长加快，对水的要求有所增加；7 ~ 8 月生长旺季，需水量最大，干旱会导致天麻减产；9 月下旬至 10 月初天麻生长定型，将进入休眠期，水分过大密环菌会危害天麻；11 月至次年 3 月天麻处于休眠期，需水量很少。

天麻是否缺水可刨穴检查新生子麻幼芽颜色，变黄则表示处于干旱状态。在干旱季节，一般每隔 3 ~ 4 日浇一次水。土壤积水或湿度过大，会引起天麻块茎腐烂，应及时排水。尤其到了雨季，要注意及时开沟排水，必要时覆盖塑料膜防水。

（3）温度调节　6~8月高温期，应搭棚或间作高秆作物遮荫；越冬前要加厚覆土，并加盖树叶防冻；春季温度回升后，应及时揭去覆盖物，减少盖土，以增加地温，促进天麻和密环菌的生长。

（4）除草松土　天麻一般可不进行除草，若作多年分批收获，在5月上中旬箭麻出苗前应铲除地面杂草，否则箭麻出土后不易除草。密环菌是好气性真菌，空气流通有利其生长，故在大雨或灌溉后应松动表土，以利空气通畅和保湿防旱。松土不宜过深，以免损伤新生幼麻和密环菌菌索。

（5）精心管理　天麻栽后要精心管理，严禁人畜踩踏，人畜践踏会使菌材松动，菌索断裂，破坏天麻与密环菌的结合，影响天麻生长，大大降低天麻产量。

5. 病虫害防治

（1）杂菌感染　主要在密环菌材和天麻块茎上发生。在菌材或天麻表面呈片状或点状分布，部分发黏并有霉菌味，菌丝白色或其他颜色。影响密环菌生长，破坏了天麻的营养供给。

防治方法：①杂菌喜腐生生活，应选用新鲜木材培养菌材，尽可能缩短培养时间。②种天麻的培养土要填实，不留空隙，保持适宜温度、湿度，可减少霉菌发生。③加大密环菌用量，形成密环菌生长优势，抑制杂菌生长。④小畦种植，有利密环菌和天麻生长。

（2）块茎腐烂病　该病大多在环境不良，如高温高湿、透气不良等不利于天麻生长时进行侵袭危害，导致天麻块茎皮部萎黄，中心组织腐烂，内部成稀浆状，最终因腐烂发臭空壳死亡。

防治方法：①选地势较高、不积水、土壤疏松、透气性好的地方种植天麻。②加强窖场管理，做好防旱、防涝，保持窖内湿度稳定，提供密环菌生长的最佳条件，以抑制杂菌生长。③选择完整、无破伤、色鲜的初生块茎作种源，采挖和运输时不要碰伤和日晒。④用干净、无杂菌的腐殖质土、树叶、锯屑等作培养料，并填满、填实，不留空隙。⑤每窖菌材量不宜过大，以免污染后全部报废。

（3）粉蚧　是危害天麻的主要害虫。天麻收获时常见粉蚧群集于天麻块茎上，危害区块茎颜色加深，严重时块茎停止生长；有时菌材上也可见到群集的粉蚧。

防治方法：收获时如发现粉蚧，应将该穴菌材烧毁。

（4）蛴螬　土名地蚕（金龟子幼虫），在窖内蛀食天麻块茎，使其成为空洞。

防治方法：可用90%敌百虫800倍液或800~1000倍辛硫磷乳油浇灌虫穴。

（5）白蚁　危害菌材，严重时菌材被蛀食光。

防治方法：①可用杀蚁净捕杀。②可用肉皮、肉、鸡、鱼骨埋入有蚁害的天麻附近，第2天用热水浇杀。

（6）蝼蛄　以成虫或若虫在天麻窝表土层下开掘隧道，破坏菌索，嚼食天麻块茎。

防治方法：可用90%敌百虫拌炒香的麦麸或豆饼等诱杀。

（7）蚜虫　开花期有蚜虫危害。

防治方法：可喷洒40%乐果乳剂或80%敌敌畏乳油1500倍喷雾。

【采收加工】

1. 采收 天麻的采收时间为"立冬后至次年清明前"采挖。此时正值新生块茎生长停滞而进入休眠时期。采收时，先将表土撒去，待菌材取出后，再取出箭麻、白麻和天麻，轻拿轻放，以避免人为机械损伤。之后选取麻体完好健壮的箭麻作有性繁殖的种麻，中白麻、小白麻、米麻作无性繁殖的种麻，其余加工成产品。天麻每 $667m^2$ 产鲜重一般为 1200kg 左右。

2. 加工

（1）分等级 用于加工的天麻块茎，应按照体重进行分等级。单个重 150g 以上为一等，75～150g 为二等，75g 以下和挖破的大个者为三等。

（2）清洗 将分级的天麻分别用水冲洗干净，不可磨擦去泥，只能用手轻抹泥液。当天洗当天加工处理，来不及加工的先不要洗。

（3）刨皮 用竹刀刮去外皮，削去受伤腐烂部分，然后用清水冲洗。刨皮加工好的天麻叫雪麻，现在人工栽培量大，除出口外其余都不刨皮。

（4）蒸煮 水开后，将天麻按不同等级分别蒸。单个重 150g 以上蒸 20～30 分钟，100～150kg 蒸 15～20 分钟，100g 以下蒸 10～15 分钟，等外的蒸 5 分钟左右，总之以蒸至透心、断面无白点为止。蒸后摊开晾干水汽，以防变色霉变。有的地方采用沸水煮，但易使有效成分丧失，故不可取。

（5）烘干 烘干不可火力过猛。炕上温度开始 50℃～60℃为宜，当烘至麻体变软时，大的取出用木板压扁，小的不压，然后再继续烘炕，此时温度可稍高，70℃为宜，不可超过 80℃。接近全干时应降低温度，否则易炕焦变质。

【质量要求】呈椭圆形或长条形，略扁，皱缩而稍弯曲，长 3～15cm，宽 1.5～6cm，厚 0.5～2cm。表面黄白色至淡黄棕色，有纵皱纹及由潜伏芽排列而成的横环纹多轮。顶端有红棕色至深棕色鹦嘴状的芽或残留茎基；另端有圆脐形疤痕。质坚硬，不易折断，断面较平坦，黄白色至淡棕色，角质样。气微，味甘。

按照《中国药典》（2015 年版）规定，水分不得过 15.0%；总灰分不得过 4.5%；本品按干燥品计算，含天麻素（$C_{13}H_{18}O_7$）和对羟基苯甲醇（$C_7H_8O_2$）的总量不得少于 0.25%。

知识链接

天麻是兰科植物中比较特殊的植物，无根，无绿色叶片，既不能以根吸收水分和无机盐等养料，又无绿叶制造葡萄糖养料，必须通过共生的密环菌提供养分才能生长，属于典型的异养植物。天麻生长的基本营养来源于密环菌，没有密环菌天麻不能生长。并在一定时期内，表现为天麻对密环菌的寄生；在另一时期内，则表现为密环菌对天麻的寄生。在生产中，必须采取一定措施，控制这种关系，方可获得高产。

第七节 玉 竹

【别名】萎蕤，萎，地管子，尾参，铃铛菜等.

【产地】产黑龙江、吉林、辽宁、河北、山西、内蒙古、甘肃、青海、山东、河南、湖北、湖南、安徽、江西、江苏、台湾。生林下或山野阴坡，海拔 500～3000m。欧亚大陆温带地区广布。

【药用部位】以干燥根茎入药。

【植物形态】玉竹 *Polygonatum odoratum*（Mill.）Druce，根状茎圆柱形，茎高 20～50cm。叶互生，椭圆形至卵状矩圆形，先端尖，下面带灰白色，下面脉上平滑至呈乳头状粗糙。花序具 1～4 花（在栽培情况下，可多至 8 朵），总花梗（单花时为花梗）长 1～1.5cm，无苞片或有条状披针形苞片；花被黄绿色至白色，全长 13～20mm，花被筒较直，裂片长 3～4mm；花丝丝状，近平滑至具乳头状突起，花药长约 4mm；子房长 3～4mm，花柱长 10～14mm。浆果蓝黑色。花期 5～6 月，果期 7～9 月。如图 8-7 所示。

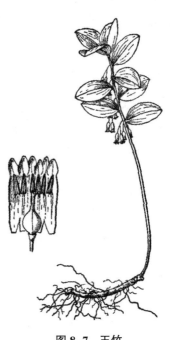

图 8-7 玉竹

【生长环境】耐寒、耐阴湿，忌强光直射与多风。野生玉竹生于凉爽、湿润、无积水的山野疏林或灌丛中。生长地土层深厚、富含砂质和腐殖质。

【生长过程】玉竹一般都是 3 月萌芽出土，4 月植株长成，4～5 月开花，6～7 月果实成熟，多年生的一般在霜降前后地上茎叶枯萎，一年生长期为 200 日左右。

【种植技术】

1. 播种

（1）选地整地 宜选择土层深厚、排水良好、向阳的微酸性砂壤土，深翻 30cm 以上，同时每 667m² 施入农家肥 3000～4000kg 作基肥，整细耙平，做成宽 1.3cm 的高畦。

（2）种茎选择 用地下根茎繁殖。于秋季收获时，选当年生长的肥大、黄白色根芽留作种用。随挖、随选、随种，若遇天气变化不能下种时，必须将根芽摊放在室内背风阴凉处。一般每 667m² 用种茎 200～300kg。

（3）种子催芽 催芽处理前先将玉竹种子用冷水浸泡 24 小时，捞出控净水后，将种子与湿沙按 1:3 体积比充分混拌后装入木箱，装箱前先把箱底用湿沙铺放 3～5cm，装箱后在种子层上面铺盖湿沙 5cm。湿沙含水量为 15% 左右，放置在 25℃ 条件下，每隔 2～3 日检查箱内温湿度变化情况，每隔 5～7 日倒种一次，随着倒种调节沙子湿度，使上下层湿度均匀。每隔 10 日取样用刀切开，检查种胚生长发育情况，发现种胚充满种子后，放置在 0℃～5℃ 低温条件下 30 日，每隔 10 日倒种一次，满 30 日后取出播种到田间。

（4）栽种方法 一般在 10 月上旬至 10 月下旬，选阴天或晴天栽种，栽时在畦上按行距 30cm，开 15cm 深的沟，然后将种茎按株距 15cm 左右平排在沟里，随即盖上腐熟粪肥，再盖一层细土，至与畦面齐平。

2. 田间管理

（1）出苗前的管理 ①播种后至出苗前，要经常检查畦面覆盖物，发现缺少及时补盖，以保持畦面土壤经常湿润为度。②出苗时及时撤掉覆盖物，以免出苗后再撤损伤小苗，用松针覆盖可保留一薄层，长期覆盖，既能保持畦面湿润，又能防止杂草丛生，还能免去松土作业程序。③防旱排涝，经常检查畦面土壤湿度状况，发现干旱及时浇水，雨季前挖好排水沟，做好排水工作。

（2）间苗 根据出苗和幼苗长势情况，待苗高 8~10cm 时，如有过密的要进行适当间苗。

（3）中耕除草 幼苗生长期间要做好除草工作，见草就拔，及时清除田间杂草，切勿用锄，以免伤根状茎，土壤干燥时用手拔除，雨后或土壤过湿不宜拔草。

（4）追肥 根据育苗年限确定追肥，如果育苗一年移栽，在施足基肥情况下，不用追肥；育苗二年移栽，于一年生地上植株枯萎后，秋末冬初上冻后施一层腐熟农家肥，每 667m² 施 2000kg。第二年春天出苗后用小水勤浇，也可追施尿素和磷肥 15kg/667m²。

（5）灌水及排水 幼苗生长期间苗小，根系入土浅，不耐干旱，发生干旱要及时浇水。但是玉竹又最忌积水，在多雨季节到来以前，要疏通畦沟以利排水。

（6）种植遮荫作物 于畦旁种植玉米为幼苗遮荫，不种玉米，出苗后要搭设荫棚。

（7）越冬防寒 于一年生小苗枯萎后至结冻前上防寒物，覆盖树叶、草或粪土，以保证幼苗安全越冬。

3. 病虫害防治

（1）叶斑病 为真菌性病害，主要危害叶片。先从叶尖出现椭圆形或不规则形、边缘紫红、中间褐色的病斑，从病斑逐渐向下蔓延，使叶片成为淡白色，枯萎而死。多在夏秋开始发病，雨季发病较严重。

防治方法：①清洁田园卫生，将枯枝病残体集中进行烧毁，消灭田园内越冬病原。②发病前及发病初期喷 1∶1∶120 波尔多液，或 50% 退菌特 1000 倍液，每 10 日喷 1 次，连续 2~3 次。

（2）根腐病 根茎发病初期为淡褐色圆形病斑，后病部腐烂，组织离散、下陷，圆形或椭圆形直径 5~10mm，重者病斑连成大块。

防治方法：①实行轮作，切忌重茬。②发病初期可选用 50% 多菌灵 500 倍液，或20% 双效灵水剂 200 倍液，或 50% 退菌特 800 倍液浇灌根部。③及时挖除重病株根土，并彻底用药剂消毒。

（3）灰斑病 主要危害叶片。植株初期在叶片表面形成略圆形、边缘紫色、中央灰色的病斑。同时，可沿叶脉形成条状斑，严重时整个叶片枯死。多于 6~7 月发病。

防治方法：发病初期可喷施百菌清 500 倍液，每 5~7 日喷 1 次，连续喷 2~3 次。

（4）紫轮病 主要危害叶片。病斑生于叶两面，圆形至椭圆形。开始为红色，中心部分逐渐变为灰色至灰褐色，其上生黑色小点即病原菌的分生孢子器。

防治方法：①发病初期及时摘除病叶，集中烧毁或深埋。②苗出齐后用 70% 甲基托布津 800～1000 倍液，50% 代森锰锌 600 倍液，或 50% 退菌特 800 倍液等药剂喷雾，每隔 10 日 1 次，连喷 3 次。③植株枯萎后彻底清理田园，将病株残体集中烧毁并深埋。

（5）蛴螬　成虫在 5 月中旬出现，傍晚活动，喜在未腐熟的厩肥上产卵，卵散产于较湿润的土中。

防治方法：①冬季清除杂草，深翻土地，破坏越冬场所。②施用腐熟的厩肥、堆肥，减少成虫产卵。③做畦时每 667m² 施 25～30kg 石灰，撒于土面后翻入，以杀死幼虫。④用 90% 晶体敌百虫 1000～1500 倍液灌注根部周围土壤。⑤灯光诱杀金龟子。

【采收加工】

1. 采收　南方 8 月中旬采挖，东北在 9～10 月采挖。晴天土壤松散时，用镰刀割除地上部，然后用齿把顺行挖取，注意防止将根茎挖断撞伤。将挖出的根茎抖净泥土，去掉须根。一般每 667m² 产鲜根茎 3000～4000kg，高产者可达 5000kg 以上。

2. 加工

（1）生晒法　将运回的鲜根茎，先进行小分级，放在阳光下暴晒 3～4 日，至外表变软有黏液渗出时，装竹筐内轻轻撞去根毛、泥土，继续晾晒，当由白变黄时用手揉搓或用两脚轻轻踩揉，如此反复数次，至柔软光滑、无硬心、色黄白时即为成品。

（2）蒸煮法　将鲜玉竹根茎用水洗净，用蒸笼蒸透，然后边晒边揉搓，反复多次，揉至软而透明时，再晒干即为成品。

（3）制干粉　采收的根茎，剪去残茎，切段，泡 1～2 日，然后晒干或烘干，碾碎，过筛即成干粉。用干粉掺和面粉可制成各种食品，如饼干、面包、馒头等。

（4）制酒糖　玉竹根茎含大量淀粉，可用于酿酒、制糖，甚至可制果脯等食品。

【质量要求】呈长圆柱形，略扁，少有分枝，长 4～18cm，直径 0.3～1.6cm。表面黄白色或淡黄棕色，半透明，具纵皱纹和微隆起的环节，有白色圆点状的须根痕和圆盘状茎痕。质硬而脆或稍软，易折断，断面角质样或显颗粒性。气微，味甘，嚼之发黏。

按照《中国药典》（2015 年版）规定，该品按干燥品计算，含玉竹多糖以葡萄糖（$C_6H_{12}O_6$）计，不得少于 6.0%。水分不得过 16.0%；总灰分不得过 3.0%。

知识链接

玉竹功擅养阴润燥，常用于肺胃阴伤之证。《本草便读》指出："萎蕤（玉竹别名），质润之品，培养肺脾之阴，是其所长……如风热风温之属虚者，亦可用之……以风温风热之证，最易伤阴，而养阴之药，又易碍邪，唯玉竹甘平滋润，虽补而不碍邪，故古人立方有取乎此也。"玉竹含铃兰苦苷、铃兰苷及山奈酚苷、槲皮醇槲和维生素 A。玉竹的铃兰苷有强心作用，小剂量可使心搏增速和加强，大剂量则相反。

第八节 百 合

【别名】山丹、倒仙、百合蒜、夜合花等。

【产地】主产于湖南、四川、河南、江苏、浙江、甘肃等地，全国各地均有种植，少部分为野生资源。

【药用部位】干燥肉质鳞茎，含丰富淀粉，可食，亦作药用。

【植物形态】百合 *Lilium brownii* F. E. Brown var. *viridulum* Baker 为多年生草本植物，鳞茎球形；鳞片披针形，无节，白色。茎有的有紫色条纹，有的下部有小乳头状突起。叶散生，通常自下向上渐小，披针形、窄披针形至条形，先端渐尖，基部渐狭，全缘，两面无毛。花单生或几朵排成近伞形；花梗稍弯；苞片披针形；花喇叭形，有香气，乳白色，外面稍带紫色，无斑点，向外张开或先端外弯而不卷；外轮花被片先端尖；雄蕊向上弯，中部以下密被柔毛，少有具稀疏的毛或无毛；花药长椭圆形；子房圆柱形，柱头3裂。蒴果矩圆形，有棱，具多数种子。花期5~6月，果期9~10月。如图8-8所示。

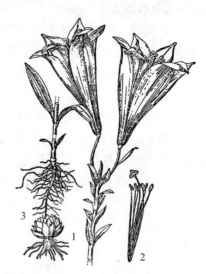

图8-8 百合
1. 带花植株　2. 雄蕊及雌蕊　3. 鳞茎

【生长环境】喜凉爽，较耐寒，高温地区生长不良。喜干燥，怕水涝，土壤湿度过高则引起鳞茎腐烂死亡。对土壤要求不严，但在土层深厚、肥沃疏松的砂质壤土中，鳞茎色泽洁白、肉质较厚，黏重的土壤不宜栽培。根系粗壮发达，耐肥。春季出土后要求充足的氮素营养及足够的磷钾肥料。

【生长过程】百合的生长过程大致分为以下几个时期。

1. 播种越冬期　百合从9月播种至翌年3月上旬出苗的时期，鳞茎底盘根不断生长，9~10月是形成根系的关键时期，当冬季地温较低时根系生长缓慢，鳞茎的芽不断分化叶片，并感应自然低温通过春化阶段，打破休眠后春季气温回升即可出苗。

2. 营养生长期　3月上旬至5月上旬，从出苗至珠芽分化期，是植株生长和发育的关键时期。随着自然气温的升高，叶片大量展开，植株旺盛生长，是植株肥料吸收最大的时期，为百合鳞茎膨大奠定基础。

3. 珠芽期　5月上旬至6月中旬，从珠芽分化至珠芽成熟，百合的叶腋上产生珠芽，鳞茎开始膨大，是打顶控制植株生长的关键时期。

4. 现蕾开花期　6月中旬至7月上旬，从肉眼看到花蕾至开花期，是鳞茎膨大最快的关键时期。

5. 成熟期　7月中旬至8月初，叶片开始老熟至叶片完全枯黄，茎秆萎缩。

【种植技术】

1. 播种

（1）选地整地　应选择土壤肥沃、地势高爽、排水良好、土质疏松的砂壤土栽培。前茬以豆类、瓜类或蔬菜地为好，每667m² 施有机肥 3000~4000kg 作基肥（或复合肥 100kg）。每 667m² 施 50~60kg 石灰（或 50% 地亚农 0.6kg）进行土壤消毒。整地精细，作高畦，宽幅栽培，畦面中间略隆起利于雨后排水。畦面宽 3.5m 左右，沟宽 30~40cm，深 40~50cm，以利排水；在丘陵地、坡地、地下水位低且排水通畅的地方，可采用平畦。畦面宽 1~3.5m，两畦间开宽 20~25cm、深 10~15cm 的排水沟。且要做好肥料准备工作：每 667m² 备好腐熟栏肥 2000~2500kg、钙镁磷肥 200kg、土杂灰肥 1500~2000kg、人粪尿 250kg，后三种拌匀堆制发酵 30 日以上。

（2）繁殖与育苗　百合的繁殖方法较多，可以用鳞茎、鳞片、珠芽、根基繁殖，也可用种子和茎干繁殖，还可用组织培养法繁殖。

①鳞片繁殖法：秋季当地上叶片开始枯黄时，选择健壮无病植株，采挖鳞茎，剥除鳞茎表面质量差或干枯的鳞片。或者百合收获后，选择生长健壮、无损伤和病虫危害的大鳞茎。切去鳞茎基部，留下鳞片，稍加晾晒，在整好的沙壤土的苗床上按行距 15cm 开横沟，沟深 7cm 左右，然后每隔 3~4cm 摆入鳞片一块，顶端朝上，栽后覆土 3~5cm 厚。床土经常洒水保湿，但水不可过多，防止鳞片腐烂。床温保持 20℃左右。也可在春季，用鳞片在大地栽植，可垄栽，可畦栽，栽植方法同苗床栽植一样。约 1 个月后，鳞片基部便可生根，并在基部长出几个小鳞茎。第 2 年春可长成幼苗，再培育 2 年，可药用、食用和花用。每 667m² 需种鳞片 150kg 左右。

目前国内和国外一些产区，为保证种苗的质量，多采用育苗箱育种。即将上法剥取的鳞片，于 9~10 月扦插到填入酸性红土或发酵木屑的育苗箱中，10~11 月开始加温至 20℃；3 个月后，即 1 月份将育苗箱放置室外，进行自然低温处理，经 8~12 周处理，气温回暖时，植株能很快萌生绿叶，正常生长。此法培育的幼苗，抽薹开花早，鳞茎增长快，病害显著减轻，是优良的种苗。

②小鳞茎繁殖法：百合在生长过程中，能从老鳞茎上部及埋于土中的茎节处，生长出多个小鳞茎，可把它们分离，作为繁殖材料另行栽植。为使百合多产生小鳞茎，常用人工促成法，即适当深栽鳞茎或在开花前后摘除花蕾，均有助于小鳞茎的发生。有时在大鳞茎的根基部也能生长出小鳞茎，并逐渐扩大，与母球自然分离。在大鳞茎收获时，可摘下小鳞茎栽种。苗床行距 25cm，沟深 5~7cm，每隔 5~7cm 摆一个小鳞茎覆土。第二年春季出苗后，加强田间管理，秋季可收获。

③株芽繁殖法：百合植株在叶腋间长有紫黑色株芽，夏季开花前后，株芽一触即落时，从下往上分期摘下，稍加阳光晾晒消毒，这时便可在苗床上播种繁殖，也可直接种入大田，覆土 3cm，当年可生根。第二年长成一叶小苗，第三年即可开花，收获。大田育苗每 667m² 可种植 10 万~20 万株。

④分蘖繁殖法：百合种球经 1 年生长后，少数母鳞茎会形成 2 个以上环抱新鳞茎，可分开后栽种，春秋均可。垄栽，双行，沟深约 12cm，株距 15cm，盖土，搂平即可。

⑤根基繁殖法：当百合收获后，将长成鳞茎的鳞片逐一全部剥下，只剩下根基部

分，鳞片可食用、药用，或加工成食品等，将根基部分再重新栽入泥土中。可垄栽、畦栽、沟栽、穴栽，覆土5cm左右，密度视百合根基数量和土地面积而定。这样约过月余，从根基部分又可生长出新生小鳞茎，经2～3年的培养，便可长成商品种球。

⑥种子繁殖法：百合种子不易贮藏，播后生长慢且常有品质变劣的缺点，故多在培育新品种时或结实多又易发芽的种类，才用此法。一般在9～10月采集即将成熟的蒴果，置通风干燥的室内晾干，成熟。可当时播种，20～30日便可发芽。无播种条件，也可阴干后次年播种，可用砂藏法处理种子。第二年春季筛出种子春播，行距10～15cm，沟深3cm，将种子播入沟内，盖一层土，畦面盖一层稻草，保温保湿。幼苗出土后加强管理，培育3年可收获。

⑦茎干繁殖法：有的品种的百合花可用茎节来繁殖，在百合花凋谢之后，将百合茎干切成小段，每段带3～4叶。将茎节埋入湿沙中，露出叶片，保持湿润，大约过1个月，百合茎节的叶腋里就会长出仔球。仔球培育3年，便可作为种球使用。

⑧组织培养法：组织培养法是百合繁殖率最高的方法，也是百合繁殖中科技含量最高的一种方法。一般要用高科技手段才能进行。其具体操作程序是：选用生长健壮又无病虫害侵扰的百合各个部位，作为外殖体，如果条件许可，宜选用鳞片作为最佳外殖体材料。将健康的鳞茎取出2～3株，取此中间部分的鳞片，用水洗干净，用粘了中性肥皂的细毛刷，刷去表面的泥土，用自来水冲洗，再用蒸馏水冲洗。接着用0.1%升汞将其浸泡30分钟后，用蒸馏水冲洗3遍，再将其置入浓度70%的酒精中，浸渍30秒后，用无菌水冲洗3～5遍，用无菌纱布吸去表面水分，放入表面皿中切成0.4cm×0.4cm的小块，进行接种，接入以MS为基本培养基，加浓度为0.5mg/mL的萘乙酸和浓度为1mg/mL的6-苄基氨基嘌呤的培养基。在25℃条件下，加光照1200 Lux，每日光照时间为10小时。培养6周后，就会形成百合新生苗，而组培苗再经过2～3年后就会自然而然形成开花母球。

2. 田间管理

（1）中耕除草　百合定植后，年前要中耕除草1～2次，也可用草甘磷1.5～2kg/667m² 兑水60kg在晴天喷雾；开春后，要中耕除草3～4次，3月在杂草生长旺盛时期可用盖草能，盖草能对百合这样的宽叶作物无不良影响。药效受气温和土壤墒情影响较大，在气温低、土壤墒情差时施药，除草效果不好，在气温高、土壤墒情好、杂草生长旺盛时施药，除草效果好。3～4叶期，每667m²用10.8%高效盖草能25～30mL；4～5叶期，每667m²用30～35mL；5叶期以上，用药量适当增加。百合的根系入土较浅，再生能力弱，因此中耕宜浅不宜深。追肥后进行中耕结合培土，防止鳞茎露出地面和促进流水畅通；培土不能过厚，以免影响植株发育。生长至封行后，可不再中耕锄草，少量的杂草能起到遮荫降温作用，对鳞茎生长有利。

（2）追肥　一般追肥三次，第一次在12月中下旬施冬肥，以有机肥为主，加施适量复合肥。第二次在4月上中旬苗高10cm左右，施复合肥20kg/667m²，或5kg/667m²尿素的提苗肥；在5月上中旬百合植株已从茎叶生长向鳞茎膨大转变，但上面叶片未全部展开，应通过摘顶来控制茎叶生长，促进百合鳞茎膨大。第三次施复合肥

30kg/667m²，打顶后不再施用尿素等氮肥。第四次在 6 月上中旬收获珠芽后，追施速效复合肥 10kg/667m²。此外用 0.2% 磷酸二氢钾或 0.1% 硝酸钾 +0.1% 磷酸二氢钾叶面追肥，分别在苗期、打顶期和珠芽收获后三次喷施，增产效果明显。

（3）灌溉排水　做到及时清沟排水。百合怕涝又怕旱。排水不良，容易生腐烂病；春末夏初地下部新的仔鳞茎形成后，温度高，湿度大，土壤板结，病害极易发生，因此，应做到沟路畅通，下雨后立即排除积水，做到雨停水干。7 ~ 8 月鳞茎增大进入夏季休眠，更要保持土壤干燥疏松，切忌水涝。在雨天及雨后防人员下田踩踏，以免踩实土壤，造成渍水，引起鳞茎腐烂，拔草也应在晴天土壤干燥时进行。

（4）去顶与打珠芽　5 月 20 ~ 25 日为打顶适合时期，及时摘除植株顶心，一般植株高度 40 ~ 50cm，叶片 60 ~ 70 片展开时打顶最适时，这样既能保证有足够的叶片数，又可及时调控植株生长，促进光合产物向鳞茎转送，有利于鳞茎的膨大。打顶一般在晴天中午进行，有利于伤口愈合。6 月上中旬珠芽成熟，晴天用短棒轻敲植株基部，珠芽自行脱落地上，或人工摘除珠芽。

（5）预防人畜危害　雨后地未干时，不准人下地；否则，踩一个脚印后遇雨积水，就会烂掉几个鳞茎。出苗后不能让畜禽往地里跑，因为碰断茎秆会烂鳞茎。

3. 常见病虫害防治

（1）镰刀菌茎腐病　鳞茎感染后会造成种球根盘和鳞片腐烂，植株生长十分缓慢，叶片褪绿并自下而上枯黄。在地下，初期感染形成褐黄色的斑点可分布在鳞片或鳞片与根盘连接处，感染后期鳞片腐烂，如果根盘被侵染，那么整个种球会腐烂。镰刀菌侵染地上茎部位，造成基部叶片黄化，最后叶片呈褐色并脱落；侵染地下茎部位，茎上呈现黑褐或褐黄色斑点，以后病斑扩大，由外向内腐烂，植株未开花即枯死。

防治方法：①用一般的土壤消毒剂消毒被感染的土壤或怀疑被感染的土壤。②夏季栽培时，土壤和温室温度要尽可能最低，用 50% 敌克松 800 倍 +65% 代森锌 1000 倍 +97% 恶霉灵 3000 倍液灌根。

（2）百合疫病　是百合常见的病害之一，造成茎叶腐败，严重影响鳞茎产量。病菌可侵害茎叶、花和鳞片。茎基部被害后呈水渍状缢缩，导致全株迅速枯萎死亡。叶片发病，病斑水渍状，淡褐色，呈不规则大斑。发病严重时，花、花梗和鳞片均可被害，造成病部变色腐败。

防治方法：①实行轮作。②选择排水良好、土壤疏松的地块栽培或采用高厢深沟或超垄栽培，要求畦面要平，以利水系排除。③种前种球用 1：500 的福美双或 40% 的甲醛加水 50 倍浸种 15 分钟。④加强田间管理，注意开沟排水；采用配方施肥技术，适当增施磷钾肥料，提高抗病力，使幼苗生长健壮。⑤出苗前喷 1：2：200 波尔多液一次，出苗后喷 50% 多菌灵 800 倍液 2 ~ 3 次，保护幼苗；发病初期喷洒 40% 三乙磷酸铝可湿性粉剂 250 倍液或 58% 甲霜灵、锰锌可湿性粉剂，64% 杀毒矾可湿性粉剂 500 倍液，72% 杜邦克露可湿性粉剂 800 倍液。⑥发病后及时拔除病株，集中烧毁或深埋，病区用 50% 石灰乳处理。

（3）病毒病　受害植株表现为叶片变黄或发生黄色斑点、黄色条纹，急性落叶，植株生长不良，发生萎缩。花蕾萎黄不能开放，严重者植株枯萎死亡。

防治方法：①选育抗病品种或无病鳞茎繁殖，有条件的应设立无病留种地。②适当增施磷肥、钾肥，使植株生长健壮，增强抗病能力。生长期及时喷洒 10% 吡虫可湿性粉剂 1500 倍液或 50% 抗蚜威超微可湿粉剂 2000 倍液。③发病初期喷洒 20% 毒克星可湿性粉剂 500～600 倍液或 0.5% 抗毒剂 1 号水剂 500 倍液，隔 7～10 日喷 1 次，连喷 3 次。

（4）蚜虫 多个种类的蚜虫均可产生危害，其群集在心叶、幼叶和花蕾上刺吸汁液，影响植株生长。

防治方法：用 1.8% 阿维菌素乳油 2000～4000 倍液，20% 氰戊菊酯乳油 1000 倍液，50% 灭蚜威可湿粉 1500 倍液喷杀。

（5）地下害虫 主要有地老虎、蛴螬、金针虫危害。

防治方法：①农家肥要堆沤发酵、腐熟后使用。②用 80% 敌敌畏乳剂 500～800 倍液喷匀粪肥，用薄膜封盖闷杀 24 小时，杀死幼虫及虫卵后使用。③地下害虫发生危害期间，用 90% 敌百虫 1000 倍液浇灌土壤。

【采收加工】

1. 采收 定植后的第 2 年秋季，待地上部分完全枯萎，地下部分完全成熟后采收。百合一般在大暑节前后（7 月下旬）选晴天采挖。收后，切除地上部分、须根和种子根，放在通风处贮藏。

2. 加工 加工可分如下几步。

（1）剥片 即把鳞片分开。剥片时应把外鳞片、中鳞片和芯片分开，以免泡片时老嫩不一，难以掌握泡片时间，影响质量。

（2）泡片 待水沸腾后，将鳞片放入锅内，及时翻动 5～10 分钟，待鳞片边缘柔软，背部有微裂时迅速捞出，在清水中漂洗去黏液。每锅开水一般可连续泡片 2～3 次。

（3）晒片 将漂洗后的鳞片轻轻薄摊晒垫，使其分布均匀，待鳞片六成干时，再翻晒直至全干。

【质量要求】本品呈长椭圆形。表面类白色、淡棕黄色或微带紫色，有数条纵直平行的白色维管束。顶端稍尖，基部较宽，边缘薄，微波状，略向内弯曲。质硬而脆，断面较平坦，角质样。气微，味微苦。以鳞片洁白完整、大而肥厚者为好。

按照《中国药典》（2015 年版）规定，水溶性浸出物不得少于 18.0%。

第九节 薯 蓣

【别名】淮山药、山芋。

【产地】主产河南、山西，湖南、湖北、四川、河北、陕西、江苏、浙江等地亦产。全国除西北、东北高寒地区外，其他各省均有栽培。

【药用部位】以干燥根茎入药。

【植物形态】薯蓣 *Dioscorea opposita* Thunb. 为多年生缠绕草质藤木。根茎直生，肉质肥厚，呈棍棒形，长达 1m，断面白色，带黏性。外皮灰黄色，生有很多须根。茎细长，通常紫色，光滑无毛。叶对生或 3 叶轮生；叶柄细长；叶腋间常生珠芽，名"零余子"（俗称"山药豆"）；叶片常呈三角状卵形至三角状广卵形。基部楔形，通常耳状 3 裂，中央裂片先端渐尖，两侧裂片成圆耳状。雌雄异株，穗状花序；雄花序直立，雌花序下垂；花极小，黄绿色；雄花具雄蕊 6 枚；子房下位。蒴果有 3 棱，呈翅状。种子扁圆形，有阔翅。花期 6~8 月，果期 7~9 月。如图 8-9 所示。

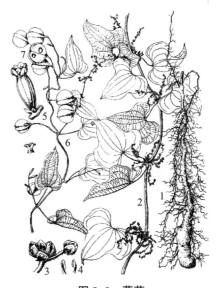

图 8-9　薯蓣
1. 根茎　2. 雄枝　3. 雄花　4. 雄蕊　5. 雌花
6. 果枝　7. 果实剖开示种子

【生长环境】喜温暖、湿润、阳光充足的环境，耐寒，在排水良好、土层深厚、疏松肥沃的砂质壤土上（尤其以河流两岸冲积土、山坡下部砂壤土）生长最好。薯蓣生育适温为 20℃~30℃，15℃ 以下不开花，10℃ 块茎可以萌芽，1℃ 不受冻。但地上部茎叶不耐霜冻，温度降到 10℃ 以下时植株停止生长，5℃ 以下的低温很难忍耐，短时间的 0℃ 气温也会冻死。薯蓣幼苗的适温范围较广，一般在 15℃~20℃。但短时间的低温，如在 5℃ 以下，甚至是 0℃，也不致于冻死。地上部茎叶的生长适温为 25℃~28℃；超过 30℃，呼吸便会上升；到 40℃，茎叶基本停止伸长；到 45℃，出现日灼，导致叶脉和幼嫩组织变色坏死；在 5℃ 低温出现时，茎叶停止生长。昼夜温差对块茎形成和膨大有利。薯蓣块茎形成和肥大的最适气温是 20℃~24℃，适应范围很窄。在 20℃ 以下时，生长缓慢；在 24℃ 以上时，由于呼吸作用不能得到有效控制，消耗养分过多，影响同化物质的运转和储存，致使块茎肥大受阻。

【生长过程】多用芦头繁殖，于 3 月前后栽种，当年秋季 11 月前后收获。整个生长期 230~240 日。

【种植技术】

1. 播种

（1）选地与整地　根据薯蓣的生物学特性，宜选向阳、土层深厚、疏松肥沃、排水良好的砂质壤土地块进行种植。选好地后，要深耕土地，以秋末冬初翻耕土地为好，经过风化，翌年种植时土壤疏松。在栽种前，每 667m² 施堆、厩肥 4500~5000kg，均匀撒在地面上，再细翻 1 次，深 50cm 左右，然后把细整平，做成宽 120cm 的高畦。畦沟宽 30cm，沟深 20cm，畦面呈瓦背形。

（2）繁殖方法　薯蓣的繁殖方法主要是以芦头繁殖为主，其次是用零余子繁殖，这两种方法应交替进行，单用任何一种都易引起退化。

①芦头繁殖：在秋末收获薯蓣时，选取芽头饱满、颈短、粗壮、无分枝、健壮无病虫害的薯蓣芦头作繁殖用，长 15~20cm，取下后晾 4~5 日使伤口愈合，防止感染

腐烂。然后用湿沙贮存，在室内的一角，先铺一层湿沙，厚约 15cm，再铺 15cm 的芦头，一层芦头一层稍湿的河沙，堆至 60~90cm，上盖一层河沙，再盖一层稻草即可越冬。一般室温保持在 5℃为好。待翌年春季化冻后栽种。贮存期间常检查温湿度，随时调节。直至翌年春季取出栽种。

②零余子繁殖：薯蓣茎叶枯黄时，于 10 月下旬左右，收摘零余子，选无损伤、无病虫害、大而圆的零余子，置于木桶内或室内，用干沙贮藏。翌春天气转暖栽种。做高畦或高垅，3 月中旬在做好的畦面上按行距 20~30cm 开沟，每隔 10cm 种 2 粒，覆土深 6cm 左右。栽种后浇透水，半个月便可出苗。当年秋季挖出地下部分，选其中无病虫害、健壮的作繁殖用。贮存方法同上。

（3）栽种　当翌年春气温上升至 10℃以上时，于 3 月中旬栽种。取出芦头和用零余子繁殖的 1 年生小薯蓣根，选其中健壮、无病虫害的种栽分别栽种。栽种时在畦面上按行距 30cm 开深 10cm、宽 15cm 的沟。将繁殖材料按照顺序卧放于沟内，头尾相接，株距 15~20cm，每行最后 1 个繁殖材料应回头倒放。沟内每 667m^2 施混合肥 1500kg，之后覆土与畦面持平。每 667m^2 用种 5000~10000 个，合理密植可提高产量。

2. 田间管理

（1）中耕除草　当苗高 5~6cm 时，进行第 1 次中耕除草，因苗小根浅，宜浅耕，以免伤苗。当苗高 10cm 时，进行第 2 次中耕，并进行间苗。零余子栽种按株距 15cm 定苗，苗高 30cm 进行第 3 次中耕，之后搭架，封行后不能进行中耕。

（2）追肥　结合中耕进行追肥，定苗后每 667m^2 追堆、厩肥 22500~30000kg，饼肥 750kg，或施入畜粪水 30000kg。肥料充足，可再追施 1 次。

（3）立柱搭架　最后 1 次中耕，在每株旁插 1 支柱，可用细竹竿、柳条等，长 2m 左右，将两行相邻 4 根支柱上端捆紧固定，牢固不倒。然后引蔓上架，这样通风透光，茎、叶生长旺盛，可显著提高产量。

（4）灌排水　苗期春旱应及时浇水，7~9 月旺盛生长期也应满足水分的供给，保持土壤一定的湿度，植株才能旺盛生长。水分过少块根扁平、瘦小，水分过多易发病死亡，严重影响产量和质量。

3. 病虫害防治

（1）褐斑病　病原是真菌中的一种半知菌，危害叶片。雨季严重，被害叶片发病，叶面病斑褐色，呈不规则形，严重时，后期病斑穿孔。

防治方法：①轮作。②清洁田园，烧毁病残株。③发病期可用 50% 的瑞毒霉 1000~1500 倍液喷雾防治。

（2）炭疽病　病原是真菌中的一种半知菌，危害茎叶。患病叶片上有略下陷的褐色病斑，并具有不规则的轮纹。7~8 月雨季发病重。

防治方法：①栽之前用 1∶1∶120 波尔多液浸种栽 5 分钟晾干栽种。②收获后，清洁田园，枯枝落叶集中烧毁，消灭越冬菌源。③发病前喷 65% 代森锌 500 倍液；发病后喷 50% 多菌灵 1000 倍液，连续喷 2~3 次。

（3）蓼叶蜂　幼虫危害叶片。幼虫黑色，是薯蓣的一种专食性害虫，常密集在叶片背面取食叶片，严重影响产量。

防治方法：幼龄期用90%敌百虫800～1000倍液喷雾。

（4）蛴螬　危害根部。

防治方法：整地时施毒土或毒饵诱杀。

（5）红蜘蛛　危害叶片。

防治方法：7～8月喷波美0.2～0.3度石硫合剂或20%三氯杀螨砜600～800倍液喷雾防治。

【采收加工】

1.采收　栽种当年10月中下旬，地上部枯萎时，先采收珠芽，后拆除立柱、割除茎叶，就可以采挖。采挖时，注意不要挖断，把顶部芦头取下作种用，下部的块根装筐运回。

2.加工　块根运回后，应趁鲜及时加工。将块根洗净，用竹刀刮光外面的粗皮，然后放入蒸灶或蒸箱中，蒸24小时左右。当块根变软后，取出晒干或炕干。炕干或烘干时控制温度不能过高，以50℃左右为宜，以免烘焦。产量为每667m² 产干货（毛条）250～300kg。折干率20%～30%。

【质量要求】以色黄白，无外皮、黑斑、霉变、虫蛀，中部周径长3.5cm以上者为合格；以条粗、质坚实、粉性足、色白者为佳。

按照《中国药典》（2015年版）规定，水分不得过16.0%；总灰分不得过4.0%；照水溶性浸出物测定法项下的冷浸法测定，不得少于7.0%。

目标检测

一、选择题

1.黄连属于（　　）
A.芍药科　　　B.毛茛科　　　C.茄科　　　D.伞形科

2.苓种繁育一般在（　　）栽种
A.立秋　　　B.秋分　　　C.小寒到大寒　　　D.立春

3.泽泻宜在（　　）播种
A.小暑至大暑　　　B.秋分　　　C.夏至　　　D.立秋

4.具有形似"如意头"，俗称为"云头"的药材是（　　）
A.黄连　　　B.川芎　　　C.白术　　　D.泽泻

5.哪种不是百合的繁殖方法（　　）
A.鳞茎　　　B.珠芽　　　C.种子　　　D.扦插

6.天麻的主要繁殖方式是（　　）
A.块茎　　　B.珠芽　　　C.种子　　　D.嫁接

7.玉竹属于（　　）

    A. 芍药科   B. 百合科   C. 茄科   D. 伞形科

8.贝母素甲和贝母素乙的总量，不得少于（　　　　）

    A. 0.05%   B. 0.06%   C.0.08%   D. 0.12%

二、简答题

1. 百合的栽培技术要点是什么？

2. 简述山药用零余子繁殖操作技术。

3. 玉竹的植物形态特征和生物学特征是什么？

4. 白术的田间管理技术是什么？

5. 浙贝母的采收与加工的技术是什么？

6. 天麻的种植技术主要有哪些要点？

7. 黄连的田间管理技术措施是什么？

8. 泽泻的采收与加工技术是什么？

9. 川芎的繁殖主要有哪些？

第九章　果实类药用植物

1. 识记果实类药材的植物学特征。
2. 会运用果实类药材的加工技术。
3. 识记果实类药材的生物学特性。
4. 会运用果实类药材的栽培技术。

第一节　山茱萸

【别名】枣皮、药枣、山萸肉。

【产地】山茱萸主要分布于山西、陕西、甘肃、山东、江苏、浙江、安徽、江西、河南、湖南、四川等地。主产于河南的栾川、南阳，陕西的佛坪、丹凤、太白，浙江的盘安、临安、淳安，三大产区占全国总产量的90%，其次是四川安县、北川。

【药用部位】以干燥成熟果皮入药。

【植物形态】山茱萸 *Macrocarpium officinalis*(Sieb. et Zucc.) Nakai. 是落叶灌木或乔木；树皮淡褐色，片状剥落；小枝圆柱形或带四棱；叶对生，脉腋具黄褐色毛丛；花先叶开放，簇生呈伞形花序状；总苞片4枚，黄绿色；花两性；花瓣4，黄色；雄蕊4；核果长椭圆形，熟时深红色。花期3~4月，果期9~10月。如图9-1所示。

【生长环境】适宜于温暖、湿润的地区生长，畏严寒。花芽萌发需气温在5℃以上，最适宜温度为10℃左右，如果温度低于4℃则受危害。花期遇冻害是山茱萸减产的主要原因。山茱萸喜阳光，透光好的植株座果率高。山茱萸由于根系比较发达，耐旱能力较强。山茱萸对土壤要求不严，能耐瘠薄，但在土壤肥沃、湿润、深厚、疏

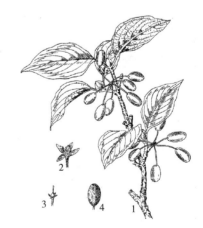

图 9-1　山茱萸
1. 果枝　2. 花　3. 雌蕊与萼片　4. 果实

松、排水良好的砂质壤土中生长良好。冬季严寒、土质黏重、低洼积水及盐碱性强的地方不宜种植。

【生长过程】山茱萸年生育期可分为以下几个时期。

一般于3月上旬开花。4月中上旬抽梢发叶，10月中下旬果实成熟，11月中下旬落叶，植株进入越冬休眠。山茱萸根据树龄可分为幼龄期（实生苗长出至第1次结果，一般为7～10年）、结果初期（第1次结果至大量结果，一般延续10年左右）、盛果期（大量结果至衰老以前，一般持续百年左右）、衰老期（植株衰老到死亡）。

【种植技术】

1.选地整地 山茱萸栽培大多在山区，因此在选择育苗地宜选排灌方便、背风向阳、光照良好的缓坡地或平地。土层深厚、疏松肥沃、排水良好、富含腐殖质的砂质壤土为育苗地。选地后，于秋、冬季每667m² 施入厩肥3500～4000kg、过磷酸钙50kg作基肥，均匀撒入地面，深翻30cm，耙细整平。在播前再浅播一次，耙细整平，作宽1.2m的高畦，畦沟宽40～45cm。

定植地宜选背风向阳坡地，河边地、二荒地、房前屋后等闲散零星地块均可种植。高山、阴坡、光照不足、土壤黏重、排水不良等处不宜栽培。由于山茱萸种植多为山区，在坡度小的地块按常规进行全面耕翻；在坡度为25°以上的地段按坡面一定宽度沿等高线开垦即带垦。挖松底土，每穴施足量杂肥，与底土混匀。土壤肥沃、水肥好、阳光充足条件下种植的山茱萸结果早，寿命长，单产高。

2.繁殖与育苗 山茱萸以种子繁殖为主，亦可采用扦插、压条、嫁接等繁殖方法。

（1）种子繁殖 采用育苗移栽，一般育苗两年。

①种子处理：选择树势健壮、生长旺盛、冠形丰满、抗逆性强的中龄树作为采种树。在秋季果实成熟时，采集果大、核饱满、无病虫害的果实，晒3～4日，待果皮柔软去皮后进行种子处理。

种子处理好坏直接关系到出苗率，非常关键。先将种子放到5%碱水中，用手搓5分钟，然后加开水烫，边倒开水边搅拌，直到开水将种子浸没为止。待水稍凉，再用手搓5分钟，用冷水泡24小时后，再将种子捞出摊在水泥地上晒8小时，如此反复最少3日，待有90%种壳有裂口，用湿沙与种子按4：1混合后沙藏即可。经常喷水保湿，勤检查，以防种子发生霉烂，第2年春开坑取种即可播种。这种处理办法适合春播时采用。如果选择秋播只需用不低于70℃的温水将种子浸泡3日后即可播种（注意待水凉透后要及时更换热水），下种后用薄膜覆盖催芽。

②播种：3月下旬至4月上旬，在整好的苗床上条播。按行距25～30cm开沟，深20～33cm，将处理过的种子均匀播入沟内，覆土15～32cm后镇压，上盖一层薄膜或草秆，保持畦面湿润。播后10日左右便可出苗。每667m² 用种量40～60kg。

③苗期管理：出苗前要经常保持土壤湿润，防止地面干旱板结，用草或薄膜覆盖有利于保墒，旱时及时浇水。出苗后除去盖草，当苗高15cm左右时锄去杂草，并用腐熟稀薄的粪水进行追肥，可加速幼苗生长。如小苗过密，在苗高13～16cm时进行间苗，按行距10cm左右定苗。幼苗达不到定植高度时，入冬前浇一定防冻

水，加盖杂草或牛马粪，以利保温保湿，使幼苗安全越冬。一般育苗期2年便可移栽。

（2）扦插繁殖　5月中下旬选带顶芽的一年生嫩枝，于15~20cm处剪下，上部留3~4片叶，下部切成斜形，并用ABT生根粉50ppm溶液浸泡0.5小时，随后插入20℃~25℃的苗床内，10日后即可开始生根。这期间应保持较高的湿度，或上部适当搭棚遮荫。加强肥水管理，入冬前或翌年早春起苗定植。

（3）压条繁殖　秋冬季植株休眠期或早春萌发前进行。选择结果期、生长健壮、产量高的山茱萸作母株。将近地面的1~2年生枝条弯曲，并在近主干处割伤皮部，将枝条埋入土中，固定压紧，枝条前端露出地面，加强肥水管理。第二年冬或第三年春，即可与母株分离，移栽。

（4）嫁接繁殖　山茱萸实生苗7~10年后才能结果，嫁接苗2~3年就可开花。砧木一般选用优良品种的实生苗，接穗宜采集产量高、果实肥厚、果实大、生长健壮、无病虫害的优良单株。采集接穗时应剪取位于树冠中部或中上部、生长正常、健壮无病虫害的优良1~2年生侧枝。芽接于7~8月进行，采用"丁"字形盾芽嵌法。切接多选用1~2年实生苗，茎基粗度在1.0cm左右作砧木，于2~3月树液流动至芽膨大期进行。

3. 移栽　山茱萸苗高50~100cm时，即可出圃定植。于冬季落叶后或早春萌芽前移栽。在山地栽植，一般采用4m×5m的株行距挖穴；建立大面积集约化管理的山茱萸园地，可采用2.5m×3m的株行距挖穴。穴深50cm，每穴施腐熟的农家肥，与表土混匀后定植，每穴栽壮苗1株。填土踩紧后，浇定根水。

4. 田间管理

（1）中耕除草与盖草　山茱萸根系较浅，最怕荒芜，通过垦复可使山茱萸生长健壮、达到高产的目的。每年秋季果实采收后或早春解冻后至萌芽前进行冬挖、深翻，夏季6~8月浅锄山茱萸园地。垦复深度一般为18~25cm，掌握"冬季宜深，夏季宜浅；平地宜深，陡坡宜浅"的原则，适当调节。树盘覆盖可以减少地表蒸发，保持土壤水分，提高地温，有利于根系活动，从而促进山茱萸的新梢生长和花芽分化。树盘覆盖的材料可用地膜、杂草、马粪及其他禾谷类秸秆等。山茱萸树盘覆草可延迟开花期，减轻冻害影响，提高座果率和产量，减少降雨引起的树盘土壤冲刷，并能抑制杂草的萌发和生长。

（2）施肥　山茱萸追肥分土壤追肥和根外追肥（叶面喷肥）两种。土壤追肥在树盘土壤中施入，前期追施以氮素为主的速效性肥料，后期追肥则应以氮、磷、钾或氮、磷为主的复合肥为宜。幼树施肥一般在4~6月，结果树每年秋季采果前后于9月下旬至11月中旬注意有机肥与化肥配合施用。施肥方法采用环状施肥和放射状施肥。根外追肥在4~7月，每月对树体弱、结果量大的树进行1~2次叶面喷肥，用0.5%~1%尿素和0.3%~0.5%的磷酸二氢钾混合液进行叶片喷洒，以叶片的正反面都被溶液小滴沾湿为宜。

（3）整形修剪　根据山茱萸短果枝及短果枝群结果为主，萌发力强、成枝力弱的特性和其自然生长习性，栽植后选择自然开心形、主干分层形及丛状形等丰产树形。通过整形修剪，可调整树体形态，提高光能利用率，调节山茱萸生长与结果、衰老与更新及树体各部分之间的平衡，达到早结果、多结果、稳产优质、延长经济收益的目的。

①幼树的整形修剪：山茱萸定植后第二年早春，当幼树株高达 80～100cm 时，就应开始修剪。这个时期应以整形为主，修剪为辅。根据整形的要求，应尽快培养好树冠的主枝、副主枝，加速分支，提高分支级数，缓和树势，为提早结果打下基础。根据山茱萸生长枝对修剪的反应，幼树应以疏剪（从基部剪除）为主，短截（剪去枝条的一部分）为辅。疏剪的枝条包括生长旺、影响树形的徒长枝，骨干枝上直立生长的壮枝，过密枝及纤细枝。

②成年树的整形修剪：山茱萸进入结果期，先期仍以整形为主。进入盛果期后，则以修剪为主。由于抽生生长枝数量显著减少，所以，此时的生长枝要尽量保留，特别是树冠内膛抽生的生长枝更为宝贵；同时对这些生长枝进行轻短截，以促进分支，培养新的结果枝群，更新衰老的结果枝群。总之，生长枝的修剪，应以轻短截为主，疏剪为辅。山茱萸生长枝经数年连续长放不剪，其后部能形成多数结果枝群。但由于顶枝的不断向外延伸及后部结果枝群的大量结果，整个侧枝逐渐衰老，其表现是顶芽抽生的枝条变短，后面的结果枝群开始死亡。这时侧枝应及时回缩，更新复壮，以免侧枝大量枯死，一般回缩到较强的分枝处。回缩的程度视侧枝本身的强弱而定：强者轻回缩，弱者重回缩。回缩之后，剪口附近的短枝长势转旺，整个侧枝又开始向外延伸。同时，侧枝的中下部也常抽生较强的生长枝，可用来更新后面衰老的结果枝群。

③老树的更新修剪：山茱萸进入衰老期后，抗逆性差，容易被病虫害侵袭危害，导致山茱萸衰老死亡，因此必须更新修剪。其方法是疏除生命力弱的枝条和枯枝，迫使树体形成新的树芽。充分利用树冠内的徒长枝，将其轻剪长放培养成为树体内的骨干枝，促使徒长枝多抽中短枝群，以补充内膛枝，形成立体结果。对于地上部分不能再生新枝的主枝或主干死亡而根际处新生蘖条者，可锯除主枝主干，让新条成株更新。更新植株比同龄栽株要提早 2～4 年结果。

4. 灌溉排水　山茱萸在定植后和成树开花、幼果期，或夏秋两季遇天气干旱，要及时浇水保持土壤湿润，保证幼苗成活和防止落花落果造成减产。

5. 疏花　根据树势的强弱、花量的多少、树冠的大小确定疏除量，一般逐枝疏除 30% 的花序，即在果树上按 7～10cm 距离留 1～2 个花序，可达到连年丰产的目的。在小年则采取保果措施，即在 3 月盛花期喷 0.4% 硼砂和 0.4% 的尿素。

6. 病虫害防治

（1）灰色膏药病　多发生在 20 年以上的成年树干和枝条上，病斑贴在枝干上形成不规则厚膜，像膏药一样，故称膏药病。此病通常以介壳虫为传播媒介。

防治方法：①培育实生苗，砍去有病老树。②对轻度感染的树干，用刀刮去菌丝膜，涂上石灰乳或 5 波美度的石硫合剂；5～6 月发病初期，用 1：1：100 的波尔多液喷施。

（2）炭疽病　6月上旬发病，主要危害果实、叶片等。果实病斑初为棕红色小点，逐渐扩大成圆形或椭圆形黑色凹陷病斑，病斑边缘红褐色，外围有红色晕圈。叶片病斑初为红褐色小点，以后扩展成褐色圆形病斑。多雨年份发病重，少雨年份发病轻。

防治方法：①病期少施氮肥，多施磷钾肥，促株健壮，提高抗病力，减轻危害。②选育优良品种，清除落叶、病僵果。③发病初期用1∶2∶200波尔多液或50%多菌灵可湿性粉剂800倍液喷施。防治叶炭疽病第1次施药应在4月下旬，防治果炭疽病第1次施药应在5月中旬，10日左右喷1次，共施3~4次。

（3）白粉病　7~8月多发，被害叶片背面有白色粉状病斑；后期散生褐色小颗粒，最后叶片干枯。

防治方法：发病初期，可用50%托布津1000倍液或生物制剂武夷菌素300倍液喷雾防治。

（4）蛀果蛾　发虫期在9~10月，幼虫危害果实。

防治方法：于8~9月羽化盛期用0.5%溴氰菊酯乳剂5000~8000倍液或26%杀灭菊酯2000~4000倍液喷雾。

（5）大蓑蛾　又名大袋蛾、袋袋虫、布袋虫。幼虫以取食叶片为主，也可食害嫩枝和幼果。据调查，在山茱萸产区，该虫多发生在10~20年生山茱萸树上，尤以长江以南地区发生危害重。1年发生一代，老熟幼虫悬吊在寄主枝条上的囊中越冬。

防治方法：①人工捕杀，即于冬季落叶后，摘取悬挂在枝上的虫囊杀之。②放养蓑蛾瘤姬蜂等天敌。③发生期用80%敌敌畏800倍液或90%敌百虫800倍液喷雾。

（6）木尺蠖　又名量尺虫、吊丝虫等。幼虫以叶为食。一年发生一代，以蛹在土内或土表层、石块缝内越冬，6~8月为羽化期，7月中下旬为盛期，成虫喜在晚间活动，幼虫危害期长（7月上旬到10月上旬），达3个月左右。

防治方法：①于7月幼虫盛发期及时喷施2.5%鱼藤精500~600倍液或90%的敌百虫1000倍液或2.5%溴氰菊酯乳剂5000倍液。②早春在植株周围1m范围内挖土灭蛹或在地面撒施甲基异柳磷，防止蛹羽化。

【采收加工】

1. 采收　一般成熟时间9~10月，在山茱萸全株果实绝大部分由绿变红，呈现本色，开始自然脱落时，进行采收。采收时，枝条上已着生花芽，采收时动作应轻巧，以免损伤花芽，影响来年产量。

2. 加工　山茱萸的加工可分为净化、软化、去核、干燥四个程序。采摘后要及时加工，防止堆沤发酵。可晾干或烘干。

（1）净化　将鲜花薄摊于晒席上晾干，不要随意翻动，否则会使花变黑或烂花，最好当天晾干，花白，色泽也好。

（2）软化

①水煮：用普通铁锅加入2/3左右的清水，干柴加热，水温85℃~90℃时，缓慢投入适量鲜果，锅内保持3.3cm左右的水面，中等火力加热并保持水温，不断用锅铲或木器缓缓上下翻动，使鲜果均匀受热，至果实膨胀柔软，用手指挤压，果核能自动滑出

时，快速捞出，立即倒入适量冷水中冷却 5～10 分钟捞出，沥干水。

②笼蒸：将净鲜果放入蒸笼内加盖，蒸笼放到盛热水的铁锅上加热至蒸笼冒气 5～7 分钟，果实膨胀发热，用手挤压果核能自动滑出时，取出冷却。

（3）去核　将软化的果实冷却至手感不烫时快速用手挤出果核。

（4）干燥

①晒干法：将鲜果肉皮均匀地平摊在竹席、竹筛上，1～2cm 厚，在日光下晾晒，及时翻动，晒至手翻动有沙沙声响时收起，稍放散热，放置容器中密封。

②烘干法：遇连阴雨天气时，将果肉皮置于直径 80cm、高 5cm、孔径 0.5cm 的竹筛中摊放 3cm，放置距木炭或煤炭火 40～50cm 的架子处烘干。隔 5～10 分钟翻动一次，烘至翻动时果肉皮有沙沙响声时，取出晾凉，置密闭容器中。也可在火炕上铺上干净竹席，放置 3～4cm 厚鲜果肉，加热烘干。

【质量要求】呈不规则的片状或囊状，长 1～1.5cm，宽 0.5～1cm。表面紫红色至紫黑色，皱缩，有光泽。顶端有的有圆形宿萼痕，基部有果梗痕。质柔软。气微，味酸、涩、微苦。以肉厚、柔软、色紫红者为佳。

按照《中国药典》（2015 年版）规定，杂质（果核、果梗）不得过 3%；水分不得过 16.0%；总灰分不得过 6.0%；水溶性浸出物不得少于 50.0%；马钱苷（$C_{17}H_{26}O_{10}$）和莫诺苷（$C_{17}H_{26}O_{11}$）的总量不得少于 1.2%。

第二节　宁夏枸杞

【别名】西枸杞、中宁枸杞、枸杞子。

【产地】枸杞主产于宁夏、河北、天津。其次新疆、甘肃、内蒙古、青海等地产量也较大。产宁夏（中宁、中卫等）者称"宁夏枸杞""西枸杞"；产河北（巨鹿）、天津者称"津枸杞"。主要分布于我国华北及西北等地区，以栽培为主。

【药用部位】以干燥成熟果实入药。宁夏枸杞的根皮也可入药，为地骨皮。

【植物形态】宁夏枸杞 *Lycium barbarum* L. 是落叶灌木，茎粗壮，树皮条状沟裂；分枝细密，有纵棱纹，有棘刺。单叶互生或簇生，披针形、条状披针形或卵状披针形，全缘，具短柄。2～8 朵花腋生，花冠漏斗状，粉红色或紫色。浆果，成熟时鲜红、橙红或橙黄色，种子多数。花果期较长，从 5～10 月边开花边结果。如图 9-2 所示。

【生长环境】宁夏枸杞生活力很强，适应范围广，喜阳，在荫蔽条件下生长不良，耐寒性强，

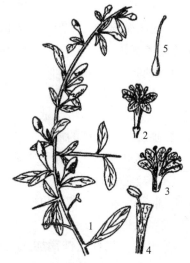

图 9-2　宁夏枸杞

1. 植株　2～3. 花　4. 雌蕊　5. 雄蕊

耐干旱怕水湿，在平地、丘陵、山地均能正常生长。对土壤要求不严，耐盐碱性强，但以湿润、深厚、肥沃的壤土生长最好。野生宁夏枸杞常生长在溪边、山地及灌丛中。宁夏枸杞种子生活力强，在适宜的条件下，7～10日就能发芽。5年以后，种子生活力则急剧下降。其枝条有较强的生根能力，故多采用扦插繁殖。

【生长过程】宁夏枸杞年生育期可分为以下几个时期：4月上旬休眠芽放叶，4月中下旬春梢生长，开始现蕾，5月上旬开花，花授粉后4日左右，子房开始迅速膨大形成青果，从花谢形成青果到青果变色，约需30日时间；青果变色到果实红熟，只需2日时间。6月中旬春梢停止，6月中旬至8月中旬结果，称为"夏果子"，夏果产量高，质量好。7月下旬至8月上旬，春叶脱落。8月上旬枝条再次放叶并抽生秋梢，9月中旬停止生长，在8～9月开花，9～10月结果，称为"秋果子"。秋果产量低，质量次于夏果。10月下旬后，部分叶子枯萎脱落，植株进入越冬休眠。

【种植技术】

1. 选地整地　宁夏枸杞对土壤要求不严，抗逆性较强。为便于管理，以地势平坦、有排灌条件、地下水位1.0～1.5m、土壤较肥沃的砂壤、轻壤或中壤为好。建园时依据园地大小和地势、水渠灌溉能力划分地条。移栽前每667m² 施入充分腐熟的有机肥适量，深翻或穴施均可，耙磨，踏实。

2. 繁殖与育苗　大面积栽培主要采用种子繁殖和扦插繁殖，其次是分株繁殖。种子繁殖，植株生长旺盛，结果晚，后代变异率高。目前生产中多采用扦插繁殖，可保持优良的遗传性状。

（1）扦插繁殖　生产上常用的方法是扦插育苗法。宁夏产区扦插育苗一般在3月下旬至4月上旬，树液流动后萌芽以前进行，或者6月上旬选择直径在0.4cm粗左右的春发半木质化嫩茎进行。

①插穗的选用：采集树冠中上部着生的1～2年生的徒长枝和中间枝，截成长20cm左右的插条，上端剪成平口，下端削成斜口。

②扦插：在平整好的苗床上，按行距40cm、株距20cm定点扦插，入土深度以顶芽稍露出地面为度，并压实周围土壤，以利插条生根成活。插条下端还可用适宜浓度的生长素处理，以提高插条的成活率。针对主产地早春低温和干旱，最好覆盖地膜以保持土壤湿度和提高土温，促其早生根发芽。

③插后管理：要加强圃地管理。根据土壤墒情，适时浇水，松土除草。苗高15cm以上时，选一健壮枝作主干，其余都应剪掉，以减少养分消耗。为了防止风害，苗高30cm时，在基部培高10cm左右的土，以防被吹折。苗高40cm以上时剪顶，促发侧枝。幼苗发生病虫害时要及时防治。

（2）种子繁殖

①种子处理：在水中浸泡搓揉果实，使果肉与种子分离，获得沉于水底的干净种子。最后将洗净的种子稍晾干，与3倍细沙拌匀，置于室内20℃条件下催芽，种子有30%露白时，即可取出播种。

②播种：宁夏产区以3月下旬至4月上旬最好，管理当年就可以出圃。播种时先在

畦上按行距 30cm 开播种沟,沟宽 5cm,深 2~3cm,将催芽后的种子拌 10 倍细土或细沙,均匀撒入沟中,覆土 2cm。播后稍镇压并盖秸秆保持土壤湿度。

③苗期管理:播种后一般 7~10 日出苗,出苗时及时揭去盖草。苗高 3~6cm 时进行间苗,苗高 20~30cm 时进行第 2 次间苗,留苗株距 15cm 左右。其他田间管理同扦插苗。

3.移栽 苗高 60cm 以上便可出圃定植。种子育苗管理较好的,当年就有 80% 可以出圃;扦插苗当年就可以出圃。春秋两季均可定植,以春季为好。春季定植在 3 月下旬至 4 月上旬,秋季定植在 10 月中下旬。

宁夏枸杞生活力强,起苗可不带宿土,如遇天旱,为保证成活,需带宿土。按株行距 2m×3m 定点开穴。定植时,先在挖好的穴内施肥,每穴施适量的腐熟厩肥或土杂肥,与整地挖穴时的表层肥土拌匀施入,每穴栽苗 1 株,填表层肥土压紧踏实,浇透定根水,盖上细土后,再覆草保湿,以利成活。

4.田间管理

(1)**中耕除草培土** 幼树生长快,发枝旺,树冠迅速扩大,但是主干较细,灌水后易被风刮倒。发现植株倒伏,应扶正培土。幼龄树枸杞由于树冠未定形,易滋生杂草,中耕除草宜勤;每年中耕除草 3~4 次,第 1 次在春季萌芽展叶时进行,第 2、3、4 次分别在 6、7~8、9 月进行。在植株根际周围宜浅,其他地方宜深,避免伤根。冠定形后,视杂草生长情况,可适当减少中耕除草次数。在春季 3 月中旬至 4 月中旬和秋季 10 月下旬进行深中耕 15~20cm,树冠下宜浅些,有保墒增温、除草、治虫和促进根系活动的作用。中耕时除去无用的萌蘖。

(2)**追肥** 宁夏枸杞喜肥,年年大量结果,养分消耗多,必须及时追肥。生长期追肥多用速效性肥料,一般 5 月上旬追施尿素,6 月上旬和 7 月上旬各追 1 次磷铵复合肥。采用穴施,施肥后灌水。在花果期还可用 0.5% 磷酸二氢钾喷洒树冠。冬季每株施适量腐熟厩肥或土杂肥、尿素、过磷酸钙。在植株根际周围开沟施入并覆土盖肥。冬季施肥盖土后还需在根际周围培土。

(3)**整形修剪** 宁夏枸杞定植后大量结果前,主要是树体生长和树冠的形成,这时必须进行整形修剪,培养树型。一般培养成半圆树型,株高 1.5m 左右,树冠 1.6m。

①幼树整形:宁夏枸杞定植后当年去顶定干,留主干高 50cm 左右。当年秋季在主干上选留 3~5 个粗壮枝条作主枝,并于 20cm 左右处短截,第 2 年春又在此枝上选留 3~5 个新发枝,并于 20~25cm 处短截作为骨干枝。第 3~4 年按第 2 年的方法,从骨干枝上发出的新枝中选留 3~4 个枝条,并于 30cm 处短截,以延长骨干枝,从而加高和充实树冠骨架。经过几年整形培养后,树冠下层各级主枝和骨干枝都已基本形成,于第 5~6 年时,在下层树冠骨干上选一个接近树冠中心的直立枝,从 30~40cm 处摘顶,促使其发新侧枝,以构成上层树冠的骨架,经过 5~6 年整形培养,树冠基本形成,就进入成年树阶段。

②成年树修剪:成年宁夏枸杞进入大量结果期,修剪以果枝更新为主,维护饱满树冠的整形修剪为辅。修剪可在春、夏、秋三季进行。春季修剪在枸杞萌芽至新梢生长

初期进行，主要是剪去枯死的枝条。夏季修剪在6月进行，剪去徒长枝。如果树冠空缺或秃顶，则应保留徒长枝，并在适当高度摘顶，促使其发新侧枝来补空缺。秋季修剪在8～9月进行，主要是剪去徒长枝和树冠周围的老、弱、横及虫害枝条，同时清除树冠膛内的串条、老枝、弱枝。

（4）灌溉排水　2～3年生幼龄树应适当少灌水，以利根系向土层深处生长。一般每年采一批果后灌一次水。冬季施肥灌一次水，以利于越冬。灌水不能太深，更不能长期积水，灌水过量或大雨后要及时排除积水，以免引起烂根和死亡。

5.病虫害防治　宁夏枸杞因其叶、枝梢鲜嫩，果汁甘甜，常遭受多种病虫害危害。防治工作中优先采用农业防治措施：统一清园，将树冠下部及沟渠路边的枯枝落叶及时清除销毁，早春土壤浅耕、中耕除草、挖坑施肥、灌水封闭和秋季翻晒园地，均能杀灭土层中羽化虫体，降低虫口密度。通过中耕除草、清洁田园等一系列措施起到防治病虫的作用，能降低越冬虫口基数30%以上。

（1）枸杞炭疽病　一般于7月中旬进入雨季后发生，雨水较多时发生严重。枸杞青果感病后，开始出现小黑点或黑斑或黑色网状纹，病斑迅速扩大，使果变黑；花感病后，首先花瓣出现黑斑，轻者花冠脱落后仍能结果，重者成为黑色花，子房干瘪，不能结果；花蕾感病后，初期出现小黑点或黑斑，严重时为黑蕾，不能开放；枝和叶感病后出现小黑点或黑斑。

防治方法：①连续阴雨时，提前喷施50%托布津1000倍液，全园预防。②雨后及时开沟排水，降低田间湿度，减轻危害。③发病初期，摘除病部，再喷洒百菌清或绿得保800倍液。

（2）枸杞根腐病　主要危害根部。受病初期须根变褐腐烂，后蔓延主根发黑腐烂，严重时植株枯死。因病死亡植株每年在3%～5%，给枸杞生产造成很大损失。

防治方法：①发现病株立即拔除烧毁，病穴用石灰消毒。②发病初期用50%多菌灵1000～1500倍液灌根。

（3）枸杞白粉病　危害叶和嫩枝。受害叶片上有薄层白粉，发病的嫩叶皱缩卷曲，叶早落，严重时枝梢、花朵和幼果都会感病。

防治方法：①枸杞展叶、抽梢期使用2.5%扑虱蚜3500倍液树冠喷雾防治。②开花座果期使用1.5%苦参素1200倍液树冠喷雾防治。

（4）枸杞瘿螨　以成虫在冬芽的鳞片内或枝干皮缝中越冬。4月中下旬芽苞开放时，越冬虫即从越冬场所迁移到新展嫩叶上，6月上旬和8月下旬至9月间达到危害高峰，在叶片反面刺伤表皮吮吸汁液，损毁组织，使之渐呈凹陷，以后表面愈合，形成瘤痣或畸形，使树势衰弱，早期脱果落叶，严重影响生产。

防治方法：成虫转移期虫体暴露，选用40%乐果1000倍液或40%毒死蜱800倍液树冠及地面喷雾防治。

（5）枸杞负泥虫　每年夏秋季成虫、幼虫均危害叶片。成虫常栖息于树叶上；幼虫背负着自己的排泄物，故称负泥虫。被害叶在边缘形成大缺刻或叶面成孔洞，严重时，全叶被吃光。

防治方法：①4月中旬在地面撒5%西维因粉剂拌土，防治成虫。②成虫发生期用乐果乳油或敌百虫，可控制其危害。

（6）蚜虫　成虫、幼虫刺吸汁液，使幼叶卷曲发黄，可用敌敌畏乳油800～1500倍液防治。

（7）其他虫害　尚有枸杞蛀果蛾、枸杞红瘿蚊、枸杞裸蓟马、红斑芫菁、榆木蠹、印度谷螟等，可用常规方法防治。

【采收加工】

1. 枸杞

（1）采收　6～10月当果实由绿变红、果蒂松软时采摘。摘果应选晴天露水干后进行，摘时连同果柄一同采收，并注意轻采、轻放，防止压烂或受损伤，以免果浆外流而影响质量。每隔1～2日摘一次。忌在有晨露或雨水未干时采摘。

（2）加工

①晾干：将鲜果薄摊于晒席上晾干，不要随意翻动，否则易变成黑色（油籽）。不要晒得过干，否则颜色发暗，皮脆易破碎。如能晾干就不要晒，晾干的色泽更佳。

②烘干：将鲜枸杞轻轻摊放在果栈（烤盘）上，送入热风干燥室，先在40℃～45℃条件下烘烤24～36小时，果皮略皱时，将温度调至45℃～50℃，烘烤24小时即可干透。整个烘干时间约4日。烘时不能翻动，也不能中途停烘，否则会变质。

③现代工艺热风烘干：先将采收后的鲜果经冷浸液（土碱粉、碳酸钠粉、碳酸氢钠粉、油酸钾配制成，起破坏鲜果表面蜡质层的作用）处理1～2分钟后均匀摊在果栈上，送入烘道。然后在热风炉中，将鲜果在45℃～65℃递变的流动热风作用下，经过55～60小时的脱水过程，果实含水量在13%以下即可。

2. 地骨皮　地骨皮采收选择淘汰的老龄树，挖取树根剥下树皮，扎成束晒干。再用绳捆或麻袋、芦席包装贮于干燥处备用。

【质量要求】呈类纺锤形或椭圆形，长6～20mm，直径3～10mm。表面红色或暗红色，顶端有小突起状的花柱痕，基部有白色的果梗痕。果皮柔韧，皱缩；果肉肉质柔润。种子20～50粒，类肾形，扁而翘，长1.5～1.9mm，宽11.7mm，表面浅黄色或棕黄色。气微，味甜。以肉厚、籽小、色红、质柔润、籽少、味甜者为佳。气清香，味甜。

按照《中国药典》（2015年版）规定，枸杞水分不得过13.0%；总灰分不得过5.0%；水溶性浸出物不得少于55.0%。枸杞多糖以葡萄糖（$C_6H_{12}O_6$）计，不得少于1.8%；含甜菜碱（$C_5H_{11}NO_2$）不得少于0.30%。

第三节　栝　楼

【别名】栝蒌、药瓜、咳嗽瓜、杜瓜、大圆瓜。

【产地】在我国分布广泛，大部分地区有野生或栽培。栝楼主产于河南安阳、商丘、濮阳，山东长清、安丘、肥城，广西南平、蒙山，江苏嘉定，福建闽侯，安徽亳县等地；双边栝楼主产于四川绵阳、乐山、雅安，贵州毕节，云南昭通等地。

【药用部位】以干燥成熟果实入药。干燥成熟种子入药，为栝楼子。干燥成熟瓜皮入药，为栝楼皮。干燥块根入药，为天花粉。

【植物形态】栝楼 *Trichosanthes kirilowii* Maxim. 为多年生草质藤本；块根肥厚，圆柱状。茎较粗，多分枝，表面有浅纵沟；单叶互生；叶片纸质，轮廓近圆形或心形，常掌状 3～9 浅裂至中裂，稀不裂。雌雄异株，总状花序单生，花冠白色，两侧具丝状流苏，被柔毛。雌花单生，其他与雄花略同；瓠果椭圆形或近球形，熟时橙黄色，光滑；种子卵状椭圆形，压扁，淡黄褐色，近边缘处具棱线。花期 5～8 月，果期 8～10 月。如图 9-3 所示。

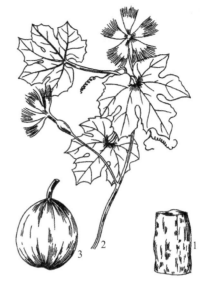

图 9-3　栝楼
1. 根　2. 花枝　3. 果实

【生长环境】栝楼的适应性较强。喜温暖、潮湿的环境，较耐寒，不耐干旱，忌积水；喜肥；需阳光充足。对土壤要求不严，但因其为深根性植物，根系入土可深达 1～2m，故以土层深厚、疏松肥沃、排水良好的砂质壤土为宜。野生分布于海拔高度 250～1800m 的山坡林下、灌丛、草地等。

【生长过程】栝楼年生育期可分为以下几个时期：一般于每年 4 月上中旬出苗，至 6 月初，为生长前期，这个时期，茎叶生长缓慢。从 6 月开始至 8 月底为生长中期，地上部分生长加速，6 月后陆续开花结果。8 月底至 11 月茎叶枯萎为生长后期，茎叶生长趋缓至停止，养分向果实或地下部分运转，10 月上旬果实成熟。从茎叶枯死至次春发芽为休眠期，地下部休眠越冬。年生育期为 170～200 日。

【种植技术】

1. 选地整地　因根系入土可深达 1m 以上，故以土层深厚、疏松肥沃、排水良好的砂质壤土为宜，最好在肥沃的大田种植，也可利用房前屋后、树旁、沟边等地种植，但效益不高。不宜选择盐碱地及低洼地栽培。于头年封冻前根据地形，按行距 150cm，开深 80cm、宽 50cm 的种植沟或挖穴，翻出的土要晒干透，然后一层一层逐次填入沟内，使土壤充分风化熟透。结合晒土填土，用腐熟厩肥、土杂肥、饼肥、过磷酸钙等混合堆沤过的复合肥于沟内作基肥，每 667m² 施 2000～3000kg，然后将面土与肥料拌匀，待栽植。整平地块四周，开好排水沟。

2. 繁殖与育苗　常用的有种子、分根、压条三种繁殖方法，以前两者为主。根据不同生产目的，用种子或不同性别植株的根部繁殖。种子繁殖易产生变异，当年无收益，效果差，只作为采收天花粉和培育新品种所用。生产果实以分根繁殖为主。

（1）分根繁殖　用块根分根繁殖需消毒催芽，有一定的技术性，需有经验的瓜农或技术人员集中育苗。一般北方于 3 ~ 4 月，南方于 10 ~ 12 月下旬进行分根繁殖。选择品种优良、生长健壮、无病虫害、生长 3 ~ 4 年的植株，挖出块根，选择直径在 5 ~ 6cm 的根茎，将其折成 5 ~ 6cm 长的小段作为种根（根茎应选择断面白色新鲜者，断面有黄筋的老根不宜作种根），折断的块根稍微晾晒，使伤口愈合才能栽种。可直接栽种，按行株距 1.5m × 50cm 左右开穴，穴深 10 ~ 12cm，每穴放一段种根，覆土 4 ~ 5cm，用手压实，再培土 10 ~ 15cm，使成小土堆，以利保墒。栽后 20 日左右开始萌芽时，挖开上面的保墒土。用此法应注意适当搭配约 10% 雄株的根，以利授粉。

（2）种子繁殖　种子繁殖具有采种、留种、播种方便，省时、省工的特点，但品种易混杂，而且开花结果也晚，难以控制雌雄。故产区用种子繁殖的，主要是密植以收获天花粉为主。水肥充足的，当年即可收获块根。

①种子处理：宜选橙黄色、果大的栝楼的成熟果实，放通风处晾干；可在未干时取出种子，洗去糖质后晒干，妥善保存以待播种。播种前用 40℃ ~ 50℃ 温水浸泡种子 48 小时（中间换水 2 ~ 3 次），再用湿沙混匀放在 20℃ ~ 30℃ 下催芽（也可不催芽直接下种）20 ~ 30 日，待大部分种子裂口后即可播种。

②播种方法：在准备好的苗圃地，按行距 15cm 左右开深 5cm 的沟，将种子按株距 10cm 播入沟内，覆土盖平，踩实，保持土壤湿润。待幼苗出土后加强管理，秋季地上部分枯萎后或来年春季即可移栽。若以收果实为目的，应多用雌株，并适当搭配一定数量的雄株以供栽种后授粉。

（3）压条繁殖　一般在 5 月下旬进行，但较少用。选择 3 ~ 4 年生、生长健壮、产量高的栝楼作母株，将藤蔓弯曲埋入土中，间隔 2 ~ 3 节在一节上覆盖 10 ~ 12cm 厚的细肥土，两个月左右便能生根。将节剪断，加强管理，促发新枝，次春进行定植。

3. 移栽　一般惊蛰前后 10 日左右将培育好的块根种苗挖出，清明前后 10 日左右秧苗要移栽到大田。肥沃的大田一般每 667m² 种植 150 棵；较差的大田每 667m² 种植 200 棵。行距 3m 以上，株距 1.5m 左右为宜。

4. 田间管理

（1）中耕除草　栝楼早春生长较快，并很快封棚，杂草较少。每年春冬季各进行 1 次中耕除草。生长期间视杂草滋生情况及时除草。

（2）追肥　栝楼喜肥，每年结合中耕除草进行追肥，以追施人畜粪水和复合肥为主，冬季应增施过磷酸钙。施肥时应远离植株根部一尺左右，以防肥害。

（3）搭架　可在整地时把架子搭好，亦可当茎蔓长至 30cm 以上时，可用竹子、树木或水泥柱等作为支柱搭架；棚架高以 1.8m 左右为宜，棚架顶部用钢丝拉成网眼 1m 左右的大网，然后尼龙网（栝楼专用）覆盖。钢丝尼龙网结构的架面省时省力，通风性能好，是现在主产区瓜农普遍采用的方法。也可用其他材料代替。

（4）上架修枝　当茎蔓生长到 30cm 时应除去多余的茎蔓，每一株保留壮蔓 1 ~ 2 根。用长秸秆或树枝等将茎蔓引上架。当主蔓长到 3 ~ 4m 时，摘去顶芽，促其多生侧枝。根据栽培的目的及生长的情况，对上架的茎蔓应及时整理，使其分布均匀。

（5）人工授粉　在雄株较少时要人工授粉，以提高结果率，在开花期早晨 8 ~ 9 时，用新毛笔或棉花蘸取雄花粉粒，向雌花的柱头上授粉。也可将粉粒浸入眼药水瓶内，滴在柱头上。一朵雄花一般可供 10 ~ 20 朵雌花授粉之用。

5. 病虫害防治　栝楼的病害较少，但不适合栽培栝楼的土壤较容易发病，栽培时主要以防治虫害为主。

（1）根结线虫病　为栝楼的主要病害、老产区的毁灭病害，危害根部。先须根变褐腐烂，后主根局部或全部腐烂，导致植株矮小，生长缓慢，叶片发黄，以至全株枯死。拔起根部，可见许多瘤状物，剖开可见白色雌线虫。

防治方法：①早春深翻土地，暴晒土壤，杀灭病源。②整地时，用 5% 克线磷颗粒剂或 20% 甲基乙硫磷乳油进行土壤消毒。③栽种前，用 4% 甲基乙硫磷乳油 800 倍液浸渍种块消毒。

（2）黑足黑手瓜　成虫危害叶、花及幼果，幼虫还可蛀入主根，使植株枯萎死亡。

防治方法：用 90% 敌百虫 1000 倍液喷雾，幼虫期可用鱼藤精 1000 倍液或 30 倍的烟碱水灌根。

（3）瓜蒌透翅蛾　7 月始发，北方多见，以幼虫危害地上部分。

防治方法：发病初期用 80% 敌敌畏乳剂 1000 倍液喷施。

（4）蚜虫　6 ~ 8 月发生，危害嫩叶及顶部，使叶卷曲，影响植株生长，严重时全株萎缩死亡。

防治方法：用 40% 乐果 800 ~ 1500 倍液或 50% 灭蚜净 4000 倍液喷杀。

【采收加工】

1. 栝楼　栝楼栽种后 1 ~ 2 年后开始结果，秋分前后果实先后成熟。当果实呈淡黄色时，便可分批采摘。采摘后，把茎蔓连果蒂编成辫子挂起晾干，或将鲜瓜用纸包好挂起晾干，即成全栝楼，勿暴晒烘烤，否则色泽深暗，晾干则色泽鲜红。一般产干果 200 ~ 400kg/667m²。

2. 栝楼皮　将成熟的果实剖开，取出瓜瓤和种子，果皮晒干或烘干，即成栝楼皮。

3. 栝楼子　瓜瓤和种子加草木灰用手反复揉搓，在水中淘净瓜瓤，晒干即成栝楼仁。

4. 天花粉　一般于栽后第 3 年采挖，以生长 4 ~ 5 年者为好，年限再长，品质会下降。霜降前后采挖最好，挖时沿根的方向深刨细挖，取出后去掉芦头，洗尽泥土，趁鲜刮去粗皮，切成 10 ~ 15cm 长的短节，粗的可纵剖为 2 ~ 4 块，晒干或烘干。

【质量要求】呈类球形或宽椭圆形。表面橙红色或橙黄色，皱缩或较光滑，顶端有圆形的花柱残基，基部略尖，具残存的果梗。轻重不一。质脆，易破开，内表面黄白色，有红黄色丝络，果瓤橙黄色，黏稠，与多数种子黏结成团。具焦糖气，味微酸、甜。以个大完整、皮厚柔韧、皱缩，橙黄或红黄色，糖性足，不破皮者为佳。

按照《中国药典》（2015 年版）规定，水分不得过 16.0%；总灰分不得过 7.0%；水溶性浸出物不得少于 31.0%。

双边栝楼 *Trichosanthes rosthornii* Harms 与栝楼的区别是：植株较小，叶片掌状 3～7 深裂，几达基部，裂片线状披针形至倒披针形；雄花小苞片较小，萼片线形；种子棱线距边缘较远。花期 5～9 月，果期 8～10 月。识别雌雄株的方法：雄株的茎叶表面有长而深密的白毛，雌株无毛或毛稀而短。

第四节　五味子

【别名】北五味子、辽五味子、山花椒、乌梅子、软枣子。

【产地】五味子主产于辽宁、吉林、黑龙江等地，河北、山西、内蒙古等地亦产。习惯认为辽宁产者油性大，紫红色，肉厚，气味浓，质量最佳，故有"辽五味"之称。

【药用部位】以干燥成熟果实入药。

【植物形态】五味子 *Schisandra chinensis*（Turcz.）Baill. 是多年生落叶木质藤本。茎枝红棕色或灰紫色，具多数圆形皮孔。幼枝上单叶互生，老茎上则丛生短枝；叶片薄，阔椭圆形、阔倒卵形至卵形，边缘疏生小齿。花单性，雌雄异株或同株，数朵丛生于叶腋而下垂，乳白色至粉红色；花被 6～9；雄花具雄蕊 5，花药无柄，雄蕊柱细长圆筒状；雌花心皮多数，分离，螺旋状排列于花托上，子房倒梨形，受粉后，花托逐渐伸长，结果时成长穗状。肉质浆果球形，熟时呈深红色，内含种子，种子肾形，种皮光滑。花期 5～7 月，果期 8～10 月。如图 9-4 所示。

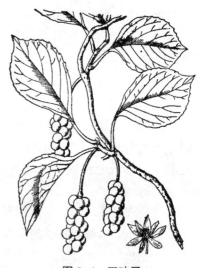

图 9-4　五味子

【生长环境】喜湿润环境，但不耐低洼水浸，耐寒，需适度荫蔽，幼苗期尤忌烈日照射。宜在富含腐殖质的砂质壤土上栽培。野生于针叶混交林中，山沟、溪流两岸的小乔木及灌木丛间，缠绕其他树木或生长在林缘及林中空旷的地方。五味子种子的胚具有后熟性，因此要求低温和湿润的条件。

【生长过程】五味子年生育期可分为以下几个时期：一般 5 月中旬左右，平均温度上升 5℃以上，芽眼开始萌动，春梢开始生长。5 月下旬至 6 月初开花，开花期 12 日左右，7 月下旬浆果着色，8 月末至 9 月初可完全成熟。9 月至 10 月初，随着气温的降低叶片逐渐老化变为黄色，最后自然脱落，植株进入越冬休眠。

【种植技术】

1.选地整地　选择潮湿的环境、疏松肥沃的壤土或腐殖质土壤，有灌溉条件的林下、河谷、溪流两岸、15°左右山坡，荫蔽度 50% ~ 60%，透风透光的地方。选好地每667m² 施基肥 2000 ~ 3000kg，深翻 20 ~ 25cm，整平耙细，育苗地作畦，宽 1.2m，高 15cm，长 10 ~ 20m 的高畦。移植地穴栽。

2. 繁殖与育苗　野生五味子除了种子繁殖外，主要靠地下横走茎繁殖。生产上多采用种子进行繁殖，亦可用压条、扦插繁殖和根茎繁殖，但生根困难，成活率低。

（1）种子繁殖

①种子的选择：五味子的种子最好在 8 ~ 9 月收获期间进行穗选，选留果粒大、均匀一致的果穗作种用。单独晒干保管，放通风干燥处贮藏。

②种子处理：室外处理：秋季将选作种用的果实，用清水浸泡至果肉胀起时搓去果肉，同时可将浮在水面的瘪粒除掉。搓去果肉的种子再用清水浸泡 5 ~ 7 日，使种子充分吸水，每两天换一次水，浸泡后，捞出种子控干，与 2 ~ 3 倍于种子的湿砂混匀，放入已准备好的深 0.5m 坑中，上面盖上 10 ~ 15cm 的细砂，再盖上柴草或草帘子，进行低温处理。翌年 4 ~ 5 月即可裂口播种。处理场地要选择地势高且干燥的地点，以免水浸烂种。室内处理：2 ~ 3 月间，将湿砂低温处理的种子移入室内，装入木箱中进行砂藏处理，其温度保持在 5℃ ~ 15℃ 之间，当春季种子裂口即可播种。

③播种：一般在 5 月上旬至 6 月中旬播种经过处理已裂口的种子，条播或撒播。条播行距 10cm，覆土 1 ~ 3cm。每平米播种量 30g 左右。也可于 8 月上旬至 9 月上旬播种当年鲜籽。即选择当年成熟度一致，粒大而饱满的果粒，搓去果肉，用清水漂洗一下，控干即可播种。

④苗田管理：播后搭 1 ~ 1.5m 高的棚架，上面用草帘或苇帘等遮荫，土壤干旱时浇水，使土壤湿度保持在 30% ~ 40%，待小苗长出 2 ~ 3 片真叶时可逐渐撤掉遮荫帘。并要经常除草松土，保持畦面无杂草。翌年春或秋季可移栽定植。

（2）扦插繁殖　于早春萌动前剪取坚实健壮的枝条，截成 12 ~ 15cm 的长段，截口要平，下端用 100ppm 萘乙酸处理 30 分钟，稍晾干，斜插于苗床，行距 12cm，株距 6cm，斜插入的深度为插条的 2/3，床面盖蓝色塑料薄膜，经常浇水。也可在温室用电热控温苗床扦插，床面盖蓝色塑料薄膜和花帘，调温、遮光，温度控制在 20℃ ~ 25℃，相对湿度 90%，荫蔽度 60% ~ 70%，生根率在 38% ~ 87%，第二年春定植。

（3）根茎繁殖　于早春萌动前刨出母株周围横走根茎，裁成 6 ~ 10cm 的段，每段上要有 1 ~ 2 个芽，按行距 12 ~ 15cm，株距 10 ~ 12cm 栽于苗床上，翌春萌动前定植于大田。株行距同移栽。

（4）压条繁殖　秋冬季植株休眠期或早春萌发前进行。选择 5 ~ 6 年生、生长健壮、产量高的五味子作母株，将近地面的 1 年生枝条弯曲埋入土中，覆盖 10 ~ 12cm 厚的细肥土，并用枝杈固定压紧，使枝梢露出地面，若枝条长，可连续弯曲压入土中。压后需浇水施肥，秋后即可将发根的压条苗截离母株定植。

3. 移栽　于秋季五味子叶片变黄脱落或春季土壤解冻后还未萌发前进行。按行株距120cm × 50cm 穴栽。为使行株距均匀可拉绳定。在穴的位置上做一标志，然后挖成深

30～35cm、直径30cm 的穴，每穴栽一株，每穴施适量腐熟厩肥或土杂肥，与整地挖穴时的表层肥土拌匀施入，每穴栽苗 1 株，栽时要使根系舒展，防止窝根与倒根，覆土至原根系入土深稍高一点即可。栽后踏实，灌足水，待水渗完后用土封穴，再覆草保湿，以利成活。15 日后进行查苗，未成活者补苗。秋栽者第二年春苗返青时查苗补苗。

4. 田间管理

（1）中耕除草　定植后到封架郁闭前，可间作豆类、薯类、蔬菜等矮秆浅根作物或者当地适宜的草本中药材，以耕代抚，以短养长，但套种作物与幼树应保持一定距离，不能影响五味子的生长。每年以春、夏、秋各进行中耕除草一次，前期宜浅锄，避免伤根，后期可深锄，有利于根系生长。以后每年春夏之交中耕除草一次，每 3～4 年于秋后深翻土一次，结合翻地施基肥，促使土壤熟化。

（2）追肥　五味子喜肥，孕蕾开花结果期除了供给足够水分外，需要大量肥，一般一年追两次，第一次展叶前，第二次开花前，每株追施腐熟农家肥 5～10kg，距根部 30～50cm，周围开 15～20cm 深的环状沟，勿伤根，施后覆土。第 2 次追肥，适当增加磷钾肥，促使果成熟。

（3）整形修剪

①春剪：一般在枝条萌发前进行。剪掉过密果枝和枯枝，剪后枝条疏密适宜。剪去超出立架的枝条，促进侧枝的生长，便于采收和管理。

②夏剪：6 月中旬至 7 月中旬进行。主要剪掉茎生枝、膛枝、重叠枝、病虫细软枝等。对过密的新生枝也应进行疏剪或剪短。

③秋剪：落叶后进行，剪基生枝、衰老枝、病虫枝。3 次剪枝都要注意留 2～3 个营养枝作主枝，培育更新主蔓。

（4）灌溉排水　五味子喜湿润，要经常灌水，开花结果前需水量大，应保证水分的供给。雨季积水应及时排除。越冬前灌一次水有利越冬。

（5）搭架　移植后第 2 年应搭架，可用木杆，最好用水泥柱和角钢做立柱，1.5～2m 立一根。用粗细适宜的铁丝在立柱上部拉一横线，每一主蔓处斜立一竹竿，高 2.5～3m，直径 1.5～2cm，用绑绳固定在横线上。然后按左旋引蔓上架，开始可用绳绑，之后可自然缠绕上架。

5. 病虫害防治

（1）根腐病　病原是真菌中的一种半知菌。7～8 月发病，开始叶片萎蔫，根部与地面交接处变黑腐烂，根皮脱落，几天后整株死亡。

防治方法：①选排水良好的土壤种植，雨季及时排除田间积水。②发病期用 50% 的多菌灵 500～1000 倍液根际浇灌。

（2）叶枯病　发病初期从叶尖或边缘发起，果穗脱落。

防治方法：①加强田间管理，注意通风透光，保持土壤疏松、无杂草。②发病初期用 1：1：100 倍波尔多液喷雾，7 日 1 次，连续数次。

（3）白粉病　为五味子常见病害，在自然群丛中也常有发生，严重时整个叶面像洒上一层白粉，如不及时防治，影响生长。人工园常在7月下旬出现。

防治方法：7月中旬即用波尔多液（1∶1∶100倍）进行预防，每半月1次，连续3～4次，一旦发生，用800倍粉锈灵喷洒即可，预防效果甚佳。

（4）卷叶虫　主要以幼虫危害，造成卷叶，影响果实生长甚至脱落。

防治方法：用50%辛硫磷1500倍液或50%磷胺1500倍液或40%乐果1000倍液喷雾。

【采收加工】

1. 采收　五味子实生苗5年后结果，无性繁殖3年挂果，一般栽植后4～5年大量结果，8～9月果实呈紫红色摘下来晒干、阴干或烘干。

2. 加工　晒干时，要不断翻动，直到全部干燥。烘干时注意保持合适的温度，开始时温度在60℃左右，烘至半干时将温度降至40℃～50℃，当达到八成干时，可以拿到室外进行晾晒。

【质量要求】该品呈不规则的球形或扁球形。表面红色、紫红色或暗红色，皱缩，显油润；有的表面呈黑红色或出现"白霜"。果肉柔软，种子1～2，肾形，表面棕黄色，有光泽，种皮薄而脆。果肉气微，味酸；种子破碎后，有香气，味辛、微苦。以粒大、果皮紫红、肉厚、油润或带白霜者为佳。

按照《中国药典》（2015年版）规定，杂质不得过1.0%；水分不得过16.0%；总灰分不得过7.0%；五味子醇甲（$C_{24}H_{32}O_7$）不得少于0.40%。

知识链接

华中五味子 *Schisandra sphenanthera* Rehd.et Wils. 为落叶木质藤本，全株无毛，很少在叶背脉上有稀疏细柔毛。冬芽、芽鳞具长缘毛，先端无硬尖，小枝红褐色，距状短枝或伸长，具颇密而凸起的皮孔。聚合果，成熟小浆红色，具短柄；种子长圆形或肾形，种脐斜V字形，长约为种子宽的1/3；种皮褐色光滑，或仅背面微皱。花期4～7月，果期7～9月。

第五节　吴茱萸

【别名】吴萸、茶辣、吴辣、米辣子、右虎。

【产地】主产贵州、广西、云南、四川、陕西南部及浙江等地。此外，江西、湖北、安徽、福建等地亦产。

【药用部位】以干燥近成熟果实入药。

【植物形态】吴茱萸 *Evodia rutaecarpa*（Juss.）Benth. 为常绿灌木或小乔木。幼枝、叶轴及花轴均被锈色绒毛。奇数羽状复叶对生，椭圆形至卵形，全缘或浅波状，两面均被淡黄褐色长柔毛，油点明显。花小，黄白色，单性，雌雄异株;聚伞状圆锥花序顶生。

蓇葖果扁球形，密集或疏离，成熟时紫红色，每个分果含1枚种子，黑色，有光泽。花期6~8月，果期9~10月。如图9-5所示。

【生长环境】喜温暖气候，阳光充足。成年树喜向阳，幼苗宜稍阴的环境。冬季严寒多风而干燥的地区生长不良。阴湿处栽培病害多，结果少，不宜种植。野生于温暖地带山地、路旁或疏林下，年平均气温在16℃以上，海拔200~2000m，阳光充足地区。对土壤要求不严格，山坡地、平原、房前屋后、路旁均可种植。中性、微碱性或微酸性的土地都能生长，尤以土层深厚、较肥沃、排水良好的壤土、砂质壤土为优，低洼积水的土地不宜栽培。

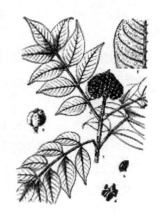

图9-5　吴茱萸

【生长过程】吴茱萸年生育期可分为以下几个时期：5月上旬植株返青发叶，6~8月开花，9~11月果实成熟，11~12月开始落叶，进入休眠期，这是吴茱萸的年生长发育周期。一般在定植2~3年开始开花结果，第1年结果较少，以后每年逐渐增加；结果3~4年后，产量就接近稳定；4~10年进入盛果龄；因发育早，营养物质消耗多，随之树势也早衰，到30年后结果量年年递减。吴茱萸经营年限通常为35年左右，到时需砍伐更新。

【种植技术】

1.选地整地　育苗地宜选地势较高、排灌方便、光照充足的地方。土壤要求疏松、肥沃、排水良好的砂质土。于头年冬季深翻，翌春播种前三犁三耙。结合整地每667m² 施足基肥，耙细整平后，开沟做畦，床宽1.2m，长视圃地大小而定，畦高20cm，沟宽30cm，待用。

种植地宜选向阳的低山、荒坡、荒地成片造林，若其坡度大，为保持水土，应改成梯田，然后结合地形进行全面整地或局部挖穴，深翻土壤，在此基础上，按株行距2m×3m挖穴，穴深各80cm左右，表层肥土和底土应分开堆放穴旁，以便定植时利用。

2.繁殖与育苗　吴茱萸有扦插繁殖、分株繁殖和压条繁殖等繁殖方法。

（1）扦插繁殖　有根插、枝插繁殖方法。根插法简便，繁殖快，成活率高，生长快，结果早，是产地普遍采用的繁殖方法。

①根插育苗：选树龄4~6年、长势旺盛、根系发达的植株作母株。在2月上旬，刨开树根周围的土壤，切取根部直径粗1cm以上的侧根，按每段长13~20cm剪成数段，作为插穗斜插在苗床上。但被挖根的植株在1年之内不能取根过多，否则会影响植株长势。

②枝插育苗：早春新梢萌发前，从4~6年生、生长旺盛、无病虫害的优良植株上剪取1年生发育充实的枝条，剪成长20~25cm的小段，每段留3~4个芽，扎成捆，将其下端1~2cm处浸泡在0.05%ABT生根粉溶液中1分钟，取出晾干斜插在苗床上。此法繁殖快，对母株损伤小，结果早，但成活率不高。

（2）分株繁殖　于冬季落叶后至早春萌发前进行。选择4~6年生、健壮无病、产量高、品质好的优良母株，挖开母株根际周围50cm左右处的泥土，露出侧根，选择直径3cm左右的侧根，每隔10～15cm砍一个伤口，砍至皮层为度，当即施肥复土踏实。1～2个月后，伤根处便会萌发许多幼苗。吴茱萸分蘖力强，母株周围常生出许多蘖苗，可在4月上旬前后挖取分蘖苗移栽。

（3）压条繁殖　秋冬季植株休眠期或早春萌发前进行。选择4～6年生、生长健壮、产量高的吴茱萸作母株，在母株四周根基发出的2～3年生小苗节间用小刀环剥去1～2cm宽的皮部，压埋在土中5～10cm深，使枝梢尖端露出土面，待环剥处生根后，次年即可切断移栽。

3. 移栽　育苗第二年就可移栽，从秋末落叶后至早春萌发前均可定植。定植时，先在挖好的穴内施肥，每穴施适量腐熟厩肥或土杂肥，与整地挖穴时的表层肥土拌匀施入，每穴栽苗1株，栽后覆土到穴深一半时，将苗轻轻向上提一下，使苗根理直舒展，而后覆土踏实。浇透定根水，盖上细土后，再覆草保湿，以利成活。

4. 田间管理

（1）中耕除草　定植后到树冠郁闭前，可间作豆类、薯类、蔬菜等矮秆浅根作物或者金钱草、半夏、鱼腥草等草本中药材，以耕代抚，以短养长，但套种作物与幼树应保持一定距离，不能影响吴茱萸的生长。如土壤瘠薄，则不宜间作，可套种牧草作绿肥，在绿肥植物生长茂盛时翻入土中作肥。每年春、夏、秋各进行中耕除草一次，前期宜浅锄，避免伤根，后期可深锄，有利于根系生长。郁闭后，每年春夏之交中耕除草一次，每3～4年于秋后深翻土一次，结合翻地施基肥，促使土壤熟化。

（2）追肥　早春芽萌发前，施1次人畜粪尿。有条件的在花蕾形成前再施1次肥。开花后增施1次磷钾肥。秋末冬初落叶后，在根周围环施农家肥、焦泥灰15～20kg，并培土成土丘状，以保暖防冻。

（3）整形修剪　株高1m左右，冬初落叶后或春季芽萌发前，适当进行修剪，保留健壮、芽苞肥大枝条，剪去主干顶端，形成一定形状的树冠。同时剪去病虫枝，剪下的病枝及时烧掉。植株生长到后期，长势渐趋衰退，产量下降。可在老树根际已萌生幼株时，砍去老树干，适当修剪幼枝。

（4）灌溉排水　花期若遇天气干旱或雨水过多时，均会造成大量落花、落果等现象。因此，要及时做好灌溉和排水工作。

5. 病虫害防治

（1）煤污病　又名煤病。于5月上旬至6月中旬发生，蚜虫、长绒棉蚧危害吴茱萸时，被害处及其下部叶片、嫩梢和树干上会诱发出不规则煤状斑，受害处似覆盖一层煤状物。严重发病的植株，树势减弱，开花结果少。

防治方法：①发生期可喷40%乐果1500～2000倍液或25%亚胺硫磷800～1000倍液，每隔7日喷1次，连续2～3次。②发病期喷50%甲基托布津800～1000倍液，或1∶0.5∶150波尔多液，每隔10日左右1次，连续喷2～3次。

（2）锈病　5月中旬发病，6～7月危害严重。发病初期，叶片上出现黄绿色近圆形的小点。叶背有橙黄色微突起小疮斑，破裂后散发出铁绣色粉末，叶片上病斑不断增多，以致叶片枯死。

防治方法：①清理田园，集中处理病残枯枝落叶，烧毁深埋，可减轻次年危害。②增施磷、钾肥，促进植株生长健壮，提高抗病力。③发病初期喷 3% 石硫合剂，或 97% 敌锈钠 300 倍液，或 25% 粉锈宁 1500 倍液。

（3）蚜虫　危害新梢和嫩叶，成虫、幼虫刺吸汁液，使幼叶卷曲发黄。

防治方法：用 40% 乐果乳油 800～1500 倍液或敌敌畏乳油 800～1500 倍液防治。

（4）柑橘凤蝶　5～6 月或者 8～9 月发生。幼虫咬食幼芽、嫩叶造成缺刻。

防治方法：①人工捕杀。②幼虫期用 90% 晶体美曲膦酯 1000 倍液喷雾防治。

（5）褐天牛　7～8 月为严重危害期。以幼虫和成虫两种虫态越冬。卵孵化后，幼虫开始向木质部内蛀食，造成主干或主枝枯死，折断后蛀道内充满木屑和虫屎。

防治方法：①茎叶突然枯萎时，清除枯枝，进行人工捕捉。②产卵盛期，用 50% 辛硫磷乳油 600 倍液喷杀。③田间释放天牛肿腿蜂。

【采收加工】

1. 采收　定植后 2～3 年就能开花结果，于 8～11 月当果实由绿色转黄绿色或个别稍带紫色，尚未完全成熟时即可采收。采收时应选择晴天的上午采收，趁早上有露水时采摘，既可减少果实跌落又便于采后晒干。采果时，注意保护枝条，把果实连同果柄一齐摘下，轻采轻摘，避免震动落果损失，切不可将果枝剪下，以免影响下一年的开花结果。

2. 加工　采摘后要及时加工，防止堆沤发酵。可晾干或烘干。将采下的果穗先搓揉，使果粒脱落，筛选幼果，并薄摊于晒席上晒干。但晚上收回室内贮放时切不可堆积，以免发酵。一般连晒一周即可全干。如遇阴雨天可用无烟煤炭或木炭烘干，烘干时的温度应控制在 60℃ 以内，否则吴茱萸所含挥发油会大量损失而降低质量。烘或晒时应经常翻动，使其干燥均匀，除去杂质。

【质量要求】该品呈球形或略呈五角状扁球形。表面暗黄绿色至褐色，粗糙，有多数点状突起或凹下的油点。顶端有五角星状的裂隙，基部残留被有黄色茸毛的果梗。质硬而脆，横切面可见子房 5 室，每室有淡黄色种子 1 粒。气芳香浓郁，味辛辣而苦。以色绿、籽粒饱满、粒匀、无枝梗、无杂质、气味浓者为佳。

按照《中国药典》（2015 年版）规定，杂质不得过 7.0%；水分不得过 15.0%；总灰分不得过 10.0%；醇溶性浸出物不得过 30.0%；吴茱萸碱（$C_{19}H_{17}N_3O$）、吴茱萸次碱（$C_{18}H_{13}N_3O$）的总量不得少于 0.15%；柠檬苦素（$C_{26}H_{30}O_8$）不得少于 0.20%。

知识链接

石虎 *Euodia rutaecarpa*（Juss.）Benth. var. *officinalis*（Dode）Huang 与吴茱萸区别点是：小叶略厚，纸质，小叶片较狭，长圆形至狭披针形，先端渐尖或长渐尖，各小叶片相距较疏远，侧脉较明显，油腺粗大但疏少。成熟果序生于枝顶，不及吴茱萸密集；种子带蓝黑色。花期 7～8 月，果期 9～10 月。

疏毛吴茱萸 *Euodia rutaecarpa*（Juss.）Benth. var. *bodinieri*（Dode）Huang 与石虎相似，但小枝疏被黄锈色或丝光质长毛，叶轴被长柔毛，小叶侧脉清晰，油腺点小。雌花序上的花彼此疏离，花瓣内面被疏毛或无毛；果梗纤细而延长。花期 7～8 月，果期 9～10 月。

第六节　酸　橙

【别名】枸头橙、臭橙。

【产地】主产于重庆、四川、江西、湖南、福建等地。此外，浙江、江苏、湖北、广东等地也有少量分布。

【药用部位】干燥未成熟果实为枳壳。干燥的幼果为枳实。

【植物形态】酸橙 *Citrus aurantium* L. 及其栽培变种，常绿小乔木或灌木，枝干绿色，茎干上有刺。叶互生，掌状复叶，小叶 3 片，小叶无叶柄，最上面一片椭圆形或倒卵形，先端微凹；侧生的 2 片小叶椭圆状卵形。基部偏斜，叶边缘有波状锯齿；叶革质。花两性，单生，白色。柑果球形，有香气，成熟时黄色，果皮粗糙，果汁味酸。种子多数。花期 4～5 月，果熟期 11～12 月。如图 9-6 所示。

【生长环境】酸橙喜温暖湿润、雨量充沛、阳光充足的气候条件。相对湿度以 75% 左右为宜。生长适温为 20℃～25℃，一般适宜地区年平均气温 15℃以上，最低温度在 -5℃时，生长较安全，但可暂时忍受 -9℃左右低温，水分充足条件下，最高可忍耐 40℃高温而不落叶。酸橙对土壤的要求不严。

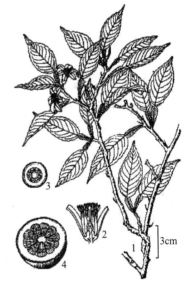

图 9-6　酸橙
1. 花枝　2. 花　3. 未成熟果实
4. 成熟果实

【生长过程】酸橙年生育期可分为以下几个时期：立春后叶芽开始萌动，春梢开始生长。4 月开始现蕾开花，花凋谢以后现绿色幼果。立夏后开始夏梢的生长，立秋开始秋梢的生长，立冬后开始冬梢的生长。11 月果实由绿色变成黄色或橘红色，果实开始成熟。

种子繁殖的实生苗 7～8 年开花结果，15～20 年进入盛果期，以 40～50 年结果最多。营养繁殖的一般 4～5 年开花结果，10 年以后进入盛果期。

【种植技术】

1. 选地整地　以土层深厚、质地疏松、排水透气良好、具中性（pH 值为 6.5～7.5）性的土壤为好。在这种土壤上栽种，产量高，盛果期较长。过于黏重、排水不良的土壤，都不宜栽培。对地势的选择不严，无论山坡、平原、丘陵、河滩均可栽培，但在坡地栽培应选阳坡。

2. 繁殖与育苗　酸橙的繁殖方法有种子繁殖、嫁接繁殖、高枝压条法繁殖等 3 种方法。

（1）种子繁殖　可采用冬播或春播。播种时间在采种后或来年的 3 月。按株距 4cm 左右、行距 30cm 左右条播，播后覆肥土厚约 0.5cm，轻压使种子与土接合，并覆盖秸秆，浇水保持苗床湿润。出苗后，可揭去盖草利于出苗，并及时除草、施肥。秋天按株距 7～8cm 间苗或补苗。培育 3～4 年定植。

（2）嫁接繁殖　嫁接用的砧木可用种子繁殖生长 2～3 年的幼株。一般采用芽接方法。每年 2 月、5～6 月、9～10 月均可进行，以寒露节前后为最佳。选 1～2 年生无病虫害的良种壮枝，摘除小叶保留叶柄，再把枝芽和一小块木质部一齐削成盾形的接穗，然后在砧木的树干横向割断树皮（不伤及木质部），再在其中央向下割一刀，使成丁字形。把接穗的木质部去掉以后，立即嵌到砧木的割口里，捆扎固定。嫁接时要求刀利、手稳，削口要平错，芽要准，包扎紧实。7～10 日检查是否成活，接活后把砧木上的其他萌发枝割去，只让接穗生长。在嫁接后第 2～3 年定植。

（3）高枝压条法　在 12 月前后，选表现优良的结果期的植株作为母树，在树上选择 2～3 年生的健壮枝条，环切一条宽约 1cm 的缝，剥去韧皮部，并敷湿泥，外用透气的器物包好，保持土壤湿润，半个多月可生根，约 2 个月后切断，栽于地里，待成活后定植。

3. 移栽　春、秋两季均可定植，选无风或雨后晴天进行。以实生苗进行移栽，按株行距 3.5m×5m，每 667m² 栽 25～30 株；以嫁接苗进行矮化密植栽培，按株行距 3m×3.2m 或 4m×2.2m，每 667m² 栽 74～84 株。移栽时穴内施足腐熟堆肥，每穴植苗 1 株。根要伸直，填土后将苗轻提，然后压实，覆土，浇水。培土或立柱防止倒伏，苗长稳时撤除。

4. 田间管理

（1）中耕除草　幼龄树一年进行 3～4 次，第 1 次在春季展叶期时进行；第 2、3、4 次分别在 6、7～8、9 月进行。夏季杂草生长旺盛，有杂草应及时清除，在植株根际周围除草宜浅，其他地方宜深，避免伤根。成龄树一年进行 1～2 次，成林园要求无草，春季应多锄浅锄，防止积水霉根；夏季应深锄，以利抗旱；秋季宜深翻越冬，结合深翻，增施有机肥，促使土壤熟化，同时有利风化土壤和冻死越冬害虫。如果间作有短期农作物，可结合间作物田间管理进行。

（2）追肥　幼树每年结合中耕除草追肥 2 次，春秋各一次，以腐熟粪水、饼肥、有机肥为主，辅以少量磷、钾肥。成年树每年追肥四次，即春肥（春分前后），沿树冠开深 12～15cm 的沟，每株施入腐熟粪水或有机肥，以促使花芽分化和抽发春梢；壮果肥（谷雨）也宜沟施，每株施入氮磷钾复合肥，以减少因营养不良而引起的落果现象，提高座果率；采果肥（大暑）宜盘施，沿树冠开园盘，深 12cm 左右，每株施入腐熟粪水加尿素和过磷酸钙，以促进抽发秋梢，增强抗旱能力，防止落叶，翌年多开花结果；冬肥（寒露至霜降）结合扩穴改土，沿树冠，挖50cm深、40cm宽的沟，除施入腐熟厩肥或土杂肥外，每株增施适量饼肥、磷肥等，以促进花芽分化，提高结果率。第一、二次追肥与果实发育密切相关，宜早不宜迟。施肥量根据树龄、土壤肥沃程度、肥料的质量而定。幼树可量少，随着树龄增长，逐渐增加施肥量。

（3）整形修剪　酸橙生长势强，丛生性强。通过整形修剪培育丰产树型，使树冠丰满；减少病虫害，保持高产稳产；更新树冠延长结果期。修剪好的树要求做到"远看像把伞，近看稀稀散，不出大空洞"。修剪的伤口要平滑，大伤口要修圆凹面，以利愈合，减少病虫害感染；小伤口不留残桩，以免再发新芽。

①幼树的培育：定主干40cm左右，培养3~4个强壮枝梢为主枝，以自然开心形或圆头形培养树冠。对主枝上生长不当的芽要及时除去，对强壮夏、秋梢进行摘心，促进分枝。开花后的2~3花蕾应该清除，以利于营养生长，以后可保留下部果实，疏去树冠上部枝梢的花蕾，促进树冠的生长，使树枝条分配均匀，生长充实。注意平衡营养生长与生殖生长的关系，以培养丰产树型为主。

②成年树修剪：酸橙树进入结果期，以改善树冠中的光照和通风条件、减少病虫害为目的进行修剪。每年雨水至清明及立冬前后是修剪的最佳季节，必要时增加夏剪。剪去病虫枝、枯枝、重叠枝、密生枝、交叉枝、下垂枝等，徒长枝根据其位置和利用价值确定剪除或利用。受冻害的树，只能剪枯枝，尽量保留叶面，剪后加强施肥等管理，尽快恢复树势。

（4）灌溉排水　定植初期应视气候情况进行浇水。成林后一般不需浇水。花果期若遇天气干旱或雨水过多时，均会造成大量落花、落果等现象，要及时做好灌溉和排水工作。

（5）间作、套种　酸橙在栽培初期可间作豆类、薯类、蔬菜等矮秆浅根作物或者车前草、金钱草、半夏、鱼腥草等草本中药材，以短养长，但套种作物与幼树应保持一定距离，不能影响酸橙生长。成林酸橙可套种牧草作绿肥。套种作物收获后，将苗秆翻入土中作肥料。这样可以增加收入，提高经济效益，又可以以耕代抚，促进幼林生长。

5. 病虫害防治

（1）柑橘溃疡病　为细菌性病害，以夏季高温多雨时发病最为严重。危害叶、枝梢、果实。初期叶背出现很小的油渍状斑点，后逐渐扩大成为圆形木栓化病斑，在叶片两面同时隆起，随后呈放射状开裂，裂口内呈海绵状，周围有黄色或黄绿色晕环。严重时落叶落果，枝条干枯死亡。

防治方法：①加强检疫，防止病菌、病果等运往无病区。②培育无病苗木，种子用5%高锰酸钾液浸15分钟，浸后用清水洗涤。③清除病叶、病枝，集中烧毁。④春芽萌动前用一定浓度的波尔多液或农用链霉素每隔7日喷1次，共4~5次。

（2）柑橘疮痂病　由一种真菌侵染引起，一般5月下旬至6月中旬发病最重。病危害叶、果和新梢幼嫩组织。

防治方法：①剪除病枝、病叶，集中烧毁。②加强田园管理，使树势健壮，以增强抗病力。③春芽萌发和落花时,各喷射适宜浓度波尔多液1次,或喷射退菌特。

(3)柑橘霉病 早春至晚秋发病,尤以5~6月发病严重。危害枝、叶和果实。发病初期,叶面和枝上出现煤灰样小病斑,后扩大成黑色霉层,影响光合作用,严重时造成落叶、枯枝,使树势衰弱,产量降低。

防治方法:①加强田园管理,清洁田园,及时排水,适当剪枝,增强树势。②发病初期,喷0.3%~0.5%波尔多液或灭菌丹400倍液,10日1次,连续3~4次。

(4)天牛 天牛幼虫蛀食树干皮下,严重时蛀成孔道。7~8月为严重危害期。

防治方法:①茎叶突然枯萎时,清除枯枝,进行人工捕捉。②用80%的敌敌畏注入虫孔内,用泥土或树枝封口。③产卵盛期,用50%辛硫磷乳油600倍液喷杀。④田间释放天牛肿腿蜂。

(5)红蜘蛛 四季可发生,4~5月天气干旱时最为严重。危害叶片、枝梢、花、果实。被害处出现许多灰白色斑点,失去光泽,严重时大量落叶。

防治方法:①冬季清园时将落叶烧毁,并喷0.3%的石硫合剂液。②春秋季可用0.3%的石硫合剂或灭螨灵等防治,喷药时雾点要细而均匀,可提高杀虫效率。

【采收加工】

1.枳壳

(1)采收 7月下旬至8月上旬每天早晨采摘未成熟或近成熟、果皮尚绿的果实。若果实成熟,皮薄瓤多,气味不佳,影响质量。

(2)加工

①切制:趁鲜自中部横切成2瓣,晒干或烘干。

②干燥:晒干时白天晒其剖面,晚间逐个翻转露其外皮,如此日晒夜露,直至干燥。烘干时注意火候,以防焦糊。

2.枳实 5~6月每日早晨拣落地幼果或者疏果后的幼果加工,自中部横切为两半,晒干或低温干燥,较小者直接晒干或低温干燥。

【质量要求】

1.枳实 该品呈半球形,少数为球形。外果皮黑绿色或暗棕绿色,具颗粒状突起和皱纹,有明显的花柱残迹或果梗痕。切面中果皮略隆起,厚0.3~1.2cm,黄白色或黄褐色,边缘有1~2列油室,瓤囊棕褐色。质坚硬。气清香,味苦、微酸。

按照《中国药典》(2015年版)规定,水分不得过15.0%;总灰分不得过7.0%;辛弗林($C_9H_{13}NO_2$)不得少于0.30%。

2.枳壳 该品呈半球形。外果皮棕褐色至褐色,有颗粒状突起,突起的顶端有凹点状油室;有明显的花柱残迹或果梗痕。切面中果皮黄白色,光滑而稍隆起,厚0.4~1.3cm,边缘散有1~2列油室,瓤囊7~12瓣,少数至15瓣,汁囊干缩呈棕色至棕褐色,内藏种子。质坚硬,不易折断。气清香,味苦、微酸。以外皮绿色、果皮肉厚而有白色凸起、质坚硬、香气浓者为佳。

按照《中国药典》(2015年版)规定,水分不得过12.0%;总灰分不得过7.0%;柚皮苷($C_{27}H_{32}O_{14}$)不得少于4.0%、新橙皮苷($C_{28}H_{34}O_{15}$)不得少于3.0%。

第七节　山　楂

【别名】红果、山里红、北山楂、赤瓜实、棠棣子。

【产地】山楂主产于山东、河南、河北。河南林县、辉县、新乡，山东临朐、沂水、临沂，河北唐山、沧州、保定等地栽培量较大。

【药用部位】以干燥成熟的果实入药。山楂的叶也可入药，为山楂叶。

【植物形态】山里红 *Crataegus pinnatifida* Bge. var. *major* N. E. Br. 是落叶灌木或小乔木，小枝紫褐色，具细刺或无刺，疏生皮孔，老枝灰褐色。叶互生；叶片宽卵形至三角状卵形，两侧有 3 ~ 5 对羽状深裂片，边缘有尖锐重锯齿。伞房花序，具多花；花白色。梨果近球形，深红色，有光泽，具白色斑点，直径 2.5cm，种子 5 枚。花期 5 ~ 6 月，果期 9 ~ 10 月。

山楂 *Crataegus pinnatifida* Bge. 与山里红的主要区别是：树皮粗糙，暗灰色或灰褐色；叶片较山里红小，羽状分裂较浅，梨果较小，直径 1 ~ 1.5cm。如图 9-7 所示。

【生长环境】山楂生活力很强，适应范围广，喜凉爽、湿润的环境，既耐寒又耐高温，喜光也能耐荫，耐旱，水分过多时，枝叶容易徒长。对土壤要求不严格，但在土层深厚、质地肥沃、疏松、排水良好的微酸性砂壤土生长良好。野生山楂生于山坡林边或灌木丛中。山楂种子壳厚而坚硬，种子不易吸水膨胀或开裂。另外，种仁休眠期长，出苗困难。

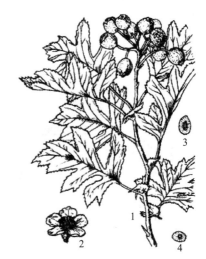

图 9-7　山楂

1. 果枝　2. 花　3. 种子纵切　4. 种子横切

【生长过程】山楂年生育期可分为以下几个时期：山楂年生长周期为 180 ~ 220 日，山楂的叶芽在气温达到 8℃时开始萌动，一般年份新梢迅速生长期在 4 月中旬至 5 月中旬，7 月上旬停止生长，但结果新梢生长期短，多为 15 ~ 20 日。花期 5 ~ 6 月，果实发育从开花到成熟需 130 ~ 160 日，果实成熟期 9 ~ 10 月。霜降后，叶子枯萎脱落，植株进入越冬休眠。

栽植第 1 年为缓苗期；3 ~ 4 年开始结果；5 年便可丰产；10 年后进入盛果期；可持续利用 50 ~ 60 年。

【种植技术】

1. 选地整地　对土壤要求不严，抗逆性较强。为便于管理，选择地势平坦、土层深厚、灌水方便、排水良好、向阳、肥沃而疏松的壤土或砂壤土为好。涝洼地、排水不良的黏重土壤、土层薄的沙土地和偏碱的土壤不适宜作育苗地。建园时依据园地大小和地势、水渠灌溉能力划分地块。移栽前每 667m² 施入适量充分腐熟有机肥，根据地形全面深翻或穴施均可，耙磨、踏实。

2. 繁殖与育苗　繁殖方式有种子繁殖、分株繁殖、嫁接繁殖等，目前大面积栽培主要采用种子繁殖和分株繁殖方式育苗，然后在培育的苗木上嫁接优良品种，然后大田移栽。

（1）种子繁殖　山楂采用种子繁殖培育的实生苗根系发达，生长速度快，繁殖系数大。目前生产上多采用此种方法。

①种子处理：选择生长健壮、无病害、处于壮龄期的母树，采收发育良好的果实，在水中浸泡搓揉果实，使果肉与种子完全分离，获得沉于水底的干净种子。以一份种子四份湿沙混拌均匀，放置在挖好的沙藏沟内，种子厚度10～15cm，用木棒和秸秆覆盖，在沟中央立一丛秸秆透气，然后在覆盖物上培厚70cm左右的土。来年播种时取出。

②播种：可秋播和春播。春播：经过一冬沙藏的种子，可在春季芽萌动时，将已萌发的种子选出，集中播种；秋播：也可在已贮一冬一夏后进行秋播。春播宜早，秋播一般在土壤结冻前进行。山东产区以3月下旬至4月上旬最好，管理好后，当年就可以出圃。播种时先在畦上按行距30cm开播种沟，沟宽5cm，深4～5cm，将催芽后的种子均匀撒入沟中，覆土。稍镇压并盖草或者覆盖地膜。

③苗期管理：播种后一般7～10日出苗，苗高10～15cm时进行间苗补苗，留苗株距10cm左右。要加强圃地管理。根据土壤墒情，适时浇水、中耕、除草、施肥。

（2）分株繁殖　每年在树下自然发出较多的根蘖，是培育砧苗的好材料。春季将根蘖苗挖出，按苗的大小分别栽于苗圃中，苗的株行距一般为（15～20）cm×（35～40）cm。栽苗前要整翻土地，施入有机肥，作畦保墒。栽后及时浇水，加强管理，秋季进行嫁接。

（3）根段扦插繁殖　春季把苗木出圃或果园施肥翻地时获得的断根收集起来。将粗0.5～1cm的根切成根段，每段长12cm左右，扎成捆，用一定浓度的赤霉素浸泡约20分钟，捞出置于湿沙贮存6～7日。扦插时斜插于苗圃中，要边插根边将土踩实，使根段与土贴紧，然后浇水保墒。萌芽后及时去掉多余的芽子，只保留1个壮芽生长，秋季嫁接品种。

（4）嫁接繁殖　在春、夏、秋季均可进行嫁接。选择用种子繁殖的实生苗或分株苗作砧木，采用芽接或枝接的方法进行嫁接，以芽接为主。

3. 移栽　秋、冬季休眠期或早春萌发前进行。山楂生活力强，起苗可不带宿土；如遇天旱，为保证成活，需带宿土或用黄泥浆根。定植时，先按株行距3m×4m栽植，也可按2m×4m或3m×2m栽植，挖好穴，每穴施腐熟厩肥或土杂肥适量，与整地挖穴时的表层肥土拌匀施入。选取健壮的山楂苗，每穴栽苗1株，填表层肥土，同时将苗木轻轻上提，使根系与土壤密切接触并压实。浇透定根水，盖上细土后，再覆草保湿，以利成活。

4. 田间管理

（1）中耕除草　定植成活后的头两年，每年中耕除草3～4次，第1次在春季萌芽展叶时进行；第2、3、4次分别在6、7～8、9月进行。在植株根际周围宜浅，其他地方宜深，避免伤根。第 3 年以后，可适当减少中耕除草次数。进入盛果期，在春季萌芽前施肥浇水后，将麦草或秸秆粉碎至 10cm 以下，平铺树冠下，厚度为 15～20cm，连续 3～4 年后深翻入土壤，结合深翻，增施有机肥，促使土壤熟化，提高土壤肥力和蓄水能力。

（2）追肥　在每年早春展叶期、花期、果实膨大期追施 3 次肥，在 3 月中旬树液开始流动时，每株追施尿素 0.5～1kg，以补充树体生长所需的营养，为提高座果率打好基础。谢花后每株施尿素 0.5 kg，以提高座果率。7 月末每株施尿素 0.5kg、过磷酸钙 1.5 kg，以促进果实生长，提高果实品质。在花果期还可用 0.3% 尿素与 0.2% 磷酸二氢钾溶液进行根外追肥，以补充树体生长所需的营养，促进开花结果。采果后立即施越冬基肥，基肥以有机肥为主，每 667m² 开沟施有机肥 3000～4000kg，加施尿素 20kg、过磷酸钙 50kg。追肥一般采用条沟施肥，在树与树的行间开一条宽 50cm、深 30cm 的沟，将肥料施入沟中，然后覆土。

（3）整形修剪　根据树体生长发育特性、栽培方式及环境条件的不同，通过人为的整形修剪使树体形成匀称、紧凑、牢固的骨架和合理的结构。

①冬季修剪：幼树整形修剪多采用疏散分层形法，通过整形修剪，使其形成骨架牢固，树型张开，树冠紧凑，内膛充实，大、中、小枝疏散错落生长，上下里外均能开花结果的疏散分层形丰产树。成年山楂树外围易分枝，常使外围郁闭，内膛小枝生长弱，枯死枝逐年增多，各级大枝的中下部逐渐裸秃。防止内膛光秃的措施应采用疏、缩、截相结合的原则，进行改造和更新复壮，疏去轮生骨干枝和外围密生大枝及竞争枝、徒长枝、病虫枝，缩剪衰弱的主侧枝，选留适当部位的芽进行小更新，培养健壮枝组。结果期及时剪去衰弱枝对枝条进行更新，以恢复树势，促进产量提高。

②夏季修剪：夏季修剪主要方法有拉枝、摘心、抹芽、除萌等。由于山楂树萌芽力强，加之落头、疏枝、重回缩可能刺激隐芽萌发，形成徒长枝，因此要及时抹芽、除萌。夏季对生长旺而有空间的枝在 7 月下旬新梢停止生长后，将枝拉平，缓势促进成花，增加产量。如果还有生长空间，每隔 15cm 留一个枝，尽量留侧生枝，当徒长枝长到 15cm 以上时，留 10～15cm 摘心，促生分枝，培养成新的结果枝组。此外，在辅养枝上进行环剥，环剥宽度为被剥枝条粗度的 1/10。

（4）灌溉排水　天气干旱或雨水过多时，要及时做好灌溉和排水工作。一般 1 年浇 4 次水，早春土壤解冻后萌芽前结合追肥灌 1 次透水，以促进肥料的吸收利用。花后结合追肥浇水，以提高座果率。果实膨大前期如果干旱少雨要及时灌水，有利于果实增大。灌冻水一般结合秋施基肥进行，浇透水以利树体安全越冬。

5. 病虫害防治

（1）白粉病　主要危害叶片、新梢和果实。病部有白粉，呈绒毯状，节间缩短，叶片细长，严重时干枯死亡。

防治方法：①发芽期、花期至初果期分别用适宜浓度的波尔多液喷杀。②发病时用 50% 胶体硫 100g，加敌敌畏 20g、90% 敌百虫 100g，兑水 20kg 进行喷雾。③25% 粉锈宁 600～700 倍液喷杀，每隔 7 日 1 次，连喷 3～4 次。

（2）白绢病　病菌寄生于山楂树体的根颈部分，受害部分产生褐色斑点并逐渐扩大，其上着生一层白色菌丝，很快缠绕根颈，当环周皮层腐烂后，全株枯死。

防治方法：①注意肥水管理，增强树势。②发病时用甲基托布津 800 ~ 1000 倍液喷杀。

（3）桃小食心虫　主要危害果实，一般在山楂树上一年发生两代。

防治方法：①清洁田园，及时清除烂叶枯枝。②越冬幼虫出土前，用 75% 辛硫磷乳剂拌成毒土撒入在树下土中，诱杀。③6 月中旬树盘喷 100 ~ 150 倍对硫磷乳油，杀死越冬代食心虫幼虫。④7 月初和 8 月上中旬，树上喷 1500 倍对硫磷乳油，消灭食心虫的卵及初入果的幼虫。

（4）山楂粉蝶　主要危害嫩叶。一年发生一代，以 2 ~ 3 龄幼虫在卷叶中的虫巢中越冬。

防治方法：①把越冬、越夏群居的幼虫巢剪下，集中烧毁。②幼虫危害时，喷洒 505 杀螺松乳剂 1000 倍或 50% 辛硫磷乳剂 1000 倍液进行防治。

（5）蚧壳虫　主要发生在 6 ~ 7 月。

防治方法：①清除病虫枝，集中销毁，减少越冬虫源。②发病时用 10% 氯氰菊酯 1500 ~ 2000 倍液喷施防治。

（6）蚜虫　成虫、幼虫刺吸汁液，使幼叶卷曲发黄，可用敌敌畏乳油 800 ~ 1500 倍液防治。

【采收加工】

1. 山楂　山楂果实后期增重较快，不宜早采，以免影响果实产量、品质和耐贮性。9 ~ 10 月间果实皮色显露、果点明显时即可采收。果实采收后，在空气畅通处堆放几天，上覆草帘，使其散热，然后包装贮运。或者果实采下后趁鲜横切或纵切成两瓣，晒干，或采用切片机切成薄片，在 60℃ ~ 65℃下烘干。

2. 山楂叶　夏、秋二季采收，晾干。再用麻袋、芦席包装贮于干燥处备用。

【质量要求】

1. 山楂　该品为圆形片，皱缩不平，直径 1 ~ 2.5cm，厚 0.2 ~ 0.4cm。外皮红色，具皱纹，有灰白小斑点。果肉深黄色至浅棕色。中部横切片具 5 粒浅黄色果核，但核多脱落而中空。有的片上可见短而细的果梗或花萼残迹。气微清香，味酸、微甜。以片大、皮红、肉厚、核少味浓者为佳。

按照《中国药典》（2015 年版）规定，水分不得过 12.0%；总灰分不得过 3.0%；醇溶性浸出物不得少于 21.0%；含有机酸以枸橼酸（$C_6H_8O_7$）计不得少于 5.0%。

2. 山楂叶　本品多已破碎，完整者展开后呈宽卵形，绿色至棕黄色，先端渐尖，基部宽楔形，边缘具尖锐重锯齿；叶柄长 2 ~ 6cm，托叶卵圆形至卵状披针形。气微，味涩、微苦。

按照《中国药典》（2015 年版）规定，水分不得过 12.0%；总灰分不得过 3.0%；醇溶性浸出物不得少于 21.0%；含有机酸以枸橼酸（$C_6H_8O_7$）计，不得少于 5.0%。

目标检测

一、选择题

1. 吴茱萸的繁殖多采用（　　　）

　　A. 种子　　　　　　　　B. 扦插　　　　　　　　C. 压条　　　　　　　　D. 果实

2. 枸杞质量最好的产区是（　　　）

　　A. 山东　　　　　　　　B. 宁夏　　　　　　　　C. 河北　　　　　　　　D. 甘肃

3. 天花粉是栝楼的哪种器官（　　　）

　　A. 根　　　　　　　　　B. 花　　　　　　　　　C. 种子　　　　　　　　D. 果实

4. 山楂中枸橼酸不得少于（　　　）

　　A. 1.0%　　　　　　　　B. 2.0%　　　　　　　　C. 5.0%　　　　　　　　D. 7.0%

二、简答题

1. 枸杞的田间管理技术措施是什么？

2. 栝楼的采收与加工的技术是什么？

3. 山楂的形态和生长习性有哪些？

4. 山茱萸的繁殖技术有哪些？

5. 吴茱萸的田间管理如何？

6. 五味子的采收与加工技术有哪些？

7. 枳实的形态特性主要有哪些？

第十章　种子类药用植物

1. 识记种子类药材的植物学特征。
2. 会运用种子类药材的加工技术。
3. 识记种子类药材的生物学特性。
4. 会运用种子类药材的栽培技术。

第一节　薏　苡

【别名】薏苡、苡米、川谷、野珠珠等。

【产地】主产于辽宁、河北、山东、江苏、福建等省。薏苡在我国已有千年栽培历史。因为需要量增多，故现在全国多数省份有栽培。

【药用部位】以干燥成熟种仁入药。

【植物形态】薏苡 *Coix lacryma-jobi* L. var. *ma-yuen.*（Roman.）Stapf，一年或多年生草本，茎基部节上常生支持根。茎直立，粗壮，上部多分枝。叶片长而宽，广披针形或线形；平行脉多数。总状花序腋生，雄花序着生于雌花苞鞘之上，亦有纯为雄花序。雄花序由数小穗组成，通常有 2~3 朵雄花。雌小穗由 3 雌花组成，其中一花能育，两花不发育而退化，通常仅有一枚雌花；雌小穗外包 1 枚由叶鞘变形的总苞。颖果卵圆形，外面有革质的宿存总苞，黄白色或浅褐色。花期 7~9 月，果期 8~10 月。如图 10-1 所示。

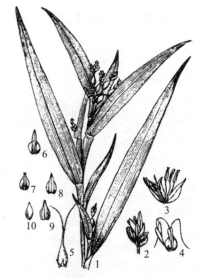

图 10-1　薏苡

1. 花枝　2. 花序　3. 雄性小穗　4. 雌花及雄小穗

5. 雌蕊　6. 雌花的外颖　7. 雌花的内颖

8. 雌花不孕小颖　9. 雌花外稃　10. 雌花内稃

【生长环境】为沼泽植物，具有湿生习性，喜温暖潮湿，不耐干旱。喜温暖湿润气候和阳光充足、灌溉方便的地方，耐涝，不耐旱。土壤以肥沃、深厚、潮湿、黏质壤土为好，薏苡是湿生植物，尤其在水田中生长良好。近年来研究发现，薏苡根、茎、叶部的通气组织发达，具明显湿生植物特征。对土壤要求不严，但以土地肥沃、水源充足的地块种植为好。

【生长过程】气温在15℃以上开始出苗，气温上升到25℃以上，相对湿度在80%~90%，幼苗生长迅速，保持土壤充分湿润，促使早分蘖，分蘖整齐。拔节期之前和拔节初期、分蘖拔节期严格控制水源，使土地稍干为好，防止无效分蘖过多，茎叶徒长，注意做到适时排水干田。拔节后期应逐步增加土壤湿度。孕穗抽穗期和灌浆成熟期勤浇水，要保持充分水分。植株的生长发育分为苗期（40日左右）、拔节期（15~20日）、孕穗抽穗期（40日左右）、灌浆成熟期（30日左右）。

【种植技术】

1. 播种

（1）选地整地　对种植土地要求不十分严格，一般土地均可种植，但是以向阳、肥沃的壤地或黏土地及低洼涝地种植为宜。干旱严重环境不宜种植。选好地后，翻地20~25cm，每667m^{2}施入土肥2000~3000kg，耙细做成40~50cm的宽垄备用。

（2）种子处理　播前选晴朗天气，把种子均匀晾晒在地板上，并经常翻动，晒1~2日。将晒好的种子放入冷水中浸泡10~16小时，让其充分吸水，利于发芽。

为预防或减少黑穗病的发生，种前必须选以下几种方法中的一种进行种子消毒。

①石灰水浸种：将种子浸泡于5%的石灰水或现配1∶1∶100的波尔多液中24~48小时，捞出用清水冲洗净。

②温水浸种：用60℃的温水浸30分钟。

③开水浸种：先将种子放冷水中，将浮在水面上的秕粒等剔除，以沉在水下的籽粒当种子。播种前先用清水在室温中将种子浸泡一昼夜，约12小时，再烧一锅开水倒入缸内，立即将浸透的种子从凉水中捞出来倒入大缸中迅速搅拌，烫5~8秒，迅速捞出，倒在席或箔上，摊开晾干，即可下种。烫种时间不可过久，否则烫死胚芽，不出苗。

④药物浸种：用多菌灵500倍液浸种24小时。

（3）播种　最迟在5月下旬以前播种，过迟则秋后果实不能成熟，影响产量。用犁开深10cm的沟，而后覆土、镇压，保持土壤湿润。播后无雨可连续大水漫灌，15日左右可出苗，每667m^{2}播量5~6kg。水肥条件好则可增大播量，利于高产。

薏苡分春播与夏播。北方春播在"清明"前后，长江流域多在"谷雨"播种。夏播一般于"芒种"前后，宜早不宜晚。为了增加夏薏苡的生育期，现多采用麦田套种的方法。于"小满"前后，在麦垄间按行株距40cm×20cm开穴点播，每穴放3~5粒种子，土壤湿润很快出苗。如果在小麦或油菜收获后再播种，应抢时间收割，尽早播种。因夏播生育期较短，植株较小，应增加密度，一般以行株距30cm×20cm点播。

（4）间苗适植　当薏苡苗达到高15~20cm时，可按6~10cm株距留苗定植。一定要留苗合理，不可过密。

2. 田间管理

（1）中耕除草　由于薏苡幼苗与一些杂草相似，一定要及时除草，防止草药齐长影响产量。除草可先用"阔锄"等阔叶化学除草剂。同时进行中耕培土防止倒伏，促进开花结果。

（2）施肥　当植株40～80cm时，每667m² 施入粪水1000～2000kg，或硫酸铵15～20kg。在抽穗扬花前期第二次追施尿素15～30kg。麦田套种，在麦收割后，每667m² 施圈肥3000～4000kg，腐熟饼肥100kg或复合肥50kg，有条件的再加施磷肥15～20kg，撒施于行间，立即浇水。薏苡生长过程中两次施肥和合理灌溉是高产稳产的重要措施。

（3）浇水　整个生长期需充足的水分，特别是拔节后应经常浇水，使土壤保持湿润；孕穗、抽穗和扬花灌浆期要求充足的水分，严防干旱。

（4）人工辅助授粉　薏苡为单性花，雌雄同株异穗，同一花序中雄小花先成熟，雌小花后熟，不能同步，往往需要异株花粉授精，一般是靠风力传粉。但花期无风或风很小，应人工振摇茎秆，使花粉飞扬，达到传粉的目的。

3. 病虫害的防治

（1）黑穗病　病原是真菌中担子菌亚门的黑粉菌。危害花穗。此病发病率高，传播迅速，危害严重。穗部被害后肿大成球形或扁球形褐色，内部充满黑褐色粉末。此病以孢子附着种子表面或在土壤中越冬，翌年侵入幼苗，随着植株生长而达到穗部，破坏组织，变成黑穗。

防治方法：①实行轮作。②严格进行种子消毒，先用60℃的温水浸种，再用布袋包好置于5%的生石灰水中或1∶1∶100波尔多液中浸泡24～48小时。③生长期经常检查，发现病株立即拔除烧毁。

（2）玉米螟　又名"钻心虫"。1～2龄幼虫钻入幼苗心叶中咬食叶肉；3龄幼虫钻入茎内危害。植株被蛀成空心易被风刮断，不断者形成白穗。老熟幼虫在秆内越冬。

防治方法：①5～8月成虫期用黑光灯诱杀。②以晶体敌百虫509化水50kg喷洒薏苡根部。③以治螟灵259加晶体敌百虫100g化水750kg喷洒。

（3）叶枯病　病原是真菌中的一种半知菌。危害叶部，产生淡黄色小斑，导致叶部枯死，雨季特别严重。

防治方法：发病初期喷1∶1∶100波尔多液或65%可湿性代森锌500倍液，每隔7～10日喷1次，连续喷2～3次。

（4）地老虎　属鳞翅目夜蛾科。地老虎对旱播薏苡危害比较严重，4月下旬至5月中旬是主要危害期，常咬食幼苗的根和茎基部，使薏苡生长不良或造成严重缺苗。

防治方法：可用毒饵诱杀，或在4月中旬用90%敌百虫原药1000～1500倍液喷洒。

（5）黏虫　其幼虫在生长期或穗期危害叶片和嫩茎穗。

防治方法：用800倍液敌敌畏喷杀，或在早晨人工捕捉。

（6）粉虫　又名夜盗虫。幼虫危害叶片，叶片受害后呈不规则缺刻，也危害嫩茎及嫩穗。大量发生时能把叶片吃光，造成严重减产。

防治方法：幼虫阶段，50%敌敌畏800倍液喷雾，或用糖醋毒液（糖3份、醋4份、白酒1份、水2份拌匀）诱集捕杀成虫。

【采收加工】于秋季9~10月，当茎叶枯黄、80%果实呈浅褐色或黄褐色成熟时，连茎秆割下，用打谷机脱粒，晒干，干后除去果壳和种皮，筛净即可供药用。

【质量要求】该品呈宽卵形或长椭圆形。表面乳白色，光滑，偶有残存的黄褐色种皮；一端钝圆，另端较宽而微凹，有1淡棕色点状种脐；背面圆凸，腹面有1条较宽而深的纵沟。质坚实，断面白色，粉性。气微，味微甜。

按照《中国药典》（2015年版）规定，杂质不得过2%；水分不得过15.0%；总灰分不得过3.0%；醇溶性浸出物不得少于5.5%；甘油三油酸酯（$C_{57}H_{104}O_6$）不得少于0.50%。

第二节 决 明

【别名】草决明、马蹄决明、羊角豆、野青豆等。

【产地】主产于江苏、安徽、四川等地，近几年全国各地均有栽培。

【药用部位】以干燥成熟种子入药。

【植物形态】决明 *Cassia obtusifolia* L.，一年生草本。茎直立，基部木质，上部多分枝并有纵棱。叶互生；叶柄具沟，较叶片脱落迟，叶轴上两小叶之间有腺体。偶数羽状复叶，小叶3对，基部一对较小，小叶片倒卵形，先端圆，急尖状，基部偏斜状，全缘；叶片正面绿色，光滑无毛，背面淡绿色，疏生短毛，边缘处毛较多，幼时两面疏生长柔毛；网状脉。花1~2朵腋生；花梗细长，具纵棱，疏生短毛。花萼5，绿色，外面密生白色柔毛；花瓣5，深黄色，倒卵形，基部狭窄，最小两瓣稍长；雄蕊10，花药椭圆形或长椭圆形，先端圆或先端由药隔延长成突起物，雌蕊1，柱头呈斜面状。荚果细长，种子多数。花期6~8月，果期9~10月。如图10-2所示。

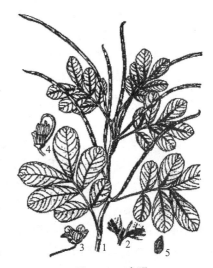

图10-2 决明
1.果枝 2.复叶的一部分 3.花
4.雄蕊和雌蕊 5.种子

【生长环境】喜温暖湿润气候，不耐寒，怕霜冻，成株受霜冻后叶片脱落甚至死亡。生长期间喜阳光充足，开花结果期间要求通风透光，有利于荚果结实、种子饱满。对土壤要求不严，只要排水良好，一般土地均可种植；不宜连作，亦可利用房前屋后或院外路边、水沟旁零星土地种植。

【生长过程】清明前后进行播种，1周后可出苗。6、7月生长旺盛，并开花;秋分（9月下旬）时逐渐成熟，完成生育期。

【种植技术】

1. 播种

（1）选地整地　"春分"前后，选肥沃的平地或向阳坡地。在选好的地块中，深耕25cm，每667m²施圈肥1000~3000kg，捣细撒匀，将肥翻入土中，耙细整平，做1m宽畦，以备播种。

（2）播种　繁殖方法用种子繁殖。常选择小决明这个品种种植生产决明子。种荚中种子有大小，结实程度有差异。主要选种子大、结实、无病虫害的作为种子。

种子用50℃的水浸种24小时，剔除浮起的秕粒和虫蛀粒。捞出饱满的种子，晾去表面水分，即可播种。播种期在"清明""谷雨"期间。条播，在整好的畦内按行距45cm，开3cm左右深的沟，将种子撒于沟内，覆土，轻轻镇压。播种前如土地干旱，先向畦内浇水，水渗下后再播种。每667m²用种量1~1.5kg。

3. 田间管理

（1）间苗松土　苗高6~10cm时，按株距15cm间去弱苗；苗高15cm时，按株距45cm定苗，同时结合进行松土；苗高30cm左右时，可适当加深中耕，以保持土壤疏松、无杂草。植株上部分枝封垅后，停止松土中耕。松土时注意将土培在植株根旁，逐渐形成小垅，防止被大风吹倒。

（2）追肥浇水　一般播种后6~7日即可出苗。出苗后如遇干旱，适当浇水，定苗后，除追肥后浇水外，一般不需浇水。定苗后进行第1次追肥，将圈肥（数量不限）与尿素混合拌匀，撒于行间或穴旁；浅锄一遍，以土盖肥。第2次追肥在"立秋"前后，每667m²施尿素或硫酸铵等少量化肥均可，施于行间。追肥时注意不可将化肥撒到植株的茎叶上，追肥后需立即浇水。7~8月间，如发现有不开花的植株，应及时拔除，以免消耗地力。

3. 病虫害防治

（1）灰斑病　危害叶片，在叶片上产生褐色病斑。

防治方法：发病初期喷50%退菌特800~1000倍液或65%代森锌500倍液。

（2）轮纹病　是由一种真菌引起的病害，叶片、茎及荚果均可受害。受害部位有轮纹不明显的病斑，后期密生黑色小粒。

防治方法：发病初可用1:1:200波尔多液，严重时可喷洒波美0.3度石硫合剂。

（3）蚜虫　在苗期较易发生。

防治方法：可用40%乐果2000倍液或用1:10的烟草、石灰水防治。

【采收加工】决明子的采收在"寒露"前后，荚果呈黄褐色时收获。割下全株，晒干后，打下种子，去净果皮、杂质，即可供药用。

【质量要求】该品略呈菱方形或短圆柱形，两端平行倾斜。表面绿棕色或暗棕色，平滑有光泽。一端较平坦，另端斜尖，背腹面各有1条突起的棱线，棱线两侧各有1条斜向对称而色较浅的线形凹纹。质坚硬，不易破碎。种皮薄。气微，味微苦。决明子以种粒饱满、身干、黄褐色、无砂土和杂质为佳。

按照《中国药典》（2015年版）规定，水分不得过15.0%；总灰分不得过5.0%；

大黄酚（$C_{15}H_{10}O_4$）不得少于 0.20%，含橙黄决明素（$C_{17}H_{14}O_7$）不得少于 0.080%。

第三节 草豆蔻

【别名】草蔻、豆蔻、漏蔻等。

【产地】分布于广东、广西、云南等省。

【药用部位】以干燥近成熟种子入药。

【植物形态】草豆蔻 *Alpinia katsumadai* Hayata，多年生草本，根状茎粗壮，棕红色。叶排为二列，有短柄，叶片窄椭圆形或被外形，先端渐尖，基部楔形，全缘，上面光滑或生微毛，下面生疏毛或无毛；叶鞘膜质。总状花序项生，被硬毛，花有苞片；萼筒状，花冠白色，内面稍带淡紫红色斑点，内被长柔毛，裂片矩圆形，具缘毛。蒴果球形，外被密生粗毛，熟时黄色，具宿萼。种子多数，呈长圆状或卵状多角形。花期 5~6 月，果期 6~8 月。如图 10-3 所示。

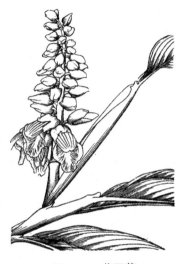

图 10-3 草豆蔻

【生长环境】为阴生植物，喜温暖阴湿，怕干旱，不耐强烈日光直射，耐轻霜，以年平均温度 18℃~22℃、年降雨量 1800~2300mm 为宜。草豆蔻对土壤的要求不严，一般腐殖质丰富和质地疏松的微酸性土壤最适合其生长。

【生长过程】用种子繁殖和分株繁殖。一般在秋季播种，也可在次年春季（种子须砂藏）播种。出苗时要搭设荫棚，以防止烈日暴晒。培育 1~2 年后一般在 4 月上旬前后定植。一般于栽种的第三年起开花结果，每年 8 月于果实变黄时连果序割回。

【种植技术】

1. 播种

（1）选地整地 选择林下或有树木遮蔽、气候温度湿润、雨季长、雨量充沛、疏松肥沃的砂质壤土进行种植。冬季砍除杂草，调整荫蔽度至 40%~50%，深翻土壤 20~30cm。晒土后，每 667m² 施下厩肥 2000kg 作基肥，整地做畦，一般畦宽 1.3~1.5m，畦高 15~20cm，四周开沟，沟深 10~15cm。与表土拌匀后待植。

（2）繁殖方法 有种子繁殖和分株繁殖。

①种子繁殖：选择生长健壮且高产的植株丛作为采种母株，待果实充分成熟时采摘饱满且无病虫害的果实作种，宜随采随播。播种前先将果皮剥去，洗净果肉，用清水浸种 10~12 小时，然后用粗沙与种子充分搓擦，以擦掉假种皮；或用 30% 的草木灰与种子团拌和，将种子搓散，除去表面胶质层。种子可晾干保存至次年春季播种。棚种苗圃应选择靠近水源、土壤肥沃疏松、排水性能良好的地段。土壤翻耕后以腐熟干牛粪与表土充分混合，耙平后起畦，畦宽 1~1.5m，畦长视地形而定。条播行距 20cm，播种深

度 2~3cm，播种后用稻草或杂草覆盖，淋水保湿。苗圃应搭棚遮荫，苗床的荫蔽度为
50% 左右。出苗时揭去盖草，苗期注意保持土壤湿润，随时清理落叶，拔除杂草，可
施少量草木灰和 2~3 次充分腐熟的畜粪水，以促进幼苗生长

②分株繁殖：选取 1 年生健壮母株，在春季新芽萌发而尚未出土之前，将根茎截成
长 7~8cm 的小段，每段应有 3 个芽点。截取的芽根栽于苗圃中，待新芽出土后定植。

（3）定植　种子苗长到 30cm 后定植，或培育 1~2 年后定植；分株苗萌发出土后
定植。定植季节一般在 4 月上旬前后，按株距 150cm，穴宽约 30cm，深约 15cm，选阴
天或小雨天时定植，每穴栽苗 1~2 株，分株苗 1 丛，覆上肥沃细土，并压实。定植后
若遇干旱天气，应浇水盖草，以提高成活率。

2. 田间管理

（1）除草、割枯苗　定植后封行前，每年夏、秋、冬季各中耕除草 1 次，及时割除
枯残茎秆。若植株生长密度过大应进行疏枝，及时拔除杂草，注意不要伤幼茎和须根，
以利植株生长。收果后，及时除去枯、弱、病残株。密度过大的，多剪一些弱苗。

（2）追肥、培土　定植初期和初出果后，应重施人粪尿或硫酸铵水溶液，以促进苗
群生长。进入开花结果期，应施氮、磷、钾全肥，并配合施土杂肥、火烧土等；也可在
结果期用 2% 过磷酸钙水溶液作根外追肥，以促苗促花，增大果实，提高结果率。草豆
蔻为浅根系植物，须根多，常散生在土表，在秋冬施肥后进行培土，但不宜过厚，以免
妨碍花芽抽出。

（3）灌溉排水　高温干旱会引起叶片卷缩、萎黄，植株生长纤弱；若花期遇干旱，
则花序早衰，开花少，花粉和柱头黏液也少，造成授粉不稔或幼果干死，此时要及时灌
溉或喷洒，增加空气湿度。雨季要修好排水沟，以免积水引起烂根烂花。

（4）调整郁闭度　在林下种植透光度不足时，应在不影响林木生长的情况下适当修
枝，调整荫蔽度。育苗阶段要求 80%~85% 郁闭度，开花结果阶段，则要求 70% 的郁
闭度，入冬时可增加到 80%。

（5）人工授粉　草豆蔻花朵结构特殊，不易进行自花传粉或异花授粉，故需人工辅
助授粉。在正常气候下，上午 7 点以后开花，8 点后陆续散粉，10 点花粉达到成熟，故
人工授粉应在每天 8~12 时进行为宜。具体方法是用竹签挑起花粉涂在漏斗状的柱头
上即可，花粉多时挑 1 朵花的花粉可授 2~3 朵花。

3. 病虫害防治

（1）立枯病　此病危害幼苗，严重时会造成幼苗成片倒伏死亡。

防治方法：发现病株应及时拔除，周围撒上石灰粉或用 50% 多菌灵 1000 倍液
浇灌。

（2）钻心虫　此虫危害草豆蔻的茎部。

防治方法：发生时应及时剪去枯心植株，集中深埋或烧毁，并用 5% 杀螟松乳油
800~1000 倍液防治。

【采收加工】

1. 采收　在夏秋季节，当草豆蔻果实开始由绿变黄近成熟时进行采收。

2. 加工　收获后，晒至八九成，剥去果皮，取出种子团，晒至足干。或将果实用沸水略烫，晒至半干，再剥去种皮，取出种子团，晒干。

【质量要求】该品为类球形的种子团。表面灰褐色，中间有黄白色的隔膜，将种子团分成3瓣，每瓣有种子多数，粘连紧密，种子团略光滑。种子为卵圆状多面体，外被淡棕色膜质假种皮，种脊为一条纵沟，一端有种脐；质硬，将种子沿种脊纵剖两瓣，纵断面观呈斜心形，种皮沿种脊向内伸入部分约占整个表面积的1/2；胚乳灰白色。气香，味辛、微苦。以身干、无杂质、无霉变为合格，以个大、饱满、气味浓者为佳。

按照《中国药典》（2015年版）规定，挥发油不得少于1.0%（mL/g）；含山姜素（$C_{16}H_{14}O_4$）、乔松素（$C_{15}H_{12}O_4$）和小豆蔻明（$C_{16}H_{14}O_4$）的总量不得少于1.35%，桤木酮（$C_{19}H_{18}O$）不得少于0.50%。

目标检测

一、选择题

1. 决明播种前一般用（　　）℃左右的温水浸泡24小时，捞出晾干表面水分后播种

    A. 20　　　　　　　　B. 30　　　　　　　　C. 50　　　　　　　　D. 70

2. 草豆蔻育苗阶段要求（　　）郁闭度

    A. 20%　　　　　　　B. 80%~85%　　　　　C. 50%　　　　　　　D. 70%

3. 决明一般采用（　　）

    A. 嫁接繁殖　　　　　B. 扦插繁殖　　　　　C. 种子繁殖　　　　　D. 分株繁殖

4. 薏苡属于（　　）药用植物

    A. 禾本科　　　　　　B. 豆科　　　　　　　C. 十字花科　　　　　D. 旋花科

二、简答题

1. 什么时候种植决明子、播种前种子如何处理？

2. 简述薏苡形态特征和生长习性。

3. 薏苡的田间管理技术有哪些？

4. 决明的生长习性如何？

5. 薏苡一般采用哪些繁殖方法，列举具体措施。

6. 草豆蔻的繁殖方式有哪些？

7. 草豆蔻的田间管理有哪些？

第十一章 皮类药用植物

1. 识记皮类药材的植物学特征。
2. 能运用皮类药材的加工技术。
3. 识记皮类药材的生物学特性。
4. 会操作皮类药材的栽培技术。

第一节 牡 丹

【别名】牡丹、丹皮、凤丹、粉丹皮。

【产地】主产于安徽、河南、山东、重庆、湖北等省。

【药用部位】以干燥根皮入药。

【植物形态】牡丹 *Paeonia suffruticosa* Andr.，多年生落叶亚灌木。根圆柱形，肉质肥厚，外皮灰褐色或紫棕色，有香气。茎丛生，基部木质，分枝短粗。叶互生，常为 2 回 3 出羽状复叶，小叶卵形，或宽卵形。花单生于枝顶，常单瓣，白色或略带淡红色。蓇葖果，成五角星形，密生黄褐色毛，内有种子 7 ~ 15 粒，黑色，具光泽。花期 5 ~ 7 月，果期 7 ~ 8 月。如图 11-1 所示。

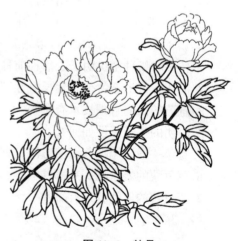

图 11-1 牡丹

【生长环境】牡丹喜夏凉冬暖气候，要求阳光充足，雨量适中，夏季怕炎热，冬季怕严寒，能耐旱，忌水涝。要求土层深厚、土质疏松肥沃、排水良好、中性或微酸性的砂质壤土，对土壤中微量元素铜颇敏感，不宜在盐碱地、黏质土、低湿地及荫蔽地栽种。

【生长过程】牡丹为宿根植物，早春萌苗，10 月中旬地上部枯萎，其生育期为 250

日左右，移栽 3～5 年后采挖。采用种子繁殖生产上一般是 9 月播种，当年生根不长苗，通过自然条件的低温冷冻作用，翌年早春上胚轴开始生长，幼苗出土，苗子 1～2 年移栽，3～5 年后采挖。

【种植技术】

1. 选地整地 牡丹喜温暖湿润环境，适宜阳光充足、排水良好、地下水位低、土层深厚肥沃的砂质壤土及腐殖质土，但以"金砂土"即麻砂土为最好。地选好后须精细整地，做到 3 犁 3 耙，深翻土壤 40cm 以上，使土层深厚疏松，且须施足基肥，每 667m² 施入厩肥或土杂肥 300kg。随后，开沟做高畦，育苗地畦宽 120cm，种植地畦宽 200cm。沟深 20cm，沟宽 30cm，沟底应平整，畦面呈瓦背形。四周开好排水沟，以利排水。

2. 繁殖方法

（1）种子繁殖

①采种与种子处理：牡丹的种子于 8 月中下旬陆续成熟。当果实呈橙黄色，腹部即将破裂时，采收果实，置室内阴凉处摊开，使果实后熟。当果瓣完全开裂时，即可筛出种子，切勿暴晒，种子最易失去水分，一经干燥就会丧失发芽力。选择刚采收籽粒饱满、黑色发亮、无病虫害的种子，播前用 25ppm 赤霉素（GA）溶液浸种 2～4 小时，或用 50℃ 温水浸种 1 昼夜，使种皮变软，脱脂，吸水膨胀，可提高发芽率。

②播种育苗：在整好的苗床上，按行距 25cm 开横沟条播，沟深 6cm，播幅宽 10cm，将种子拌草木灰均匀地撒入沟内，上覆细肥土约 3cm 厚，压紧，并在床面盖草，保持土壤湿润。如遇天气干旱，应及时浇水，翌年 2～3 月出苗。出苗后揭草，进行中耕除草，并施清粪水，加强苗期管理，培育 1 年，即可移栽。每 667m² 用种量约 80kg。也可进行穴播，穴距 30cm×20cm，呈品字形排列，穴深 7～10cm，每穴播入种子 10 粒，散开呈环状排列。每 667m² 用种量约 20kg。

（2）分根繁殖 一般选择 3～4 年生健壮、无病虫害的牡丹，在 9 月中旬至 10 月上旬挖起全株，一般选择 3～4 年生健壮、无病虫害的牡丹，在 9 月中旬至 10 月上旬挖起全株，将大根切下作药用，小根作种用。然后顺其自然生长的形状，用刀从根茎处切开，每根须留芽头 2～3 个，并尽量保留细根，以利成活。随即在整好的栽植地上，按行、株距 50cm 挖穴，穴深 25cm，每穴栽 1 根，填土压紧，并在畦面上铺盖腐熟粪肥或枯草，以防旱防寒。

（3）嫁接繁殖 多用于生长缓慢、珍稀品种的繁殖，或多种花色嫁接于砧木上，增强观赏性，或培养微型牡丹。牡丹嫁接常用的砧木是牡丹根或芍药根，前者成活率低，成苗慢，但寿命长，抗病力强；后者成活率高，成苗快，但寿命短，抗病力差。常用的嫁接方法有地接、掘接和芽接。

①地接：即不挖出砧木，就地嫁接。将砧木的茎干距地面 6～7cm 处剪平，在横切面纵切 1 刀，然后将带 2～3 芽的接穗下部削成楔形插入砧木切口内，用绳绑紧，就地培土封埋过冬。此法宜在秋季进行，注意嫁接后至出圃移栽前应在花期摘去花蕾，及时浇水松土。

②掘接：即将砧木挖出后置阴凉处，待砧木变软后再进行嫁接。将挖出的砧木顶端削平，从一侧纵切 1 刀，其余同前法，嫁接完毕后将其移植至苗床，深度以切口低于地面 2 ~ 3cm 为宜，然后培土封埋过冬，第 2 年春逐渐除去封土，露出接穗以利发芽，第 3 年秋季即可移栽。掘接一般在 9 月进行成活率较高。

③芽接：从优良品种上选取健壮侧芽，将其四周环切成长方形并将其取下作接芽，然后在砧木上选取 1 腋芽环切成与接芽基部大小基本相同的切面，迅速将接芽贴上去，使两细芽眼对准密接，并用麻绳绑紧，使其自然愈合。此法在 5 ~ 9 月均可进行。

3. 移栽定植　一般于 9 月中下旬至 10 月上旬进行。在整好的栽植地上，按行、株距 50cm×40cm 挖穴，穴深 25cm，然后每穴栽入 2 年生健壮根茎 1 株或细弱根茎 2 株。栽时将芽头紧靠穴壁上部，理直根茎，覆土压紧，使根部舒展。栽后浇施 1 次清淡人畜粪水定根，盖土略高于畦面，以防积水，最后铺盖一层腐熟厩肥或枯草，以利防寒防旱。

4. 田间管理

（1）中耕除草　第 2 年春季，待牡丹萌发出土后即可揭去盖草，开始中耕除草。春夏季易生杂草，宜勤锄草、松土，做到田间无杂草。一般前 2 年每年锄草 3 ~ 4 次，可于 4 ~ 9 月分期进行。2 年后由于植株已长大，杂草较少，可视情况进行锄草。锄草、松土宜浅，以免损伤根系。最好在雨后天晴时进行，以增加土壤的通透性。

（2）定根　第 2 年春季，扒开根际周围的泥土，暴露根苑，让阳光照射，称为亮根。其目的是让须根萎缩，使养分集中于主根生长，2 ~ 3 日后结合中耕除草，再培上肥。

（3）追肥　除施足基肥外，每年春、秋、冬季各追肥 1 次。若未用基肥或基肥不足，则分期追肥更为重要。宜多施富含磷、钾的肥料，如以猪、牛、羊、鸡粪及绿肥等混合腐熟的堆肥，以及饼肥、骨粉、过磷酸钙等，于每年清明、白露、霜降前后分 3 次施入。施肥应严格把握"春秋少，腊冬多"的原则。施肥量可按植株大小酌情而定。第 1 次施用人畜粪水，第 2 次施入畜粪水加适量磷钾肥，第 3 次施用腐熟堆肥加饼肥、过磷酸钙等。

（4）灌溉排水　牡丹怕涝，雨季应及时清沟排水，以防积水烂根。生长期如遇干旱，可在傍晚进行浇灌，一次灌足，不宜积水。

（5）摘蕾修枝　除留种植株外，于春季将花蕾全部摘除，以使养分集中供应根部生长，可提高产量。摘蕾一般宜在晴天上午进行，以利伤口愈合，防止病菌感染。每年于霜降时，剪去枯枝，清除枯叶杂草，运出田外堆积沤肥，既可促进植株健壮，又可减少病虫害发生。

（6）培土防寒　霜降前后，结合中耕锄草施肥时，可在植株根际培土 15cm 左右或盖一层稻草，以防寒越冬，次年长势更盛。

5. 病虫害防治

（1）叶斑病　通常 4 月中旬发病，8 ~ 9 月严重。危害叶片。初期叶面出现圆形或椭圆形的黑褐色病斑，以后扩大成不整齐的轮纹，最后出现黑色小点或霉状物，严重时叶片全部脱落。

防治方法：①实行轮作。②增施磷、钾肥，提高植株抗病能力。③发病初期用50% 多菌灵 800 ~ 1000 倍液或 1：1：100 波尔多液喷雾，每隔 10 日 1 次，连续 2 ~ 3次。

（2）锈病　多于花期开始发病。开始叶面呈黄褐色小斑点，不久膨大成橙黄色大斑，破裂后散发黄色粉末。

防治方法：①选地势高燥、排水良好的地方种植。②发病初期用波美 0.3 ~ 0.4 度石硫合剂或 97% 敌锈钠 200 倍液喷雾，每周 1 次，连喷 2 ~ 3 次。

（3）灰霉病　危害叶、茎、花。发病时，叶片上出现紫褐色或褐色具不明显轮纹的近圆形病斑，在潮湿的条件下，病部长出灰色霉状物。其防治方法同叶斑病。

（4）白绢病　此病多由土壤及肥料传染所致。危害根、茎。发病初期茎叶无明显症状，随着温、湿度的增大，菌丝由根茎部穿出表土，在根颈周围长出一层白色绢状物。由于植物输导组织受损，致使萎蔫枯死。

防治方法：①不宜与根茎类药材和豆类、茄科轮作。②每 667m² 用 30% 菲醌 1.5kg进行土壤消毒。③用木霉菌防治，使白绢病菌丝溶解，并能寄生于白绢病菌上，使菌丝、菌核死亡。

（5）蛴螬　全年均可危害，但以 5 ~ 9 月最为严重，蛴螬常危害根部，严重者会造成牡丹根死亡，引起地上部分长势衰弱或枯死，严重影响牡丹的生长。

防治方法：①量少，可在清晨将害株扒开捕杀。②量多，可用 90% 敌百虫1000 ~ 1500 倍液浇注根部，浇后覆土。③用灯光诱杀成虫。

（6）地蚕（小地老虎）　在春秋两季危害最重。常从地面咬断幼苗或咬食未出土的幼芽造成缺苗。在杂草丛生地块发生较重。

防治方法：①清除杂草。②低龄幼虫用 98% 的晶体敌百虫 1000 倍液或 50% 辛硫磷乳油 1200 倍液喷雾。③高龄幼虫可用切碎的鲜草 30 份拌入敌百虫粉 1 份，傍晚撒入田间诱杀。

（7）根结线虫　主要危害根部，被感染后根上出现大小不等的瘤状物，黄白色，质地坚硬，切开后可发现白色有光泽的线虫虫体，同时引起叶片变黄，严重时造成叶片早落。

防治方法：①清除田间杂草。②用 15% 涕灭威颗粒穴施，每株 5 ~ 10g，穴深5 ~ 10cm，1 年 1 次。

（8）钻心虫　多在春季发生，成虫在根茎处产卵，孵化后幼虫钻入根部，逐渐向上蛀食，造成叶片枯黄，甚至全株死亡。

防治方法：①发现虫害后，可折断被感染根茎，杀死害虫。②用 80% 敌百虫800 ~ 1000 倍液喷雾，或用 2.5‰敌百虫粉剂喷洒。

【采收加工】

1.采收　9 月下旬至 10 月上旬，选择晴天采挖移栽 3 ~ 5 年的牡丹，挖时先把牡丹四周的泥土刨开，将根全部挖起，谨防伤根，抖去泥土，运至室内，分大、小株进行加工。

2. 加工　牡丹皮由于产地加工方法不同，可分为连丹皮和刮丹皮。连丹皮也叫"原丹皮"，就是将收获的牡丹根堆放1~2日，待失水稍变软后，去掉须根，用手紧握鲜根，用尖刀在侧面划一刀，深达木部，然后抽去中间木心（俗称抽筋），晒干即得。若趁鲜用竹刀或碗片刮去外表栓皮和抽掉木心晒干者则称刮丹皮。在晒干过程中不能淋雨、接触水分，因接触水分再晒干会使丹皮发红变质，影响药材质量。若根条较小，不易刮皮和抽心，可直接晒干，称为丹皮须。

【质量要求】该品连丹皮呈筒状或半筒状，有纵剖开的裂缝，略向内卷曲或张开，长5~20cm，直径0.5~1.2cm，厚0.1~0.4cm。外表面灰褐色或黄褐色，有多数横长皮孔样突起和细根痕，栓皮脱落处粉红色；内表面淡灰黄色或浅棕色，有明显的细纵纹，常见发亮的结晶。质硬而脆，易折断，断面较平坦，淡粉红色，粉性。气芳香，味微苦而涩。刮丹皮外表面有刮刀削痕，外表面红棕色或淡灰黄色，有时可见灰褐色斑点状残存外皮。

按照《中国药典》（2015年版）规定，水分不得超过13.0%；总灰分不得超过5%；醇溶性浸出物不得少于15.0%；丹皮酚（$C_9H_{10}O_3$）不得少于1.2%。

第二节　杜　仲

【别名】丝棉树皮、玉丝皮、丝连皮等。

【产地】主产于重庆、四川、陕西、湖北、湖南、江西、贵州、云南等地。

【药用部位】以干燥树皮入药。另外，杜仲的干燥叶作"杜仲叶"入药。

【植物形态】杜仲 *Eucommia ulmoides* Oliv. 为落叶乔木。树干端直，树冠卵形密集，冬芽卵形，外被鳞片。单叶互生，椭圆形或椭圆状卵形，边缘有锯齿，正面光滑，背面脉上有毛，用手撕开，叶片有白胶丝。花单性，雌雄异株，单生于小枝下部；雄花有短梗，花药条形，花丝短；雌花也有短梗，子房狭长。翅果狭长，椭圆形，种子1粒。花期3~4月，果期5~11月。如图11-2所示。

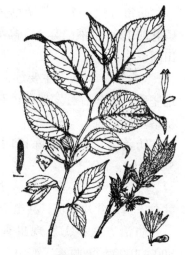

图11-2　杜仲

【生长环境】杜仲喜温暖湿润环境，一般分布在海拔700~1500m的地方。低海拔对杜仲无不良影响，而海拔过高则影响树木的生长发育，长势减弱，果实成熟期推迟。主产区年平均温度为11℃~18℃，最低温度为-19℃，年降水量450~1400mm。其中心产区气温年平均为15℃左右。杜仲为强喜光树种，对光照要求比较强烈，耐荫性差。杜仲对土壤的适应性很强，为垂直根系，喜土层深厚、肥沃的土壤，以砂质壤土、壤土和砾质壤土为最好。杜仲对土壤酸碱度的适应范围也比较广，微酸性至微碱性土壤，pH 值在 5.0 ~ 8.4 范围内都能正常生长。

【生长过程】树高生长初期缓慢，速生期在 10 ~ 20 年，年平均生长量为 0.4 ~ 0.5m，以后逐次下降，50 年后发生自然枯萎。

【种植技术】

1. 选地整地 育苗地宜选地势向阳、土质疏松肥沃、湿润、排灌方便、微酸性至中性的砂壤土的地方。土壤瘠薄黏重、含砂砾过多及病虫害严重的土地不宜育苗。育苗地应于冬季深耕土地，播前每 667m^2 施入腐熟厩肥或土杂肥 3000 ~ 4000kg。整平耙细后，做成高约 20cm、宽 120cm、沟宽 30cm 的苗床，以待播种。种植地选好后，应进行全面整地，先清除一切杂草灌木，集中烧毁作基肥，随即全面翻地深达 30cm，并将这些表层肥土翻堆在适宜的地方，以便植苗时垫入穴底作肥用。

2. 繁殖方法 杜仲的繁殖方法分种子、扦插、埋根、分株、压条、嫁接繁殖等，生产上以种子繁殖为主。

（1）种子繁殖

①采种和种子处理：应选生长健壮、树干通直、树皮光滑、叶大皮厚、无病虫害、未剥皮利用的 15 年生以上、树冠紧凑的树木作采种树。10 月下旬至 11 月上旬，当杜仲树叶大部分脱落，果实的果皮呈褐色、棕褐色或黄褐色时，选无风或微风的晴天，先在树冠下铺上竹席或布，再用竹竿轻敲树枝，使种子落在竹席或布上，然后收集种子薄摊于通风荫凉处晾干，切不可置烈日下暴晒或烘烤。杜仲种子寿命只有 1 年，生产上多采用春播。杜仲在播种前用水选法精选种子后随即进行层积催芽处理约 60 日，待种子露白时就可播种。种子水选方法是将种子在冷水中浸泡 8 小时，沉降水底的种子为上等；浸水 24 小时，开始下沉的种子为中等；其余浮在水面和悬浮水中的种子为下等。如播前来不及层积催芽，也可采用水浸处理，即在播前将种子置于 20℃ ~ 30℃ 温水或冷水中浸泡 2 ~ 3 日，每天换水 1 次，待种子膨大呈萌芽状态时即可播种。

②播种育苗：一般在 3 月上旬，当气温已稳定在 10℃ 以上时，即可开始播种，宜早不宜迟，最迟不超过 3 月中旬。在整好的苗床上，按行距 30cm 开横沟，深 3 ~ 5cm，播幅 10cm，在沟内均匀撒入种子，每 667m^2 用种量 6kg 左右，播后覆细土或火土灰，厚约 2cm，再盖草保温、保湿、防霜冻。层积催芽的种子播后 15 日左右即可出苗，浸种催芽的干藏种子则需 30 日左右。苗高 3 ~ 4cm 时，揭除床面盖草，并进行松土除草，幼苗长有 2 ~ 4 片真叶时间苗，使株距保持在 10cm 左右，并进行第 1 次追肥，每 667m^2 施入稀薄的人畜粪水 100kg，或尿素 45kg，促进幼苗生长；第 2 次追肥在 5 月中旬进行；第 3 次于 7 月上旬进行，均以氮肥为主，每 667m^2 施尿素 6 ~ 8kg；第 4 次追肥在幼苗长有 10 片真叶时，于夏末秋初，在施氮肥的基础上，适当增施草木灰或过磷酸钙等磷、钾肥，促使苗木生长粗壮。当年冬季或翌年春季，即可出圃定植。每 667m^2 可产苗木 2 万 ~ 2.5 万株。

（2）扦插繁殖 扦插繁殖分枝插与根插。

①枝插：又分硬枝扦插与嫩枝扦插 2 种。

硬枝扦插：一般于春季室外温度达到 10℃ 以上时进行。插条应选树冠中上部芽体饱满的 1 年生健壮枝条,将其截成 10 ~ 15cm 长的枝段,每段需具 3 个节以上,上端离芽 1 ~ 1.5cm 和下端近节下均平切。为加快生根,可将插条下端放在 200ppm ABT 生根粉溶液中浸泡 1 小时,然后按一定的株行距插入整好的苗床上,直插,插入后于两侧压实,淋透水并覆土,使芽露出床面,然后搭设 30 ~ 35cm 高的塑料薄膜拱棚,以保湿、遮荫。

嫩枝扦插:一般于 5 月上中旬,气温不高于 35℃ 时进行,选用当年生或根部蘖嫩枝扦插。于清晨剪枝,插穗基部削平,保留 6 ~ 8 片叶,并用湿毛巾包好置于阴凉处备用。可于塑料大棚内扦插,也可搭设小塑料拱棚扦插。为提高生根率,将插段下端放在 200ppm ABT 生根粉溶液浸泡 30 分钟。方法同硬枝扦插,扦插深度可为插条长度的 1/2 ~ 2/3,插后淋透水,遮荫,勤喷水保湿,并注意调节棚内温度。插后约 1 个月,便可生根,比硬枝扦插提前 10 ~ 15 日,同时成活率可达 90% 左右,比硬枝扦插高 20% 以上。

②根插:利用根段插入土壤或其他基质,由根部下端断面愈伤组织或根段皮部萌芽长成新苗。插根的长度、粗度对苗木成活率及其以后生长发育状况均有较大的影响,通常选用 1 ~ 2 年生,长 8cm、粗 0.5cm 以上的根段。按照上述硬枝扦插方法,将根段插入整理好的苗床上,上端露出地面 0.5 ~ 1cm,待萌芽长到 5 ~ 7cm 时再分期培土,固苗壮苗。只要管理得当,秋后苗高可达 80 ~ 100cm,地径 0.5 ~ 0.7cm,当年冬季到翌年春季即可出圃定植。

(3)埋根繁殖　春季起苗时,将一些长根截断,在圃地留存部分残根,然后沿苗行开挖底小口大的"V"字形沟,沟深 15 ~ 20cm,沟宽 20cm,沟土堆置于行间,使断根端部露出,并用利刀从断根端部斜劈成裂口,以扩大创伤面,促其伤口周围和端部多生萌苗;然后用塑料薄膜覆盖沟面,以保湿保温。幼苗萌发后立即揭开薄膜,以免灼伤萌苗,并注意沟内排水。随着萌苗生长,相应填培混有尿素的湿润细土(每 100kg 细土需混有尿素 5kg)2 ~ 3 次,每次填土,先填于丛苗之间,促其散开生长,后填入丛苗四周,促进根系扩展,秋后或翌年春即可分离丛生苗定植。

(4)分株繁殖　为促进杜仲根蘖萌发,可于早春对母株进行松土、施肥及适当断根等处理,待断根上萌生不定芽后再疏密、去弱留强,促进根蘖生长旺盛。选择母株基部生长健壮、高达 30cm 以上的萌蘖,挖开根际土壤,在其与母株连接处横割苗茎,深达其粗度的 1/2 ~ 3/5,后握住苗木中、下部向切口反向缓压,促其萌蘖从切口处向上撕裂,待裂口长达 5cm 时停压,在裂缝处夹一竹片或石块,再培土施肥,以促进萌蘖发根生长,翌年春切口基部长出枝条细根后,连根带茎切下萌蘖苗木定植。

(5)压条繁殖　一般于 10 月进行,也可在翌年春 2 ~ 3 月选择已进入旺盛生长时期、抽生萌蘖多而健壮的植株作为压条母树,在压条母树上选用距离地面近、无病虫害的 1 ~ 2 年生枝为压条,压时先将枝条弯曲至地面,并就近割裂枝条形成层及木质部的 1/3,埋入 15cm 深的穴内,覆土压实,露出地面的枝梢,用石块压住,最后堆壅疏松而肥沃的土壤,待长出新根后,便可与母株切离定植。

(6)嫁接繁殖　嫁接繁殖对杜仲良种选育、建立无性系种子园具有重要意义。杜仲嫁接繁殖的方法很多，有枝接、芽接、根接等，生产上多采用枝接法。枝接又分切接、劈接等方法，一般采用切接法。通常于春季树液开始流动至芽萌动期间进行，用 1～2 年生健壮苗作砧木，在距地面 5cm 处截平，选择较平滑的一侧，在离切口边缘约 4mm 处（稍带木质部）垂直向下切一长 5～6cm 的切口，再选取长约 10cm 带有 2 个芽的枝段作接穗，于接穗下端削 -45° 的马蹄形短斜面，长约 2cm，再于背侧稍带木质部斜向下削出长约 1cm 的皮部，形成长削面，将削好的长削面向着砧木木质部，使砧、穗形成层至少有一侧密切吻合而插入砧木切口，最后用塑料薄膜带将接口连同砧木截面全部包扎，不留空隙，春季干旱，风大之处，最好用细潮湿土盖没砧穗组合部。

3. 移栽定植　杜仲定植在冬春季均可进行。定植密度（株行距）为 3m×4m，每 667m² 栽植 56 株，采用这样的密度，便于土壤管理及农（药）林间作，有利于林木的加粗生长，能提早达到速生高产的目的。定植所用苗木要求高 100cm、地径 0.8～0.9cm、根系完整。起苗需带宿土，苗木大小要分级，分区栽植，雌雄株要搭配好，一般雄株占 15%，以利授粉。定植时，要施好底肥。根据造林地肥力情况来确定施肥量。肥沃的造林地，每株施腐熟厩肥或土杂肥 120kg，磷、钾肥各 1.2kg；贫瘠的造林地，每株施厩肥 150kg，磷、钾肥各 1.5kg。肥料要与深翻整地的肥土按 1∶3 的比例混合拌匀分中、下两层施下，以中层为主，其施肥量应占全株施肥量的 3/5。下层施肥厚度是 30cm，踏实后，盖上一层 20cm 厚的风化土，再踩实，接着施中层肥约 1cm 厚，按 25cm 一层踏实后盖上一层 20cm 厚细土，再在其上挖一小穴，将苗木摆在小穴内，扶正，栽时要使苗木所带土团紧贴穴内泥土，不致留有空隙，再盖土 20cm 厚踏实。为防止雨后槽内松土下沉积水影响苗木成活，必须使定植点和非定植点高出地面 30cm。苗木栽好后，浇足定根水，上覆一层细土，最后覆盖 20cm 厚的杂草或枯枝落叶，以保湿保墒。

4. 田间管理

（1）间作　在杜仲郁闭前，利用株、行间种植农作物或耐荫的药材，不仅可增加收益，而且通过对农（药）作物的耕作，还能促进杜仲加速生长，提早达到优质高产标准。

（2）中耕除草　林木郁闭后，间作停止，林地定会滋生杂草，每年应中耕除草两次，第一次在 4 月中下旬进行，第二次在 6 月下旬至 7 月上旬进行，所除之草，可埋于树木株行间或其根际周围，以提高土壤肥力。

（3）扩槽深翻改土　杜仲苗定植后，由于土壤疏松肥沃湿润，到生长末期，其根系可伸展到槽边，为促使其在 2～3 年内形成强大根系，应于定植当年秋后将造林地扩槽深翻改土，其深度与整地时一致，要求边翻土，边施肥，一般每 667m² 施厩肥或土杂肥 6000～10000kg，全面深翻，以后每隔 3～4 年进行 1 次。每次深翻改土，应根据全林根系分布情况，只在 30cm 厚的表土层内进行，以免过多损伤根系，不利生长。

（4）追肥　要使杜仲速生高产，需要有足够的肥料，除定植和扩槽深翻改土时施好基肥外，每年还需在生育期间追肥 2～3 次。第一次在 4 月上中旬进行，此时正值杜仲花期和新梢抽出期，枝条内养分含量达到最低值。第二次在 6 月上中旬进行，此时是枝叶旺盛生长时期。根据树体大小，每次每株施尿素 0.2 ~ 1kg、过磷酸钙 0.05 ~ 0.5kg。第三次在 11 月上中旬进行，每株施腐熟厩肥或土杂肥 150 ~ 200kg，以恢复树势，为次年加速生长打基础。施肥方法是在杜仲根际周围挖沟施入。

（5）灌溉与盖草　在有条件的地方，根据杜仲生长发育特性，如土壤干燥，应及时进行灌溉。若在山地种植，因受条件的限制，为了保墒抗旱，应在栽植苗木覆草的基础上，于每年 5 月中旬及 8 月上旬各盖草 1 次，以扩大其面积和增强厚度。

（6）除芽修剪　杜仲的新梢在生长期末因顶端分生组织生长缓慢，顶芽瘦小或不充实，到冬季干枯死亡，翌年春再由顶端下部的侧芽取而代之，继续生长，每年如此循环往复，均由侧芽抽枝逐段合成主轴，故其分枝方式称为合轴分枝。如任其生长，形成多杈树干，不符合生产要求，所以在定植后要尽早摘除茎干下部侧芽，只留顶端 1 ~ 2 个健壮饱满侧芽。同时，对从近地面干部生出的侧枝，应保留 5 ~ 6 个旺盛芽，其余的剪除，以保证主干正常生长。

（7）截顶、整枝　在集约栽培管理条件下生长速度加快，定植后 6 年，树高可达 7m 左右。这时就应抑制其高度生长，剪除主干顶梢，并修剪密生枝、纤弱枝、下垂枝，以利养分集中供应主干和主枝，促进加粗生长，使皮层增厚，提前采收。

（8）纵伤树皮　为促进杜仲主干加粗、树皮增厚，定植后 5 年，当其胸径达到 5cm 左右时，于每年 5 月上旬用锋利刀尖从其枝下高处起，顺着主干向下割划，直到接近地面为止，深度以不损伤形成层为宜。一般每树划 4 道口，以后树干加粗则相应增加道口，第 2 年再划时，伤口线应与第 1 年伤口线错开，以利愈合。纵伤后，立即用 100ppm ABT 2 号生根粉溶液从上往下喷雾被划伤的树干，使药液由伤口渗入树皮内，以起到刺激其薄壁细胞分裂和生长的作用，促进树干增粗，树皮加厚。

5. 病虫害防治

（1）猝倒病　为苗期主要病害，病菌在土壤内越冬，翌年春气温上升，病菌开始活动。老苗床病菌多，幼苗长势不旺也易发病。病部在茎基部，很快干缩倒伏。

防治方法：①选择疏松、肥沃、湿润、排水良好的微酸性及中性土壤育苗。②催芽处理前，用 1% 高锰酸钾溶液浸泡种子 30 分钟。③幼苗出土后，遇有病害，用 1∶1∶200 波尔多液进行喷雾，10 ~ 15 日 1 次，连续 3 次。

（2）叶枯病　危害叶片，病斑在叶片中间呈不规则暗褐色多角形斑块，病斑上长有灰黑色霉状物，秋季病斑上有散生颗粒状物，最后导致病叶变黑脱落。常于 4 ~ 5 月发病，7 ~ 8 月加重。

防治方法：①加强管理，增强长势，提高抗病能力。②发病初期用喷 1∶1∶100 波尔多液喷雾，每 7 ~ 10 日 1 次，连喷 2 ~ 3 次。③清除病枝残叶，集中烧毁。

（3）枝枯病　危害枝干，引起叶片早落，枝枯死，多发生于侧枝上；病害严重时，幼树主枝也可感染病菌而枯死。常于 4 ~ 6 月开始发病，7 ~ 8 月为发病高峰期。

防治方法：①加强管理，防止各种伤口的发生。②感病枯枝应进行修剪，伤口用 50% 的退菌特 200 倍液喷雾，也可用波尔多液涂抹剪口。③发病初期，用 65% 代森锌可湿性粉剂 400 ~ 500 倍液喷雾，每 10 日 1 次，连喷 2 ~ 3 次。

（4）地老虎　常从地面咬断幼苗或咬食未出土的幼芽，造成缺苗断株。

防治方法：①及时除草，减少产卵场所。②适时早播，错开幼虫盛期。③用90%晶体敌百虫0.5kg加水2.5～5kg拌鲜草50kg配成毒饵，诱杀幼虫。

（5）木蠹蛾幼虫　常蛀食树木的枝干部分，被害树木生长衰弱，严重时引起枝干折断，甚至全株死亡。

防治方法：①冬季清除被害木，找出幼虫灭除。②成虫羽化初期及产卵前，利用白涂剂涂刷树干，可防产卵。

（6）刺蛾类　又名洋辣子、毛辣虫，有黄刺蛾、青刺蛾、扁刺蛾、褐刺蛾等，于夏秋季以幼虫咬食叶片。

防治方法：①人工消灭越冬虫茧。②利用成虫趋光性进行灯光诱杀。③用90%敌百虫800倍液喷雾，杀灭幼虫。

（7）杜仲夜蛾　主要危害杜仲叶片。危害期长，从杜仲发叶至叶片老黄时均可发生。

防治方法：①秋冬季翻挖林地，破坏杜仲夜蛾越冬场所，消灭越冬蛹。②利用3龄以上幼虫上树取食、下树潜伏的习性，使用溴氰菊酯毒笔在树干上画两个圆圈，间距3～5cm，触杀幼虫。

（8）蚜虫　多在幼苗期发生。6～8月群集于嫩梢及叶部，吸食其体液影响苗木正常生长。

防治方法　用敌敌畏乳油800～1500倍液喷杀。

【采收加工】

1.采收　杜仲定植后生长15～20年，可进行剥皮。一般于5～6月进行。分为环状全剥和带状剥皮两种。

（1）环状全剥　先在枝下和距根际10～20cm处环切1周。切口的深度以割断韧皮部而不损伤木质部为宜，再于两环剖圈间浅浅地纵切1刀。从上切口处轻轻撬起树皮，慢慢撕开，切勿使刀片、手指等触及割面，避免碰伤形成层，致感染病菌。为使剥面加速形成新皮，需保持湿润，避免病虫害侵袭，剥皮后，随即用10ppm 2，4－D或10ppm萘乙酸加10ppm赤霉素处理剥面，同时用透明塑料薄膜包扎，上紧下松，以利排水，同时注意尽量减少薄膜与木质部的接触面积。

（2）带状剥皮　在主干垂直、对称地剥下2块带状的皮，或垂直剥下半周带状树皮，待新皮形成并长至与原皮厚度相同时，再次剥下另一半的树皮，每3年可剥1次。这种剥皮方法虽然皮张规格较小，但因剥后有营养输送带的存在，对树木生长发育影响较小，比较安全可靠，即使新皮不能再生，也不会导致树木死亡。

2.加工　将剥下的树皮用开水烫后，一层层地紧密重叠置于用稻草垫底的平地上，加盖木板，上压重物使其平整，四周用稻草或麻袋、旧棉絮等围紧，使其"发汗"1周，如树皮内面由白转为棕褐色或紫褐色，即达到发汗要求。可取出晒干压平，用刮刀刮去外表粗皮，后用棕刷刷尽泥灰，即成商品。

【质量要求】杜仲药材分为4个等级。该品呈板片状或两边稍向内卷，大小不一。

外表面淡棕色或灰褐色，有明显的皱纹或纵裂槽纹，有的树皮较薄，未去粗皮，可见明显的皮孔。内表面暗紫色，光滑。质脆，易折断，断面有细密、银白色、富弹性的橡胶丝相连。气微，味稍苦。无卷形、无杂质、无霉变。

按照《中国药典》（2015年版）规定，醇溶性浸出物不得少于11.0%；松脂醇二葡萄糖苷（$C_{32}H_{42}O_{16}$）不得少于0.10%。

知识链接

杜仲，味甘，性温；归肝、肾经。具有补肝肾、强筋骨、安胎的功能；主治肾虚腰痛、筋骨无力、妊娠漏血、胎动不安、高血压等。杜仲叶亦入药，味微辛，性温；归肝、肾经。具有补肝肾、强筋骨的功能；主要用于治疗肝肾不足、头晕目眩、腰膝酸痛、筋骨痿软等。

第三节 厚 朴

【别名】紫油厚朴、油厚朴、油朴、川朴、双河紫油厚朴等。

【产地】主要分布在陕西、甘肃、浙江、安徽、江西、福建、湖北、湖南、四川、贵州等地。

【药用部位】以干燥干皮、根皮及枝皮入药。

【植物形态】厚朴 *Magnolia officinalis* Rehd. et Wils.，乔木，皮紫褐色。单叶互生，密集小枝顶端，叶片椭圆状倒卵形，革质，先端钝圆或短尖，基部楔形或圆形，全缘或微波状；叶面光滑，背面脉为网纹状，被灰色短绒毛。初夏时花与叶同时开放。花单生枝顶，白色，有香气；雄蕊多数，雌蕊红色，心皮多数，排列于伸长的花托上。果实为聚合蓇葖果，小果实椭圆形，种子三角状倒卵形，外皮鲜红，内皮黑色。花期4~5月，果期9~10月。如图11-3所示。

【生长环境】厚朴生于海拔300~1700m的土壤肥沃、深厚的向阳山坡、林缘处。喜疏松、肥沃、排水良好、含腐殖质较多的酸性至中性土壤，一般在山地土壤、黄红壤地均能生长。

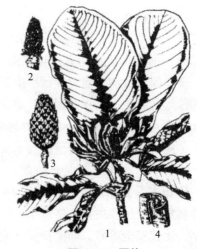

图11-3 厚朴

1.花枝 2.雄蕊和雌蕊 3.果实 4.树皮

厚朴为喜光树种，喜凉爽湿润、光照充足，怕严寒、酷暑、积水。生育期要求年平均气温16℃~17℃，最低温度不低于-8℃，年降水量800~1400mm，相对湿度70%以上。

【生长过程】采用种子育苗移栽，育苗 1～2 年春季移栽，杜仲树皮一般要 10 年以上才能达到收获要求，5～6 年生厚朴增高长粗最快，15 年后生长不明显，皮重增长以 6～16 年生最快，16 年以后不明显，20 年后进入盛果期。

【种植技术】

1. 选地整地　选向阳、避风地带，疏松、肥沃、排水良好、含腐殖质较多的酸性至中性土壤。一般在山地黄壤、黄红壤地上均能生长，房前屋后和道路两旁均可种植。育苗地应选择海拔 250～800m，坡度 10°～15°，坡向朝东的新开荒地或土质肥沃的稻田为宜，菜地或地瓜地不宜种植。造林地应选择土壤肥沃、土层深厚、质地疏松、排灌方便的向阳山坡地。育苗地一般于冬季深翻，春播时结合整地每 667m² 施腐熟厩肥或土杂肥 3000kg，整地要 3 犁 3 耙，耙平整细，然后开道做畦，畦宽 120cm，高 15cm，道宽 30cm，畦面呈瓦背形，待播。

2. 繁殖方法　厚朴的繁殖方法有种子繁殖、压条繁殖、分蘖繁殖等，生产上以种子繁殖为主。

（1）选种与种子处理　选择 15～20 年生皮厚油多的优良母树留种。一般选籽粒饱满、无病虫害、成熟的种子。厚朴种子外皮富含蜡质，水分难以渗入，不易发芽，必须进行脱脂处理：9～10 月采摘成熟的聚合果，置通风干燥处，待聚合果开裂，露出红色种子时，剥离种子，浸入浅水中，脚踩、手搓至种子红色蜡质全部去掉后摊开晾干。将种子与湿砂按 1∶3 的比例混合贮藏，贮藏期间保持湿润，防止干燥，一般含水量在 20% 左右，次年春天播种时，用 40℃ 的 10% 的石灰水浸种 24 小时，并用木棒搅拌，待播。

（2）播种　厚朴播种育苗可秋播，也可春播。秋播在 11 月中下旬进行，春播在 2 月下旬至 3 月上旬进行。在整好的苗床上条播，条距 30cm，深 3cm，将处理好的种子均匀地播入沟内，覆土 3cm，每 667m² 用种量为 15kg 左右。

（3）移栽　在低海拔地区育苗，一年即可移栽。如在海拔 1600m 以上的高山地区育苗，则需 2 年才能出圃移栽定植。定植地以选择土层深厚、土壤疏松肥沃、排水良好、呈中性或微酸性反应、含腐殖质丰富的山地夹沙壤土为好。移栽一般在秋末落叶后进行，成活率较高。在事先准备好的穴内每穴栽种苗木 1 株，先将苗木放直栽入穴内，使根向不同方向平展，不能弯曲，然后分层次将土放入穴内压紧，至半穴时将苗木轻轻提一下，使根系舒展，浇透水后，再盖上一层松土即可。

3. 田间管理

（1）苗期管理

①中耕除草：保持畦面无杂草。除草后要立即撒上一层火烧土，以保护幼苗根部，促进生长。同时，注意春雨季节的排水管理，以免积水烂根。

②追肥：待厚朴苗长到五叶包心、地上部分完全木质化时，每 667m² 用 5kg 尿素在晚间或雨天直接撒施；如久晴不雨，可将尿素兑水稀释后于行间泼施，这样既追了肥，又可起到抗旱的作用，如苗地肥力较好可视幼苗生长情况适时撒施。

（2）成株期管理

①除荫、修剪、间伐：厚朴荫蔽力强，特别是根际部位和树干部由于机械损伤、病

虫和兽害等原因，常出现萌芽而形成多干现象，这对主干的生长是极其不利的。因此，必须及时修剪除蘖，以利其正常生长。如种植密度大，或混交种植，还应及时进行间伐和修剪，方能保证厚朴林的正常发育。

②截顶、整枝和斜割树皮：为加快厚朴生长，增厚皮层，定植 10 年后，树高达到 9m 左右时，就可将主干顶梢截除，并修剪密生枝、纤弱枝、垂死枝，使养分集中供应主干和主枝生长。同时于春季用利刀从其枝下高 15cm 处起一直到茎部围绕树干将树皮等距离地斜割 4 ~ 5 刀，并用 100ppm ABT 2 号生根粉原液向刀口处喷雾，促进树皮薄壁细胞加速分裂和生长，使树皮增厚更快。这样，15 年生的厚朴就可以采收剥皮。

4. 病虫害防治

（1）立枯病　在苗期发生，形成黑色的凹陷斑，幼苗折倒死亡。病原菌以菌丝体或菌核在土壤中或病残组织中越冬。在土壤黏性过重、阴雨天等情况下发生严重。

防治方法：①选择排水良好的砂质壤土种植。②雨后及时清沟排水，降低田间湿度。③发病初期，用 5% 石灰液浇注，每隔 7 日 1 次，连续浇注 3 ~ 4 次。

（2）叶枯病　叶面病斑黑褐色，后逐渐扩大密布全叶，病斑呈灰白色。在潮湿时，病斑上生有黑色小点。后期，病叶干枯死亡。病原菌以分生孢子器附着在寄主病残叶上越冬，成为翌年的初次侵染来源。生长期，分生孢子借风雨传播，引起再次侵染，扩大危害。

防治方法：①及时摘除病叶，烧毁或深埋。②每隔 7 ~ 8 日喷 1 次 1 : 1 : 120 波尔多液或 50% 退菌特 800 倍液，连续 2 ~ 3 次。

（3）根腐病　幼苗期发生，根部首先变褐色，逐渐扩大呈水渍状；后期，病部发黑腐烂，苗木死亡。生长期，一旦有适宜条件即可发病。天气时晴时雨、土壤积水、幼苗生长不良等促使发病。

防治方法：①及时疏沟排水，降低田间湿度，防止土壤板结，增强植株抵抗力。②发病初期，用 50% 退菌特 500 ~ 1000 倍液，每隔 15 日喷 1 次，连续喷 3 ~ 4 次。

（4）褐天牛　初孵化幼虫蛀入树皮，在皮下蛀食，约经 6 周向木质部蛀入。

防治方法：①夏季检查树干，用钢丝钩杀初孵化幼虫。②5 ~ 7 月成虫盛发期，在清晨检查有洞孔的树干，捕杀成虫。

（5）金龟子　越冬成虫在来年 6 ~ 7 月夜间出动咬食厚朴叶片，造成缺刻或光秆，闷热无风的晚上更为严重。

防治方法：①清除杂草，深翻土地，消灭越冬虫口。②施用腐熟的有机肥，施后覆土，减少产卵量。③危害期用 90% 敌百虫 1000 ~ 1500 倍液喷杀。

（6）白蚁　危害根部。

防治方法：①寻找白蚁主道后，放药发烟。②在不损坏树木的情况下，采用挖巢灭蚁的方法。

【采收加工】

1. 采收　一般栽种 15 ~ 20 年收获。树龄愈长皮愈厚，油性愈重，产量高，质量也好。收获期为 5 ~ 6 月。此时形成层细胞分裂较快，薄壁细胞富含水分，皮部组织发育旺盛，皮部与木质部之间疏松，易剥离。收获过早，树皮内油分差，皮薄，质量不好。

采收方法有伐树剥皮法和环剥方法 2 种：

（1）伐树剥皮法　采收时将厚朴树连根挖起，分段剥取茎皮、树皮和根皮。此法对资源破坏严重。

（2）环剥方法　5 月中旬至 6 月下旬，选择树干直、生长势强、胸径达 20cm 以上的树，于阴天（相对湿度最好为 70% ~ 80%）进行环剥。先在离地面 6 ~ 7cm 处，向上取一段 30 ~ 35cm 长的树干，在上下两端用环剥刀绕树干横切，上面的刀口略向下，下面的刀口略向上，深度以接近形成层为度。然后纵割 1 刀，在纵割处将树皮撬起，慢慢剥下。长势好的树，1 次可以同时剥 2 ~ 3 段。被剥处用透明塑料薄膜包裹，保护幼嫩的形成层。包裹时上紧下松，要尽量减少薄膜与木质部的接触面积。整个环剥操作过程中手指切勿触到形成层，避免形成层可能因此而坏死。剥后 25 ~ 35 日，被剥皮部位新皮生长，即可逐渐去掉塑料薄膜。第 2 年，又可按上法在树干其他部位剥皮。此法利于保护资源和生态环境。

2. 加工　用竹夹将筒朴夹住置大锅沸水中，用瓢舀开水烫淋，待厚朴柔软时取出，用青草塞住两端，直立放置于清洁的屋角或大木桶内，上盖湿草或清洁棉絮"发汗"24 小时后，树皮横断面成紫褐色或棕褐色，有油润光泽。取出筒朴，分成单张，用竹片或木棒撑开晒干，后用甑子蒸软后，进行卷筒。树皮大的两人相对从两面用力向内卷起，使成双卷筒，小的卷成单卷。卷好后用稻草捆紧两端，两端用刀截齐，晒干。晚上收回后呈"井"字形摆放，易通风干燥。

【质量要求】该品干皮呈卷筒状或双卷筒状；近根部的干皮一端展开如喇叭口。外表面灰棕色或灰褐色，粗糙，有时呈鳞片状，较易剥落，有明显椭圆形皮孔和纵皱纹，刮去粗皮者显黄棕色。内表面紫棕色或深紫褐色，较平滑，具细密纵纹，划之显油痕。质坚硬，不易折断，断面颗粒性，外层灰棕色，内层紫褐色或棕色，有油性，有的可见多数小亮星。气香，味辛辣、微苦。无青苔、无杂质、无霉变。

按照《中国药典》（2015 年版）规定，水分不得过 15.0%；总灰分不得过 7.0%；酸不溶性灰分不得过 3.0%；含厚朴酚（$C_{18}H_{18}O_2$）与和厚朴酚（$C_{18}H_{18}O_2$）的总量不得少于 2.0%。

> **知识链接**
>
> 作厚朴和厚朴花入药的还有同属植物凹叶厚朴 *Magnolia officinalis* Rehd. et Wils. var. *biloba* Rehd. et Wils. 的干皮、根皮及枝皮。但质量没有厚朴（紫油厚朴）好，本种形态与厚朴相似，主要区别：叶片先端凹陷，形成 2 圆裂，裂深 2 ~ 3cm。其栽培技术可参考厚朴。

第四节　黄皮树

【别名】黄檗、元柏、檗皮等。

【产地】主产于四川、湖北、云南、陕西等省。三峡地区广为分布,主要在中高山区。

【药用部位】以干燥树皮入药。

【植物形态】黄皮树 *Phellodendron chinense* Schneid.,落叶乔木,树皮外层灰色,无加厚的木栓层,内皮黄色。叶对生,单数羽状复叶,小叶柄密被短柔毛。花单性,雌雄异株,聚伞状圆锥花序顶生,花序密被短柔毛,雄蕊5~6枚,退化雌蕊钻形,雌花有退化雄蕊5~6枚。果轴及果枝粗大,浆果状核果,紫黑色,种子黑褐色,长卵形。花期5~7月,果熟期10~11月。如图11-4所示。

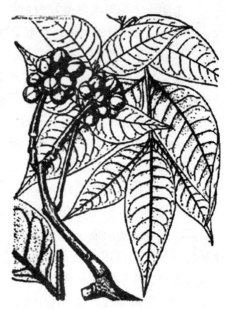

图11-4　黄皮树

【生长环境】黄皮树适应能力较强,高山、低山均可生长,以高山生长为好。性喜凉爽湿润气候,耐寒。野生黄皮树一般分布在海拔1000~1800m的常绿和落叶阔叶混交林中。黄皮树为阳性树种,幼年较耐荫,随着树龄和树体的增大,耐荫性减弱,树皮增厚。在密闭的林冠下生长不良。黄皮树要求一定的土壤条件,它最适宜在缓山谷呈弱酸性反应、土层深厚、富含腐殖质的砂质土壤上生长;在山麓和山腰土层深厚含有少量粗石沙土的地方也生长较好;但在土壤瘠薄、水分不足或土质过于黏重的地方,则生长不良。

【生长过程】春季播种,第二年春季移栽,幼龄树是从定植到初结果时的果树,历时2~4年。幼龄树生长发育旺盛,迅速形成根系和树冠,每年能发3~4次梢,生长壮旺的植株,尤其是早结、丰产园往往在植后1~2年开始挂果,10年以上才能达到收获要求。

【种植技术】

1. 选地整地　育苗地宜选高燥背风向阳、水源条件好、排灌方便的地方,要求土层深厚、土质疏松、肥沃、排水良好的砂壤土。定植地宜选择海拔700~1200m、空气湿度大、土壤呈微酸性至中性的深厚肥沃的山麓、溪谷等水源条件好、排灌方便的地方。地势宜平缓宽敞,坡度应在10°以下。

育苗地应于头年冬季深翻土地,以改善土壤理化性质,春播还需精耕细作,施足底肥,每667m² 施腐熟厩肥或土杂肥3000~4500kg、过磷酸钙50kg,耙平整细后,开沟做畦,一般畦宽120cm,沟宽30cm,沟深15cm,畦面呈瓦背形,四周开好排水沟以待播种。定植地宜在造林前 3~4 个月进行，在全面翻地的基础上，按株行距 3m×4m 挖穴，穴的大小为 60cm×60cm×60cm，并把挖穴的表层肥土与底土分开堆放于穴旁，使前者便于植苗时垫入穴底作肥用。

2. 繁殖方法

（1）育苗　黄皮树可采用有性繁殖（种子）和无性繁殖（根插、伤根分蘖、埋根）两种繁殖方法育苗，生产上以有性繁殖为主。

①有性繁殖：选择从优良母树上采集的种子。优良母树的标准是树龄在 20 年以上，树皮厚、树干较圆满通直；结果多，果重；结果大小年不明显；树冠紧凑、透光；抗逆性强，树势健壮，无病虫害。

黄皮树果实成熟后不立即脱落，但易受鸟类啄食，应及时采收。鲜果应于清水中浸泡 3~5 日，待果肉软化后搓洗出种子，晾干，清除种子表面所附着的薄膜覆盖物。种子应放在通风良好的仓库内贮藏。黄皮树雌雄异株，在散生情况下，由于授粉不良，或因花期雨水多，故单性结实很普遍，种子空粒率可达 30% 以上，可用水选剔除。精选种子发芽率可达 60%~80%。播种可分为秋播与春播，一般采用春播，多在 3 月中旬进行。春播的种子，一定要经过 2 个月的低温层积催芽处理，如因其他原因来不及低温层积催芽，可采用快速催芽法。用 30℃ 温水浸种 24 小时，然后捞出种子混 3 倍量湿沙放入背风向阳处的坑内（坑的大小可根据种子多少而定），上面盖塑料薄膜，晚间于其上覆盖草帘保温，每天翻动 2 次，并适量浇水，使温度保持在 35℃，最高不超过 40℃，经过 10~15 日后，当种子有 30%~40% 裂嘴时即可播种。一般采用条播，在整好的畦面上按行距 25~30cm 开横沟，沟深 3~5cm，播幅 10cm，每米播种 90~100 粒，每 667m² 播种量 2~3kg，覆土约 2cm 厚，盖草。凡经预处理的种子，播后半个月左右即可萌芽出土。幼苗出土后，要及时揭草，清除残渣，以免幼苗感染病害。

②无性繁殖：

根插繁殖：一般于 2 月上中旬进行，挖取 4 年生以上、生长健壮植株根部径粗 1cm 以上的侧根，将其截成 13~16cm 长的插穗，截口要平，按株行距 10cm×30cm 直插在整好的畦面上。深度以插至插穗的 2/3 为宜，压实浇水，保持苗床湿润。加强肥水整理，约 1 个月生根发芽，秋后或翌年春季即可出圃定植。

伤根分蘖繁殖：于冬季或早春萌发前进行，选取 4 年生以上生长粗壮的植株，将其根际周围泥土扒开，在较粗的侧根上，每隔 10cm 用刀砍伤，施以土杂肥，覆上一层薄土，1~2 个月后，于伤口处萌发根蘖苗，加大肥水管理，培育 1 年，苗高可达 100cm 以上，秋后或翌年春可带根挖取定植。

埋根繁殖：春季起苗时，将一些长根截断，在圃地留存部分残根，然后沿苗行开深 15~20cm、宽 20cm 的沟，沟土堆置于行间，使断根端部露出，并用利刀从断根端部斜劈成裂口，以扩大创伤面，促其伤口周围和端部多生萌苗；然后用塑料薄膜覆盖沟面，以保湿保温。幼苗萌发后立即揭开薄膜，以免灼伤萌苗，并注意沟内排水。随着萌苗生长，相应填培混有尿素的湿润细土（每 100kg 细土需混有尿素 0.5kg）2~3 次，每次填土，先填于丛苗之间，促其散开生长，后填入丛苗四周，促进根系扩展，秋后或翌年春即可分离丛生苗定植。

（2）移栽定植　黄皮树育苗 1～2 年，即可定植。冬季落叶后到春季新芽萌发前均可。起苗需适当带土，保证栽 1 棵活 1 棵。植苗时，先将穴旁肥土填入穴底，然后施肥，每穴施腐熟厩肥或土杂肥 40kg，再填细土。根据其根系长短，在不窝根、分层踏实的情况下，要求定植点高出地面 20cm，以免雨后穴土下沉积水，影响苗木成活和生长。栽后随即盖草，以利保墒抗旱。

3. 田间管理

（1）苗期管理　当苗高 5～6cm 时，进行间苗，间去弱苗和过密苗，一般间苗 2 次，最后每隔 6cm 留壮苗 1 株。苗期要松土除草，见草就除，保持畦面无杂草。及时施肥，一般施肥 3 次：即在 1～2 次间苗后各 1 次，第 3 次在苗木速生期前（7 月上中旬）进行，每次每 667m^2 施腐熟人畜粪水 2000～2500kg 或尿素 7～8kg，以人畜粪水为好。在整个苗木生长期间，特别是在高温干旱季节应及时灌溉，保持土壤湿润，以利生长。一般 1 年生黄皮树苗高才 40cm，最高的也只有 60cm 左右，地径只有 0.3～0.5cm，还需在苗圃继续培育 1 年，当苗高达到 150cm、地径 1.2cm 时，即可出圃移栽定植。

（2）定植期管理

①间作：苗木定植后，要加强抚育管理，以提高造林成活率和保存率，促进幼林生长，可在行间种植花生等矮秆农作物或其他药材，实行以耕代抚，待林木长大影响其他作物生长时，就可停止间作。

②改土施肥：定植后的当年或翌年，秋后要进行扩穴深翻改土施肥，使土壤熟化，促进林木根深叶茂，生长加快。并注意及时施肥，从定植到郁闭前，每年夏初和秋后各施肥 1 次，夏季施化肥，每株施尿素 250g，秋后施厩肥或土杂肥，每株施 25kg，在株旁周围开沟施入。

③排灌：干旱季节要浇、灌水抗旱。在山地，可在原定植时植株周围覆草的基础上加盖杂草树叶，可增强抗旱能力。雨季注意及时排水。

④抹芽除蘖：对黄皮树枝顶对生芽，要及时抹除其中一个芽，留一壮芽向上直长。

4. 病虫害防治

（1）锈病　危害黄皮树叶部的主要病害。一般在 5 月中旬发生，6～7 月危害严重。发病初期叶片上出现黄绿色近圆形斑，边缘有不明显的小点，后期叶背成橙黄色微突起小疱斑，叶片上病斑增多以致叶片枯死。

防治方法：发病期用敌锈钠 400 倍液或波美 0.2～0.3 度石硫合剂或 50% 二硝散 200 倍液或 25% 粉锈宁 700 倍液喷雾，每隔 7～10 日 1 次，连续 2～3 次。

（2）轮纹病　7～8 月发生。发病初期叶片上出现近圆形病斑，暗褐色，有轮纹，后期上生小黑点。翌年春条件适宜时，分生孢子随气流传播引起侵染。

防治方法：①秋末清洁园地，集中处理病株残体。②幼苗期，用 1：1：150 波尔多液或 70% 甲基托布津 800 倍液或 65% 代森锌 500 倍液喷雾。

（3）褐斑病　8 月发生。叶片上病斑圆形，灰褐色，边缘明显，为暗褐色，病斑两面均生淡黑色霉状物。翌年春条件适宜时，分生孢子随气流传播引起侵染。

防治方法：参照轮纹病的防治方法进行。

（4）斑枯病 7~8月发生。发病时叶片上病斑褐色，多角形；后期病斑上长出小黑点。

防治方法：参照轮纹病的防治方法进行。

（5）白霉病 8月发生。发病时叶片正面病斑褐色，多角形或不规则形，背面生白色霉状物。防治方法：主要是1~3年幼树，病情严重时，可喷施杀真菌剂。

（6）柑橘凤蝶 幼虫咬食幼芽、嫩叶，造成缺刻或孔洞。3龄后，食量大增，能将幼枝上的叶片食光。1年繁殖3~4代。以蛹附在树枝上越冬，翌年3月开始危害，5~7月为严重危害期。成虫白天活动，交尾后产卵在嫩叶上。孵化后，幼虫取食危害。

防治方法：①低龄幼虫可用90%敌百虫800倍液喷雾防治，每隔5~7日1次，连续2~3次。②或用BT乳剂300倍液喷雾防治，每隔10日1次，连续2~3次。

（7）蚜虫 以成虫、幼虫吸食茎叶汁液，严重者造成茎叶发黄。

防治方法：①冬季清园，将枯株和落叶集中深埋或烧毁。②发病初期用敌敌畏乳油1500~2000倍液或50%杀螟松1000~2000倍液喷雾，每隔7~10日1次，连续数次。

（8）地老虎 主要有小地老虎、黄地老虎。以幼虫危害幼苗，咬断根茎处。白天常可在被害株根际或附近表土下找到。

防治方法：①施用的粪肥要充分腐熟。②灯光诱杀成虫。③播种时用75%辛硫磷乳油按种子量0.1%拌种。④发病初期用90%敌百虫1000倍液浇灌。

【采收加工】

1.采收

（1）砍树剥皮 黄皮树一般于定植后15年开始收获，生长快的也可提前2~3年剥皮。5~6月为最适采收时期，此时树液上下流动快，水分充足，有黏液，树皮容易剥离。方法是将树砍倒，按长度50cm左右用刀横切皮层，再纵切一刀，依次剥下树皮、枝皮及根皮。

（2）环状剥皮 当其树干直径达到18~20cm时进行环剥。于5月中下旬进行，选阴天先用利刀在树干枝下及树干基部离地面15cm处各横割一圈，再在两圈之间垂直纵割一刀。3个切口深度要适当，以能切断树皮，又不割伤韧皮部、形成层和木质部为宜。然后用刀柄在纵横切口交接处撬起树皮，向两边均匀撕剥，切勿用力过猛，以免损伤形成层和韧皮部。树皮剥下后，对剥面可用10ppm吲哚乙酸溶液或10ppm萘乙酸加10ppm赤霉素溶液喷雾，以加速新皮形成。随即用略长于剥面长度的4根小竹竿围绕树干等距离绑上，以便于捆扎覆盖物，保护剥面，防止其触伤及外力机械损伤。黄皮树环剥1~2个月后，就会出现衰退现象，叶色变黄，严重时有的叶片萎蔫，这时就应采取浇水、松土、施肥、增施铁盐、剪枝去花等措施，来恢复树势。通过抚育管理，叶片很快会由黄变绿，新皮逐渐增厚，生长较快，5年左右的树皮就可达到正常厚度，又可继续剥皮。

2.加工 剥下的树皮趁新鲜刮去粗皮，至显黄色为度，在阳光下晒至半干，将内皮相对叠起，加压，用石板压平，再晒干，即为成品。

【质量要求】该品呈板片状或浅槽状，长宽不一。外表面黄褐色或黄棕色，平坦或具纵沟纹，有的可见皮孔痕及残存的灰褐色粗皮；内表面暗黄色或淡棕色，具细密的纵棱纹。体轻，质硬，断面纤维性，呈裂片状分层，深黄色。气微，味极苦，嚼之有黏性。以身干、粗皮去净、皮厚、味苦、断面色黄者为佳。

按照《中国药典》（2015 年版）规定，水分不得超过 12.0%；总灰分不得过 8.0%；醇溶性浸出物不得少于 14.0%；小檗碱以盐酸小檗碱（$C_{20}H_{17}NO_4 \cdot HCl$）计，不得少于 3.0%；黄柏碱以盐酸黄柏碱（$C_{20}H_{23}NO_4 \cdot HCl$）计，不得少于 0.34%。

知识链接

作黄柏入药的还有同属植物光叶黄皮树 *Phellodendron chinense* Schneid var. *glabriusculum* Schneid 的树皮，为黄皮树的变种。主要区别在于叶轴、叶柄及小叶柄近无毛，小叶片仅在两面中脉被稀疏柔毛。其栽培技术可参考黄皮树。

目标检测

一、选择题

1. 杜仲定植后 1 年生的苗弯曲不直可于春季萌动前将主干剪去，从基部培养一个新芽，此修剪技术为（   ）

　　A. 平茬　　　　　　B. 短截　　　　　　C. 长放　　　　　　D. 打顶

2. 用手撕开叶片，叶片有白胶丝的是（   ）

　　A. 厚朴　　　　　　B. 杜仲　　　　　　C. 黄皮树　　　　　　D. 牡丹

3. 牡丹皮中丹皮酚的含量不得少于（   ）

　　A. 0.5　　　　　　B. 0.8　　　　　　C. 1.0　　　　　　D. 1.2

4. 厚朴是（   ）科植物

　　A. 兰科　　　　　　B. 木兰科　　　　　　C. 玄参科　　　　　　D. 大戟科

二、简答题

1. 杜仲成年树的修剪技术是什么？

2. 杜仲的繁殖方式是什么？

3. 黄柏的留种技术是什么？

4. 黄柏的繁殖方式是什么？

5. 厚朴的主要生长习性？

6. 厚朴有哪些主要生殖方式？

7. 牡丹田间管理如何？

8. 牡丹的植物特性及生长习性？

第十二章　花类药用植物

📖 学习目标

1. 识记花类药材的植物学特征。
2. 能运用花类药材的加工技术。
3. 识记花类药材的生物学特性。
4. 熟练识记花类药材的栽培技术。

第一节　忍　冬

【别名】金花、银花、双花、二花、忍冬花。

【产地】忍冬主产于河南、山东。产山东（平邑、费县等）者称"东银花"；产河南（密县、封丘）者称"南银花"。全国大部分地区均产，以栽培为主。

【药用部位】以干燥花蕾入药。忍冬的藤也可入药，为忍冬藤。

【植物形态】忍冬 *Lonicera japonica* Thunb. 为半常绿藤本植物，茎细，多分枝，左缠，中空，幼时密被黄褐色柔毛和腺毛。单叶对生，叶片卵形至长卵形，全缘，嫩叶有短柔毛。花成对，腋生，初开时白色，后变为黄色，苞片叶状；花冠稍成二唇形，有清香。浆果球形，成熟时黑色，种子 4 ~ 7 粒。花期 5 ~ 10 月，果期 7 ~ 10 月。如图 12-1 所示。

【生长环境】忍冬生活力很强，适应范围广，喜阳也能耐阴，耐寒性强，耐干旱及水湿，在平地、丘陵、山地均能正常生长。对土壤要求不严，酸、碱土壤均能适应，但以湿润、深厚、肥沃的砂质壤土生长最好。野生忍冬常生长在溪边、山地及灌丛中。忍冬种子具有休眠特性，于

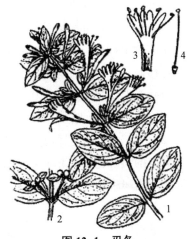

图 12-1　忍冬

1.带花植株　2.果枝　3.花冠示雄蕊　4.雌蕊

5℃低温下沙藏 2 个月左右，便能打破休眠。

【生长过程】忍冬年生育期可分为以下几个时期：春分叶芽开始萌动，清明前后展叶。立夏始蕾，孕蕾后 15 日开花，小满至芒种开头茬花，头茬花占全年总花量的 90% 左右。一般花期的第 4 ~ 6 日是盛花期，可采到头茬花量的 2/3。1 个月后，即小暑至立秋，又开二茬花，这茬花仅占全年总花量的 10% 左右。花蕾先是绿色然后变为全白，一般在下午 4 ~ 5 时开花。二茬花后即行结果，10 月为果熟期，11 月降霜后，部分叶子枯萎脱落，植株进入越冬休眠。

【种植技术】

1. 选地整地 忍冬栽培对土壤要求不严，抗逆性较强。为便于管理，以平整的土地，有利于灌水、排水的地块较好。移栽前每 667m² 施入充分腐熟有机肥 3000 ~ 5000kg，深翻或穴施均可，耙磨、踏实。

2. 繁殖与育苗

（1）扦插繁殖 生产上常用的方法是扦插育苗法。凡有灌水条件者，一年四季都可扦插育苗，但一般多冬插、春插和伏雨季节扦插。冬、春季扦插育的苗，到雨季约半年即可挖出栽培；伏雨季节扦插育的苗，冬、春季即可栽植。扦插圃地只要能保持地面湿润，成活率一般可达 90% 以上。

①插穗的选用：选 1 ~ 2 年生健壮、充实的枝条，截成长 30cm 左右的插条，约保留 3 个节位。亦可结合夏剪和冬剪采集，采后剪成 25 ~ 30cm 的穗段。选用结果母枝作插穗者，上端宜留数个短梗。

②扦插：在平整好的苗床上，按行距 30cm 定线开沟，沟深 20cm。沟开好后按株距 5 ~ 10cm 直埋于沟内，或只松土不挖沟，将插条 1/2 ~ 2/3 插入孔内，压实按紧。待一畦或一方扦插完毕，即应及时顺沟浇水，以镇压土壤，使插穗和土壤密接。水渗下后再覆薄土一层，以保墒保温。插穗埋土后上露 5 ~ 8cm 为宜，以利新芽萌发。

③插后管理：要加强圃地管理。根据土壤墒情，适时浇水，松土除草。夏季扦插，经过 7 ~ 8 日，芽即开始萌动，十多天后开始生根。冬、春季扦插，一般先生根后发芽。幼苗发生病虫害时要及时防治。

④移栽：于早春萌发前或秋冬季休眠期进行。在整好的栽植地上，按行距 130cm、株距 100cm 挖穴，宽深各 30 ~ 40cm，把足量的基肥与底土拌匀施入穴中，每穴栽壮苗 1 株，填细土压紧、踏实，浇透定根水。

（2）分株繁殖 冬季或早春萌芽发叶前，选取 4 年生以上生长健壮、无病虫害、长有根蘖苗的植株，将其根际周围挖开，选择占根蘖苗 1/3 的苗株连根取出定植。被分株的母株，当即施肥复土踏实，以恢复株势。

（3）压条繁殖 秋、冬季植株休眠期或早春萌发前进行。选择 3 ~ 4 年生、生长健壮、产量高的忍冬作母株，将近地面的 1 年生枝条弯曲埋入土中，覆盖 10 ~ 12cm 厚的细肥土，并用枝杈固定压紧，使枝梢露出地面，若枝条长，可连续弯曲压入土中，压后需浇水施肥，秋后即可将发根的压条苗截离母株定植。

3. 移栽 于秋、冬季休眠期或早春萌发前进行。忍冬生活力强，起苗可不带宿土，如遇天旱，为保证成活，需带宿土或用黄泥浆根。定植时，先在挖好的穴内施肥，每穴施腐熟厩肥或土杂肥 30kg，与整地挖穴时的表层肥土拌匀施入，每穴栽苗 1 株，填表层肥土压紧踏实，浇透定根水，盖上细土后，再覆草保湿，以利成活。

4. 田间管理

（1）中耕除草 定植成活后的头两年，每年中耕除草 3～4 次，第 1 次在春季萌芽展叶时进行；第 2、3、4 次分别在 6、7、8、9 月进行。在植株根际周围宜浅，其他地方宜深，避免伤根。第三年以后，视杂草生长情况，可适当减少中耕除草次数。进入盛花期，每年春夏之交需中耕除草 1 次，每 3～4 年深翻改土 1 次，结合深翻，增施有机肥，促使土壤熟化。

（2）追肥 每年早春萌发后和每次采花蕾后，都需追肥 1 次，春、夏季每株施腐熟人畜粪水 20kg，或尿素 0.3～0.5kg；冬季每株施腐熟厩肥或土杂肥 20kg、尿素 0.3kg、过磷酸钙 0.5kg。在植株根际周围开沟施入并覆土盖肥。冬季施肥盖土后还需在根际周围培土，厚约 5cm，以利防寒越冬。

（3）整形修剪 忍冬的整形修剪主要是培养成伞形直立小灌木。栽后成活的 1～2 年内，当主干长至 40cm 时，剪去顶梢，促进侧芽萌发成枝条。第二年春季在主干上部选留粗壮枝条 4～5 个，作为主枝。冬季从主枝上长出的一级分枝中，保留 6～7 对芽，剪去顶部。以后，再从一级分枝上长出的二级分枝中，保留 6～7 对芽，剪去顶部，再从二级分枝上长出的枝条上，摘去勾状的嫩梢，如没有这种嫩梢，就不要摘除。一般入春后在二级分枝中或原来的老枝上萌发出节密而短、叶细的幼枝均是花枝，应予保留。通过修剪整形，忍冬便从原来缠绕生长改为枝条疏朗、通风透光、分布均匀、主干粗壮直立的伞形灌木状花墩。由于忍冬当年生枝条具有能发育成花枝的特性，通过上述修剪措施，能促进多发新枝，多形成花蕾，从而达到增产的目的。冬剪于霜降后至封冻前进行。冬剪在培养伞形树形的同时，还应剪除枯老枝、细弱枝、病虫枝、交叉扰乱树形的长枝等，使养分集中于抽生新枝和形成花蕾。在每茬采花后，同样进行夏季修剪。每次修剪后都应追肥 1 次。

（4）灌溉排水 花期若遇天气干旱或雨水过多时，均会造成大量落花、沤花、幼花破裂等现象。因此，要及时做好灌溉和排水工作。

5. 病虫害防治

（1）白粉病 危害忍冬叶片和嫩茎。发病初期，叶片出现圆形白色绒状霉斑，并不断扩大，连接成片，形成大小不一的白色粉斑，最后引起落花、凋叶，使枝条干枯。

防治方法：①选育抗病品种。②用 50% 胶体硫 100g，加敌敌畏 20g、90% 敌百虫100g，兑水 20kg 进行喷雾，还可兼治蚜虫。③发病严重时可用 25% 粉锈宁 1500 倍液喷雾防治，每隔 7 日 1 次，连喷 3～4 次。

（2）褐斑病 是一种真菌病害，常于 7～8 月发生。发病后，叶片上病斑呈圆形，或受叶脉所限呈多角形，黄褐色，潮湿时背面生有灰色霜状物。

防治方法：①清除病枝落叶，减少病菌来源。②加强管理，增施肥料，增强植株抗病能力。③发病初期可用65%代森锌500倍液或1∶1.5∶300的波尔多液喷雾，每隔7～10日1次，连续2～3次。

（3）蚜虫　成虫、幼虫刺吸汁液，使幼叶卷曲发黄，可用敌敌畏乳油800～1500倍液防治。

（4）尺蠖　幼虫暴吃叶片，可用90%敌百虫800～1000倍液防治。

（5）咖啡虎天牛　7～8月为严重危害期。以幼虫和成虫两种虫态越冬。越冬成虫于第二年4月中旬咬穿忍冬枝干表皮，出孔危害。越冬幼虫于4月底至5月中旬化蛹，5月下旬羽化成虫，成虫交配后产卵于粗枝干的老皮下。卵孵化后，幼虫开始向木质部内蛀食，造成主干或主枝枯死。折断后蛀道内充满木屑和虫屎。

防治方法：①茎叶突然枯萎时，清除枯枝，进行人工捕捉。②在产卵盛期，用50%辛硫磷乳油600倍液喷杀。③田间释放天牛肿腿蜂。

【采收加工】

1.金银花

（1）采收　采花时间在上午9～12时，有露水时和降雨天不宜采，如有烘干设备也可采摘。上午采的花青白色质重，干燥容易，香气浓厚，出商品率高，质量好。中午以后和阴天采的花质较差，加工率低。采摘时用竹篮或藤笼，不能用布袋、塑料袋、纸盒装，以防受热生潮，体内的酶和蛋白质发酵，变色生霉。花蕾和花组织很嫩，必须轻采轻放，忌用手将掐紧压，以免影响质量。

（2）加工　采摘后要及时加工，防止堆沤发酵。可晾干或烘干。

①晾干：将鲜花薄摊于晒席上晾干，不要随意翻动，否则会使花变黑或烂花，最好当天晾干，花白，色泽也好。

②烘干：初烘时温度不宜过高，控制在30℃左右。烘2小时后，可将温度提高到40℃，鲜花逐渐排出水汽。经5～10小时后，使室温保持在45℃～50℃，再烘10小时，水分大部分可排出，最后将室温升至55℃～60℃，使花迅速干透。烘干的花比晾干的花质量好。烘时不能翻动，也不能中途停烘，否则会变质。

2.忍冬藤　忍冬藤采回后拣除混入的其他植物的茎枝，扎成束晒干，再用绳捆或麻袋、芦席包装贮于干燥处备用。

【质量要求】金银花药材呈棒状，上粗下细，略弯曲，长2～3cm，上部直径约3mm，下部直径约1.5mm。表面黄白色或绿白色（贮久色渐深），密被短柔毛。偶见叶状苞片。花萼绿色，先端5裂，裂片有毛，长约2mm。开放者花冠筒状，先端二唇形；雄蕊5个，附于筒壁，黄色；雌蕊1个，子房无毛。气清香，味淡、微苦。

按照《中国药典》（2015年版）规定，金银花药材总灰分不得过10.0%；酸不溶性灰分不得过3.0%；绿原酸（$C_{16}H_{18}O_9$）不得少于1.5%，木犀草苷（$C_{21}H_{20}O_{11}$）不得少于0.050%。

　　山银花的植物来源为忍冬科植物灰毡毛忍冬 *Lonicera macranthoides* Hand.-Mazz.、红腺忍冬 *Lonicera hypoglauca* Miq.、华南忍冬 *Lonicera confusa* DC. 或黄褐毛忍冬 *Lonicera fulvotomentosa* Hsu et S. C. Cheng 的干燥花蕾或带初开的花。金银花的植物来源为忍冬科植物忍冬 *Lonicera japonica* Thunb. 的干燥花蕾。

第二节　菊

　　【别名】杭菊、白菊花、药菊花等。

　　【产地】主产于浙江、河南、安徽、河北、山东等地。

　　【药用部位】以干燥头状花序入药。

　　【植物形态】菊 *Chrysanthemum morifolium* Ramat. 为多年生草本植物。全株被白色绒毛。茎基部稍木质化，上部多分枝。单叶互生，叶片卵形或长卵形，边缘羽状深裂，裂片具粗锯齿，先端钝，基部阔楔形，略下延，具叶柄。头状花序少数或多数，顶生或腋生，大小不一，形色奇异；总苞的外层苞片绿色，线形，边缘膜质，被白色绒毛；舌状花着生于花序边缘；舌片白色、红色、紫色或黄色，雌性；花盘黄色，管状花位于花序中央，花冠管状，黄色，两性。瘦果不发育，具4棱，无毛。花期9～11月，果期10～11月。如图11-2所示。

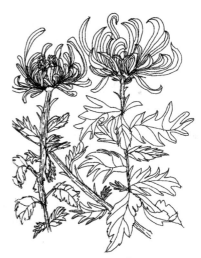

图11-2　菊

　　【生长环境】菊生长适宜温度为15℃～25℃，花芽分化适宜温度为10℃～15℃，昼夜温差要求在3℃～5℃之间，越冬适宜温度为4℃～8℃，其根部可忍受短时 –10℃以下的低温。在常规栽培条件下，菊11月花期结束。菊喜温和凉爽气候及向阳、稍干燥的环境；能耐寒，怕水涝；在荫蔽的环境里生长不良。生长期要求土壤稍湿润，过于干旱，植株抽枝少，发育缓慢，产量低，尤其是近花期，不能缺水，否则花蕾数大为减少，产花量明显下降；但水分过多，则易造成烂根死苗的现象。菊喜肥，在疏松肥沃、含腐殖质丰富、排水良好的夹沙土中生长良好，花多产量高。土壤以中性至微酸性或微碱性为适宜。菊属短日照植物，对日照长短反应敏感，要求每天不超过10～11小时的光照，才能现蕾开花。

　　【生长过程】开春后，当气温稳定在10℃以上时，在根际的茎节萌发成芽丛，随着茎节的伸长，基部密生许多须根。苗期生长缓慢，苗高10cm以后，生长加快，苗高50cm后开始分枝；在日照短于13.5小时、夜间温度降至15℃、昼夜温差大于10℃时，开始从营养生长转入生殖生长，即花芽开始分化，此时植株不再增高和分枝；9月下旬，当日照短于12.5小时、夜间气温降到10℃左右，花蕾开始形成，此时，茎叶、花进入旺盛生长时期。10月中下旬始花，11月上中旬盛花，花期30～40日，头状花序花期为15～20日，朵花期5～7日。授粉后种子成熟期50～60日，1～2个月种子成熟。

【种植技术】

1.选地整地 应选择地势略高、排水畅通、土壤肥沃的砂壤土。以旱坡地、旱田（不存水的沙田）、休闲地最为适宜，低洼存水地不能种植。

（1）育苗地的选地与整地 菊育苗地，应选择地势平坦、土层深厚、疏松肥沃和灌溉方便的地块。于头年秋冬季深翻土地，使其风化疏松。在当年春季进行扦插繁殖前，再结合整地施足基肥，浅耕一遍。深翻（最好冬前翻地），耙平，较平地快或旱田栽种必须开厢（面积大的地块需开排水沟），厢面中间略高，利于排水。坡地不开厢，开横向排水沟即可（与洋芋地开横沟差不多就行）。

（2）栽植地的选地与整地 栽植地，宜选择地势高燥、阳光充足、土质疏松、排水良好的地块，以砂质壤土最为理想。于前作收获后，深翻（最好冬前翻地），结合整地每667m²施入腐熟厩肥或堆肥2500kg，翻入土内作基肥，来不及施用基肥的后期施肥也行。较平地快或旱田栽种必须开厢（面积大的地块需开排水沟），厢面中间略高，利于排水。坡地不开厢，开横向排水沟即可（与洋芋地开横沟差不多就行）。菊忌连作，如需套作则以胡豆、豌豆、油菜、小麦地为前茬（种植较稀，能栽进去才行）。

2.繁殖方法 菊生产上以分株繁殖为主，亦可扦插繁殖。

（1）分株繁殖

①培育壮苗和选苗：于11月收获菊花后，将地上茎枝齐地面割除。选择生长健壮、无病虫害的植株，将其根蔸全部挖起，集中移栽到一块肥沃的地块上，用腐熟厩肥或土杂肥覆盖保暖越冬。来年3～4月，扒开土粪等覆盖物，浇施1次稀薄人畜粪水，促其萌发生长。4～5月，当菊苗长到15cm左右时，挖出全株，顺着茎枝分成带白根的单株。然后，选取种根粗壮、须根发达、无病虫害的作种苗，立即栽入大田。

②移栽定植：移栽前，将苗根用50%多菌灵600倍液浸渍12小时，可预防叶枯病等病害。栽时，在整好的栽植地上按行株距40～30cm挖穴，每穴栽入种苗2～3株。栽后用手压紧苗根并浇水湿润。一般每667m²可分栽大田1公顷左右。

（2）扦插繁殖 于每年4～5月或6～8月，在菊花打顶时，选择发育充实、健壮、无病虫害的茎枝作插条。去掉嫩茎，将其截成10～15cm长的小段，下端近节处，削成马耳形斜面。先用水浸湿，快速在1500～3000ppm吲哚乙酸（1AA）溶液中浸蘸一下，取出晾干后立即进行扦插。扦插时，在整好的插床上，按株距10～8cm划线打引孔，将插条斜插入孔内。插条入土深度为穗长的1/2～2/3，插后用手压实并浇水湿润，约20日即可发根。插条生根萌发后，若遇高温天气，应给予搭棚遮荫，增加浇水次数；

发现床面有杂草，要及时拔除，加强肥水管理，促使菊苗生长健壮。当苗高 20cm 左右时，即可出圃定植。定植密度同分株繁殖。移栽时用手掐去菊苗顶端 3cm 左右的嫩头，可减少养分消耗，并促进多分枝，生长快，产量高。

3. 田间管理

（1）中耕除草 菊苗栽植成活后至现蕾前要中耕除草 4 ~ 5 次。第一次在立夏后进行，松土宜浅，勿伤根系，除净杂草，避免草荒；第二次在芒种前后进行，此时杂草滋生，应及时除净，以免与菊苗争夺养分；第三次在立秋前后进行；第四次在白露前进行；第五次在秋分前后进行。前两次宜浅不宜深，后三次宜深不宜浅。在后两次中耕除草后，应进行培土壅根，防止植株倒伏。

（2）追肥 菊喜肥、耐肥，除施足基肥外，在生长期还应追肥 3 次。第一次于移栽后半个月左右追施，当菊苗成活开始生长时，每 667m² 追施稀薄人畜粪水 1000kg 或尿素 8 ~ 10kg 兑水浇施，以促进菊苗生长；第二次在植株开始分枝时追施，每 667m² 施入稍浓的人畜粪水 1500kg 或腐熟饼肥 50kg 兑水浇施，以促多分枝；第三次在孕蕾前追施，每 667m² 施入较浓的人畜粪水 2000kg 或尿素 10kg 加过磷酸钙 25kg 兑水浇施，以促多孕蕾开花。菊是"七死八活九开花"的作物，意指菊在 7 月生长不旺盛，常因缺水而萎蔫；8 月又开始旺盛生长了。因此，大量的速效肥料应在 7 月中旬至 8 月中下旬施入，以利增产。此外，在孕蕾期叶面喷施 0.2% 的磷酸二氢钾溶液，能促进开花整齐，提高菊花产量和质量。

（3）摘心打顶 为了促进菊多分枝、多孕蕾开花和主干生长粗壮，应于小满前后，当苗高 20cm 左右时进行第一次摘心，即选晴天摘去顶心 1 ~ 2cm。以后每隔半月摘心 1 次，共 3 次。在大暑后必须停止，否则分枝过多，营养生长过旺，营养跟不上，则花朵变得细小，反而影响菊花产量和质量。此外，对生长衰弱的植株，也应少摘心。

4. 病虫害防治

（1）霜霉病 危害叶片和嫩茎。春、秋两季均可发病，春季发病，使幼苗叶片褪绿，微向上卷曲，叶背和幼茎长满白色霉层，随着幼苗的生长，叶片自下而上变为褐色，最后干枯而死。秋季发病，使叶片、嫩茎、花蕾全部布满白色霉层，叶片呈现灰绿色，微显萎蔫，最后植株逐渐枯死。

防治方法：①选育抗病品种，实行轮作栽植。②移栽前，幼苗用 40% 乙磷铝 300 倍液浸种苗 5 ~ 10 分钟，或用 50% 多菌灵 600 倍液浸泡 12 小时，晾干药液后栽植。③春季发病喷洒 40% 乙磷铝 250 ~ 300 倍液，每隔 7 ~ 10 日 1 次，连喷 2 次。④秋季发病，于 9 月上旬发病前和发病初期，喷洒 50% 多菌灵 800 ~ 1000 倍液或 40% 乙磷铝 300 倍液或 50% 瑞毒霉 300 倍液，每隔 7 ~ 10 日 1 次；上述农药交替使用，连喷 5 次，效果显著。

（2）褐斑病 又名叶枯病、斑枯病，危害叶片，由下至上蔓延。发病初期，叶片上出现圆形的黄色至紫褐色病斑。后期病斑中心变为灰褐色至灰黑色，并生有许多小黑点。严重时几个病斑连接成大斑，使叶片干枯。在雨水过多、湿度过大的季节，叶片枯死率可达 90% 以上。

防治方法：①增施磷钾肥，增强植株抗病能力。②注意排水，降低田间湿度。③发病初期，用 50% 多菌灵 800～1000 倍液或 50% 托布津 1000～1500 倍液喷雾。④梅雨季节，喷射 1 次 1∶1∶100 波尔多液，再于 9 月上中旬各喷 1 次，共 3 次。

（3）花叶病　又名病毒病。危害叶片，症状有的为花叶，有的为红叶，均由病毒引起。被害植株的叶片有的变为灰绿色，具灰白色不规则微隆起的线状条纹；有的叶脉绿色，叶肉出现色泽不同、形状不规则的斑纹；有的叶片变小变厚，叶尖短而钝圆，叶缘内卷，正面暗绿色，背面沿叶缘变为紫红色。病株生长衰弱，叶片自下而上枯萎而死。

防治方法：①选健壮植株作为母株。②增施磷钾肥，增强植株抗病能力。③及时防治传毒害虫如红蜘蛛等，可减少病毒病的发生。

（4）线虫　危害叶片和花芽。由于线虫侵染叶片组织，使叶片变黄，后逐渐变为褐色。叶片上的病斑逐渐扩大成为三角形的褐色枯斑，或因受叶脉的限制而成为角状枯死斑。发病严重时全株叶片枯死。花芽由线虫浸染，使其干枯或退化不能形成花蕾，或使花器畸形。

防治方法：①建立无病留种田。②及时销毁病株，并深埋防止扩大蔓延。③育苗时，将插穗用 50℃的温水浸泡 10 分钟，以杀死线虫，然后进行扦插。

（5）菊蚜　多于 4～5 月间发生，菊蚜常密集在嫩梢、叶片背面或花蕾上吸取汁液，使叶片变黄、皱缩、枯萎，严重影响菊花产量和质量，并能传播病害。

防治方法：用 10% 杀灭菊酯乳油 3000 倍或 50% 灭蚜松乳油 1000～1500 倍液喷雾灭杀。

（6）菊天牛　又名菊虎、蛀心虫，其成虫和幼虫咬食茎梢以至根部。成虫为小天牛，黑色，多于 5 月发生，咬食茎顶嫩梢，使嫩梢枯死。成虫产卵于茎中，孵化后的幼虫蛀入茎的髓部，并向下取食直至根部，使茎秆折断。

防治方法：①捕杀成虫。②大量发生时，用敌敌畏 1000 倍液或 50% 杀螟松乳油 200 倍液喷雾。③从断茎处以下 4cm 处摘除枯茎，集中烧毁或深埋。④分株繁殖时，注意检查越冬成虫，进行人工捕杀。

（7）网目拟地甲　其成虫和幼虫危害菊花的幼嫩茎叶；成株时，则以成虫群集于近土表的根茎部啃食菊花的皮层，使植株茎叶变黄，生长势衰弱。

防治方法：用 98% 晶体敌百虫，加水适量溶解稀释，再拌入炒香的麦麸或油饼中，再加少量水湿润，做成毒饵，在傍晚撒入田间进行诱杀。

【采收加工】

1. 采收时间　菊花的采收适期为霜降至立冬。根据产品要求差异分为两种。

（1）胎菊采收　采白头花，花将开未开、刚露白头之时采收。

（2）朵菊采收　花开散开到 8～9 成满时采收。

2. 采收方法　采菊花宜在晴天露水干后采收，不采露水花，否则容易腐烂、变质，加工后色逊，质量差。如果遇到连日下雨，也可以雨天采收，采后摊放在干净的塑料布或者竹席上，铺开，防止发热，晾 1～2 日，花上的水汽干后，进行杀青。

3. 加工方法

（1）杀青 就是把菊花杀死，防止花瓣松散脱落、香气散失，品质下降。杀青最好用锅炉蒸汽杀青，一般 0.5 分钟内就能完成。

（2）烘干 杀青后直接倒入烘干盘或者竹筛中，放入烘房烘干。太阳天也可以晒干。

【质量要求】该品亳菊呈倒圆锥形或圆筒形，有时稍压扁呈扇形，离散。总苞碟状；总苞片 3 ~ 4 层，卵形或椭圆形，草质，黄绿色或褐绿色，外面被柔毛，边缘膜质。花托半球形，无托片或托毛。舌状花数层，雌性，位于外围，类白色，劲直，上举，纵向折缩，散生金黄色腺点；管状花多数，两性，位于中央，为舌状花所隐藏，黄色，顶端 5 齿裂。瘦果不发育，无冠毛。体轻，质柔润，干时松脆。气清香，味甘、微苦。

滁菊呈不规则球形或扁球形。舌状花类白色，不规则扭曲，内卷，边缘皱缩，有时可见淡褐色腺点；管状花大多隐藏。

贡菊呈扁球形或不规则球形。舌状花白色或类白色，斜升，上部反折，边缘稍内卷而皱缩，通常无腺点；管状花少，外露。

杭菊呈碟形或扁球形，常数个相连成片。舌状花类白色或黄色，平展或微折叠，彼此粘连，通常无腺点；管状花多数，外露。

按照《中国药典》（2015 年版）规定，水分不得过 15.0%；含绿原酸（$C_{16}H_{18}O_9$）不得少于 0.20%，含木犀草苷（$C_{21}H_{20}O_{11}$）不得少于 0.080%，含 3，5-O- 二咖啡酰基奎宁酸（$C_{25}H_{24}O_{12}$）不得少于 0.70%。

知识链接

药材按产地和加工方法不同，有杭菊、亳菊、滁菊、贡菊和祁菊等之分。杭菊主产于浙江桐乡和江苏射阳，有白菊和黄菊之分；亳菊主产于安徽亳州；滁菊主产于安徽滁州；贡菊主产于安徽歙县一带，亦称徽菊，浙江德清亦产，另称德菊；祁菊主产于河北安国。此外，还有产自河南的怀菊、四川的川菊和山东的济菊等。

菊花少部分供药用，用量最大的就是食用。

1. 干花做饮料 这是目前菊花用量最大的一块，直接泡开水饮用，用量一般5 ~ 10 朵。菊花还用于做清凉饮品及食品添加剂。

2. 鲜菊当菜食用 最好是刚刚完全开放的菊花，具体食用方法有三类。一般菊花煮的时间越长，香气越淡，苦味越少，为了减少苦味，还可以把菊花的"花盘"（蒂）除去，只用"花瓣"。煮汤用量一般30 朵左右。做汤或粥在起锅前加入新鲜菊花，3 分钟左右起锅，满屋生香，香气浓郁。还可以做菊花猪肝汤、菊花汤面和菊花粥。

目标检测

一、选择题

1. 采摘金银花使用的盛具，一般用（　　　）
   A. 竹篮子　　　　　B. 书包　　　　　C. 提包　　　　　D. 塑料袋

2. 菊是（　　　）植物
   A. 菊科　　　　　B. 豆科　　　　　C. 禾本科　　　　　D. 五加科

3. 菊以（　　　）繁殖为主
   A. 扦插　　　　　B. 分株　　　　　C. 种植　　　　　D. 嫁接

4. 忍冬扦插繁殖的一般成活率为（　　　）
   A. 50%　　　　　B. 60%　　　　　C. 80%　　　　　D. 90%

二、简答题

1. 忍冬的生长特性如何？

2. 说出忍冬的繁殖方法。

3. 简述忍冬的整形修剪操作要点。

4. 说出忍冬的田间管理措施。

5. 种植菊如何整地和选地？

6. 简述菊的育苗和繁殖的技术要领。

第十三章　全草类药用植物

■ 学习目标

1. 识记全草类药材的植物学特征。
2. 能应用全草类药材的加工技术。
3. 识记全草类药材的生物学特性。
4. 熟练识记全草类药材的栽培技术。

第一节　薄　荷

【别名】苏薄荷、南薄荷、野薄荷、蕠荷、夜息药、仁丹草、见肿消、水益母、鱼香草等。

【产地】中国各地均有分布，主产于江苏的太仓、南通、海门及浙江等省。

【药用部位】以地上部分入药。

【植物形态】薄荷 *Mentha haplocalyx* Briq. 为多年生草本植物，全株有清凉浓香气。具水平匍匐白色根状茎，茎下部数节具纤细的根。地上茎向上直立，四棱形，多分枝，中空，上部被倒向的微柔毛，下部仅沿棱上具微柔毛，并散生腺鳞。叶交互对生，长圆状披针形至长圆形，先端急尖或锐尖，基部楔形至近圆形，边缘疏生粗大的牙齿状锯齿，两面常沿脉密生微柔毛，下面有腺鳞，其余部分近无毛。轮伞花序腋生；花冠淡紫色或白色，二唇形；雄蕊4枚。子房4裂。小坚果，卵球形，黄褐色，藏于宿萼内。花期8~10月，果期9~11月。如图13-1所示。

【生长环境】薄荷对环境条件要求不严，多栽培，在海拔2100m以下地区都能生长。耐寒，喜阳光充足、

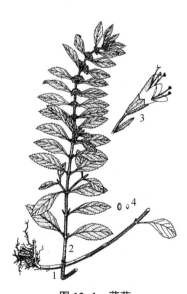

图 13-1　薄荷

1. 茎基及根　2. 茎上部
3. 花示二强雄蕊　4. 果实及种子

温暖湿润环境，对土壤的要求也不十分严格，除过砂、过黏、酸碱度过重，以及低洼排水不良的土壤外，一般土壤均能栽培，但以 pH 值 5.5 ~ 6.5 的砂质壤土、冲积土为好。忌连作。薄荷属长日照植物。生长初期和中期需要雨量充沛，现蕾期、花期需要阳光充足、干燥的天气，日照时间长有利于薄荷油、薄荷脑的形成和积累，如后期雨水过多，则易徒长，叶片薄，植株下部易落叶，病害亦多。

【生长过程】浅根性植物，根入地 30cm 深，多数集中在 15cm 左右土层中，地下根茎分布较浅，集中在土层 10cm 左右。根茎和地上茎均有很强的萌芽能力，5℃ ~ 6℃萌发出苗，植株生长的适宜温度为 20℃ ~ 30℃，温度超过 30℃ 则生长缓慢，当气温降至 –2℃ 左右，植株开始枯萎。地下根茎在 –30℃ ~ –20℃ 的情况下仍可安全越冬。7 月下旬至 8 月上旬开花，现蕾至开花 10 ~ 15 日，开花至种子成熟 20 日。割完第一刀后在 10 月以后还能开花。

【种植技术】

1. 播种

（1）选种　薄荷栽培品种主要有紫茎紫脉薄荷、青茎圆叶薄荷、小叶黄种、红叶臭头、白叶臭头、大叶青种、六八七薄荷、一一九薄荷、四零九薄荷、七三八薄荷等。生产上常采用的是青茎圆叶薄荷（青薄荷）、紫茎紫脉薄荷（紫薄荷）。两种含油量都在 80% 以上，抗旱能力前者弱后者强，香气紫薄荷优，青薄荷差。栽培最好选紫薄荷。

（2）选地整地　薄荷从秋播到出苗有很长一段时间，可套种一些在 3 月前能收获的植物。可与头刀薄荷夹种的作物有油菜、菠菜、蚕豆、大麦、玉米及棉花；可与二刀薄荷夹种的作物主要是芝麻。不宜夹种大蒜、洋葱等有刺激性气味的作物。

重茬田冬季播种时，必须进行耕翻，种根需尽量拾净，然后按一般田块开沟播种。开好排水沟，以防干旱和雨涝。前茬收获后每 667m² 施优质土杂肥 4000 ~ 5000kg、尿素 20 ~ 25kg、过磷酸钙 70 ~ 75kg、硫酸钾 15 ~ 20kg 或氮磷钾复合肥 50 ~ 60kg 及硼镁锌等复配微肥 4 ~ 5kg 作基肥。耕耙整平后做成 1 ~ 1.2m 宽的畦。

①根状茎繁殖：在二刀薄荷、三刀薄荷收割后，将种根挖出来即可播种。长江流域一带以秋冬栽，即 10 月下旬至 11 月上旬（立冬至小雪），北方以春栽，即 3 ~ 4 月栽种为宜。根茎随挖随栽，选色白粗壮、节间短、无病害的新根茎作种根，然后在整好的畦面上，按行距 25cm 开小沟，沟深 6 ~ 10cm，一人开沟，一人放根，可整条放入沟内或者截成 6 ~ 10cm 小段放入，株距 15 ~ 20cm，施稀薄人粪尿，一人覆土，三人同时操作，避免根茎风干、晒干。耕地时没有施基肥的，栽种时可先把基肥施于种植沟内，后再下种覆土。稍加镇压后浇水。每 667m² 需根茎 60 ~ 100kg。盐碱土、稻板茬及土质差的田块要适当增加播种量。

②分株繁殖：也称秧苗繁殖或移苗繁殖。选择植株生长旺盛的，品种纯正、无病虫害的留作种用。秋季地上茎收后立刻中耕除草追肥，翌年 4 ~ 5 月（清明至谷雨），苗高 6 ~ 15cm 时，将老薄荷地里的地上幼苗和匍匐茎苗连土挖出根茎，移栽，按行距 20cm，株距 15cm，挖穴 5 ~ 10cm 深，每穴栽 2 株，覆土压实，施稀薄人粪尿定根，水渗下后再浅覆土。此法无根茎繁殖产量高，但此法可延至春后，土地冬天还可以种其他作物。

③种子繁殖：3~4月把种子和少量干土或草木灰拌匀，播种畦上，开浅沟。把种子均匀撒入沟内覆土1~2cm厚，播后浇水，盖稻草保墒，2~3周即出苗。种子繁殖生长慢，容易变异，采收后萃取的精油品质较差。只作育种用，生产上一般不采用。

④扦插繁殖：5~6月左右，把地上茎或主茎基部切成10cm长的插条，在整好的苗床上，按行株距7cm×3cm进行扦插育苗，发根初期，保持温度22℃~25℃，湿度90%，在扦插后的第2~3日内须略微遮荫，避免阳光直射。扦插7~10日后生根，发芽后移植到大田培育。该法多为选种和种根复壮用。

2. 田间管理　薄荷一般收2次（7月上旬、9月下旬），个别地方可收3次（6月上旬、7月下旬和10月中下旬）。

（1）头刀期管理（出苗到第一次收割）

①查苗补栽：在4月上旬移栽后，苗高10cm时，要及时查苗补苗，保持株距15cm左右。

②中耕除草：栽植秧苗成活后，行间中耕浅除2次，株间人工除草，以保墒、增（地）温、消灭杂草、促苗生长。收割前拔净田间杂草，以防其他杂草的气味影响薄荷油的质量。

③摘心：密度大的地块一般不摘心，密度小的地块需要摘心。在5月份中午晴天摘去顶心。将顶上两对幼叶摘去，此时伤口易愈合。摘心可促进侧枝茎叶生长，有利增产。

④适时追肥：植株生长瘦弱，分枝少；生长过旺，田间荫蔽，造成倒伏或叶片脱落，均影响产量和原油质量。所以合理施肥，是取得高产的关键措施之一。头刀薄荷生长期长，出苗后长达140日左右才能收割。在第一次收割前要适当追肥2次。一般采用"前控后促"的施肥方法，前期轻施苗肥与分枝肥，施肥量只占总施肥量的20%~30%，即在2月出苗时，每667m²施粪水1000~1500kg，促进幼苗生长；6月中旬（收割前20~35日内），重施"刹车肥"（保叶肥），施肥量占总施肥量的70%~80%，即每667m²施入施氮磷钾复合肥40~50kg，或施15kg尿素和适量饼肥，使后期不早衰，多长分枝与叶片，提高出油率。行间开沟深施，施后覆土浇大水。施肥时间要把握好，太早，收获时因薄荷生长过旺而郁闭倒伏或落叶；过迟，现蕾开花期延迟，则收获也相应延迟，影响二刀薄荷的生长和产量。不能单施氮肥，易使植株徒长，叶片变薄。此外，根据薄荷的生长情况，还可进行根外喷施氮、磷、钾肥。喷施氮肥可用尿素，浓度在0.1%左右；喷磷肥可用过磷酸钙，先将过磷酸钙用清水浸泡30~40小时，然后取出澄清液配制成0.2%浓度；喷钾肥可用氯化钾或硫酸钾先配制成1:10的母液，使用时再稀释为0.1%的溶液，每667m²各喷施100kg左右，亦可混合喷施。喷施时间应在薄荷生长最旺盛的时期，即6月上旬，喷施时应选阴天或晴天的傍晚，叶的正反面都要喷到。

⑤化控：头刀薄荷的中后期，如有旺长趋势，可用助长素10~25mL/667m²或矮壮素5~10mL/667m²，兑水40kg叶面喷雾。

⑥科学浇水：薄荷前中期需水较多，特别是生长初期，根系尚未形成，需水较多，一般每15日左右浇一次水，结合施肥从出苗到收割要浇4~5次水。当7~8月出现高温干燥及伏旱天气时，要及时灌溉抗旱。多雨季节，及时排水。收割前20~25日停水，以

免茎叶疯长，发生倒伏，造成下部叶片脱落，降低产量。收割时以地面"发白"为宜。

（2）二刀期管理（第一次收割后到第二次收割前）

①施肥：头刀薄荷收割后，要尽快锄去地面的残茬、杂草和匍匐茎（一般锄深2～3cm），每667m² 施氮磷钾复合肥70～75kg，最好浇施浓粪水1500～2000kg，促使幼芽从根茎上出苗。9月上旬，苗高25～30cm时，每667m² 施20～25kg氮磷钾复合肥，以满足植株需求。

②化控：二刀薄荷由于收获期偏迟或天气干旱造成出苗迟。可在施苗肥后，用0.5g"发九二〇"粉剂兑水40kg/667m² 进行叶面喷雾，促进二刀薄荷晚苗的生长。

③浇水：锄残茬后要立即浇水，促使二刀苗早发、快长。二刀期浇水3～4次。

④田间除草：收割前拔大草1～2次，做到收割前田间无杂草。7月收割第一次后，立刻略深锄。

（3）长年管理（栽种1年连续收获3～4年）

①查苗补苗：冬季往往会缺苗断垄，在春季要及时查苗。一般早春气温稳定在10℃以上补苗，12℃～20℃移苗成活率比较高。移苗太早或太晚，成活率都较低。还要注意松土和除草。

②除杂去劣：薄荷种植几年后，均会出现退化混杂，表现为与种植品种的形态特征不一致，抗逆性减弱，原油产量和质量下降。如果遇到在形态上难以区别的，可摘一片中部叶片，用手指揉一揉再闻其香味，若是优良品种则放出芳香浓郁的气味，若带有异味者说明植株已退化或混杂，应连根拔除。一般在苗高10cm左右，地下茎尚未萌生时及时去杂去劣，以防止新生出的地下茎断留在土中，影响去杂效果。最迟在地上茎长至8对叶之前去除。去杂工作要反复进行，一般头刀薄荷要反复去杂2～3次，二刀薄荷也要去杂2～3次。对于混杂退化严重的田块，于4月下旬，在大田中选择健壮而不退化的植株，按株行距15cm×20cm，移栽到留种田里，加强管理，以供种用。

③水肥管理：如果下一年还作采药材用，收割后，增施厩肥、圈肥。薄荷地清明前、地上茎割完后立刻浇水。

3. 病虫害及防治

（1）薄荷锈病　由一种真菌引起的病害，危害叶和茎。主要由越冬的夏孢子借气流传播，引起初侵染；少数情况下越冬的冬孢子次年萌发产生的担孢子也能引起初侵染，植株发病后产生的大量夏孢子是田间再次侵染的菌源。夏孢子萌发最适宜温度为18℃，5～10月间，气温适中、雨水较多时易于发病。开始在叶背出现橙黄色肿斑，后变肥大，内生锈色、粉状的夏孢子堆，随之叶正面也出现黄褐色斑点。秋季发生黑褐色、粉状的冬孢子堆。发病严重时，叶片枯萎脱落，以致全株枯死。

防治方法：①选用抗病品种进行种植。②加强田间管理，合理密植，及时清除杂草。③发病初期用20%三唑酮乳油1000～1500倍液喷洒，防止传播蔓延；发病后用200～300倍液敌锈钠或1:1:200波尔多液喷雾或2.5%粉锈宁防治；也可喷洒12.5%速保利可湿性粉剂2000～3000倍液或40%杜邦新星乳油9000倍液进行药物防治，隔15日1次，防治1次或2次。收获前20日停止喷药。④收获前夕发病，可提前数天收割。

（2）斑枯病 由一种真菌引起，危害叶部。5~10月间发生。初时叶两面发生近圆形小病斑，暗绿色；以后病斑扩大，近圆形或呈不规则状，暗褐色。老病斑中心灰白色，呈白星状，上生黑色小点，有时病斑周围仍有暗褐色带，严重时逐渐枯萎、脱落。

防治方法：①发现病叶及时摘除烧毁。②用65%代森锌可湿性粉剂500~600倍液（80%代森锌可湿性粉剂800倍液）或者1∶1∶120波尔多液喷雾或者75%百菌清500~700倍液或50%的多菌灵溶液。收获前20日应停止喷药。

（3）黑茎病 主要发生于苗期，引起薄荷茎基部收缩凹陷、变黑、腐烂，植株倒伏、枯萎。主要危害茎，先发生黑点，逐渐扩大，然后发病部位收缩凹陷，髓部变灰褐色，受害部位的表皮层及髓部组织被破坏，植株停止生长，叶片逐渐变黄发红枯死。此病极易引起薄荷倒伏，严重影响薄荷油的产量。

防治方法：①选用较强抗性的品种。②实行轮作。③加强田间管理，降低田间湿度，合理密植，防止倒伏。④发病时，用65%代森锌可湿性粉剂500~600倍液喷雾；喷洒70%的百菌清或40%多菌灵100~150g药剂防治，收割前20日，应停止喷药。

（4）霜霉病 危害叶片和柱头及花丝。叶面病斑浅黄色至褐色，多角形，湿度大时，叶背霉丛厚密，呈淡蓝紫色。病菌在染病的病残株上越冬，翌年栽植带病母根，病菌随新叶生长侵染幼芽，成为该病初侵染源。湿度大时病菌能产生游动孢子，借雨水或灌溉水传播蔓延。

防治方法：①加强检疫，防止该病扩大蔓延。②拔除病株，集中深埋或烧毁。③发病初期开始喷洒30%绿得保悬浮剂300~400倍液或1∶1∶100倍波尔多液、40%三乙磷酸铝（霜疫灵）可湿性粉剂250倍液、58%甲霜灵、锰锌可湿性粉剂500倍液、72%杜邦克露可湿性粉剂800倍液，隔7~10日1次，连续防治2~3次。对上述杀菌剂产生抗药性的可改用69%安克锰锌可湿性粉剂1000倍液。

（5）地老虎 田间幼虫始见于4月上旬，最严重时间在4月下旬至5月中下旬，危害幼苗。二刀薄荷有时在8月下旬至9月中旬也会遭到地老虎的严重危害。

防治方法：①在春季铲除杂草，可消灭部分虫卵；用泡桐叶或莴苣叶诱捕幼虫，于每日清晨到田间捕捉；对高龄虫可以发现断苗，扒开附近的土块，进行捕杀。②可用90%晶体敌百虫粉500g拌和鲜草25~40kg或2.5%敌百虫粉1.5kg拌和炒棉籽饼、豆饼等40kg，在傍晚前施撒田间进行诱杀。或用2.5%敌百虫粉剂拌细土，撒于植株周围，结合中耕，使毒土混入土内，也可起保苗作用。

（6）造桥虫 此虫为一种暴发性害虫，可在几天内把薄荷植株吃成光秆，要及时防治。幼虫6月中下旬至7月上旬对头刀薄荷危害严重，在连续阴雨或梅雨季节危害尤甚。9月中旬危害二刀薄荷。

防治方法：①在立夏至芒种阶段，用黑光灯等诱杀成虫蛾，一般光源位置高出薄荷30~40cm。②利用成虫趋糖醋特性诱杀，每667m²地设一糖醋液盒，高出薄荷植株，白天加盖，傍晚揭开。③可用500~600倍90%敌百虫液在成虫产卵盛期时喷杀虫卵。

（7）银纹夜蛾和斜纹夜蛾 幼虫食害薄荷叶子，咬成孔洞或缺刻。5~10月都有危害，而以6月初至头刀收获危害最重。

防治方法：用90%晶体敌百虫1000倍液喷杀。

【采收加工】薄荷最佳收获时间是在现蕾到初花期，此时叶片多且厚，含油率也高。薄荷收割过早会降低出油率，收割过晚，油中呋喃含量增加，影响品质。为保证薄荷的质量，药农有"五不割"的经验，即油量不足不割；大风下雨不割；露水不干不割；阳光不足不割；地面潮湿不割。

头刀收割时间在小暑至大暑间，晚于大暑，则会影响二刀薄荷产量。头刀薄荷主要用来提薄荷油，二刀薄荷主要入药。头刀在7月初，二刀在9月底10月初，当花序20%开花时，选晴天上午10时至下午3时采收。用镰刀齐地割下茎叶，立刻集中摊放开阴干。每隔2~3小时翻动1次，晒2日后，扎成小束，扎时束内各株枝叶部位对齐。扎好后用铡刀在叶下3cm处切断，切去下端无叶的梗子，摆成扇形，继续晒干。忌雨淋和夜露，晚上和夜间移到室内摊开，防止变质。收割完毕后，还可于早晨露水未干和傍晚或阴天时回收地面落叶（扫落叶），以增加产量。

晒干或阴干后薄荷捆外加篾席包装贮运，放阴凉干燥处，防受潮发霉。亦可将薄荷茎叶晒至半干，放入蒸馏锅内蒸馏薄荷油，再精制成薄荷液。

【质量要求】该品茎呈方柱形，分枝对生，长15~40cm，直径0.2~0.4cm；表面紫棕色或黄绿色，具茸毛，节间长2~5cm；质脆易断，断面白色，髓部中空。叶对生，叶柄短；完整叶片展平后呈宽披针形、长椭圆形或卵形，长2~7cm，宽1~3cm；绿色，被稀疏的茸毛，有点状凹陷的腺鳞。轮伞花序腋生，花萼钟状，先端5齿裂，花冠淡紫色。揉搓后有特殊清凉香气（含薄荷脑），味辛凉。薄荷以色深绿、叶多、气味浓、不带根者为佳。

按照《中国药典》（2015年版）规定，叶不得少于30%；水分不得过15.0%；总灰分不得过11.0%；酸不溶性灰分不得过3.0%；挥发油不得少于0.80%（mL/g）。

第二节　绞股蓝

【别名】绞股兰、七叶胆、五叶参、七叶参、南方人参、超人参、甘茶蔓等。

【产地】主产广西、湖南、陕西、云南；福建、四川、浙江、湖北、山东等省也产。

【药用部位】以全草入药。

【植物形态】绞股蓝 *Gymnostemma Pentaphyllum* (Thunb.) Mak. 为多年生宿根植物。茎细弱，多分枝，具纵棱和沟槽。叶互生；卷须着生叶腋；叶片膜质或纸质，卵状长圆形或长圆状披针形，中央小叶长，侧生小叶较小，先端急尖或短渐尖，基部渐狭，边缘具波状齿或圆齿状牙齿，两面均被短硬毛。雌雄异株，雄花为圆锥花序，花序穗纤细，多分枝；花冠淡绿色，5深裂，裂片卵状披针形；雄蕊5，联合成柱；雌花为

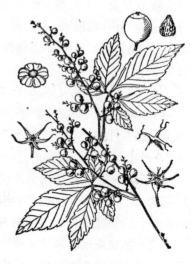

图13-2　绞股蓝

圆锥花序；子房球形。果实为浆果，成熟后为黑色，两面有小疣状突起，光滑无毛。内含种子2粒。花期3~11月，果期4~12月。如图13-2所示。

【生长环境】野生绞股蓝生长在阴湿的山地林下、水沟旁、山谷。为半阴生植物，喜荫蔽和短日照环境，温度10℃~34℃均能生长；光照度50%、空气湿度80%左右最适宜其生长。绞股蓝根系浅，不定根多，喜疏松肥沃的微酸性或中性腐殖质土壤，土壤含水量以表土湿润、不积水为好。

【生长过程】3月下旬到4月上旬萌发出土，4~8月为生长旺盛期，7~9月开花，10~11月下旬至12月上旬经霜打后枯萎，地下部分宿存休眠。

前期生长缓慢，秋季生长旺盛，栽培第一年秋末冬初收获一次；以后每年可在6月上旬、11月中旬收获两次。

【种植技术】

1. 播种

（1）选地整地　引种时应选择近山、防护林、绿化林、农家房前屋后等阴湿地种植；农田种植应选疏松肥沃的砂质壤上，排水良好，灌溉方便的地方。大田种植可套种玉米、油菜、果树等作物。如在林地，乔木过于茂密，可进行疏林，去掉少量树杈，使荫蔽度保持在70%左右，保留灌木层。

按地势开畦。如在山林，多为梯田。整地时每公顷施磷酸二铵150kg、有机肥75000kg。畦宽100~150cm，每畦种2行。畦上施林下腐殖质土或腐熟的有机肥。如在大田，应于冬季或早春整地，翻耕直晒数天后，施腐熟的有机肥做基肥，每667m² 施用2000~4000kg。畦宽1.2~2m、沟宽0.3m。做到畦面平整、肥土均匀。

（2）播种　繁殖方法分有性繁殖和无性繁殖。有性繁殖即种子繁殖，无性繁殖即根茎或地上茎繁殖。栽培时多采用无性繁殖，极少数用有性繁殖。

①种子繁殖

种子的采收和储藏：当果皮变蓝黑色时，剪下果序，放在阴凉通风处，待其后熟，7日后，采下果实。如为秋播（10~11月），可除去果皮，获得种子，并随收随播。也可以晾晒干燥后，沙藏过冬，待来年春季（3~4月）播种。

种子的处理：春播（清明前后）前，搓去果皮，将种子用清水浸泡48小时或者置于35℃~40℃的水中2~3小时（如有条件，可再用100mg/kg吲哚乙酸水溶液浸泡5~8小时），捞出，盖上湿布或湿草帘，置于20℃左右温室内，待种子膨胀后有裂口或露白后与5~10倍量的沙土混匀，即可播种。

播种方法：种子繁殖可采用直播或育苗移栽。

直播时大田高畦做垄宜用条播，可按沟距30~40cm、沟深3~5cm、沟宽10cm进行播种。山地沟距可为20cm左右。也可进行穴播，穴距20cm，每穴3~5粒种子，播后覆细土。每667m²用种1.5~2 kg。播后也可覆盖薄草，出苗后及时去除。每天淋水，以保持土壤湿润。20日后即可出苗，苗高10cm、有3~4片真叶时，直播田可按株距6~10cm间苗，育苗田可在阴天进行移栽。如覆盖地膜，注意调整膜内气温不可超过35℃。当气温上升至15℃左右时，多数种苗已长出地面，将薄膜打孔，露出幼苗，在接近全苗时除去地膜。在整个生长过程中保持土壤湿润,土壤干旱时,及时浇水。

②根状茎繁殖:种根越冬,冬季温暖的南方常采用田间越冬法,冬季寒冷的北方多采用坑藏法。

田间越冬法:绞股蓝地上部分采收后,施1次有机肥,上盖地膜,再覆稻秆,即可越冬。

坑藏法:绞股蓝地上部分收获后,挖出地下根茎,开宽1m、深60~80cm坑,长度根据根茎的长度而定,下面铺约10cm厚的湿沙,然后将根状茎铺至20cm厚,再铺5~10cm的湿沙,在上面盖30cm以上的土层后,即可安全越冬。

第2年清明节前后将根茎挖出,剪成3个节的小段,在土壤湿润的条件下,按行距30~40cm、株距15~20cm栽植或在畦中开3cm深沟,将种根放入沟中。扦插时注意根茎要舒展、芽头向上,并保持土下2节,土上1节。覆土压实,顺行覆盖地膜,进行育苗。如土壤较干,也可栽后浇透水。

③地上茎繁殖:5~7月,植株生长呈现旺盛时,剪取无病植株的强壮的地上茎,再剪成若干小段,每段应有3~4节,去下面2节叶子,按10cm×10cm的行株距斜插入苗床,入土2节,浇水保湿,最初几天适当遮荫。扦插后经常洒水,保持土壤湿润,10日后即可生根。待新芽长至10~15cm时,便可育苗移栽。用ABT生根粉液或0.1~1mg/kg吲哚乙酸水溶液浸泡地上茎的下部,扦插成活率会显著提高。

(3)定植 移栽或间苗时,非种子田以行距30~40cm、株距15~20cm为宜;种子田父、母本比例为2:4,行距50~60cm、株距30~40cm(种子田为加强授粉和防止果实腐烂,需在1m高度搭网状架)。移栽苗时要注意,覆土后,用双手在其四周压一下,保证根系与土壤紧密接触,并及时喷透水,以后要保持表土湿润,无积水,便于成活。移栽10日后即可成活。如缺苗,及时补苗。

2. 田间管理

(1)中耕除草 在幼苗未封行前,应注重中耕除草。除草的原则是"除早、除小、除净",及时去除病株,并注意不宜太靠近苗头,以免损伤地下嫩茎。

(2)铺蔓压土 在藤茎长到30cm时,将其平铺到行间、株间空地上,并每3个节盖一把土,使其节部紧贴地面,促进绞股蓝地上茎生不定根,扩大吸收水肥的面积。此操作要在藤茎封垄前操作。

(3)追肥 定植后1周应施1次薄粪,每公顷配施尿素75kg,复合肥187.5kg,6月下旬至7月上旬再按上述用量施1次肥;采收前一个月不施化肥。每次收割或打顶后均要追1次肥。最后1次收割后施入冬肥,冬肥以有机肥为主。未封垄前施在根部,封垄后可撒施,并及时浇水,也可撒施400倍尿素或200倍硫酸铵溶液。

(4)淋水 绞股蓝根系浅,需经常淋水。喷淋的灌溉方式既节水又能满足其对水分的需求。淋水量以土层透水10cm为宜。在绞股蓝开花结果时期,淋水次数应增多。在收获的15日前要停止灌溉。

(5)搭架遮荫 绞股蓝幼苗忌强光直射,可在播种地种玉米等高秆作物,也可用竹竿搭1~1.5m高的架,上覆遮荫物。苗长20~30cm时,人工辅助上架,必要时缚以细绳。7月除去遮荫物。

（6）打顶　为促进分枝，当主茎长到 40~50cm 时，趁晴天进行摘去顶尖。1年可打顶2次。

3. 病虫害防治

（1）白绢病　多发生于生长后期，初期侵染茎和根，后叶片上出现黄色小点、褐斑，并可见白色丝绢状菌丝体。被害植株叶片脱落而死亡。空气湿度大时，病株周围可见菌核。

防治方法：①拔除病株及时烧毁，并用石灰粉消毒病穴。②用 70% 百菌清可湿性粉剂 600~800 倍液；50% 克菌丹 400~500 倍液成 25% 萎锈灵 500~1000 倍液进行防治，每7日喷雾1次，连续2~3次即可治愈。

（2）白粉病和叶斑病　白粉病多发于生长后期，危害叶片。初在叶片上出现白色纤细的霉点，后逐渐形成霉斑，整张叶面布满白色粉状物。叶面泛黄，但不脱落。叶斑病多发生在 5~7 月，由叶缘或叶尖开始，渐向中心扩展，先为水渍状，后出现黄色枯斑，最终叶片腐烂、脱落。

防治方法：①拔除病株及时烧毁，并用石灰粉消毒病穴。②用 50% 托布津可湿性粉剂 500~800 倍液喷雾防治，每 7~10 日1次，连续2~3次。

（3）三星黄萤叶甲　4月下旬始发，高发期在7月，危害幼嫩的茎叶。

防治方法：选择早晨或傍晚用 50% 辛硫磷乳油 1500 倍液或 90% 晶体敌百虫 1000 倍液或 40% 乐果 1500 倍液进行叶面喷施，每 7~10 日进行喷洒1次，连续喷洒2~3次。

（4）小地老虎　用 50% 辛硫磷乳油 1000~1500 倍液喷雾或浇穴。

（5）蝼蛄　苗期咬断嫩茎，植株生长期在根部取食，使植株逐渐枯死。

防治方法：①用 50% 辛硫磷乳油 1000~1500 倍液喷雾或浇穴。②施有机肥后，覆土，减少产卵机会；③成虫期，利用其趋光性点灯诱杀。

（6）灰巴蜗牛和蛞蝓　危害叶片、芽和嫩茎。

防治方法：①日出前或雨后，利用菜叶、杂草堆进行人工捕杀。②在田园四周和棚架、栅栏下部、树基背光潮湿处撒石灰粉，或苗期喷 1%~3% 石灰水或每公顷撒施 60~75kg 茶籽饼防治。

【采收加工】

1. 采收　绞股蓝一般可当年种当年收，可以连续收割多年。非留种田南方每年可收割 3~4 次，北方可收割2次，一般以第 2~3 年产量最高。当植株长过 1m 以上时，即可收获。用镰刀割取，留茬 20~30cm，除去杂质。10月下旬采收时，可齐地面割取。根茎在北方需覆土 10cm 以备越冬，在南方可自然越冬。

2. 加工　收割的药材打卷，置于通风干燥的架子上及时晾晒，不可暴晒，以免影响色泽。干品扎捆即可销售。采收的果序置于阴凉通风处，待其全部呈黑褐色时，采果风干，搓去果壳，装入布袋或纸袋中于通风干燥处保存。

【质量要求】该品多缠绕成团，茎纤细，淡棕色，表面具纵棱，被稀疏绒毛，有时带卷须。掌状复叶灰绿色至绿褐色，多皱缩破碎，完整者湿润展平后可见小叶膜质，叶脉疏被毛；侧生小叶卵状长圆形或长圆状披针形，中央 1 枚较大，长 4 ~ 12cm，宽 1 ~ 1.3cm，先端渐尖，基部楔形，叶缘有粗锯齿。有时可见圆球形果实，直径约 5mm，果梗长 3 ~ 5mm，顶端有一横环纹。味甘而微苦，有草腥气。以色绿、无杂质、无霉变者为佳。

第三节　金钗石斛

【别名】扁金钗、吊兰花。

【产地】分布于广西、广东、贵州、云南、江西、安徽、四川、湖北、湖南、浙江、福建、海南、台湾等地。

【药用部位】以茎入药。

【植物形态】金钗石斛 *Dendrobium nobile* Lindl. 为多年生附生草本植物。茎丛生，黄绿色，多节，上部较扁平而微弯，具纵沟，下部常收窄成圆柱形，茎干后呈金黄色。叶互生，近革质，长椭圆形，3 ~ 5 片，无叶柄。总状花序生于茎上部的节上，常有花 2 ~ 3 朵；花大，白色，先端带淡紫红色，唇瓣卵圆形，近基部有 1 深紫色斑块。蒴果椭圆形，具棱 4 ~ 6 条；种子多数，细小。花期 5 ~ 6 月，果期 7 ~ 8 月。如图 13-3 所示。

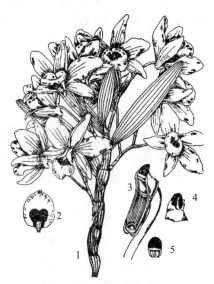

图 13-3　石斛

1. 植株　2. 唇瓣　3 ~ 4. 合蕊柱剖面与背面

5. 合蕊柱正面

【生长环境】野生状态下，石斛附生于热带、亚热带原始森林的疏松且厚、多纵裂沟的树皮或树干上，也生长于附有地衣、苔藓、腐殖质土壤的石缝中。喜温暖湿润、年降雨量 1000mm 以上、空气湿度 80% ~ 90% 或以上、遮阴度在 60% ~ 80%、冬季温度在 10℃ 以上的环境，生长条件要求温暖、湿润、通风、透气、漏水、有散射光。

【生长过程】每年春末夏初，二年生茎上部节上抽出总状花序，开花后从茎基长出新芽发育成茎。老茎不再开花。三年后萌蘖多，茎节接触地面，能产生不定根形成新的个体。秋冬季节进入休眠期。冬春季稍耐干旱，严重缺水时常裸茎。

【种植技术】

1. 选地、整地　根据其生长习性，栽培地宜选半阴半阳的环境，空气湿度在 80% 以上，冬季气温在 0℃ 以上地区，人工可控的大棚也可。树种应以黄桷树、梨树、樟树等且应树皮厚有纵沟、含水多、枝叶茂、树干粗大的活树，石块地也应在阴凉、湿润，周围有阔叶树遮荫的地区，石块上应有苔藓生长及表面有少量腐殖质。

2. 繁殖方法

（1）分株繁殖　以 3 月下旬至 4 上旬发芽前栽种较好，选择生长健壮、根系发达、萌蘖多、无病虫害的 1、2 年生植株，连根挖出，轻轻将种蔸掰开，分为若干丛，每丛应留有 2～3 个茎，剪去枯茎和老根，留 2～3cm 根。可采取贴石栽植、贴树栽植和荫棚栽种法。

①贴树栽植：选择枝叶茂盛、树干粗壮、水分较多、树皮有纵裂沟的常绿树（如乌桕、油桐、枫杨、香樟、青杠、柿子等），从下至上按 30cm 株距将树皮砍成鱼鳞口，将种蔸涂一薄层牛粪、阴沟泥混合物，然后放在鱼鳞口内卡紧，使根与树皮紧密结合，再覆一层稻草，用竹蔑捆好。

②贴石栽植：在生有苔藓的石块上，按 20～30cm 的株距凿出凹穴，将涂过牛粪、阴沟泥混合物的石斛种株放在凹穴内，用小石块将石斛根部固定，力求牢固不脱落即可。

③荫棚栽种：搭好大棚遮荫。大棚要通电、通水，覆盖塑料薄膜和 70% 遮荫度的遮荫网，周围和入口安装 40 目的防虫网，如有条件，可安喷淋设施。用腐殖质土、小砾石和细砂混合均匀，做厚约 10cm 的高畦，上盖细腐殖质土和小石块。移栽前用 0.3% 高锰酸钾或 1000 倍多菌灵药液对基质喷洒消毒。现多用黑色薄膜在消毒后覆盖基质面以减少基质杂菌侵染植株。将石斛种苗栽于畦内，行株距 20cm，也可建中间高、两边低的畦床或离地 40～60cm 水平和波浪状的高架种植畦。

（2）扦插繁殖　可用腐殖质土和小细砂混合或泥炭藓、树皮块、刨花、石灰岩颗粒等透气性好、排水性好的物质混合、浸水发酵或高温灭菌后做插床，并搭好大棚遮荫，选择健壮、未开花的茎，剪成小段，每段含 2～3 个节，按行株距 10cm 左右扦插于插床中。插后要常洒水，保持空气湿润，控制室温在 18℃～22℃，插后 30～40 日腋芽萌发，并长出白色气生根后，将单株横置畦床上，用小石块压着进行育苗，上盖细腐殖质土约 2cm 厚，待幼芽长至 3～5cm 时，移栽。

（3）腋芽繁殖　在 3 年生石斛茎的上端，常会萌发腋芽，并长出气生根，待腋芽长至 5～7cm 时，将石斛茎剪为两段，下段老茎作药用，上段新茎可进行移栽。

（4）组培繁殖　将茎尖组织放在含 0.15～0.5mg/L 2,4-D（2,4- 二氯苯氧乙酸）、0.5mg/L 6-BA（6- 苄氨基腺嘌呤）的 MS 培养基上进行培养，组培过程中常加入适量的椰乳和活性炭等物质，保持温度 25℃～28℃，每天光照 8～10 小时，光照强度在 1600～2000 Lux，pH 值 5.0～5.5，30 日左右可分化幼芽。将幼芽转入含有 0.20～0.40mg/L 吲哚丁酸的 MS 培养基中，能诱导生根，2 个月后形成种苗。

移栽前先将苗瓶移到炼苗房进行 2～3 周炼苗以适应大棚环境，再用 50% 的 1000 倍多菌灵浇透基质。选苗高 3～6cm、根长 3cm 以上、4～5 片叶、3～4 个节、生长健壮、无病害的瓶苗作为种苗。将培养基与小苗一起轻轻取出，合格的种苗和少根苗、裸根苗、污染苗分类放置。用清水将合格的种苗清洗 2 遍；少根苗、裸根苗放于 100mg/L 的 ABT 生根粉溶液中浸泡 15 分钟，以利生根；污染苗清洗 2 次后，用 50% 的 1000 倍多菌灵液浸泡整株小苗 10～15 分钟。少根苗、裸根苗、污染苗分别移栽，以便管理。

移栽在日平均气温15℃~30℃时进行，注意保护好幼嫩的根系，其他同荫棚栽种法。管理得当，一周后，植株开始发新根。

3. 田间管理

（1）温度管理　栽培石斛要满足其冬暖夏凉的要求，其生长适宜温度为20℃~30℃，高于35℃或低于9℃，石斛会进入休眠。夏季温度高时，大棚内须通风散热，并常喷雾来降温保湿，每天喷雾3~5次，每次喷雾2~5分钟；冬季气温低时，大棚四周要密封好，以防冻伤。

（2）湿度管理　空气湿度应保持在80%~90%。空气湿度过小要经常喷雾浇水保湿。有"勤快人种死石斛"的经验，说明石斛种植根系湿度宜小，所以移栽一周左右苗床缺水时浇第一次水；喷雾过多则烂根，温度高、湿度大时还易引发软腐病等的发生。

（3）追肥

①贴树栽植和贴石栽植：栽后第2年开始追肥，每年2次，第1次在4月（清明前后）施促芽肥，第2次在11月上旬（立冬前后）施越冬肥。用油饼、猪牛粪、塘泥或河泥等，加钙镁磷肥和少量氮肥混匀，发酵后，薄薄地敷在根际周围。此外每隔1~2个月尚可用0.05%~0.1%磷酸二氢钾、2%的过磷酸钙或3‰的复合肥水溶液进行叶面追肥。施肥应在傍晚太阳将落山和早晨露水干后进行，避免高温施肥。

②荫棚栽植：移栽时以叶面肥为主，可选择石斛专用有机肥，也可以选择硝酸钾、磷酸二氢钾、多元复合肥等。新根发生后开始喷施0.05%~0.1%的硝酸钾或磷酸二氢钾，10日喷一次，连续喷3次。长出新芽后每10日喷3‰的多元复合肥和稀释的MS培养基，连续喷3次。一般情况下，施肥后两天停止浇水，如基质过干，可适当补水。栽后第2~5年追肥，可参考贴树栽植施肥法。

（4）除草　在3~4月和11月，大田栽培进行田间锄草。其他时间有杂草应随时拔除，杂菌、枯枝落叶也及时除去，大棚内要及时除去杂草和杂菌。在气温高的夏季，不宜除草，避免影响石斛的正常生长。

（5）修剪　每年春天发芽前，采收老茎，剪除枯茎，并除去病茎、弱茎和病株根部。种于树上的，还要剪去过密的树枝，使荫闭度在60%左右。栽种5~6年后，植株萌发多、老根死亡等原因易导致植株生长不良，所以应进行分株繁殖。

（6）摘蕾　石斛栽培2年后开花，为减少营养损耗，要及时剪除花蕾。花蕾可单独干燥储存。

（7）更换基质　锯木屑、刨花、树皮等基质保水性好，栽培石斛易成活，但易腐烂，一般两年需更换。

4. 病虫害及防治

（1）花叶病　发病叶片出现褐色条纹状花斑，进而感染新芽。

防治方法：可用2%的福尔马林或石灰水喷洒消毒。

（2）黑斑病　初夏危害叶片，嫩叶上呈现黑褐色斑点，斑点周围显黄色，逐渐扩散至整个叶片，使叶片枯萎脱落，3~5月发生。

防治方法：①可用 1 ：1 ：150 波尔多液或 50% 多菌灵 1000 倍液喷雾防治 1 ~ 2 次。②发病时，可用 75% 百菌清 600 倍液或 40% 克菌丹 400 倍液等杀菌剂进行喷雾。

（3）炭疽病　受害叶片出现褐色或黑色病斑，严重者感染茎枝，1 ~ 5 月均有发生。

防治方法：用 50% 多菌灵 1000 倍液或 50% 甲基托布津 1000 倍液喷雾 2 ~ 3 次。

（4）煤污病　叶片表面覆盖一层灰黑色的粉末状物质，造成植株发育不良。3 ~ 5 月为发病期。

防治方法：可用 40% 乐果乳剂 1000 倍液或 50% 多菌灵 1000 倍液间隔 15 日喷雾 2 ~ 3 次防治。

（5）铁锈病　温暖湿润的梅雨季节易发生。叶片先出现灰绿色斑点，然后出现铁锈色颗粒状物，最后散落锈色粉末状孢子。

防治方法：①及时清洁栽培场地，去除生病叶片。②用 40% 灭菌威 300 倍液或 25% 三唑酮乳油 1500 倍液喷施。

（6）猝倒病　因为苗床温度高、湿度大，组培苗移栽后易发生猝倒病。

防治方法：①降低温度和湿度，合理密植，加强通风。②及时清除生病植株，集中烧毁。③用 50% 多菌灵 500 倍液喷洒苗床。

（7）褐腐病和软腐病　褐腐病发生部位主要在叶和芽，使叶片产生黑褐色腐烂状斑点，易使整株死亡。软腐病从根茎发病，危害全株。发病部位出现湿性斑点并迅速软化呈腐烂状，有特异臭气。空气湿度大或灌溉时，发展迅速。

防治方法：①合理密植，加强通风。②控制环境温度和湿度，避免强光照射下浇水。③及时清除发病部位或植株，用 0.5% 波尔多液或 200mg/L 的链霉素喷洒苗床并处理剪除部位。④可将病株用 0.1% 高锰酸钾溶液浸泡 5 ~ 10 分钟后，洗净晾晒 10 ~ 15 分钟，再栽植在独立的苗床上。

（8）疫病　发病类似褐腐病而使植株落叶，有时可见白色霉斑。

防治方法：①及时去除发病部位，并将植株另置管理。②用 40% 的疫霉灵 200 ~ 300 倍液叶面喷洒，或用 50% 甲霜铜 600 倍液灌根。

（9）菲盾蚊　寄生于植株叶片边缘或背面，吸食汁液，严重时导致植株死亡，还可引发煤污病。5 月下旬为孵化盛期。

防治方法：①集中有盾壳的老枝烧毁。②用 40% 乐果乳剂 1000 倍液或海正灭虫灵 4000 倍液或 1 ~ 3 度石硫合剂喷雾杀灭。

（10）蜗牛、东风螺、蛞蝓　各地常见，发芽期砥磨芽尖，使芽不能正常生长，发叶后砥磨叶片成网状，呈不整齐缺刻。严重时，幼株死亡，有的将芽砥磨断。

防治方法：①及时清洁栽培场地，并在周围撒生石灰、饱和食盐水。②夜晚利用灯光诱引，进行人工捕杀。③严重者可用麸皮拌敌百虫或玉米粉拌 3.3% 蜗牛敌诱杀。

（11）介壳虫：大棚内干燥、通风差时易发生。介壳虫吸食汁液，使石斛叶黄枝枯。

防治方法：人工捕杀或用 800 倍速松乳剂喷施，每 10 ~ 15 日喷 1 次，连续喷 2 ~ 3 次。

（12）红蜘蛛：温度高，干燥时易发生。叶片上分布如针尖大小的点状害虫，吸食汁液，使叶片形成皱折状白斑，严重者整株色泽变灰绿色，叶片软弱下垂。

防治方法：①适当增加喷水次数。②喷施48%乐斯本1000～2000倍液或50%辛硫磷800～1000倍液加高效除虫菊酯800倍液，以及20%哒满灵等高效低毒杀虫、杀螨剂，每10日左右交替使用，连喷2次即可控制虫害的发生。

【采收加工】

1. 采收　鲜用者全年可采收，采收后除去须根和枝叶，湿沙贮存备用。

2. 加工　干用者于秋末冬初（11～12月）或早春（2～3月）留嫩茎继续生长，离基部5cm剪取生长2年以上的茎枝。

（1）水烫法　除去杂质，用开水略烫1～2分钟，烘晒至五成干时，用稻壳边搓边烘晒，至叶鞘搓净后，分出单枝，理顺摆齐，用草席捆好，低温烘至七八成干时，结合翻炕再揉搓一次，整理后，用草席再捆好，干透。

（2）砂烫法　将洁净的河砂放入锅内炒热后，将除去杂质的石斛埋于石砂中，上下翻动至有轻微爆裂声，叶鞘翘起时取出，放在粗糙的平面上揉搓，夜露日晒，反复揉搓至叶鞘完全脱落，干燥即可。

（3）沤净法　将石斛去除残叶和须根后，浸泡于水中多日；或集中堆放，用草席覆盖后，2～3天淋水一次，至叶鞘沤烂，易于分离，用稻壳搓去叶鞘后，覆盖草席进行烘干。烘的过程中注意火力不宜过大，并注意翻动。

（4）铁皮石斛或齿瓣石斛加工法　选铁皮石斛粗短部分，留两根细根（习称"龙头"），保留完整的茎梢（习称"凤尾"），用文火烘软或炒软，搓成螺旋形或弹簧状，反复搓烤使不变形，烘干，习称"耳环石斛"或"西枫斗""铁皮枫斗"。也可将长茎剪成6～10cm小段，按照上述方法加工。齿瓣石斛加工类同铁皮石斛，习称"紫皮枫斗"。

【质量要求】该品鲜石斛呈圆柱形或扁圆柱形。表面黄绿色，多有纵纹，节明显，节上有膜质叶鞘。肉质多汁，易折断。气微，味微苦而回甜，嚼之有黏性。以青绿色、饱满多汁、嚼之发黏者为佳。

金钗石斛呈扁圆柱形，长20～40cm，直径0.4～0.6cm，节间长2.5～3cm。表面金黄色或黄中带绿色，有深纵沟。质硬而脆，断面较平坦而疏松。气微，味苦。

鼓槌石斛呈粗纺锤形，中部直径1～3cm。具3～7节。表面金黄色。

流苏石斛等呈长圆柱形，长20～150cm，直径0.4～1.2cm，节间长2～6cm。表面黄色至暗黄色。

按照《中国药典》（2015年版）规定，含石斛碱（$C_{16}H_{25}NO_2$）不得少于0.40%，含毛兰素（$C_{18}H_{22}O_5$）不得少于0.030%。

铁皮枫斗呈螺旋形或弹簧状。通常为2～6个旋纹，直径0.2～0.4cm。表面黄绿色或带金黄色，有细纵皱纹，节明显，节上偶尔可见灰白色叶鞘；一端可见茎基部留下的短须根。质坚实，易折断，断面平坦，灰白色至灰绿色，略呈角质状。气微，味淡，嚼之有黏性。

按照《中国药典》（2015 年版）规定，铁皮石斛多糖以无水葡萄糖（$C_6H_{12}O_6$）计，不得少于 25.0%，含甘露糖（$C_6H_{12}O_6$）应为 13.0% ~ 38.0%。

各种干燥石斛均以色金黄、有光泽、质柔软者为佳；铁皮石斛以色金黄、有光泽、有龙头凤尾者为佳。

目标检测

一、单选题

1. 薄荷主产于（   ）

    A. 四川   B. 河南   C. 安徽   D. 江苏

2. 薄荷中的挥发性成分在（   ）天气含量最高

    A. 多云   B. 晴朗   C. 阴雨   D. 有雾

3. 薄荷中后期如有旺长趋势，需进行（   ）

    A. 化控   B. 适时追肥   C. 摘心   D. 补栽

4. 薄荷头刀收割在（   ）

    A. 春季   B. 夏季   C. 秋季   D. 冬季

5. 在北方，绞股蓝根状茎越冬常采用（   ）法

    A. 田间越冬   B. 薄膜包裹贮藏   C. 湿沙坑藏   D. 地膜覆盖

6. 为促进绞股蓝生不定根，常采用（   ）

    A. 打顶   B. 摘蕾   C. 遮荫   D. 压蔓

7. 下列（   ）农药在中药材栽培中不能使用

    A. 敌百虫   B. 甲基异柳磷   C. 辛硫磷   D. 托布津

8. 绞股蓝种植（   ）后可采收

    A.1 年   B.2 年   C.3 年   D.4 年

9. 石斛生长在冬季最低温度（   ）以上的环境中

    A.0℃   B.5℃   C.8℃   D.10℃

10. 石斛种植要求空气湿度较大，根系湿度宜（   ）

    A. 大   B. 要求不高   C. 小   D. 适中

11. 大棚种植石斛多种植在基质上，如基质易腐烂，则（   ）需更换

    A.1 年   B.2 年   C.3 年   D.4 年

12. 石斛干燥前需将（   ）去除

    A. 花   B. 叶   C. 叶鞘   D. 须根

13. 铁皮石斛常加工成弹簧状，习称（   ）

    A. 糊头   B. 珍珠疙瘩   C. 螺丝纹   D. 枫斗

二、简答题

1. 薄荷有哪些栽培品种？

2. 薄荷追肥分几次？分别在什么时期？

3. 薄荷如何除杂去劣？

4. 绞股蓝种子繁殖时如何处理种子？

5. 绞股蓝有哪些常见病害？如何处理？

6. 石斛对生长环境有哪些要求？

7. 石斛的繁殖方法有几种？

8. 铁皮石斛如何加工？

第十四章 药用菌类栽培

1. 识记菌类药材的植物学特征。
2. 能运用菌类药材的加工技术。
3. 识记菌类药材的生物学特性。
4. 熟练识记菌类药材的栽培技术。

第一节 赤 芝

【别名】木灵芝、菌灵芝、万年蕈、灵芝草。

【产地】吉林长白山、安徽大别山、浙江、福建武夷山、山东等地。

【药用部位】以干燥子实体入药。

【植物形态】赤芝 *Ganoderma lucidum*(Leyss. ex Fr.)Karst. 由菌丝体和子实体两大部分构成。下部长在营养基物里的白色丝状物叫菌丝体，呈白色透明绒毛状，有大量的分支而且比较结实。它具有很强的分解能力和吸收能力。上部的伞状物叫子实体，是灵芝的繁殖器官，由菌盖、子实层和菌柄三部分组成。子实体黄色，渐变为红褐色，皮壳有漆样光泽，有环状棱纹和辐射状皱纹。菌盖多为肾形、扇形或半圆形；菌柄多侧生，深红棕色或紫褐色；菌肉近白色至淡褐色；菌盖下方多孔结构叫子实层，在放大镜下观察，有无数管状小孔，近白色，后变浅褐色。菌管管口初期白色，后期呈褐色。赤芝的孢子就从菌管内产生。孢子红褐色，卵形，一端平截，外孢壁光滑，内孢壁粗糙，中央含 1 个大油滴。如图 14-1 所示。

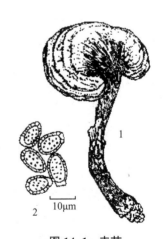

图 14-1 赤芝

1. 子实体　2. 孢子（放大）

【生长环境】赤芝在我国大部分省份均有分布，一般适宜于 300~600m 海拔高度的山地生长，多生于夏末秋初雨后热带、亚热带栎、槠、栲树等阔叶林的枯木树兜或倒木上，亦能在活树上生长，属中高温型腐生真菌和兼性寄生真菌。菌丝体生长温度范围 3℃~40℃，正常生长范围 18℃~35℃，较适宜温度为 25℃~30℃，最适宜温度为 26℃~28℃。子实体形成的温度范围在 18℃~32℃，最适温度 26℃~28℃，30℃发育快，质地、色泽较差，25℃质地致密，光泽好。赤芝菌丝体在基质中要求最适含水量为 60%~65%，菌丝生长阶段，空气相对湿度为 70%~80%，在形成子实体阶段，空气相对湿度要求在 85%~95% 之间。赤芝为好气真菌，对氧气的需求量大。赤芝菌丝生长最适 pH 值 5~6，子实体生长最适 pH 值 4~5。

【生长过程】赤芝的生长发育周期分为两个阶段，第一阶段是菌丝生长期，第二阶段是子实体生长阶段。灵芝子实体的生长又分为三个阶段，分别是菌蕾期、开片期和成熟期。一般 5 月上旬开始接种，菌丝生长 45 日左右，进入菌蕾期。菌蕾是由菌丝发育而成、乳白色疙瘩状的突起，菌蕾期一般 15 日左右，进入开片期。开片期的特点是菌柄伸长、菌盖发育成贝壳状或扇状，开片期也是 15 日左右，进入成熟期。赤芝成熟的标志是菌盖下方弹射孢子，在成熟赤芝的表面，会看到一层孢子粉。7 月中旬至 9 月中旬可收 2~3 批赤芝。9 月下旬之后气温下降，子实体停止生长。

【种植技术】

1. 品种　一般栽培品种为赤芝。菌盖红褐色稍内卷，菌肉白色。菌柄侧生，色与菌盖相同。在赤芝中，泰山 1 号、大别山灵芝、801、日本二号、植保六号、台湾一号、云南四号均为良种。紫芝的菌盖及菌柄为紫黑色，菌肉锈褐色；尚有薄盖灵芝。菌种的选择上要注意菌种的遗传性状要好，菌种繁育的质量要好。栽培者要根据当地的生产条件和收购方的要求来确定品种。

2. 赤芝菌种的制备

（1）母种培养基的制备　可采用马铃薯－琼脂（PDA）培养基。马铃薯（去皮）200g，葡萄糖 20g，琼脂 20g，硫酸二氢钾 3g，硫酸镁 1.5g，维生素 B_1 1 片，水 1000mL。调 pH 值 4~6，分装试管，湿热灭菌 30 分钟后，倾斜摆放，使冷却成斜面。

（2）赤芝纯菌种的培养　在无菌条件下选取新鲜、成熟的赤芝，切取一小块豆大的组织接种在培养基上，控制温度在 24℃~26℃，当菌丝布满时，可扩大培养。也可以将新鲜、成熟的赤芝菌在培养基上培养，待其散发孢子时，将孢子粉接种到培养基上培养，可以得到菌苔状的营养菌丝，此为赤芝纯菌种。

3. 栽培方法　大生产主要采用段木熟料栽培和袋料栽培。

（1）段木熟料栽培　以原木为原料，发菌期为 180 日，在适宜环境条件下，覆土 20~30 日后可形成子实体原基，3~4 周后，可采收。套袋采收孢子粉，则在子实体成熟时进行，时间约为 1 个月。

工艺：准备原料（原木砍伐，截段）→装袋、扎口→灭菌→冷却接种→菌丝培养→上床排放（覆土）→赤芝生长→采收储存。

段木栽培的优点包括子实体菌盖厚实、宽大、色泽鲜亮；由于通过高温、高压灭菌使段木中的营养成分被有效降解并且污染机会少，易被赤芝菌丝分解与吸收；每平方米木材两年可产干赤芝约 40kg。目前生产上普遍使用的有信州和南韩。

1）选树种：应选用生长在土质肥沃，向阳的山坡的壳斗科树种为主，如栲、栎、槠、桦等。栲、栎、桦类栽培赤芝，其菌生长速度快、产量高、色泽好、子实体厚实；槠类树种菌丝生长较慢，出芝较迟，产量稍低。一般 4 月砍伐，去枝运回生产场地。砍伐运输过程中，尽可能保持树皮完整，脱皮影响产量。尤以直径 8～18cm、质硬的树木为宜。

2）灭菌、接种：一般 5 月上旬要进行栽培接种。接种前需将原木切段后，熟化灭菌。

在熟化消毒的当天或前一天将原木切段，长度一般为 30cm，切面要平，周围棱角要削平，以免刺破塑料袋。最好采用高密度低压聚乙烯进口原料吹制成的筒料制成的袋，这种袋韧性好，耐高温，规格为 17cm×（34～36）cm。每袋装 1 段，大段装大袋，小段装小袋，两端撮合，弯折，折头系上小绳，扎紧。若段木过干，则浸水过夜再装袋。

常压下 100℃加热 10 小时，或 97℃～99℃保持 12～14 小时。在加热时，要避免加冷水以致降温，影响灭菌效果。

接种前，要进行两次空间灭菌。接种室要选门窗紧密、干燥、清洁的房间，用石灰水粉刷墙壁，地面是水泥地。第 1 次消毒在段木出灶前进行，按每平方米空间用烟雾消毒剂 4g，消毒过夜；第 2 次消毒在段木冷却至 30℃以下时，在各项接种工作准备完毕后进行。具体操作方法是先将灭菌后冷却的料袋和经 75% 酒精表面消毒的原种瓶（袋）及清洗干净的接种工具，放入接种室或接种箱内，然后按每平方米用 36%～40% 的甲醛溶液 10mL 倒入瓷杯或玻璃杯内，后加高锰酸钾 5g，关闭门窗，人员离开，熏蒸 0.5 小时。灭菌后，用 25%～30% 氨水溶液喷雾以消除甲醛气味。若装有紫外灯，可同时进行室内空气灭菌，效果更好。

简陋的接种室，应用石灰水将墙涂白，接种前用 2% 来苏水溶液喷洒墙面、地面和空间，保持室内清洁、无灰尘，即可使用。

按每平方米段木需 100 瓶接种量接种。接种具体操作为在已消毒的接种箱或室内点燃酒精灯，用灭菌镊子剔除菌种表面的老化菌层，并将菌种搅散，便于以后镊取（谷粒菌种可用接种勺取）。

打开料袋两端的扎口，将皮带冲安装在接种锤上打孔，穴距 8cm，行距 4cm，深 1.5cm，立即用接种枪接入原种，树皮封穴，再绑紧袋口。接种主要在两袋口段木表面，中间可不接，也有为提高产量在单侧接种多穴的。要求菌种块与切面木质部紧密结合在一起，这样发菌快，减少污染，一般接种成活率可达 98%。整个过程中，动作要迅速，一人解袋，一人放种，一人系袋，再一人运袋，多人密切配合，形成流水线，尽可能缩短开袋时间，减少污染。

3）菌袋培养：接种后的菌袋移到通风干燥的培养室较暗处进行发菌培养。培养室在使用前每平方米用 20g 硫黄放在瓷碗上用纸点燃，密闭门窗一昼夜进行杀菌。熏蒸室内喷一遍水，杀菌效果更好。放室外要有遮雨、保湿、遮阴措施，避免强光照射。搬运时要轻拿轻放，防止损坏塑料袋。菌袋分层放在培养架上，袋口朝外，一般每层放

6~8层高，袋与上层架之间应留有适当空隙，以利于气体交换；也可将菌袋堆集成井字形，立体墙式排列，高度1.5m为宜，长宽不限，两菌墙之间留通道，以便检查。

接种5天后开始检查袋口两端及菌袋四周是否有杂菌污染。凡出现红色、绿色、黑色菌丝的即是杂菌。将杀菌液注入受污染的菌袋内，封口。

接种后一周内要加温到22℃~25℃，利于菌丝生长。每隔十天或半月必须翻一次棒，翻棒时注意上下内外互相调剂。菌丝生长中后期若发现袋内有大量水珠产生，这时，可刺孔放气、开门窗通风换气1~2小时或稍微解松绳索，以增加氧气，促进菌丝向木质部深层生长。一般培养20~30日菌丝便可长满整个原木表面。

4）搭棚作畦，排场埋土：菌丝已长进木质5~10cm时，部分接种口上就有小菌蕾出现，此时立即拆堆排场。此前应做好栽培场地的搭棚和做畦。

栽培场地应选择在海拔300~700m、最高气温在36℃以下、6~9月平均气温在24℃左右、排水良好、水源方便、土质疏松、偏酸性砂质土、朝东南、座西北的疏林地或田地里。应在晴天做畦，翻土20cm深，去除杂草、碎石，畦高10~15cm，畦宽1.5~1.8m，畦长按地形决定，畦面四周开好排水沟，沟深30cm。

栽培场需搭盖2~2.2m高、4m宽的荫棚，达到"四分阳，六分阴"便可，棚内分左右两畦。若条件允许，可用黑色遮阳网覆盖棚顶，四周只需西面遮围，其他三面视情况稍加遮阴，遮光率为65%，使棚内形成较强的散射光。如果场地温度过低，还需搭建围墙，围墙两面每隔3m对应位置需留通风口。围墙的厚度和其保温性有密切关系。

排场应选择4~5月天气晴好时进行。场地应事先清理干净，消毒灭菌，注意白蚁的防治。去袋横放埋入畦面，间距5cm，行距10cm。排好菌木后进行覆土，以菌木半露或不露为标准。这种横埋方法有水分充足、芝体肥大、产量较高的优势。但覆土材料中微生物数量多，很可能导致有害微生物侵染菌丝的情况发生，或受虫类危害，并且，芝体往往污染泥沙等杂物不太洁净。所以尚有直立式排场法，将菌袋除掉底部约1/2高度塑膜，或将菌袋从中间切断，立于畦内，间隙用土填充，保留上部菌袋约1cm，该方式的菌丝可接受畦内土层的水分，其芝体又不直接与覆土接触，具较高实用价值。覆土最好用火烧土，可增加含钾量，有利出芝。埋土的土壤湿度为20%~22%，空气相对湿度约90%。

5）场地管理：

①光照：要有一定散射光。前期光照度低有利于菌丝的恢复和子实体的形成，后期应提高光照度，有利于菌盖的增厚和干物质的积累。

②温度：赤芝子实体形成为恒温结实型。最适温度要求26℃~28℃。如20℃条件维持7日，可令菌丝变黄、萎缩并纤维化，以后很难出芝；若超过30℃，则芝体瘦小，菌盖较薄，过早老化。变温不利于子实体分化和发育，容易产生厚薄不均的分化圈。气温较高时，可在荫棚上覆盖草帘，遮去更多的阳光；温度低于22℃时，有阳光时，将荫棚上的遮荫物拨开。

③湿度：赤芝的子实体分化过程，要经过菌芽—菌柄—菌盖分化—菌盖成熟—孢子飞散。从菌芽发生到菌盖分化未成熟前的过程中，要经常保持空气相对湿度

85%～95%，以促进菌芽表面细胞分化。注意该阶段的空气湿度应予严格保持，若低于80%，则不易现蕾，或菌蕾停滞生长，严重时发生菌丝纤维化后则无法现蕾。土壤也要保持湿润状态，达到用手一捏即扁，不裂开，不黏手，含水量为18%～20%为宜。晴天多喷（每日3～4次），阴天少喷，下雨天不喷。赤芝未开片时（开片时菌柄长5cm左右），喷雾的雾点要非常细小，且喷水量不可过多，每平方米一次喷水量不超过0.5L；子实体稍大时，喷水量可逐渐增加。夜间要关闭小棚两端薄膜以便增湿，白天打开，以防二氧化碳过高。子实体散发孢子时不喷水，以防止菌盖表面孢子流失。要注意观察要展开芝盖外缘白边（生长圈）的色泽变化，防止因空气湿度过低（＜75%）造成赤芝菌盖边缘变成灰色。雨季防止雨淋造成土壤和原木湿度过高。

④空气：赤芝属好气菌，现蕾过程直至菌盖分化阶段，需氧量较大，在高温高湿时要加强通气管理。遮荫棚下需搭建小拱棚。在上午8时以前，下午4时以后通风换气，气温低时中午11时至下午2时通风换气，揭膜高度应与柄高持平，这样有利于菌盖分化。中午高温时，要揭去整个薄膜，但要注意防雨淋。菌盖分化前控制CO_2浓度为0.3%～0.5%，此后为0.08%～0.1%，不允许超过0.1%，

⑤三防：一防联体子实体的发生。排场埋土菌材要有一定间隔。一般赤芝生长进入菌盖分化阶段后就不能随便移动，以免因方向改变而形成畸形子实体，甚至停止生长。但当发现子实体有相连可能性时，应及时旋转段木方向，不让子实体互相连结。并且要控制短段木上赤芝的朵数，一般直径15cm以上的赤芝以3朵为宜，15cm以下的以1～2朵为宜，过多赤芝朵数将使一级品数量减少。二防雨淋或喷水时泥沙贱到菌盖造成伤痕，品质下降。三防冻害。海拔高的地区当年出芝后应于霜降前用稻草覆盖菌木畦面，其厚度5～10cm，清明过后再清除覆盖稻草。

（2）袋料栽培　这种方法可充分利用空间，容易控制环境条件，一般出芝三茬，产量较高。品种以泰山和韩国银菜为适宜。

工艺：准备原料→粉料加工→配料拌料→料筒制备（截段装袋）→灭菌→冷却接种→菌丝培养→开孔排放（覆土或不覆土均可）→灵芝生长→采收储存。

培养基主要由木屑、稻草、麦秆、豆秆、玉米秆、棉籽壳、玉米芯、酒糟、蔗渣、米糠、麸皮等组成。木屑以陈为好，但不霉变，其他原料要求新鲜、无霉变。木屑等粗硬原料在加水前要过筛，以免刺破塑料袋，并且要粗细混合，利于通气。

1）配方：杂木屑73%、玉米粉5%、麦麸20%、糖1%、石膏粉1%；或棉籽壳40%、木屑43%、麦麸16%、石膏和磷肥1%；或棉籽壳78%、米糠10%、玉米粉10%、糖、磷肥和石膏粉各1%；或木屑40%、棉籽壳33%、麸皮20%、玉米粉5%、糖粉1%、石膏粉1%。也可以加少量的硫酸镁或尿素。先把主料干拌混合均匀，然后把糖、石灰、尿素、硫酸镁等溶于水中，喷洒在主料中混合均匀。料水比为1:（1.6～1.8）（控制含水量在60%～65%），以手指缝有水溢出，但不滴下为好。pH值控制4～6。装袋时要松紧一致，压实，袋两端扎口（平角袋装料前要塞角），并常压灭菌。

2）接种和菌丝培养：无菌条件下冷却后，用打孔器在每袋单侧等距离打孔接种4

穴，纸胶封口。料筒井字交错放在灭菌后的培养室内层架上，温度控制在26℃～28℃，避光培养，菌丝长满后可加大光线强度。接种10日后翻堆。

3）子实体培养：当菌丝由白色转为淡棕色时，就要对培养室再次消毒。开孔前对刀片等工具进行消毒处理，在菌丝棕色处交叉开孔，划破袋膜即可，尽量不要伤及菌丝。一般以四个孔为好。交叉开孔以防止菌盖紧黏。开孔后放回层架上，向空中喷水，控制相对湿度85%～90%。赤芝未开片时，喷雾的雾点要非常细小，且喷水量不可过多，子实体稍大时，喷水量可逐渐增加。其他管理同段木熟料栽培。

5. 病虫害及防治 病原菌主要有根霉、链孢霉、长毛霉、曲霉、青霉等。杂菌的繁殖力强，赤芝受侵染后，菌丝生长受抑制，甚至不能产生子实体，严重者，子实体会腐死。

害虫主要有白蚁、蛀板虫、伪步行虫、蝼蛄、蛞蝓、线虫、跳虫、菌虱、菇蝇、菇蚊等。

防治方法：①种植抗逆性强的品种。②培养料和培养室灭菌彻底。③及时消毒除虫，及时清除受杂菌污染的菌棒。使用遮虫网，保持芝场及周围环境的清洁。利用紫外灯或臭氧进行空气消毒，必要时喷0.2%的乐果。④杂菌污染可取75%酒精，或用75%酒精与36%甲醛溶液1：1混合液，装入注射器中，注到有杂菌的位置，然后贴胶布封住针口。也可用克霉灵注射液或10%新鲜石灰水注射，石灰膏封口。子实体可用克霉灵加石灰水擦洗，严重时可以清除、火烧。

【采收加工】

1. 采收 菌盖变化：白→浅黄→黄→红褐色。黄色生长带消失时，应停止喷水，减少通风，孢子弹出时，停止通风，并将光照降低至100Lux以下。当菌盖呈现出漆样光泽，成熟孢子不断散发出（即菌盖表面隐约可见到咖啡色孢子粉）时，用湿布将菌袋抹干净，上架或放入纸箱内，可叠多层，菌盖不能相互接触或碰到别的东西，用白纸将菌袋封严。孢子粉弹射房要求干净、阴凉。30日后揭开白纸，收集孢子粉，采子实体。此时菌盖不再增大、白边消失、盖缘有多层增厚、柄盖色泽一致，采收时，要用果树剪从柄基部剪下，留柄蒂0.5～1cm。如不采收孢子粉，在孢子粉产生时，及时采收。

2. 采收后的管理 剪口愈合后，应予充分补水。立体栽培的，多选用补水器补水，覆土栽培的可补加覆土并适当浇水后，覆盖薄膜。培养室培养的，可每天注意喷水，注意不能直接喷在小菇蕾上。7日后，可再形成菌盖原基，发育成二潮或三潮赤芝。但在收赤芝后准备过冬时，则将柄蒂全部摘下，以便覆土保湿。短木栽培一般可出芝2年。

3. 加工 孢子粉用100目的筛子过筛后包装好。赤芝收后，要在2～3日内烘干或晒干。否则，腹面菌孔会变成黑褐色，品质降低。晒干时，剪去过长菌柄，放在芦帘上，腹面向下，一个个摊开。若遇阴天不能晒干，则应用烘房（箱）烘干，烘温不超过60℃。如赤芝含水量高，开始2～4小时内烘温不可超过45℃，并要把箱门稍稍打开，使水分尽快散发。最好先晒后烘，达到菌盖碰撞有响声，再烘干至不再减重为止。烘干冷却后，用塑料袋封紧，分别放在干燥、阴凉的地方，以免生虫、返潮。

【质量要求】赤芝略呈伞状，菌盖肾形、半圆形或近圆形，直径10～18cm，厚

1～2cm。皮壳坚硬，黄褐色至红褐色，有漆样光泽，具环状和辐射状纹理，边缘薄，常稍内卷。菌肉白色至淡棕色，菌柄圆柱形，多侧生，长 7～15cm，直径 1～3.5cm，红褐色至紫褐色，光亮如漆。孢子细小，黄褐色。气微香，味苦涩。

紫芝皮壳紫黑色，光亮如漆。菌肉锈褐色，菌柄长 17～23cm。

栽培品子实体较粗壮、肥厚，直径 12～22cm，厚 1.5～4cm。皮壳外常被有大量粉尘样的黄褐色孢子。

无论哪种商品都要求干燥、无虫蛀、无霉变。

按照《中国药典》（2015 年版）规定，含灵芝多糖以无水葡萄糖（$C_6H_{12}O_6$）计，不得少于 0.90%。

第二节　茯　苓

【别名】松苓、云苓、松薯、松灵、松菀。

【产地】云南、广西、福建、安徽、湖北等省。

【药用部位】以干燥菌根入药。

【植物形态】茯苓 *Poria cocos*（Schw.）wolf 是一种兼性腐生真菌，由菌丝体、菌核和子实体 3 部分组成。菌丝体是茯苓的营养器官，由担孢子在适宜的条件下萌发而形成，幼时为白色棉绒状，老熟时变为淡褐色。菌核是茯苓的贮藏器官和休眠器官，具有特殊的气味。菌核形态不一，呈球圆形、卵圆形、椭圆形、扁圆形、长圆形、不规则形，重量不等，表面稍皱或多皱，黄褐色、棕褐色至黑褐色，松皮状，内部白色或淡粉红色。子实体为茯苓的有性繁殖器官，无柄，平铺于菌核表面，往往较薄，厚度 3～8μm，初为白色或淡黄色，老后变干呈浅褐色，管孔不规则形或多角形。孢子小。如图 14-2 所示。

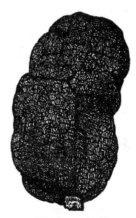

图 14-2　茯苓

【生长环境】茯苓多寄生于松树的根部，目前一般选用马尾松、黄山松、云南松、赤松、黑松等松属树种进行栽培。树龄要求在 20 年左右，径粗以 10～20cm 为宜。茯苓喜温暖、干燥、向阳，忌北风吹刮，适应能力强。野生茯苓分布较广，从海拔 50～2800m 均可生长，但以海拔 600～900m 分布较多。多生长在干燥、向阳、坡度 10°～35°、有松林分布、上松下实、pH 值 5～6 的微酸性土壤中，土壤以排水良好、疏松通气、沙多泥少的夹沙土（含沙 60%～70%）为好，一般埋土深度为 50～80cm。茯苓为好气性真菌，只有在通气良好的情况下，才能很好生长，所以结苓常在地面下 20～30cm 处。

【生长过程】茯苓的生长发育过程是：孢子→菌丝体→袋囊→菌核→子实体。

其生长发育主要分为两个阶段：即菌丝阶段和菌核阶段。菌丝生长阶段菌丝分泌酶，分解转化松根中的有机质，并吸取营养。菌丝生长后期，集结成团，形成菌核，习称"结苓"。结苓大小与菌种的优劣、营养条件和温度、湿度等环境因子有密切关系。

不同品种的菌种，结苓的时间长短也不同，早熟种栽后 9~10 个月即可收获，晚熟的品种则需 12~14 个月。

茯苓菌丝生长温度为 10℃~35℃，以 25℃~30℃生长最快且健壮，35℃以上菌丝容易老化，10℃以下生长十分缓慢，0℃以下处于休眠状态。子实体则在 24℃~26℃时发育最迅速，并能产生大量孢子，当空气相对湿度为 70%~85% 时，孢子大量散发，可见"孢子云"。20℃以下，子实体生长受限制，孢子不能散发。对水分的要求是，以寄主（树根或木段）的含水量在 50%~60%，土壤含水量 25%~30%，土壤 pH 值 5~6 为最好。茯苓为好气性真菌，在通风条件下生长良好。

【种植技术】栽培方法有段木栽培、树蔸栽培、树桩原地栽培、活树栽培、松枝松叶栽培等，这里主要介绍段木栽培技术。

1. 菌种制备

（1）制种时间和备料时间　因一般春季栽培在 3~4 月进行，其备料时间应在头年 12 月前后，此时树木生长缓慢，营养积累丰富，气候干燥可使木料内的水分和油脂易挥发，干燥快且不易脱皮，接种后易于成活，最迟不得（下窖）超过农历正月。制备菌种时间应在 1 月底 2 月初进行；秋季栽培时间（即段木下窖时间）在 8~9 月，其备料时间应在 6~7 月之间，制种时间应在 6 月进行。

（2）菌种分离与培养　商品茯苓菌种的培养一般采取无性繁殖。目前使用的菌种有肉引、木引、菌引三种。肉引是在栽培接种时，选用新鲜菌核，用菌核直接进行接种。肉引的优点是取种方便，接种方法简单，但消耗的茯苓量大（约占总产量的 1/8），成本过高，且菌种容易老化退化，菌种质量难以保证，而且容易发生病害（瘟窖）。木引一般是在栽培接种前 2 个月，选择干燥、质地松泡、直径 4cm 左右的粗松枝或幼松树干为培养材料，先用"肉引"接种（接种量为培养材料即段木重量的十五分之一），然后埋入窖内，待菌丝蔓延透之后取出，即成木引菌种。优质的木引表面呈灰黄色，质稍松泡（但未软腐），茯苓气味浓，无杂菌污染。有的健壮木引尚伴有小的菌核。此法产量较低，一般只用于扩大种源，复壮肉引用。菌引是在优质菌核里培养出纯菌丝菌种，再经过一级、二级、三级种制作，应用于生产。该法可取得稳产、高产，又可提高菌核质量，节约大量茯苓，降低生产成本，是目前生产上比较理想的繁殖方法。这里重点介绍菌引法的制种过程。

①一级菌种（母种）的培养：多采用马铃薯琼脂（PDA）培养基。配方：一是马铃薯 250g，葡萄糖 20~25g（或蔗糖 50g），磷酸二氢钾 1g，碳酸钙 2g，琼脂 20g，水 1000mL。二是马铃薯（去皮、切碎）250g，蔗糖 50g，琼脂 20g，尿素 3g，水 1000mL。将上述任一配方原料称取后，将马铃薯去皮，切成 1cm 的小块，立即放入水中（否则易氧化变黑），加入水煮沸 30 分钟，用纱布过滤，滤液定容，加入其他原料，最后加琼脂，并边加热边搅拌慢慢溶解琼脂，切不可一下快速倒入，否则易结成小块，在溶液中分散不匀，影响培养基的成形。调整 pH 值 6~7。分装于试管内，包扎、灭菌 30 分钟，稍冷却后摆成斜面培养基。茯苓母种一般采用鲜茯苓菌核，用组织分离法获得。因此，必须选择优质的茯苓菌核作为种基，才能分离出优质的母种。用来做种

用的菌核，要求新鲜完整，无损伤，生长旺盛，外皮浅棕色，裂纹明显，内部苓肉白色、浆汁充足，个体中等、近球状。从苓场挖出的种苓应及时分离，不宜久放，若需短暂存放或送往他地分离，应埋在湿砂中，以防干燥。母种分离的具体操作为首先将选好的种基用清水冲洗干净，再经表面消毒，然后移入接种箱或接种室内，用 0.1% 升汞溶液或 75% 酒精浸泡 1 ~ 2 分钟，再用无菌水冲洗数次，洗去表面药液，稍干后，用灭过菌的刀片将其切开，再用无菌接种铲或镊子挑起白色苓肉 1 小块（如黄豆大小即可），接入试管斜面培养基。注意，为了确保分离成功，应多接数支试管。置入恒温箱中在 25℃ ~ 30℃ 条件下培养 5 ~ 7 日。当斜面上长满白色绒毛时，检查有无杂菌，如有可用灼热接种铲将杂菌烫死或挖出，挖出后及时销毁掉，即可制得母种。母种生活力较差，需转接 1 次进行复壮，方可用于接种原种。为避免菌种衰老或退化，母种转接次数不宜过多，以 1 ~ 2 次为宜。

　　②二级菌种（原种）的培养：母种接种成功后，必须再进行扩大繁殖，才能用于生产。扩大培养所得的菌种，称原种或二级菌种。原种配养基的配制：松木块（长 30mm × 宽 15mm × 厚 5mm）55%，松木屑 20%，米糠或麦麸 20%，蔗糖 4%，石膏粉 1%，加适量水，调节 pH 值为 5 ~ 6。配制方法：先将木屑、米糠、石膏粉拌匀，另将蔗糖加水 1 ~ 1.5 倍溶化，放入松木块煮沸 30 分钟，待充分吸收蔗糖液后捞出，再将前面已经混匀的木屑、米糠、石膏等配料加入糖液充分拌匀，使之含水量在 60% ~ 65%，然后拌入松木块。分装于 250mL、500mL 的广口瓶中，装入量以瓶容积的 80% 即可，压实，中央打一个至瓶底的小孔（食指粗细），洗净瓶口，用布擦干，塞上棉塞，进行高压蒸汽灭菌 1 小时，冷却后即可接种。接种与培养：在无菌条件下，从一级母种中挑选黄豆大小的母种 1 小块，放入原种培养基的中央，置 25℃ ~ 30℃ 的恒温箱或温室中保温培养 20 ~ 30 日，待菌丝长满全瓶即得二级菌种。在培养过程中，应经常进行观察，尤其是前 3 ~ 5 日，一旦发现杂菌感染，立即将其淘汰并销毁。培养好的优良菌种，茯苓菌丝生长旺盛致密，洁白均匀，特异气味浓郁，菌丝爬瓶现象明显，即可供进一步扩大培养三级栽培种用。如短时间不用，必须妥善保管，可移到 5℃ ~ 10℃ 的冰箱内保存，保存时间以不超过 10 日为限。若菌不老化可延长至 20 日左右。

　　③三级菌种（栽培种）的培养：培养基的配制：松木块（长 120mm × 宽 20mm × 厚 10mm）66%，松木屑 10%，麦麸细糠 21%，葡萄糖 2% 或蔗糖 3%、石膏粉 1%、尿素 0.4%，过磷酸钙 1%，加水适量，调节 pH 值为 5 ~ 6。配制方法：先将蔗糖、尿素溶解于水中，倒入锅内，放入松块，煮沸 30 分钟，煮时要不断搅动，使松木块吸足糖液后，捞出。另将松木屑、细糠、过磷酸钙、石膏粉等加在一起拌匀。然后，再将吸足糖液的松木块放入培养料中，充分拌匀后，加水使配料含水量在 60% ~ 65%，即可分装入 250mL、500mL 的广口瓶内，装量约占瓶容积的 80% 左右，即达瓶肩即可。装后擦净瓶体表面及瓶口，塞上棉塞，用牛皮纸包扎，放入高压蒸汽灭菌锅内灭菌 3 小时。待料瓶温度降至 60℃ 左右，便可取出接种。接种与培养：在无菌条件下接种，用镊子将原种瓶中长满菌丝的松木块夹取 1 ~ 2 片和少量松木屑、米糠等混合料接入瓶内培养料的中央即可。接种后，将培养瓶移至培养室内保温培养 30 日。前 15 日，温度调节至

25℃~28℃，后15日，温度调至22℃~24℃。待乳白色菌丝长满全瓶，闻之有特殊香气时，即可接到段木或树桩上培养。在培养过程中，如发现有杂菌感染，应立即淘汰。

一般1支斜面纯菌种可接5~8瓶原种，1瓶原种可接60~80瓶栽培种，1瓶栽培种可接种2~3窖茯苓。

2. 苓场的选择及整理

（1）苓场的选择　苓场直接关系到茯苓菌丝的生长及菌核的质量与产量，务必慎重选择，切不可"以料就场"，即不可在伐树备料处随意就近选场。选择苓场应着重考虑四点。

①海拔：一般以海拔600~900m的山地较为理想。高海拔苓场应选择向阳、含沙量为70%左右的坡地，以利提高地温。低海拔苓场应选择日照较短、含沙量为50%左右的坡地，以利降温。

②土质：一般选择有酸性指示植物（松、映山红等）的红砂壤土较适宜，其他疏松、排水良好、透气的黄砂壤土等也可以栽培茯苓。菜园土、黏土、砂砾土等均不适宜于栽培。土壤的pH值以4~6为宜。茯苓切忌连作，种过茯苓的老苓场应荒芜两年后再用于栽培茯苓。

③坡度：一般以10°~25°为宜。地势过于平缓易积水，太陡则易泻水，不易保湿。

④坡向：坡向朝南、西南或东南，以南坡为最佳，昼夜温差大，有利于结苓；切忌北向，因朝北向的场地阳光不足，气温和土温均较低，也易藏白蚁，不适宜茯苓生长。

总之，苓场应选择避风、阳坡、酸性土壤、通风、易排水、沙多的生地。绝不要选在从不长松木或黏性较重的山地及头年种过茯苓的地点（间隔3年）。

（2）苓场整理　苓场选定后应及时挖场处理。一般在伐树后即应进行，最好安排在冬季。挖场时应尽量深挖，一般不能浅于50cm。也可将表层土挖去，只用底土。在挖场的同时，应打碎场内的泥沙块，捡净灌木杂草、石块、树根等杂物，以免找苓困难。挖后的坡度应尽量保持原来自然坡度，以利排水。苓场经深挖处理后，任其暴晒，备用。在接种前10日再翻地1次。

3. 段木处理

（1）取枝留梢　松树伐倒后，立即去掉较大的树枝，树顶部分小枝及树叶要保留，以加快树内水分蒸发。运回放在空场，便于树木干燥。

（2）削皮留筋　松木取枝后经过几天略微干燥，用斧头纵向从蔸至梢削去宽约3cm、深0.5~0.8cm的树皮，以见白（木质部）为准。然后每隔3cm（即保留3cm的树皮）再削去一道树皮（不削不铲的一条称为筋）。留皮部分总数与削皮部分相等，两者相间排列，宽度也大体相等。需要注意的是，削皮留筋数不应为4条，否则段木易成方形，入窖后与底土接触面过大，常使段木吸水过多，不利于茯苓的传引，也易生板苓。一般以削皮3条、5条、7条为宜。削皮留筋应在去枝后不久进行，若时间拖得过长，树干靠近地面部位容易脱皮或腐烂，影响段木质量。

（3）截断码晒　削皮留筋后的松木干至适时（横断面出现裂纹），应立即锯成60cm长的段木。若段木过长，则茯苓菌丝传引慢，结苓迟。截断后，在苓场附近选择通风向阳处，用无皮的段木或石块垫底，将段木一层层地堆垛起来呈"井"字形，堆高 1.5m，堆顶覆盖树皮或茅草以防雨淋，然后任其日晒干燥。堆垛处的四周应修挖排水沟，并除掉周围杂草、腐物，以防病虫侵染。100 日左右，段木周身可见很多细小裂纹，手击发出"叩叩"的清脆响声，两端无松脂分泌时即可供用。此时含水量 25% ~ 28%（这是段木下窖湿度标准）。截断码晒不宜过晚，否则会影响段木干燥，溢出的油脂易糊在截面上，影响茯苓菌丝传引。

也可用树蔸进行茯苓栽培。

4. 接种操作　段木栽培茯苓时，挖窖和接种同时进行。

（1）挖窖　选择连续晴天的天气，数人配合操作。在预先准备好的苓场上顺坡挖窖。窖长 80cm、宽 30 ~ 45cm、深 30cm，并注意窖底与坡度平行。为充分利用栽培场地，窖间只保留 10 ~ 15cm 的距离即可。同时场内每间隔一定距离，保留 30 ~ 40cm 的场地，用于挖排水沟。

茯苓窖挖好后，应立即进行接种；在操作时，挖窖与接种基本上是同时进行的。即边挖窖边接种，或在挖窖的同时，由其他人进行下料接种。挖出的沙土，用于覆盖前面已接种的窖。在挖窖接种的同时，应根据苓场地势，在窖间挖排水沟，将苓场分割成数个厢场。一般厢场分两种。

横厢场：在直向 2 或 3 排茯苓窖间横向挖排水沟，形成横厢场。

直厢场：在横向每间隔 2 ~ 3 窖直向挖排水沟，形成直厢场。

（2）接种　将备好的段木入窖，一窖三木、五木或七木。入窖时，应按段木粗细，分别放置入窖，以免茯苓成熟期不一，采收不方便。为防止空窖，可在两窖之间排一段木呈"工"字形。

1）菌引接种：在挖好的茯苓窖内，先挖松底部土壤，然后将 2 根段木摆放在窖底，使留筋部位紧靠，周围用沙土填紧固定，并使段木间削皮处相向形成夹缝即呈"V"字形，以利传引和提供菌丝生长发育的养料。将菌引按顺排法、聚排法或垫枕法接种在夹缝内，并注意使菌引与段木紧密吻合。接种后再用另一根段木压在菌引上面，最后用沙土填实封窖。

①顺排法：将菌引（即菌种木片）从段木上端一片接一片地铺放在夹缝中间。该方法传引快，适宜在多雨或湿度较大的地区使用。干旱或湿度较小的地区，段木夹缝间湿度过小，使用效果不佳。

②聚排法：将菌种木片集中迭放在段木夹缝的顶端。这种方法可使菌种木片接触部分土壤，吸收一些水分，利于菌丝成活。适合在较干旱的地区使用，同时也可使成熟不一致的菌种木片互相搭配，提高效果。

③垫枕法：将菌种木片集中垫放在段木顶端的下面，使菌种一部分与土壤接触。该法适用于较干旱的地区或较干燥的苓场。

2）肉引接种：按菌引接种方法挖窖、放段木。随后按要求选择鲜苓，并将其切开，分成每块重 150 ~ 250g 的肉引块，每块均应保留苓皮。然后在段木上采用头引法、贴引法或垫引法接种肉引。最后用沙土将肉引填牢，再盖 5 ~ 7cm 的沙土，进行封窖。

①头引法：将肉引的白色苓肉部分紧贴在段木截面，大料上多放一些，小料上少放一些，苓皮朝外，保护肉引。一般贴于段木上端截面。陡坡用此法，肉引易与段木脱离。

②贴引法：将肉引紧贴在段木上端侧面（两筋之间），若窖内3根，贴下面2根；若5根，贴下面3根。苓皮朝外，要边切苓肉边贴引，不能先切后贴，同时要保持段木锯口清洁。

③垫引法：将肉引垫放在段木顶端的下面，苓皮朝下接触土壤，周围用沙土填紧固定以防脱引，并要注意垫放肉引处应有凹档或操作时用手扒松，以防引种被压破。

3）菌、肉混合引接种：菌引的特点是传引快，来势猛；肉引的特点是传引慢，但较持久。按上述方法同时使用菌引和肉引接种，则称为混合引，该法接种成活率较高。但要注意菌引木片控制在每窖4～5片，肉引控制在每窖50～100g。

4）木引接种：在挖好的窖内，摆放段木1～2层。然后将木引锯成短块，按头引法或夹引法进行接种，其他操作与菌引接种相同。

①头引法：将木引锯成5～6cm长的短块，接种在段木顶端截面处。

②夹引法：将木引从中间横向锯开成两段，将其中一段夹放在两段木中间。

无论是菌引、肉引，还是木引，接种量必须合理。如果接种量过多，则导致茯苓菌丝生长过程中营养不足，待菌核形成（即结苓）时，营养将近耗尽，不能结苓或结了苓也不能长大。如果接种量过少，则茯苓菌丝难以充分利用并蔓延生长到整个段木中，待结苓季节到来时，仍有部分菌丝处于营养生长阶段，来不及结苓就进入休眠状态，造成生长停止或死亡。

5. 田间管理

（1）接种后的管理　查窖补引：在正常情况下，接种后7～10日，菌种菌丝应向外蔓延到段木上生长，显示已"上引"，此时要进行接种成活情况检查。清晨露水未干时在种植地内查看，若窖内段木已长有茯苓菌丝，则窖上土干燥无露水；若窖上有露水，则说明段木未长有茯苓菌丝。从窖旁把土挖开，发现段木下段已有白色菌丝生长，闻之有茯苓气味，可确定为茯苓菌丝。如发现死菌和不上菌的茯苓窖，应隔7～10日再检查1次。如果菌种菌丝仍没有向外延伸，或污染了杂菌，出现发黄、变黑、软腐等现象，说明引种失败，应选择晴天及时换上新的菌种；补种新菌种时，需将未发菌的苓木全部挖出，晒干，将削口重削，重新接种；也可从其他发好菌的窖内取一段木，调换到未发菌的窖内。

如果窖内湿度过大，可扒开窖面表土，摊晒半天再覆土；反之，则可适当喷些清水，再覆土。

另外，接种窖表面最好盖上塑料薄膜3～5日，以防天气突变，雨水渗入窖内，引起烂苓。

（2）结苓前管理　接种后20～30日，茯苓菌丝可蔓延生长到30cm左右，要注意的是，此时大部分菌丝已入木生长，木面是见不到菌丝的。若误认为不上菌而把段木撬开，会造成不应有的损失。40～50日，茯苓菌丝已长至段木下端，并开始封兜折回，段木间布满菌丝，段木材质也因被分解而颜色渐深。如果此时菌丝还没有长到段木下端，而是东一块、西一块，俗称"跳花"，即使结苓，产量也不高。70日后，窖面表土出现龟裂，预示菌核开始形成。此时苓场管理的重点是防止窖面溜沙，段木外露。如果外露，应及时培土。雨后要及时清沟排水。苓窖怕淹不怕干，水分过多，窖地过于板结，通透性差，将会影响菌丝生长发育，降低产量。坡度较小或含沙量较少的苓场，长时间降雨易使窖内积水，这时可将窖下端沙土扒开，露出段木，晾晒半天再覆土，以防烂窖。

（3）结苓后管理 进入结苓期后，应继续防溜沙，及时培土、防积水，同时更要注意覆土掩裂，以防菌核露出土面（俗称"冒风"），日晒后裂开或遭雨淋而腐烂。覆土厚度应根据不同季节灵活增减。一般春秋覆土较薄，以提高窖温；夏季适当增厚，以利降温或保湿。雨后还应耙松表土，以利换气。覆土应少而多次。冬季覆土也应适当增厚，以利保温。此外，从段木接种到菌核成熟期间，应严禁人、畜践踏苓场，以免造成菌种脱离段木（即脱引）或菌核中断生长。栽培管理人员日常操作，也应在排水沟内走动。

（4）采收时管理 采收时，段木大的或段木水分过多、结苓少的，可翻出地面，晒2～3日，或者阴干5～6日，然后将下调上，将上调下，重新入窖，增加氧气以使之干湿均匀。

6.病虫害及防治

（1）杂菌

链孢霉菌：初期，在分生孢子梗顶端分生长链状孢子，后期孢子，形状不规则，粉状，粉红色或橘红色。

曲霉菌：以黑曲霉发生较多。菌落初为灰白色，绒状，逐渐转为黑色。

毛霉菌：菌丝呈灰白色，粗壮且不分枝。后期气生菌丝顶端产生多数黄白色圆形小颗粒体，逐渐变为黑色。

根霉菌：主要是黑根霉，菌丝无色透明，其孢子囊梗初期灰白色，后变为黄褐色或褐色，孢子囊初为黄白色，成熟后变为黑色。

青霉病：多从茯苓菌柄基部侵入，导致病部呈黄褐色腐烂，并由基部向上扩展。

防治方法：①对栽培场地、菌种培养室、培养料彻底清理，杜绝牲畜粪等的污染，并消毒灭菌。生产前和生产结束后，用10%的新鲜石灰水涂刷墙壁、房顶和用具，地面上撒生石灰粉，接种材料、接种场所、接种用具用高锰酸钾消毒。栽培期间，每周喷洒0.1%高锰酸钾或3%～5%石炭酸溶液。②在配制培养料时，选用新鲜干燥无霉变的原料作培养料，控制麦麸和米糠的用量比例在10%以内，并加入2%的石灰、1%的石膏和干料重量0.1%～0.2%的25%或50%的多菌灵或0.2%的甲基托布津拌料。培养料最好进行2次发酵并控制水分含量。③加强栽培管理，适时通风透气，保持适当的温湿度。④发生少量杂菌时，及时用0.1%～0.2%甲基托布津、0.1%～0.2%多菌灵或0.1%～0.2%代森锌、2%甲醛和5%石炭酸混合溶液处理侵染部位，可防止分生孢子扩散蔓延，抑制杂菌生长。⑤采收后，及时清理栽培场所，将瘦弱的幼体及残留的茯苓根清除，并喷洒2%的石灰水上清液。

（2）茯苓菌核腐烂病 栽培场地排水较差、土壤板结、覆土薄导致菌核受气温变化剧烈时易发生，表现为菌核表面破裂，变黄，后逐渐萎缩，流出黄色黏液，菌核逐渐呈畸形。

防治方法：①加强栽培管理，结苓期覆土加厚，使土温恒定。②作好排水措施，防止土壤积水，利于通风透气。③适时采收，减少发病率。

（3）白蚁 以蛀食段木为主，危害最为严重。

防治方法：①严格选择茯苓栽培场地，清洁园地并检查有无蚁巢，如有枯树及树桩，将其挖掘，减少蚁源。②在栽培场地四周挖沟，沟内撒石灰粉，并将臭椿树枝叶埋于窖旁，杜绝白蚁进入栽培场。在苓场四周挖坑埋入蔗渣，诱蚁入坑，定期检查，集中杀灭。③段木距离地面 10cm 排架，衬垫物（如石条、砖等）四周及窖内撒白蚁粉，防止白蚁危害。④引入天敌蚀蚁菌。

（4）鼠害 在栽培场地放捕鼠器进行人工捕捉；鼠洞灌水。

（5）茯苓喙扁蝽象 吸取子实体的汁液，导致菌肉呈海绵状，降低子实体品质及产量。

防治方法：①合理实行轮作，避免连续种植。②可人工捕捉。③7 月中旬和 10 月上旬，用 40% 辛硫磷 1000 倍液加 5.7% 百树得乳剂 2000 倍液喷雾。

（6）螨 可用烟杆 1kg、柳树叶 1kg 煎煮成 15kg 混合液进行喷雾。

【采收加工】

1. 采收 茯苓接种后，经过 6~8 个月生长，菌核便已成熟。一般于 10 月下旬至 12 月初陆续进行采收。通常是小段木先成熟，大段木后成熟。宜成熟一批收获一批，不宜拖延。成熟的标志是段木颜色由淡黄色变为黄褐色，材质变疏松呈腐朽状，一捏就碎，表示养料已尽。茯苓菌核外皮由淡棕色变为褐色，裂纹渐趋弥合（俗称"封顶"），应立即采收。采收时，先用窄小锄头轻轻地将窖面泥土挖去，轻轻取出菌核，放入箩筐内。切勿翻动窖中的段木或树蔸，以防损坏菌管，万一不小心，将小而有白色裂缝的茯苓刨离开段木或树蔸，要即时用小刀去掉 1~2cm 茯苓的表皮，把去过皮的部位紧紧贴在段木或树根上，然后盖上细土，几天后菌核又开始生长。有的菌核一部分长在段木上（俗称"扒料"），若用手掰，菌核易破碎，可将长有菌核的段木放在窖边，用锄头背轻轻敲打段木，将菌核完整地震下来，然后拣入箩筐内。采收时还要注意茯苓会沿草根、树根跑到另一个穴或邻近土层里结苓，所以当发现穴内不见苓个时，要注意菌丝走向，争取个个归仓。采收后的茯苓，应及时运回加工。

一般每窖 15~20kg 段木约收鲜茯苓 2.5~15kg，高产可达 25~40kg。

2. 加工 将采收茯苓堆放室内避风处，铺上竹垫，堆在垫上，用稻草或麻袋盖严使之"发汗"，析出水分，隔两天翻动一次，经 5~6 日外表稍干皱缩呈褐色时，即可加工。堆放过程中有的茯苓产生鸡皮状的斑点，变黄白色应随即剥去，以免引起腐烂。

茯苓可加工成方茯苓和个茯苓两种。目前国内外市场通用方茯苓。茯苓个即"发汗"翻晒或文火烘至干燥时整苓出售。方茯苓加工时用刀切去外表黑皮（即茯苓皮），然后切成 4cm 长、4cm 宽、0.5cm 厚的方形苓块，晒足干或置热干燥机 55℃干燥，烘至 8 成干时，调至 35℃让其慢慢烘干，以免造成面苓块紧缩而龟裂。也可直接剥净鲜茯苓外皮后置蒸笼隔水蒸干透心，或用水煮熟至透心（煮时要换水 3 ~ 4 次，其标志是当水转黑时便换水）。取出用利刀按上述规格切成方块，然后将白块、赤块分别摆放在竹席或竹筛里，上覆 1 张白纸，置阳光下晒至全干，要注意常翻动。如遇阴雨天可用炭火烘干，但不可用明火烘烤，避免烟熏使茯苓片变黄，影响产品质量。有时茯苓菌核中有穿心树枝根，可带枝或根切片晒干，即是传统中药"茯神"，可另行出售，价格更好。每 50kg 鲜苓一般可加工成干方茯苓 22.5kg，还有茯苓碎和茯苓皮各 2.5kg 左右。

加工后的茯苓，要按白茯苓块、赤茯苓块、茯苓碎（赤白混合）、苓神、茯苓皮 5 个品种分级。加工茯苓块时切下的 4 角或 6 角苓片，可混入苓块出售，但比例不宜过高，赤、白苓块要分开，茯苓皮要去净泥沙。

【质量要求】该品茯苓个呈类球形、椭圆形、扁圆形或不规则团块。外皮薄而粗糙，棕褐色至黑褐色，有明显的皱缩纹理。体重，质坚实，断面颗粒性，有的具裂隙，外层淡棕色，内部白色，少数淡红色，有的中间抱有松根。气微，味淡，嚼之黏牙。以体重坚实，外皮色棕褐，皮纹细，无裂隙，断面白色细腻，黏牙力强者为佳。

茯苓块为去皮后切制的茯苓，呈立方块状或方块状（习称"丁"）。白色、淡红色或淡棕色。

茯苓片为去皮后切制的茯苓，呈不规则厚片。白色、淡红色或淡棕色。

茯苓皮为长条形或不规则块片。外表面棕褐色至黑褐色，有疣状突起，内侧面淡棕色，并常带有白色或淡红色的皮下部分。质较松软，略具弹性。气微、味淡，嚼之黏牙。

不管哪种商品，都要求干透、无霉、无泥、无杂质、无虫蛀。

按照《中国药典》（2015 年版）规定，水分不得过 18.0%；总灰分不得过 2.0%；醇溶性浸出物不得少于 2.5%。

目标检测

一、单选题

1. 赤芝由菌丝体和（　　）构成

A. 植株　　　　　　　　B. 子实体　　　　　　　C. 菌核　　　　　　　　D. 菌盖

2. 赤芝是分解能力极强的（　　）

A. 木腐菌　　　　　　　B. 肉腐菌　　　　　　　C. 寄生菌　　　　　　　D. 共生菌

3. 赤芝对（　　）的需求量大

A. CO_2　　　　　　　B. N_2　　　　　　　　C. O_2　　　　　　　　D. 微量元素

4. 赤芝接种一周后，温度控制在（　　　）

A. 18℃ ~ 25℃　　　　B. 22℃ ~ 25℃　　　　C. 25℃ ~ 30℃　　　　D. 20℃ ~ 28℃

5. 赤芝和茯苓栽培过程中，为避免产生杂菌，应注重（　　　）

A. 选基质　　　　　　　B. 控制水分　　　　　　C. 装袋　　　　　　　　D. 灭菌

6. 茯苓多寄生在（　　）的根部
　　A. 楝树　　　　　　B. 柏树　　　　　　C. 松树　　　　　　D. 板栗树

7. 茯苓菌丝生长后期，集结成团，形成（　　）加工
　　A. 子实体　　　　　B. 孢子　　　　　　C. 菌丝体　　　　　D. 菌核

8. 茯苓栽培时，对段木采取（　　）
　　A. 削皮留筋　　　　B. 全削皮　　　　　C. 不削皮　　　　　D. 削一半

9. 茯苓进入结苓期后，应注意覆土掩盖，以防（　　）
　　A. 鼠患　　　　　　B. 风吹　　　　　　C. 腐烂　　　　　　D. 白蚁

10. 茯苓病虫害以（　　）最为严重
　　A. 白蚁　　　　　　B. 鼠害　　　　　　C. 杂菌污染　　　　D. 菌核腐烂病

二、简答题

1. 赤芝有哪些品种？
2. 如何制备赤芝菌种？
3. 赤芝段木熟料栽培和袋料栽培的工艺分别是什么？
4. 赤芝栽培过程中需注意哪三防？
5. 茯苓的生长过程和赤芝有哪些不同？
6. 茯苓菌种的培养方法有几种？分别如何操作？
7. 茯苓的成熟标志是什么？
8. 茯苓有哪些加工商品规格？

实训指导

实训一　观测农田小气候

【实训目标】

1.能正确选择观测地段，布置观测点。

2.能进行农田小气候观测。

3.能对观测结果进行整理分析。

【实训仪器】

通风干湿表、风向风速表、温度表等。

【实训内容】

（一）观测点选择原则

农田中各种小气候要素的观测，需要通过一定的仪器，在田间一定的地点进行。因此选择好观测点非常重要，选择观测应遵循以下原则。

1.具有代表性　也就是说选择的观测地段要根据研究目的、农田中植物生长发育状况及农田的地理环境条件来确定。

2.具有可比性　因为任何一种农田小气候特征及不同农业技术措施的气象效应，只有通过若干不同地段的对比观测，才能显示出差异来。

3.观测地段面积的大小要适当　在广大平坦地区，活动面性质近于一致时，观测地段的最小面积为 10m×10m；当活动面性质差异较大时，观测地段的面积应加大。

（二）观测点的确定

观测点有基本观测点和辅助观测点。

1.基本观测点　是农田小气候观测的主要观测点，农田小气候的特征主要通过基本观测点取得。因此，基本观测点应设置在有代表性的地段上。在地段中央布设一个或几个观测点。

2.辅助观测点　是为了弥补基本观测点资料的不足，满足研究需要而设置的。观测项目、次数和时间可以和基本观测点相同，也可以不相同。

观测点布设要和农田边缘有一定距离，一般相距 2m 左右。若观测地段性质和局部环境相差较大，或地段周围人为影响很大时，测点与边缘距离要适当加大到 3 ~ 5m。每个观测地段应设置 2 ~ 3 个有代表性的测点。

（三）仪器的安置

各观测点的仪器安置，应该注意各仪器间互不影响，仪器的感应部分不与作物的茎叶接触。安全牢固，观测方便。

通风干湿表应挂在特制的测杆上，当观测高度低于 50cm 时，通风干湿表要水平安装，高于 50cm 时垂直安装。地面温度表、地面最高温度表及最低温度表、曲管地温表，应安置在测杆南侧 2m 处的行间。轻便风向风速表风杯水平，直立安装在测杆上风头的支架上，按照研究目的，决定观测高度。

（四）观测方法

1. 观测的高度与深度　在确定观测高度与深度时，应根据观测目的和农田中植物生长发育状况来进行确定：①温、湿度的观测一般取距地面 20cm、2/3 株高处、150cm、株顶四个高度。②土壤温度观测一般取 0、5cm、10cm、15cm、20cm 等深度。③太阳辐射照度的观测常取高度 20cm、2/3 株高处、株顶三个高度。④风的观测高度常取 20cm、2/3 株高、株顶三个高度。

2. 观测时间　农田小气候观测不需要逐日连续观测，可以根据研究目的、植物生长发育状况定时进行。1 天中的观测时间与次数一般以 2 时、8 时、14 时、20 时或 8 时、14 时、20 时，或根据观测目的决定。

（五）观测程序

按观测目的、内容或观测主次等情况来确定观测程序，一般采用往返读数法，就是在正点以前，按照观测高度由低到高的顺序读取一次读数，接着在正点以后按照相反的顺序读取一次读数，并要求相同两次高度前后、两次读数时间刚好与正点对称，以消除时间误差。

（六）资料记载

记载内容一般包括观测点基本情况、气象观测资料和植物生长发育状况，将观测结果填写在事先制定好的各种表格内。

1. 观测点基本情况　观测点所在地的海拔高度、地形、植被、土壤及所采取农业技术措施。

2. 气象观测资料　记载观测时间、使用仪器设备、天气状况、观测数据等。

3. 物候　记载植物生育期、高度、密度、叶面积等。

（七）农田小气候资料整理分析的注意事项

为了使观测资料能清晰、明确地表示出农田小气候特征及其变化规律，必须对资料进行整理分析。整理分析时要注意以下几点：一是资料整理分析应在观测后立即进行，便于及时发现错误并立即纠正；二是整理和分析的内容要与研究目的相一致；三是整理和分析时，应当与相应的物候资料的整理分析同时进行，以便了解农田小气候对植物生长发育及产量的影响。

【实训报告】

进行农田小气候观测，并将结果填入下表。

项目 高（深）度		风速 （m/s）	温度 （℃）	相对湿度 （%）	光照度 （Lux）	备注
地面（cm）	5cm					
	10cm					
土壤	15cm					
	20cm					
	20cm					
株间	2/3 株高					
	株顶					

实训二 土壤农化样品的采集与制备

【实训目标】

1. 正确进行土壤样品的采集与制备。
2. 知道土壤样品采集与制备的意义 。

【实训仪器】

小铁铲、土钻、卷尺、布袋（塑料袋）、标签、铅笔、镊子、土壤筛（18号、60号、100号）、木棒、木板、天平、广口瓶、塑料布等。

【实训内容】

（一）土壤样品的采集

土壤样品的采集方法因分析目的不同而异。若进行土壤理化性状测定，应按土壤剖面层次，自上而下分层采集各层踏的典型样品；若进行土壤物理性质测定，须采集原状土样；若要了解土壤肥力状况或研究植物生长期中土壤养分的供应情况，一般采集耕作层土壤的混合土壤样品。

1.选点 选点时要考虑土壤类型、地形、前茬作物及肥力状况等因素，使所取得的土壤样品有充分代表性，不能在沟边、田边、路边或肥粪堆底选点取样，以减少土壤的差异性。

（1）采集路线和布点形式 耕层混合土壤的采集路线和布点形式以蛇形为好，只有在地块面积小、地势平坦、肥力均匀的情况下，才用对角线采样或棋盘式采样。

（2）采样点数目性 可根据采样区域大小和土壤肥力差异情况来确定，一般采集5～20个点。

2.采土

（1）确定采样点后，先除去地面落叶杂物等，并刮去表土2～3mm，每一个采样点的取土深度、取土量、上下土体要一致。通常耕作层取土深度为20cm左右。用土钻取土时，一定要将土钻垂直插入土内；用小铁铲取样时，可先挖成一铲宽和约20cm深的小坑，将一面切成垂直面，然后用小铲从垂直面切取上下厚薄一致的薄土片，将各样点土壤集中起来，捏碎土块，拣去石块、根等杂质，混合均匀。

（2）每个混合样品的重量，一般是1kg左右即够分析用。若土样过多，可将全部土样放在塑料布或油布上；用四分法弃去多余的土，直到所需重量为止。

（3）将该土样装入布袋或塑料袋中，口袋内外各有一标签。标签一式两份，用铅笔写明样品编号、日期、采样地点、地形、地质、深度、土壤名称、植物种类、采样人等，一份系在袋外，一份放在袋内。并将此内容登记在专门的记录本上，以便备查。

（二）土壤样品的制备

做速效性养分及还原性物质测定需用新鲜土，做其他分析用的土样，应及时处理土样，以抑制微生物活动和化学反应，便于长期保存和保证分析结果。

土壤样品处理一般可分为以下几步。

1. 风干 将土样捏碎，剔出杂质，平铺在木板或盛土盆中，摊 2～3cm 厚，放在干燥、阴凉、通风的室内风干，并随时翻动，捏碎大土块，剔除杂质，严禁日光照晒或灰尘的污染。

2. 碾细过筛 将风干后的土样平铺在木板或塑料板上，用木棒碾碎，直到全部土壤通过 18 号筛（1mm），把留在筛上的碎石等称重，并计算出砾石百分含量。

3. 分样 过 18 号筛后的土样必须充分混匀，分成三份，一份供速效养分、pH 等测定用；另一份继续碾细至全部通过 60 号筛，供有机质、氮素的测定用；第三份碾细过 100 号筛，以供测定全磷、全钾用。

4. 装瓶贮存 将过筛后的土样充分混匀后，分别装入具磨口塞的广口瓶或塑料瓶中，瓶外贴上标签，记明土样编号、采样地点、地形、地质、深度、时间、土壤名称、筛号、采集人等，瓶内附一份同样的标签。保存时应避免日光、高温、潮湿或酸、碱气体的影响与污染。

【实训报告】

1. 土样的采集与制备在分析工作中有何重要意义？
2. 土样的采集与制备应注意的问题。
3. 能否直接在磨细通过 18 号筛的土样中筛出一部分作为 60 号土样，为什么？

实训三　土壤 pH 值的测定

【实训目标】

1. 熟悉土壤 pH 值的测定原理。
2. 掌握测定土壤 pH 值的方法。

【实训仪器与试剂】

1. 仪器　pH 计、pH 玻璃电极、甘汞电极、白瓷板、玛瑙研钵。

2. 试剂

（1）pH 值 4.01 标准缓冲液　称取经 105℃烘干的苯二甲酸氢钾 10.21g，用蒸馏水溶解后稀释至 1000mL。

（2）pH 值 6.87 标准缓冲液　称取经 45℃烘干的磷酸二氢钾 3.39g 和无水磷酸氢钠 3.53g，溶解在蒸馏水中，定容至 1000mL。

（3）pH 值 9.18 标准缓冲液　称取 3.80g 硼砂溶于蒸馏水中，定容至 1000mL。此溶液的 pH 容易变化，应注意保存。

（4）pH 值 4～11 混合指示剂　称取 0.2g 甲基红、0.4g 溴百里酚蓝、0.8g 酚酞，在玛瑙研钵中混合研匀，溶于 400mL 95％酒精中，加蒸馏水 580mL，再加 0.1mol/L 氢氧化钠调至 pH 值 7（草绿色），用 pH 计或标准 pH 溶液校正，最后定容至 1000mL。

【实训内容】

（一）电位法

1. 原理　pH 计的原理是当一个指示电极与一个参比电极同时浸入同一溶液中时，两电极间产生电位差，电位差的大小直接与溶液的 pH 有关。在测定过程中，参比电极电位保持不变，而指示电极的电位则随溶液 pH 而改变，这种指示电极电位的改变，可通过一定换算装置直接表示为 pH。电位计测定法精确度较高，pH 值误差在 0.02 左右。

2. 操作步骤　称取通过 1mm 筛孔的风干土样 10g，放入 50mL 小烧杯中，加入 25mL 去 CO_2 的蒸馏水，搅拌 1 分钟，放置 0.5 小时，然后用 pH 计测定。

由于 pH 计有多种型号，其使用方法参照使用说明书。

（二）混合指示剂比色法

1. 原理　利用每种指示剂在不同 pH 的溶液中显示不同颜色的特性，用混合指示剂滴在土壤样品上，观察指示剂呈现的颜色，与具有标准 pH 的色卡比较而确定其 pH。此法精度较差，只能精确到 0.5pH 单位，多用于野外土壤的 pH 约测。pH 值 4～11 混合指示剂的配制变色范围如下：

pH 值	4.0	5.0	6.0	7.0	8.0	9.0	10.0	11.0
颜色	红	橙	黄（稍绿）	草绿	绿	暗蓝	紫蓝	紫

2. 操作步骤　取黄豆粒大小的土壤样品，放于白瓷板凹槽中，滴加混合指示剂 3～5 滴，以能湿润土样并稍有余液为宜，用玻棒充分搅拌约半分钟，使指示剂与土壤充分作用，静置澄清后倾斜瓷板，与 pH 色卡进行目视比色，确定 pH。

【实训报告】

利用土壤 pH 的测定方法，测定几种土壤的 pH。

实训四　土壤有机质含量的测定（重铬酸钾法）

【实训目标】

1. 掌握测定土壤有机质的方法。
2. 熟悉测定土壤有机质的原理。

【实训仪器与试剂】

1. 仪器　万分之一天平、三角瓶（250mL）、滴定管、小漏斗、硬质试管（18mm×180mm）、铁丝笼、油浴锅、洗瓶、温度计（0℃～360℃）。

2. 试剂　0.4000mol/L 1/6 $K_2Cr_2O_7$ – H_2SO_4（分析纯）溶液，0.2mol/L $FeSO_4$（化学纯），邻菲罗啉（$Cl_2H_8N_2 \cdot H_2O$）指示剂，石蜡或植物油 2～2.5kg。

【实训内容】

（一）方法原理

采用重铬酸钾 – 硫酸氧化法测定。在加热条件下，用一定量的标准重铬酸钾 – 硫酸溶液，氧化土壤中的有机质；剩余的重铬酸钾以邻菲罗啉作指示剂，用标准硫酸亚铁溶液进行滴定，由消耗的重铬酸钾量计算出有机碳量，再乘以常数1.724，即为土壤有机质量。

（二）操作步骤

1. 称样　准确称取通过60号孔筛的风干土样0.1～0.5g（精确到0.0001g），放入干燥的硬质试管中，注意土样不要沾在试管壁上。实验设置3次重复。

2. 氧化　用移液管或滴定管准确加入0.4000mol/L的重铬酸钾（1/6 $K_2Cr_2O_7$）– 硫酸（H_2SO_4）溶液10mL，将试管插在带网孔的铁丝笼中，管口放一小漏斗，以备消煮。

3. 加热消煮　预先将石蜡浴锅加热至185℃～190℃，将铁丝笼放入油浴锅中加热，此时温度应控制在170℃～180℃，要注意严格控制温度。从试管内液体开始翻动起计时，沸腾5分钟，沸腾时间力求准确，否则分析结果会有较大误差。加热后立即把铁丝笼提起，稍停，使油沿管壁流下。然后放在瓷盘上，将试管取下，擦去表面油脂，放凉。

4. 滴定　用倾泻法将试管中的消煮液小心地全部洗入250mL三角瓶中，并使瓶内总体积保持在60～80mL，然后加入邻菲罗啉指示剂3～5滴，用0.2mol/L $FeSO_4$溶液滴定，溶液颜色由黄色经过绿色突变到棕红色时即为终点，记录$FeSO_4$用量。

5. 空白试验　在测定样品的同时应做空白试验，求出滴定10mL 0.4mol/L重铬酸钾（1/6 $K_2Cr_2O_7$）– 硫酸（H_2SO_4）溶液所需0.2mol/L $FeSO_4$的用量。操作方法如上所述，只是用石英砂代替土样，以免溅出溶液。

（三）结果计算

$$有机碳(\%) = \frac{(V_0 - V)\dfrac{10 \times 0.4}{V_0} \times 0.003}{样品重} \times 100\%$$

$$有机质(g/kg) = \frac{(V_0 - V)\dfrac{10 \times 0.4}{V_0} \times 0.003 \times 1.724 \times 1.1}{烘干土重} \times 100$$

式中：V_0 为滴定空白液时所用去的硫酸亚铁的毫升数；V 为滴定样品液时所用去的硫酸亚铁的毫升数；0.012 为 1mmol 碳的重量；1.724 为有机碳占有机质全部的 58%，将有机碳换算成有机质需乘以 1.724；1.1 为校正系数。

测定结果填入下表：

重复	V（mL）	V_0（mL）	有机质（%）	平均值
1				
2				
3				

（四）注意事项

1. 实验中所测定的有机质含量，一般只为实际含量的 90%，因此需乘以 1.1 的校正系数。

2. 消煮好的溶液颜色一般应是黄色或黄中稍带绿色，如果以绿色为主，则说明重铬酸钾用量不足。在滴定时消耗的硫酸亚铁用量若小于空白试验中硫酸亚铁用量的 1/3，则有氧化不完全的可能，应弃去重做。

【实训报告】

利用重铬酸钾法测定 2 种土壤有机质含量。

实训五　土壤中农药残留量的测定——气相色谱法

【实训目标】

1. 掌握气相色谱法的定性、定量方法。
2. 熟悉气相色谱仪的结构及操作技术。
3. 识记从土样中提取有机氯农药的方法。

【实训仪器与试剂】

1. 仪器　附有电子捕获检测器的气相色谱仪、快速水分测定仪、250mL脂肪提取器、微量注射器。

2. 试剂　石油醚（60℃~90℃）、丙酮、无水硫酸钠、2%无水硫酸钠、30~80目硅藻土、脱脂棉、滤纸筒、标准溶液（α-、β-、γ-、δ-六六六）、200mg/L的储备液（色谱纯 α-、β-、γ-、δ-六六六用石油醚配制成）。

【实训内容】

（一）方法原理

六六六农药有7种顺、反异构体（α、β、γ、δ、ε、η、θ，也称甲体、乙体、丙体、丁体、戊体、己体和庚体）。一般只检测前4种异构体。它们的物理化学性质稳定，不易分解，且具有水溶性低、脂溶性高、在有机溶剂中分配系数大的特点。因此，本法采用有机溶剂进行提取，浓硫酸纯化以消除或减少对分析的干扰，然后用电子捕获检测器进行检测，用基准物的保留时间定性，用外标法峰面积定量。

（二）实验步骤

1. 土样的提取　称取经风干过60目筛的土壤20.00g（另取10.00g测定水分含量）置于小烧杯中，加2mL水、4g硅藻土，充分混合后，全部移入滤纸筒内，上部盖一滤纸，移入脂肪提取器中。加入80mL（1∶1）石油醚-丙酮混合液浸泡12小时后，加热回流提取4小时。回流结束后，使脂肪提取器上部有积聚的溶剂。待冷却后将提取液移入500mL分液漏斗中，用脂肪提取器上部溶液分3次冲洗提取器烧杯，将洗涤液并入分液漏斗中。向分液漏斗中加入300mL 2%硫酸钠水溶液，振摇2分钟，静止分层后，弃去下层丙酮水溶液，上层石油醚提取液供纯化用。

2. 纯化　在盛有石油醚提取液的分液漏斗中，加入6mL浓硫酸，开始轻轻振摇，并不断将分液漏斗中因受热释放的气体放出，以防压力太大引起爆炸。然后剧烈振摇1分钟，静止分层后弃去下部硫酸层。用硫酸纯化数次，视提取液中杂质多少而定，一般1~3次，然后加入100mL 2%硫酸钠水溶液，振摇洗去石油醚中残存的硫酸。静止分层后，弃去下部水相。上层石油醚提取液通过铺有 1cm 厚的无水硫酸钠层的漏斗（漏斗下部用脱脂棉支撑无水硫酸钠），脱水后的石油醚收集于 50mL 容量瓶中，无水硫酸钠层用少量石油醚洗涤 2 ~ 3 次。洗涤液也收集于上述容量瓶中，加石油醚稀释至刻度，供色谱测定。

3. 气相色谱测定

（1）分析条件　检测器：电子捕获检测器；色谱柱：DB–5 毛细管柱（30cm）；柱箱温度：初始温度为 60℃，以 20℃ /min 升温至 180℃，再以 10℃ /min 升温速率升至 240℃；气化室温度：250℃；检测器温度：300℃；载气：氮气。

（2）色谱分析　首先用微量进样器从进样系统定量注入各六六六标准样，各 2 次。记录进样量、保留时间及峰面积，计算平均值。再用同样的方法对样品进样，并记录。

（三）数据处理

1. 记录气相色谱法的操作条件和标准样测试结果。

2. 记录土样测定结果，并按下列公式计算六六六各异构体的量。

$$含量（\%）= \frac{C_R \times \dfrac{A_X}{A_R} \times V \times D}{m} \times 100\%$$

式中：C_R 为标准溶液浓度（μg/mL）；A_R 为标准溶液峰面积；A_X 为样品中相应峰面积；V 为定容体积；D 为稀释倍数；m 为取样量。

（四）注意事项

1. 进样量要准确，进样动作要迅速，每次进样后，注射器一定要用石油醚洗净，最好用氮气流冲干净，避免样品互相污染，影响测定结果。

2. 纯化时出现乳化现象可采用过滤、离心或反复滴液的方法解决。

3. 如果土样中六六六异构体浓度较低，则纯化的石油醚提取液用 K–D 浓缩器浓缩至相应体积。

4. 相应化合物的添加回收率，可用相应浓度的该化合物标样添加到土样中测定。

【实训报告】

测定几种药用植物栽培土壤的农药残留。

实训六　土壤的耕作与播种

【实训目标】

1. 熟练掌握整地作畦技术。
2. 掌握种子播种技术与田间管理。
3. 学会土壤的耕作方法及基肥施用技术。

【实训材料与用具】

锄头、铁锹、药材种子、有机复合肥、畚箕、水桶。

【实训内容】

（一）土壤的耕作

药材根系多数集中在 5～25cm 土层中。土壤耕作要求，一般深 25～30cm，土块力求细碎。老农经验：掘土壤，要来回两遍，头遍深掘，二遍细锄粉碎土块。深耕可以加厚土层，同时兼可将杂草种子与病虫原埋入土层深处，减轻危害。但土层浅薄的土地，耕作时须避免将底土翻到耕作层而引起土地肥力下降。深耕的同时，结合施有机肥，以促进土壤熟化。

（二）深沟高畦，施足基肥

药材须深沟高畦，做到排水畅通。一般畦沟深 25～30cm，宽 30～40cm。畦面净宽 1.0～2.0m，具体视地势、栽培季节、药材种类品种而定。行株距宽大的药材，畦沟适当宽些，有利于操作而不影响栽植密度。土层浅，适宜起垄栽植。山坡地，地下水位低，没有积水问题，可做平畦。

畦长宜在 25～30cm 内，过长操作不便。畦向南北纵长，南头通风透光好，有利植株正齐生长。具体依地势而定，考虑畦沟的流水。

深耕的同时，结合施有机肥，以促进土壤熟化。在播种前要施足底肥，整好土地，按播种药材的种类做好适宜大小的播种畦，每畦内再施入一定量的有机肥和化肥作底肥，要求土壤与肥料混合均匀，使畦面大致平整，准备播种。

（三）播种

选择品种纯正、子粒饱满、发芽率达 85% 以上的种子为播种用种，按播种面积的大小准备适宜的数量。播种前，可对种子进行药剂消毒和浸种处理。药材直播的播种方式有撒播、点播和条播。

（四）定植

药材定植要点是根部透直舒展。移栽苗主根过长可以摘短，保留 5～6cm，以免盘曲，且能促进侧根发生。栽植深度以子叶与畦面相平为准。冬季天气寒冷可适当深一些。定植后，随即浇加水 8～10 倍的腐熟人粪尿，称点根。点根的作用主要使秧苗根系与土壤密切贴合。土壤湿润，在傍晚移植。

定植注意事项：大苗穴栽，穴底要平，使秧苗根系在穴中舒展。不要成尖底，以防"吊根"。穴栽时，宜在栽植当天开穴，避免先开，防止下雨积水，影响定植日期。现掘现整的土地，特别是旱季，畦面应按行距踏实后定植。

（五）土壤管理

土壤管理主要有松土（中耕）、除草、培土、施肥与浇水等。

1.松土 自定植到植株封垄期间松土 2～3 次。一般于定植后 1 周左右、畦面开始板结，杂草露头开始，以后看情况进行。松土深 3～5cm，苗小、根系浅的药材，如延胡索宜浅，苗大、根系较深的药材，可深些。盐碱地松土兼可抑盐。

2.除草 传统栽培，一般结合松土进行。采用除草剂可减少除草操作。

3.培土 培土为药材栽培中一项保护根系、软化产品、防倒伏、抑止萌蘖的有效措施。一般结合松土进行，把畦面削落的土壤随着松土放在植株根际。

4.施肥与浇水 药材产量高，需肥量大，适合有机肥。施肥要讲究卫生和安全。

（六）地上部分管理

药材地上部分管理有整枝、摘心、打叶、引蔓、压蔓、吊蔓、防止落花、疏花疏果与坐果节位选择等。

1.搭架 搭架的主要作用是使植株充分利用空间，改善田间的通风、透光条件。

架子一般分为单柱架、人字架、圆锥架、篱笆架、横篱架、棚架等几种形式。

2.绑蔓技术 对搭架栽培的药材，需要进行人工引蔓和绑扎，使其固定在架上。对攀缘性和缠绕性强的药材，通过一次绑蔓或引蔓上架即可。

3.整枝技术 对分枝性强、放任生长、易于枝蔓繁生的药材，为控制其生长，促进果实发育，人为地使每一植株形成最适合的果枝数目，称为整枝。在整枝中，除去多余的侧枝或腋芽称为"打杈"（或抹芽）；除去顶芽，控制茎蔓生长称"摘心"（或闷尖、打顶）。

【实训报告】

1.按要求撰写实训报告，字迹工整，内容详实。

2.认真总结成功或失败的经验教训。

3.对实训过程的安排提出意见或建议。

实训七 忍冬的扦插技术

【实训目标】

1. 掌握常用的促根成活的方式方法。
2. 学会扦插技术。

【实训材料与用具】

1. 插穗 选用忍冬插穗各若干。
2. 工具 修枝剪、切条器、钢卷尺、盛条器、测绳、喷水壶、铁锹、平耙等。
3. 药品 生根粉或萘乙酸、酒精等。
4. 插床 一般苗床和沙床。

【实训内容】

1. 选条 选生长健壮、无病虫害的半木质化的当年生嫩枝作插穗。
2. 制穗 用修枝剪剪插穗。每穗要带 2~3 片叶或带半叶。注意插穗不要太长。采、制插穗要在阴凉处进行，防止水分散失。
3. 催根处理 一般用速蘸法处理。激素种类与浓度与硬枝扦插相近。
4. 扦插 一般在沙床上进行，采用湿插法直插。扦插深度为插穗长度的 1/3~1/2。密度以插后叶片不相覆盖为度。
5. 管理 最好采用自动间歇喷雾装置来保持空气相对湿度，防止高温危害插穗。按要求适时移植。

【实训报告】

1. 将扦插实习过程记录、整理成实习报告。
2. 用表格调查扦插成活率及生长情况。

扦插育苗生长观察记载表

植物种类：　　　　插穗类型（含处理）：　　　　扦插日期：　　　　成活率：　　%

观察日期	生产日期（天）	苗高（cm）	地径（cm）	苗木生长情况			
				开始放叶日期	放叶插穗数	开始生根日期	生根插穗数

观察日期	生产日期（天）	苗高（cm）	地径（cm）	苗木生长情况			
				开始放叶日期	放叶插穗数	开始生根日期	生根插穗数

班级 _____ 填表人 _____

插成活调查表

品种	扦插数量	成活数量	成活率（%）

组别 _____ 调查人 _____ 日期 _____

3. 实训报告

（1）按要求撰写实训报告，字迹工整，内容详实。

（2）认真总结成功或失败的经验教训。

（3）对实训过程的安排提出意见或建议。

实训八　酸橙嫁接技术

【实训目标】

1. 掌握嫁接技术，嫁接后定期检查管理。
2. 了解嫁接苗愈合成活和生长发育规律。

【实训材料与用具】

1. 材料　供嫁接用的接穗和砧木各若干。
2. 用具　修枝剪、芽接刀、枝接刀、盛穗容器、湿布、塑料绑扎条若干、油石等。

【实训内容】

1. 采穗　采穗母本必须是具有优良性状、生长健壮、无病虫害的植株。枝接采穗要求用木质化程度高的 1、2 年生的枝。穗可以不离皮。

2. 嫁接方法　主要进行劈接、切接、靠接、插皮接等的实习。

3. 嫁接技术　切削接穗与砧木时，注意切削面要平滑，大小要吻合；砧木和接穗的形成层一定要对齐，绑扎要紧松适度。接后要套袋或封蜡保湿。

4. 嫁接后管理　及时检查成活率，及时松绑，做好除萌、立支柱等管理工作。

【实训报告】

1. 将各种嫁接方法的操作过程整理成实习报告。
2. 调查嫁接成活率。填写嫁接成活调查表。

嫁接成活调查表

嫁接方法与种类	嫁接日期	嫁接数量	愈合情况	成活数量	成活率

3. 实训报告
（1）按要求撰写实训报告，字迹工整，内容详实。
（2）认真总结成功或失败的经验教训。
（3）对实训过程的安排提出意见或建议。

实训九 母种培养基的制备

【实训目标】

1. 会根据不同种类的药用真菌的不同特点，选择适宜的母种培养基。

2. 会制备不同种类的母种培养基。

3. 会使用高压灭菌器灭菌及摆斜面。

【实训材料与用具】

1. 实训材料 马铃薯、琼脂、葡萄糖、水等。

2. 仪器和试剂 铝锅、量筒、天平、角匙、玻璃棒、试管、普通棉花、牛皮纸、橡皮筋、特种铅笔等。

【实训内容】

1. 母种培养基的原料 马铃薯（去皮）200g、琼脂 25g、葡萄糖 20g、水 1000mL。

2. 制备 先把去皮后的 200g 马铃薯切碎，放在 1000mL 水中，文火煮沸至马铃薯小块一触即碎时，过滤去渣，再加水于马铃薯过滤液中，使之达到 1000mL，然后放进琼脂，用文火煮化后，再放入葡萄糖。培养基制成以后，将 pH 值调至 5.6，装入试管中（每管只需倒入试管长度的 1/3），揩净管口，塞紧棉塞，15 只一捆，顶端包以油纸或牛皮纸，置于高压灭菌器中，以 15 磅压力经 30 分钟灭菌。取出后即放于接种室或接种箱中，使培养基在试管内形成斜面。然后用福尔马林熏蒸消毒接种室或接种箱后立即封闭，再打开接种室或接种箱中紫外光灯消毒。第二天，培养基冷却凝固后就可以接种了。接种前 0.5 小时关闭紫外光灯。

【实训报告】

1. 写出接种过程中的细节。

2. 制备母种培养基时应注意哪些问题?

实训十　药用植物田间管理技术

【实训目的】

1. 掌握药用植物田间管理技术。
2. 熟悉田间管理中选地、整地、播种及病虫害防治等操作。

【实训器具】

各种农用工具（铁锹、锄头等）.

【实训内容】

1. 花类（菊花）药用植物栽培技术

（1）选地与整地

①选地：菊花对土壤要求不严，一般排水良好的农田均可栽培。但以地势高爽、排水畅通、土壤有机质含量较高的壤土、砂壤土、黏壤土种植为好。

②整地：移栽前每 $667m^2$ 施入充分腐熟的厩肥 2000~3000kg，并加过磷酸钙 20kg 作基肥，耕翻 20cm 深，耙平。南方栽培要做高畦，并按南北向做成高 30cm、宽 2m 左右的宽畦，沟深 20cm。整个田块沟系要求做到三沟配套，即应有畦沟、腰沟和田头沟，保证地下水位离畦面 0.6 m 以下。

（2）播种

①品种选择：药菊栽培类型具明显的地方特色，如杭菊、滁菊、亳菊、贡菊、怀菊、济菊、祁菊及川菊等，引种栽培应因地制宜选择品种。

②播法：分根繁殖和扦插繁殖。分根繁殖易成活，但后期易早衰，花少而小；扦插繁殖较费工，但扦插苗生长势和抗病性强，产量高，生产上经常选用。

（3）田间观察　生育时期观察、调查长势、叶片数、株高。

（4）田间管理

①中耕除草：定植后，见午后无萎蔫现象时，苗已成活，可开始松土、除草。一般进行 3~4 次，到结蕾后不再进行。中期除草用双草克防治，使用方法见说明书。

②追肥：定植后植株生长旺盛时，施稀薄粪水约 1000kg；开始孕蕾时再施上述肥 2000kg，另施过磷酸钙 10~15kg 或用 2% 过磷酸钙水喷雾做叶面追肥。

③排灌：定植后需浇灌，保持湿润以提高成活率。成活后需要土壤偏干，促进根系发育，控制地上部徒长，此时遇雨要及时排水降湿。

④打顶：定植成活后，苗高 15~20cm 时，选晴天打顶，摘去茎尖 1~2cm，促进分枝。此后每 2 周进行 1 次，连续 3~4 次，7 月下旬以后不再进行，否则分枝过多，花个头过小。

⑤病虫害防治：

叶枯病：又名斑枯病，生长各期均可发生，多雨季节严重。下部叶片首先发病，病叶出现近圆形紫褐色病斑，中心灰白色。后期病斑上生有小黑点。病斑扩大后全叶干枯。生长前期控制水分，防止疯长以利通风透光；雨后及时排水，降低土壤湿度。发病初期，及时摘除病叶，集中烧毁并用1：1：100波尔多液或50%代森锰锌800~1000倍液喷雾。

蚜虫：4月下旬开始发生，可用40%乐果乳油200倍液喷雾或25%唑蚜威1500~2000倍液喷雾杀灭。

2. 果实种子类（草决明）药用植物栽培技术　具体步骤同上。

3. 全草类（薄荷）药用植物栽培技术　具体步骤同上。

【实训报告】

1. 菊花的田间管理的观察报告。

2. 草决明的田间管理的观察报告。

3. 薄荷的田间管理的观察报告。

附　录

附录 1　中药材生产质量管理规范（试行）

第一章　总　则

第一条　为规范中药材生产，保证中药材质量，促进中药标准化、现代化，制定本规范。

第二条　本规范是中药材生产和质量管理的基本准则，适用于中药材生产企业（以下简称生产企业）生产中药材（含植物、动物药）的全过程。

第三条　生产企业应运用规范化管理和质量监控手段，保护野生药材资源和生态环境，坚持"最大持续产量"原则，实现资源的可持续利用。

第二章　产地生态环境

第四条　生产企业应按中药材产地适宜性优化原则，因地制宜，合理布局。

第五条　中药材产地的环境应符合国家相应标准：空气应符合大气环境质量二级标准；土壤应符合土壤质量二级标准；灌溉水应符合农田灌溉水质量标准；药用动物饮用水应符合生活饮用水质量标准。

第六条　药用动物养殖企业应满足动物种群对生态因子的需求及与生活、繁殖等相适应的条件。

第三章　种质和繁殖材料

第七条　对养殖、栽培或野生采集的药用动植物，应准确鉴定其物种，包括亚种、变种或品种，记录其中文名及学名。

第八条　种子、菌种和繁殖材料在生产、储运过程中应实行检验和检疫制度以保证质量和防止病虫害及杂草的传播；防止伪劣种子、菌种和繁殖材料的交易与传播。

第九条　应按动物习性进行药用动物的引种及驯化。捕捉和运输时应避免动物机体和精神损伤。引种动物必须严格检疫，并进行一定时间的隔离、观察。

第十条　加强中药材良种选育、配种工作，建立良种繁育基地，保护药用动植物种质资源。

第四章　栽培与养殖管理

第一节　药用植物栽培管理

第十一条　根据药用植物生长发育要求，确定栽培适宜区域，并制定相应的种植规程。

第十二条　根据药用植物的营养特点及土壤的供肥能力，确定施肥种类、时间和数量，施用肥料的种类以有机肥为主，根据不同药用植物物种生长发育的需要，有限度地使用化学肥料。

第十三条　允许施用经充分腐熟达到无害化卫生标准的农家肥。禁止施用城市生活垃圾、工业垃圾及医院垃圾和粪便。

第十四条　根据药用植物不同生长发育时期的需水规律及气候条件、土壤水分状况，适时、合理灌溉和排水，保持土壤的良好通气条件。

第十五条　根据药用植物生长发育特性和不同的药用部位，加强田间管理，及时采取打顶、摘蕾、整枝修剪、覆盖遮阳等栽培措施，调控植株生长发育，提高药材产量，保持质量稳定。

第十六条　药用植物病虫害的防治应采取综合防治策略。如必须施用农药时，应按照《中华人民共和国农药管理条例》的规定，采用最小有效剂量并选用高效、低毒、低残留农药，以降低农药残留和重金属污染，保护生态环境。

第二节　药用动物养殖管理

第十七条　根据药用动物生存环境、食性、行为特点及对环境的适应能力等，确定相应的养殖方式和方法，制定相应的养殖规程和管理制度。

第十八条　根据药用动物的季节活动、昼夜活动规律及不同生长周期和生理特点，科学配制饲料，定时定量投喂。适时适量地补充精料、维生素、矿物质及其他必要的添加剂，不得添加激素、类激素等添加剂。饲料及添加剂应无污染。

第十九条　药用动物养殖应视季节、气温、通气等情况，确定给水的时间及次数。草食动物应尽可能通过多食青绿多汁的饲料补充水分。

第二十条　根据药用动物栖息、行为等特性，建造具有一定空间的固定场所及必要的安全设施。

第二十一条　养殖环境应保持清洁卫生，建立消毒制度，并选用适当消毒剂对动物的生活场所、设备等进行定期消毒。加强对进入养殖场所人员的管理。

第二十二条　药用动物的疫病防治，应以预防为主，定期接种疫苗。

第二十三条　合理划分养殖区，对群饲药用动物要有适当密度。发现患病动物，应及时隔离。传染病患动物应处死，火化或深埋。

第二十四条　根据养殖计划和育种需要，确定动物群的组成与结构，适时周转。

第二十五条　禁止将中毒、感染疫病的药用动物加工成中药材。

第五章　采收与初加工

第二十六条　野生或半野生药用动植物的采集应坚持"最大持续产量"原则，应有计划地进行野生抚育、轮采与封育，以利生物的繁衍与资源的更新。

第二十七条　根据产品质量及植物单位面积产量或动物养殖数量，并参考传统采收经验等因素确定适宜的采收时间（包括采收期、采收年限）和方法。

第二十八条　采收机械、器具应保持清洁、无污染，存放在无虫鼠害和禽畜的干燥场所。

第二十九条　采收及初加工过程中应尽可能排除非药用部分及异物，特别是杂草及有毒物质，剔除破损、腐烂变质的部分。

第三十条　药用部分采收后，经过拣选、清洗、切制或修整等适宜的加工，需干燥的应采用适宜的方法和技术迅速干燥，并控制温度和湿度，使中药材不受污染，有效成分不被破坏。

第三十一条　鲜用药材可采用冷藏、砂藏、罐贮、生物保鲜等适宜的保鲜方法，尽可能不使用保鲜剂和防腐剂。如必须使用时，应符合国家对食品添加剂的有关规定。

第三十二条　加工场地应清洁、通风，具有遮阳、防雨和防鼠、虫及禽畜的设施。

第三十三条　道地药材应按传统方法进行加工。如有改动，应提供充分试验数据，不得影响药材质量。

第六章　包装、运输与贮藏

第三十四条　包装前应再次检查并清除劣质品及异物。包装应按标准操作规程操作，并有批包装记录，其内容应包括品名、规格、产地、批号、重量、包装工号、包装日期等。

第三十五条　所使用的包装材料应是无污染、清洁、干燥、无破损，并符合药材质量要求。

第三十六条　在每件药材包装上，应注明品名、规格、产地、批号、包装日期、生产单位，并附有质量合格的标志。

第三十七条　易破碎的药材应装在坚固的箱盒内；毒性、麻醉性、贵细药材应使用特殊包装，并应贴上相应的标记。

第三十八条　药材批量运输时，不应与其他有毒、有害、易串味物质混装。运载容器应具有较好的通气性，以保持干燥，并应有防潮措施。

第三十九条　药材仓库应通风、干燥、避光，必要时安装空调及除湿设备，并具有防鼠、虫、禽畜的措施。地面应整洁、无缝隙、易清洁。

药材应存放在货架上，与墙壁保持足够距离，防止虫蛀、霉变、腐烂、泛油等现象发生，并定期检查。

在应用传统贮藏方法的同时，应注意选用现代贮藏保管新技术、新设备。

第七章　质量管理

第四十条　生产企业应设有质量管理部门，负责中药材生产全过程的监督管理和质量监控，并应配备与药材生产规模、品种检验要求相适应的人员、场所、仪器和设备。

（一）负责环境监测、卫生管理。

（二）负责生产资料、包装材料及药材的检验，并出具检验报告。

（三）负责制定培训计划，并监督实施。

（四）负责制定和管理质量文件，并对生产、包装、检验等各种原始记录进行管理。

第四十二条　药材包装前，质量检验部门应对每批药材，按中药材国家标准或经审核批准的中药材标准进行检验。检验项目应至少包括药材性状与鉴别、杂质、水分、灰分与酸不溶性灰分、浸出物、指标性成分或有效成分含量。农药残留量、重金属及微生物限度均应符合国家标准和有关规定。

第四十三条　检验报告应由检验人员、质量检验部门负责人签章。检验报告应存档。

第四十四条　不合格的中药材不得出场和销售。

第八章　人员的设备

第四十五条　生产企业的技术负责人应有药学或农学、畜牧学等相关专业的大专以上学历，并有药材生产实践经验。

第四十六条　质量管理部门负责人应有大专以上学历，并有药材质量管理经验。

第四十七条　从事中药材生产的人员均应具有基本的中药学、农学或畜牧学常识，并经生产技术、安全及卫生学知识培训。从事田间工作的人员应熟悉栽培技术，特别是农药的施用及防护技术；从事养殖的人员应熟悉养殖技术。

第四十八条　从事加工、包装、检验人员应定期进行健康检查，患有传染病、皮肤病或外伤性疾病等不得从事直接接触药材的工作。生产企业应配备专人负责环境卫生及个人卫生检查。

第四十九条　对从事中药材生产的有关人员应按本规范要求，定期培训与考核。

第五十条　中药材产地应设有厕所或洗室，排出物不应对环境及产品造成污染。

第五十一条　生产企业生产和检验用的仪器、仪表、量具、衡器等其适用范围和精密度应符合生产和检验的要求，有明显的状态标志，并定期校验。

第九章　文件管理

第五十二条　生产企业应有生产管理、质量管理等标准操作规程。

第五十三条　每种中药材的生产全过程均应详细记录，必要时可附照片或图像。记录应包括：

（一）种子、菌种和繁殖材料的来源。

（二）生产技术与过程：

1.药用植物播种的时间、量及面积；育苗、移栽及肥料的种类、施用时间、施用量、施用方法；农药中包括杀虫剂、杀菌剂及除莠剂的种类、施用量、施用时间和方法等。

2.药用动物养殖日志、周转计划、选配种记录、产仔或产卵记录、病例病志、死亡报告书、死亡登记表、检免疫统计表、饲料配合表、饲料消耗记录、谱系登记表、后裔鉴定表等。

3.药用部分的采收时间、采收量、鲜重和加工、干燥、干燥减重、运输、贮藏等。

4.气象资料及小气候的记录等。

5.药材的质量评价：药材性状及各项检测的记录。

第五十四条 所有原始记录、生产计划及执行情况、合同及协议书等均应存档，至少保存 5 年。档案资料应有专人保管。

第十章 附 则

第五十五条 本规范所用术语：

（一）中药材指药用植物、动物的药用部分采收后经产地初加工形成的原料药材。

（二）中药材生产企业指具有一定规模、按一定程序进行药用植物栽培或动物养殖、药材初加工、包装、储存等生产过程的单位。

（三）最大持续产量即不危害生态环境，可持续生产（采收）的最大产量。

（四）道地药材指传统中药材中具有特定的种质、特定的产区或特定的生产技术和加工方法所生产的中药材。

（五）种子、菌种和繁殖材料指植物（含菌物）可供繁殖用的器官、组织、细胞等，菌物的菌丝、子实体等；动物的种物、仔、卵等。

（六）病虫害综合防治从生物与环境整体观点出发，本着预防为主的指导思想和安全、有效、经济、简便的原则，因地制宜，合理运用生物的、农业的、化学的方法及其他有效生态手段，把病虫的危害控制在经济阈值以下，以达到提高经济效益和生态效益之目的。

（七）半野生药用动植物指野生或逸为野生的药用动植物辅以适当人工抚育和中耕、除草、施肥或喂料等管理的动植物种群。

第五十六条 本规范由国家药品监督管理局负责解释。

第五十七条 本规范自 2002 年 6 月 1 日起施行。

附录2 中药材生产质量管理规范认证管理办法（试行）

第一条 根据《药品管理法》及《药品管理法实施条例》的有关规定，为加强中药材生产的监督管理，规范《中药材生产质量管理规范（试行）》（英文名称为 Good Agricultural Practice for Chinese Crude Drugs，简称中药材 GAP）认证工作，制定本办法。

第二条 国家食品药品监督管理局负责全国中药材 GAP 认证工作；负责中药材 GAP 认证检查评定标准及相关文件的制定、修订工作；负责中药材 GAP 认证检查员的培训、考核和聘任等管理工作。

国家食品药品监督管理局药品认证管理中心（以下简称"局认证中心"）承担中药材 GAP 认证的具体工作。

第三条 省、自治区、直辖市食品药品监督管理局（药品监督管理局）负责本行政区域内中药材生产企业的 GAP 认证申报资料初审和通过中药材 GAP 认证企业的日常监督管理工作。

第四条 申请中药材 GAP 认证的中药材生产企业，其申报的品种至少完成一个生产周期。申报时需填写《中药材 GAP 认证申请表》（一式二份），并向所在省、自治区、直辖市食品药品监督管理局（药品监督管理局）提交以下资料。

（一）《营业执照》（复印件）。

（二）申报品种的种植（养殖）历史和规模、产地生态环境、品种来源及鉴定、种质来源、野生资源分布情况和中药材动植物生长习性资料、良种繁育情况、适宜采收时间（采收年限、采收期）及确定依据、病虫害综合防治情况、中药材质量控制及评价情况等。

（三）中药材生产企业概况，包括组织形式并附组织机构图（注明各部门名称及职责）、运营机制、人员结构，企业负责人、生产和质量部门负责人背景资料（包括专业、学历和经历）及人员培训情况等。

（四）种植（养殖）流程图及关键技术控制点。

（五）种植（养殖）区域布置图（标明规模、产量、范围）。

（六）种植（养殖）地点选择依据及标准。

（七）产地生态环境检测报告（包括土壤、灌溉水、大气环境）、品种来源鉴定报告、法定及企业内控质量标准（包括依据及起草说明）、取样方法及质量检测报告书，历年来质量控制及检测情况。

（八）中药材生产管理、质量管理文件目录。

（九）企业实施中药材 GAP 自查情况总结资料。

第五条 省、自治区、直辖市食品药品监督管理局（药品监督管理局）应当自收到中药材 GAP 认证申报资料之日起 40 个工作日内提出初审意见。符合规定的，将初审意见及认证资料转报国家食品药品监督管理局。

第六条　国家食品药品监督管理局组织对初审合格的中药材 GAP 认证资料进行形式审查，必要时可请专家论证，审查工作时限为 5 个工作日（若需组织专家论证，可延长至 30 个工作日）。符合要求的予以受理并转局认证中心。

第七条　局认证中心在收到申请资料后，30 个工作日内提出技术审查意见，制定现场检查方案。检查方案的内容包括日程安排、检查项目、检查组成员及分工等，如需核实的问题应列入检查范围。现场检查时间一般安排在该品种的采收期，时间一般为 3 ~ 5 日，必要时可适当延长。

第八条　检查组成员的选派遵循本行政区域内回避原则，一般由 3 ~ 5 名检查员组成。根据检查工作需要，可临时聘任有关专家担任检查员。

第九条　省、自治区、直辖市食品药品监督管理局（药品监督管理局）可选派 1 名负责中药材生产监督管理的人员作为观察员，联络、协调检查有关事宜。

第十条　现场检查首次会议应确认检查品种，落实检查日程，宣布检查纪律和注意事项，确定企业的检查陪同人员。检查陪同人员必须是企业负责人或中药材生产、质量管理部门负责人，熟悉中药材生产全过程，并能够解答检查组提出的有关问题。

第十一条　检查组必须严格按照预定的现场检查方案对企业实施中药材 GAP 的情况进行检查。对检查发现的缺陷项目如实记录，必要时应予取证。检查中如需企业提供的资料，企业应及时提供。

第十二条　现场检查结束后，由检查组长组织检查组讨论做出综合评定意见，形成书面报告。综合评定期间，被检查企业人员应予回避。

第十三条　现场检查报告须检查组全体人员签字，并附缺陷项目、检查员记录、有异议问题的意见及相关证据资料。

第十四条　现场检查末次会议应现场宣布综合评定意见。被检查企业可安排有关人员参加。企业如对评定意见及检查发现的缺陷项目有不同意见，可做适当解释、说明。检查组对企业提出的合理意见应予采纳。

第十五条　检查中发现的缺陷项目，须经检查组全体人员和被检查企业负责人签字，双方各执一份。如有不能达成共识的问题，检查组须做好记录，经检查组全体成员和被检查企业负责人签字，双方各执一份。

第十六条　现场检查报告、缺陷项目表、每个检查员现场检查记录和原始评价及相关资料应在检查工作结束后 5 个工作日内报送局认证中心。

第十七条　局认证中心在收到现场检查报告后 20 个工作日内进行技术审核，符合规定的，报国家食品药品监督管理局审批。符合《中药材生产质量管理规范》的，颁发《中药材 GAP 证书》并予以公告。

第十八条　对经现场检查不符合中药材 GAP 认证标准的，不予通过中药材 GAP 认证，由局认证中心向被检查企业发认证不合格通知书。

第十九条　认证不合格企业再次申请中药材 GAP 认证的，以及取得中药材 GAP 证书后改变种植（养殖）区域（地点）或扩大规模等，应按本办法第四条规定办理。

第二十条　《中药材 GAP 证书》有效期一般为 5 年。生产企业应在《中药材 GAP

证书》有限期满前 6 个月，按本办法第四条的规定重新申请中药材 GAP 认证。

第二十一条　《中药材 GAP 证书》由国家食品药品监督管理局统一印制，应当载明证书编号、企业名称、法定代表人、企业负责人、注册地址、种植（养殖）区域（地点）、认证品种、种植（养殖）规模、发证机关、发证日期、有效期限等项目。

第二十二条　中药材 GAP 认证检查员须具备下列条件：

（一）遵纪守法、廉洁正派、坚持原则、实事求是。

（二）熟悉和掌握国家药品监督管理相关的法律、法规和方针政策。

（三）具有中药学相关专业大学以上学历或中级以上职称，并具有 5 年以上从事中药材研究、监督管理、生产质量管理相关工作实践经验。

（四）能够正确理解中药材 GAP 的原则，准确掌握中药 GAP 认证检查标准。

（五）身体状况能胜任现场检查工作，无传染性疾病。

（六）能服从选派，积极参加中药材 GAP 认证现场检查工作。

第二十三条　中药材 GAP 认证检查员应经所在单位推荐，填写《国家中药材 GAP 认证检查员推荐表》，由省级食品药品监督管理局（药品监督管理局）签署意见后报国家食品药品监督管理局进行资格认定。

第二十四条　国家食品药品监督管理局负责对中药材 GAP 认证检查员进行年审，不合格的予以解聘。

第二十五条　中药材 GAP 认证检查员受国家食品药品监督管理局的委派，承担对生产企业的中药材 GAP 认证现场检查、跟踪检查等项工作。

第二十六条　中药材 GAP 认证检查员必须加强自身修养和知识更新，不断提高中药材 GAP 认证检查的业务知识和政策水平。

第二十七条　中药材 GAP 认证检查员必须遵守中药材 GAP 认证检查员守则和现场检查纪律。对违反有关规定的，予以批评教育，情节严重的，取消中药材 GAP 认证检查员资格。

第二十八条　国家食品药品监督管理局负责组织对取得《中药材 GAP 证书》的企业，根据品种生长特点每年确定不同的检查频次和重点进行跟踪检查。

第二十九条　在《中药材 GAP 证书》有效期内，省、自治区、直辖市食品药品监督管理局（药品监督管理局）负责每年对企业跟踪检查一次，跟踪检查情况应及时报国家食品药品监督管理局。

第三十条　取得《中药材 GAP 证书》的企业，如发生重大质量问题或者未按照中药材 GAP 组织生产的，国家食品药品监督管理局将予以警告，并责令改正；情节严重的，将吊销其《中药材 GAP 证书》。

第三十一条　取得《中药材 GAP 证书》的中药材生产企业，如发现申报过程采取弄虚作假骗取证书的，或以非认证企业生产的中药材冒充认证企业生产的中药材销售和使用等严重问题的，一经核实，国家食品药品监督管理局将吊销其《中药材 GAP 证书》。

第三十二条　中药材生产企业《中药材 GAP 证书》登记事项发生变更的，应在事项发生变更之日起 30 日内，向国家食品药品监督管理局申请办理变更手续，国家食品药品监督管理应在 15 个工作日内做出相应变更。

第三十三条 中药材生产企业终止生产中药材或者关闭的，由国家食品药品监督管理局收回《中药材 GAP 证书》。

第三十四条 申请中药材 GAP 认证的中药材生产企业应按照有关规定缴纳认证费用。未按规定缴纳认证费用的，中止认证或收回《中药材 GAP 证书》。

第三十五条 本办法由国家食品药品监督管理局负责解释。

第三十六条 本办法自 2003 年 11 月 1 日起施行。

附件 3 中药材生产质量管理规范认证检查评定标准（试行）

1.根据《中药材生产质量管理规范（试行）》（简称中药材 GAP），制定本认证检查评定标准。

2.中药材 GAP 认证检查项目共 104 项，其中关键项目（条款号前加"*"）19 项，一般项目 85 项（其中植物类药材 78 项，关键项目 15 项，一般项目 63 项）。关键项目不合格称为严重缺陷，一般项目不合格则称为一般缺陷。

3.根据申请认证品种确定相应的检查项目。

4.结果评定：

项目		结果
严重缺陷	一般缺陷	
0	≤ 20%	通过 GAP 认证
0	> 20%	不通过 GAP 认证
≥ 1 项	0	

条款	检查内容
301	生产企业是否对申报品种制定了保护野生药材资源、生态环境和持续利用的实施方案
*0401	生产企业是否按产地适宜性优化原则，因地制宜，合理布局，选定和建立生产区域，种植区域的环境生态条件是否与动植物生物学和生态学特性相对应
501	中药材产地空气是否符合国家大气环境质量二级标准
*0502	中药材产地土壤是否符合国家土壤质量二级标准
503	应根据种植品种生产周期确定土壤质量检测周期，一般每 4 年检测 1 次
*0504	中药材灌溉水是否符合国家农田灌溉水质量标准
505	应定期对灌溉水进行检测，至少每年检测一次
*0506	药用动物饮用水是否符合生活饮用水质量标准
507	饮用水至少每年检测 1 次
601	药用动物养殖是否满足动物种群对生态因子的需求及与生活、繁殖等相适应的条件
*0701	对养殖、栽培或野生采集的药用动植物，是否准确鉴定其物种（包括亚种、变种或品种、中文名及学名等）

条款	检查内容
801	种子种苗、菌种等繁殖材料是否制定检验及检疫制度，在生产、储运过程中是否进行检验及检疫，并出具报告书
802	是否有防止伪劣种子种苗、菌种等繁殖材料的交易与传播的管理制度和有效措施
803	是否根据具体品种情况制定药用植物种子种苗、菌种等繁殖材料的生产管理制度和操作规程
901	是否按动物习性进行药用动物的引种及驯化
902	在捕捉和运输动物时，是否有预防或避免动物机体和精神损伤的有效措施及方法
903	引种动物是否由检疫机构检疫，并出具检疫报告书。引种动物是否进行一定时间的隔离、观察
*1001	是否进行中药材良种选育、配种工作，是否建立与生产规模相适应的良种繁育场所
*1101	是否根据药用植物生长发育要求制定相应的种植规程
1201	是否根据药用植物的营养特点及土壤的供肥能力，制定并实施施肥的标准操作规程（包括施肥种类、时间、方法和数量）
1202	施用肥料的种类是否以有机肥为主。若需使用化学肥料，是否制定有限度使用的岗位操作法或标准操作规程
1301	施用农家肥是否充分腐熟达到无害化卫生标准
*1302	禁止施用城市生产垃圾、工业垃圾及医院垃圾和粪便
1401	是否制定药用植物合理灌溉和排水的管理制度及标准操作规程，适时、合理灌溉和排水，保持土壤的良好通气条件
1501	是否根据药用植物不同生长发育特性和不同药用部位，制定药用植物田间管理制度及标准操作规程，加强田间管理，及时采取打顶、摘蕾、整枝修剪、覆盖遮荫等栽培措施，调控植株生长发育，提高药材产量，保持质量稳定
*1601	药用植物病虫害的防治是否采取综合防治策略
*1602	药用植物如必须施用农药时，是否按照《中华人民共和国农药管理条例》的规定，采用最小有效剂量并选用高效、低毒、低残留农药，以降低农药残留和重金属污染，保护生态环境
*1701	是否根据药用动物生存环境、食性、行为特点及对环境的适应能力等，确定与药用动物相适应的养殖方式和方法
1702	是否制定药用动物的养殖规程和管理制度
1801	是否根据药用动物的季节活动、昼夜活动规律及不同生长周期的生理特点，科学配制饲料，制定药用动物定时定量投喂的标准操作规程
1802	药用动物是否适时适量地补充精料、维生素、矿物质及其他必要的添加剂
*1803	药用动物饲料不得添加激素、类激素等添加剂
1804	药用动物饲料及添加剂应无污染

续表

条款	检查内容
1901	药用动物养殖是否根据季节、气温、通气等情况，确定给水的时间和次数
1902	草食动物是否尽可能通过多食青绿多汁的饲料补充水分
2001	是否根据药用动物栖息、行为等特性，建造具有一定空间的固定场所及必要的安全设施
2101	药用动物养殖环境是否保持清洁卫生
2102	是否建立消毒制度，并选用适当消毒剂对动物的生活场所、设备等进行定期消毒
2103	是否建立对出入养殖场所人员的管理制度
2201	是否建立药用动物疫病预防措施，定期接种疫苗
2301	是否合理划分养殖区，对群饲药用动物要有适当密度
2302	发现患病动物，是否及时隔离
2303	传染病患动物是否及时处死后，火化或深埋
2401	是否根据养殖计划和育种需要，确定动物群的组成与结构，适时周转
*2501	禁止将中毒、感染疫病及不明原因死亡的药用动物加工成中药材
2601	野生或半野生药用动植物的采集是否坚持"最大持续产量"原则，是否有计划地进行野生抚育、轮采与封育
*2701	是否根据产品质量及植物单位面积产量或动物养殖数量，并参考传统采收经验等因素确定适宜的采收时间（包括采收期、采收年限）
2702	是否根据产品质量及植物单位面积产量或动物养殖数量，并参考传统采收经验等因素确定适宜的采收方法
2801	采收机械、器具是否保持清洁、无污染，是否存放在无虫鼠害和禽畜的清洁干燥场所
2901	采收及初加工过程中是否排除非药用部分及异物，特别是杂草及有毒物质，剔除破损、腐烂变质的部分
3001	药用部分采收后，是否按规定进行拣选、清洗、切制或修整等适宜的加工
3002	需干燥的中药材采收后，是否及时采用适宜的方法和技术进行干燥，控制湿度和温度，保证中药材不受污染、有效成分不被破坏
3101	鲜用中药材是否采用适宜的保鲜方法。如必须使用保鲜剂和防腐剂时，是否符合国家对食品添加剂的有关规定
3201	加工场地周围环境是否有污染源，是否清洁、通风，是否有满足中药材加工的必要设施，是否有遮阳、防雨、防鼠、防尘、防虫、防禽畜措施
3301	地道药材是否按传统方法进行初加工。如有改动，是否提供充分试验数据，证明其不影响中药材质量
3401	包装是否按标准操作规程操作
3402	包装前是否再次检查并清除劣质品及异物
3403	包装是否有批包装记录，其内容应包括品名、规格、产地、批号、重量、包装工号、包装日期等

续表

条款	检查内容
3501	所使用的包装材料是否清洁、干燥、无污染、无破损，并符合中药材质量要求
3601	在每件中药材包装上，是否注明品名、规格、产地、批号、包装日期、生产单位、采收日期、贮藏条件、注意事项，并附有质量合格的标志
3701	易破碎的中药材是否装在坚固的箱盒内
*3702	毒性中药材、按麻醉药品管理的中药材是否使用特殊包装，是否有明显的规定标记
3801	中药材批量运输时，是否与其他有毒、有害、易串味物质混装
3802	运载容器是否具有较好的通气性，并有防潮措施
3901	是否制定仓储养护规程和管理制度
3902	中药材仓库是否保持清洁和通风、干燥、避光、防霉变。温度、湿度是否符合储存要求并具有防鼠、虫、禽畜的措施
3903	中药材仓库地面是否整洁、无缝隙、易清洁
3904	中药材存放是否与墙壁、地面保持足够距离，是否有虫蛀、霉变、腐烂、泛油等现象发生，并定期检查
3905	应用传统贮藏方法的同时，是否注意选用现代贮藏保管新技术、新设备
*4001	生产企业是否设有质量管理部门，负责中药材生产全过程的监督管理和质量监控
4002	是否配备与中药材生产规模、品种检验要求相适应的人员
4003	是否配备与中药材生产规模、品种检验要求相适应的场所、仪器和设备
4101	质量管理部门是否履行环境监测、卫生管理的职责
4102	质量管理部门是否履行对生产资料、包装材料及中药材的检验，并出具检验报告书
4103	质量管理部门是否履行制定培训计划并监督实施的职责
4104	质量管理部门是否履行制定和管理质量文件，并对生产、包装、检验、留样等各种原始记录进行管理的职责
*4201	中药材包装前，质量检验部门是否对每批中药材，按国家标准或经审核批准的中药材标准进行检验
4202	检验项目至少包括中药材性状与鉴别、杂质、水分、灰分与酸不溶性灰分、浸出物、指标性成分或有效成分含量
*4203	中药材农药残留量、微生物限度、重金属含量等是否符合国家标准和有关规定
4204	是否制定有采样标准操作规程
4205	是否设立留样观察室，并按规定进行留样
4301	检验报告是否由检验人员、质量检验部门负责人签章并存档
*4401	不合格的中药材不得出场和销售
4501	生产企业的技术负责人是否有相关专业的大专以上学历，并有中药材生产实践经验

条款	检查内容
4601	质量管理部门负责人是否有相关专业大专以上学历，并有中药材质量管理经验
4701	从事中药材生产的人员是否具有基本的中药学、农学、林学或畜牧学常识，并经生产技术、安全及卫生学知识培训
4702	从事田间工作的人员是否熟悉栽培技术，特别是准确掌握农药的施用及防护技术
4703	从事养殖的人员是否熟悉养殖技术
4801	从事加工、包装、检验、仓储管理人员是否定期进行健康检查，至少每年一次。患有传染病、皮肤病或外伤性疾病等的人员不得从事直接接触中药材的工作
4802	是否配备专人负责环境卫生及个人卫生检查
4901	对从事中药材生产的有关人员是否定期培训与考核
5001	中药材产地是否设有厕所或盥洗室，排出物是否对环境及产品造成污染
5101	生产和检验用的仪器、仪表、量具、衡器等其适用范围和精密度是否符合生产和检验的要求
5102	检验用的仪器、仪表、量具、衡器等是否有明显的状态标志，并定期校验
5201	生产管理、质量管理等标准操作规程是否完整合理
5301	每种中药材的生产全过程均是否详细记录，必要时可附照片或图像
5302	记录是否包括种子、菌种和繁殖材料的来源
5303	记录是否包括药用植物的播种时间、数量及面积；育苗、移栽及肥料的种类、施用时间、施用量、施用方法；农药（包括杀虫剂、杀菌剂及除莠剂）的种类、施用量、施用时间和方法等
5304	记录是否包括药用动物养殖日志、周转计划、选配种记录、产仔或产卵记录、病例病志、死亡报告书、死亡登记表、检免疫统计表、饲料配合表、饲料消耗记录、谱系登记表、后裔鉴定表等
5305	记录是否包括药用部分的采收时间、采收量、鲜重和加工、干燥、干燥减重、运输、贮藏等
5306	记录是否包括气象资料及小气候等
5307	记录是否包括中药材的质量评价（中药材性状及各项检测）
5401	所有原始记录、生产计划及执行情况、合同及协议书等是否存档，至少保存至采收或初加工后5年
5402	档案资料是否有专人保管

附录4 药用植物及制剂进出口绿色行业标准

（Green Trade Standards of Importing & Exporting Medicinal plants & Preparations）

《药用植物及制剂进出口绿色行业标准》是中华人民共和国对外经济贸易活动中，药用植物及其制剂进出口的重要质量标准之一。适用于药用植物原料及制剂的进出口品质检验。

本标准第四章为强制性内容，其余部分为推荐性内容。

本标准自 2001 年 07 月 01 日实施。

本标准由中华人民共和国对外贸易经济合作部发布并归口管理。

本标准由中国医药保健品进出口商会负责解释。

本标准由中国医药保健品进出口商会、中国医学科学院药用植物研究所、北京大学公共卫生学院、中国药品生物制品检定所、天津达仁堂制药厂负责起草。

本标准主要起草人：关立忠、陈建民、张宝旭、高天兵、徐晓阳。

1. 范围

本标准规定了药用植物及制剂的绿色品质标准，包括药用植物原料、饮片、提取物，及其制剂等的质量标准及检验方法。

本标准适用于药用植物原料及制剂的进出口品质检验。

2. 术语

2.1 绿色药用植物及制剂

系指经检测符合特定标准的药用植物及其制剂。经专门机构认定，许可使用绿色标志。

2.2 植物药

系指用于医疗、保健目的的植物原料和植物提取物。

2.3 植物药制剂

系指经初步加工，以及提取纯化植物原料而成的制剂。

3. 引用标准

下列标准包含的条文，通过本标准中引用而构成本标准的条文。本标准出版时，所示版本均为有效。所有标准都会被修订，使用本标准的各方应探讨使用下列最新版本的可能性。

3.1 中华人民共和国药典 2000 版一部：附录Ⅸ E 重金属检测方法

3.2 GB/T 5009.12–1996 食品中铅的测定方法（原子吸收光谱法）

3.3 GB/T 5009.15–1996 食品中镉的测定方法（原子吸收光谱法）

3.4 GB/T 5009.17–1996 食品中总汞的测定方法（冷原子吸收光谱法）（测汞仪法）

3.5 GB/T 5009.13–1996 食品中铜的测定方法（原子吸收光谱法）

3.6 GB/T 5009.11–1996 食品中总砷的测定方法

3.7 SN 0339–95 出口茶叶中黄曲霉毒素 B1 的检验方法

3.8 中华人民共和国药典 2000 版一部：附录Ⅸ Q 有机氯农药残留量测定法（附录 60）

3.9 中华人民共和国药典 2000 版一部：附录ⅩⅢ C 微生物限度检查法

4. 限量指标

4.1 重金属及砷盐

4.1.1 重金属总量≤ 20.0 mg/kg

4.1.2 铅（Pb）≤ 5.0 mg/kg

4.1.3 镉（Cd）≤ 0.3 mg/kg

4.1.4 汞（Hg）≤ 0.2 mg/kg

4.1.5 铜（Cu）≤ 20.0 mg/kg

4.1.6 砷（As）≤ 2.0 mg/kg

4.2 黄曲霉素含量

4.2.1 黄曲霉毒素 B1（Aflatoxin）≤ 5 μg/kg（暂定）

4.3 农药残留量

4.3.1 六六六（BHC）≤ 0.1 mg/kg

4.3.2 DDT ≤ 0.1 mg/kg

4.3.3 五氯硝基苯（PCNB）≤ 0.1 mg/kg

4.3.4 艾氏剂（Aldrin）≤ 0.02 mg/kg

4.4 微生物限度：个 /g，个 /mL

参照中华人民共和国药典（2000 年版）规定执行（注射剂除外）。

4.5 除以上标准外，其他质量应符合《中华人民共和国药典》（2000 年）规定（如要求）。

5. 检测方法

5.1 指标检验

5.1.1 重金属总量：中华人民共和国药典 2000 版一部：附录Ⅸ E 重金属检测方法

5.1.2 铅：GB/T 5009.12—1996 食品中铅的测定方法（原子吸收光谱法）

5.1.3 镉：GB/T 5009.15—1996 食品中镉的测定方法（原子吸收光谱法）

5.1.4 总汞：GB/T 5009.17—1996 食品中总汞的测定方法（冷原子吸收光谱法）（测汞仪法）

5.1.5 铜：GB/T 5009.13—1996 食品中铜的测定方法（原子吸收光谱法）

5.1.6 总砷：GB/T 5009.11—1996 食品中总砷的测定方法

5.1.7 黄曲霉毒素 B1（暂定）：SN 0339—95 出口茶叶中黄曲霉毒素 B1 检验方法

5.1.8 《中华人民共和国药典》2000 版一部：附录Ⅸ Q 有机氯农药残留量测定法（附录 60）

5.1.9 《中华人民共和国药典》2000 版一部：附录ⅩⅢ C 微生物限度检查法

5.2 其他理化检验

5.2.1 按《中华人民共和国药典》（2000 年版）规定执行。

6. 检测规则

6.1　进出口产品需按本标准经指定检验机构检验合格后，方可申请使用药用植物及制剂进出口绿色标志。

6.2　交收检验

6.2.1　交收检验取样方法及取样量参照中华人民共和国药典（2000年版）有关规定执行。

6.2.2　交收检验项目，除上述标准指标外，还要检验理化指标（如要求）。

6.3　型式检验

6.3.1　对企业常年进出口的品牌产品和地产植物药材经指定检验机构化验，在规定的时间内药品质量稳定又有规范的药品质量保证体系，型式检验每半（壹）年进行一次，有下列情况之一，应进行复验。

A. 更改原料产地。

B. 配方及工艺有较大变化时。

C. 产品长期停产或停止出口后，恢复生产或出口时。

6.3.2　型式检验项目及取样同交收检验

6.4　判定原则

检验结果全部符合本标准者，为绿色标准产品。否则，在该批次中抽取两份样品复验一次。若复验结果仍有一项不符合本标准规定，则判定该批产品为不符合绿色标准产品。

6.5　检验仲裁

对检验结果发生争议，由中国进出口商品检验技术研究所或中国药品生物制品检定所进行检验仲裁。

7. 包装、标志、运输和贮存

7.1　包装容器应该用干燥、清洁、无异味及不影响品质的材料制成。包装要牢固、密封、防潮，能保护品质。包装材料应易回收、易降解。

7.2　标志

产品标签使用中国药用植物及制剂进出口绿色标志，具体执行应遵照中国医药保健品进出口商会有关规定。

7.3　运输

运输工具必须清洁、干燥、无异味、无污染，运输中应防雨、防潮、防暴晒、防污染，严禁与可能污染其品质的货物混装运输。

7.4　贮存

产品应贮存在清洁、干燥、阴凉、通风、无异味的专用仓库中。

附录 5　中华人民共和国农业部公告
第 199 号

为从源头上解决农产品尤其是蔬菜、水果、茶叶的农药残留超标问题，我部在对甲胺磷等 5 种高毒有机磷农药加强登记管理的基础上，又停止受理一批高毒、剧毒农药的登记申请，撤销一批高毒农药在一些作物上的登记。现公布国家明令禁止使用的农药和不得在蔬菜、果树、茶叶、中草药材上使用的高毒农药品种清单。

一、国家明令禁止使用的农药

六六六（HCH），滴滴涕（DDT），毒杀芬（camphechlor），二溴氯丙烷（dibromochloropane），杀虫脒（chlordimeform），二溴乙烷（EDB），除草醚（nitrofen），艾氏剂（aldrin），狄氏剂（dieldrin），汞制剂（Mercurycompounds），砷（arsena）、铅（acetate）类，敌枯双，氟乙酰胺（fluoroacetamide），甘氟（gliftor），毒鼠强（tetramine），氟乙酸钠（sodiumfluoroacetate），毒鼠硅（silatrane）。

二、在蔬菜、果树、茶叶、中草药材上不得使用和限制使用的农药

甲胺磷（methamidophos），甲基对硫磷（parathion-methyl），对硫磷（parathion），久效磷（monocrotophos），磷胺（phosphamidon），甲拌磷（phorate），甲基异柳磷（isofenphos-methyl），特丁硫磷（terbufos），甲基硫环磷（phosfolan-methyl），治螟磷（sulfotep），内吸磷（demeton），克百威（carbofuran），涕灭威（aldicarb），灭线磷（ethoprophos），硫环磷（phosfolan），蝇毒磷（coumaphos），地虫硫磷（fonofos），氯唑磷（isazofos），苯线磷（fenamiphos）19 种高毒农药不得用于蔬菜、果树、茶叶、中草药材上。三氯杀螨醇（dicofol），氰戊菊酯（fenvalerate）不得用于茶树上。任何农药产品都不得超出农药登记批准的使用范围使用。

各级农业部门要加大对高毒农药的监管力度，按照《农药管理条例》的有关规定，对违法生产、经营国家明令禁止使用的农药的行为，以及违法在果树、蔬菜、茶叶、中草药材上使用不得使用或限用农药的行为，予以严厉打击。各地要做好宣传教育工作，引导农药生产者、经营者和使用者生产、推广和使用安全、高效、经济的农药，促进农药品种结构调整步伐，促进无公害农产品生产发展。

主要参考文献

1. 罗光明，刘合刚. 药用植物栽培学. 第 2 版. 上海：上海科学技术出版社，2013.

2. 郭巧生. 药用植物栽培学. 北京：高等教育出版社，2009.

3. 王书林. 药用植物栽培技术. 北京：中国中医药出版社，2006.

4. 巩振辉，申书兴. 植物组织培养. 第 2 版. 北京：化学工业出版社，2013.

5. 宋顺，许奕，王必尊，等. 不同培养基成分对铁皮石斛组织培养的影响. 中国农学通报，2013，29（13）：133-139.

6. 王彦芹，焦培培，张莉，等. 利用组织培养技术提取甘草黄酮. 基因组学与应用生物学，2010，29（6）：1111-1117.

7. 杨世海，刘晓峰，果德安，等. 不同附加物对甘草愈伤组织培养中黄酮类化合物形成的影响. 中国药学杂志，2006，41（2）：96-99.

8. 杨会琴，李敬，戴翠萍，等. 甘草愈伤组织培养及其代谢产物甘草酸的研究. 河北师范大学学报：自然科学版，2006，30（3）：346-348.

9. 范洁群，吴淑杭，褚长彬，等. 无土栽培营养液废液循环利用研究进展. 农学学报，2014，4（7）：51-53.

10. 马作东，李建强，客绍英. 紫苏种子的萌发和无土栽培研究初探. 唐山师范学院学报，2003，25（5）：56-57.

11. 齐艳华，客绍英，柴凤瑞，等. 荆芥种子萌发及无土栽培研究. 中草药，2001，32（10）：936-937.

12. 李泉森，张明，金仕勇. 石斛无土栽培基质的初步研究. 中国中药杂志，2000，25（1）：23-24.

13. 王若冰. 叶面肥及叶面施肥技术. 现代农业科技，2011，（2）：309-310.

14. 张玉臣，周再知，梁坤南，等. 不同植物生长调节剂对白木香扦插生根的影响. 林业科学研究，2010，23（2）：278-282.

15. 周宜君，周生闯，刘玉，等 . 植物生长调节剂对植物愈伤组织的诱导与分化的影响 . 中央民族大学学报（自然科学版），2007，16（1）：23-28.

16. 中国医学科学院药用植物资源开发研究所 . 中国药用植物栽培学 . 北京：中国农业出版社，1991.

17. 孔令武，孙海峰 . 现代实用中药栽培养殖技术 . 北京：人民卫生出版社，2000.

18. 马凯 . 园艺通论 . 北京：高等教育出版社，2001.

19. 李合生 . 现代植物生理学 . 北京：高等教育出版社，2002.

20. 冉懋雄，周厚琼 . 现代中药栽培养殖与加工手册 . 北京：中国中医药出版社，1999.

21. 董钻，沈秀瑛 . 作物栽培学总论 . 北京：中国农业出版社，2000.

22. 郑汉臣，蔡少青 . 药用植物与生态学 . 北京：人民卫生出版社，2003.

23. 张重义，李萍，齐辉，等 . 金银花道地与非道地产区地质背景及土壤理化状况分析 . 中国中药杂志，2003，28（2）：114-117.

24. 张重义，李萍，陈君，等 . 金银花道地与非道地产区土壤微量元素分析 . 中国中药杂志，2003，28（3）：207-213.

25. 谢彩侠，张重义，谢慧玲，等 . 不同产地山药氮磷钾吸收规律研究 . 河南农业大学学报，2003，37（3）：253-256.

26. 刘巽浩，牟正国 . 中国耕作制度 . 北京：中国农业出版社，1993.

27. 黄国勤 . 中国耕作学 . 北京：新华出版社，2001.

28. 邹超亚 . 南方耕作制度 . 北京：中国农业出版社 . 北京：1996.

29. 王维金 . 作物栽培学 . 北京：科学技术文献出版社，1998.

30. 骆世明 . 农业生态学 . 北京：中国农业出版社，2000.

31. 陈瑛 . 实用中药种子技术手册 . 北京：人民卫生出版社，1999.

32. 庄文庆 . 药用植物育种学 . 北京：中国农业出版社，1993.

33. 赵洪璋 . 作物育种学 . 北京：中国农业出版社，1981.

34. 郭巧生 . 中药材规范化生产与品种化 . 中药研究与信息，2001，3（6）：10-11.

35. 郗荣庭 . 果树栽培学总论 . 第3版 . 北京：中国农业出版社，2000.

36. 吴光林 . 果树整形与修剪 . 上海：上海科学技术出版社，1986.

37. 张金霞 . 食用菌菌种生产与鉴别 . 北京：中国农业出版社，2002.

38. 黄健屏 . 食用菌栽培学 . 长沙：湖南科学技术出版社，1993.

39. 徐锦堂 . 中国药用真菌学 . 北京：北京医科大学中国协和医科大学联合出版社，1997.

40. 赵寿经 . 生物技术在药用植物中的应用前景 . 特产研究，1999，（2）：56-57.

41. 程惠珍，丁万隆，陈君 . 生物防治技术在绿色中药材生产中的应用 . 中国中药杂志，2003，28（8）：693-695.

42. 秦民坚，周荣汉 . 日本药用植物栽培和品质评价研究、管理概况 . 中药研究与信息，2000，2（10）：14.

43. 吕洪飞 . 绿色中药材的栽培及其环境质量评价 . 中国中药杂志，1999，24（8）：499-512.

44.陈青云，李成华.农业设施学.北京：中国农业大学出版社，2001.

45.张德纯，王穗摈，马宾生.北京地区菜用枸杞的保护地栽培.中国蔬菜，1998（4）：45-46.

46.徐永艳.我国无土栽培发展的动态研究.云南林业科技，2002（3）：90-94.

47.高文远，肖小河，范磊，等.略论21世纪的药用植物栽培研究.中国中药杂志，2002，25（3）：133-135.